当代专科专病临床诊疗丛书

实用男科病临床手册

主　编　秦国政　韩建涛
　　　　池雷霆　李显筑

中国中医药出版社
·北 京·

图书在版编目（CIP）数据

实用男科病临床手册/秦国政等主编 . —北京：中国中医药出版社，2016.5（2019.2重印）
（当代专科专病临床诊疗丛书）
ISBN 978 – 7 – 5132 – 2103 – 0

Ⅰ.①实…　Ⅱ.①秦…　Ⅲ.①男性生殖器疾病 – 诊疗 – 手册
Ⅳ.①R697 – 62

中国版本图书馆 CIP 数据核字（2014）第 247138 号

中 国 中 医 药 出 版 社 出 版
北京市朝阳区北三环东路 28 号易亨大厦 16 层
邮政编码　100013
传真　010 64405750
廊坊市祥丰印刷有限公司印刷
各地新华书店经销
*
开本 710 × 1000　1/16　印张 47.5　字数 794 千字
2016 年 5 月第 1 版　2019 年 2 月第 2 次印刷
书　号　ISBN 978 – 7 – 5132 – 2103 – 0
*
定价　145.00 元
网址　www.cptcm.com

《当代专科专病临床诊疗丛书》
编委会

编　委（按姓氏笔画排序）

于其华	王　珂	王　虹	王元松
王文卿	王心东	王乐荣	王庆普
王守智	王红梅	王利平	王肖飞
王青松	王国华	王国辉	王秉新
王佩娟	王凯锋	王科先	王俊伏
王炳南	王建国	王晓琼	王祥生
王清海	王清峰	王琳樊	王喜聪
王路林	毛得宏	毛新龙	孔庆民
孔丽丽	孔宪遂	卢　峰	田元生
乐才文	冯　艳	朱　佳	朱　璞
朱美玲	朱恪材	乔之龙	华　丽
邬　波	刘　莉	刘　嵘	刘二亮
刘仕杰	刘松江	刘顶成	刘明怀
刘建平	刘瑞华	刘静生	闫　镛
闫清海	汤建光	孙　扶	孙自学
孙永强	苏　和	苏建春	苏海东
杜云波	李　彤	李　青	李　柱
李　俊②	李　勇	李　慧	李力强
李又耕	李玉平	李东方	李乐愚
李军武	李江春	李延萍	李凯利
李银芳	李维民	李富强	杨　利
杨　玮	杨　磊	杨鹄祥	杨亚波
吴良勇	吴深涛	吴福宁	何　刚
何春红	余尚贞	谷炜玮	谷慧敏
辛善栋	沈　璐	宋万永	宋光明
张　力	张　林	张　莹	张　捷
张子奎	张天奉	张玉峰	张东阳
张守林	张保国	张晓峰	张效科

张喜云	张彦秋	陈大勇	陈中良
陈丹丹	陈志强	陈廷生	陈国胜
陈荣月	武卫东	范宇	卓睿
罗云	罗俊	岳进	周菲
周志伟	周明萍	庞敏	庞鑫
庞国胜	庞勇杰	赵旋	赵辉
赵锋	赵忠辉	赵和平	赵俊峰
赵海滨	胡世平	柳越冬	段萍
段砚方	侯俊明	侯婷婷	娄静
桂雄斌	顾健	顾伟民	徐学功
徐厚平	徐鸿涛	徐寒松	徐黎明
高文军	高怀林	高祥福	郭芫沅
唐春林	黄春元	黄建平	曹生有
崔志勇	阎喜英	梁振平	梁雪峰
董保真	蒋建春	蒋慕文	韩素萍
程志	程福德	童安荣	童嘉龙
曾庆明	谢宁	谢刚	谢正兰
谢兴文	詹强	解德成	翟玉民
熊冠宇	颜景峰	颜鹏飞	戴晓霞

策划顾问 高武

总 策 划 庞国明　　王国辰

《当代专科专病临床诊疗丛书》
参编单位
（按拼音排序）

主编单位

重庆市中医院

广东省中医院

黑龙江中医药大学

开封市中医院

陕西省中医医院

云南省中医医院

中国中医药研究促进会

副主编单位

安徽省六安市中医院

安徽省太和县中医院

安徽中医药大学第二附属医院

安阳职业技术学院医药卫生学院

北京北亚医院

北京市中西医结合医院

长春中医药大学第一附属医院

成都中医药大学附属医院

重庆市九龙坡区中医院

福建省第二人民医院

甘肃省中医院

广西中医药大学附属瑞康医院

桂林市中医院

贵州省毕节市中医院

贵阳中医学院第二附属医院

海南省三亚市中医院

海南省中医院

河北省沧州中西医结合医院

河南省温县中医院

河南省长垣县浦西医院

河南省中医药研究院

黑龙江省中医药科学院

湖北省襄阳市中医医院

湖南省湘潭市中医医院

吉林省白城中心医院

吉林省辽源市中医院

江西省南昌市洪都中医医院

开封市第五人民医院

开封市中医院 四川省第二中医医院

辽宁中医药大学附属第四医院 四川省泸州医学院附属中医医院

辽宁中医药大学附属医院 四川省中医院

南阳市中心医院 四川新绿色药业科技发展股份有限公司

内蒙古自治区中医医院 天津市武清中医院

平顶山市第二人民医院 天水市中医医院

青海省藏医院 新疆昌吉州中医医院

山东省青岛市海慈医疗集团 银川市中医院

山东省曲阜市中医院 浙江省杭州市中医院

山西省中医药研究院 郑州市中医院

上海市中西医结合医院 中国中医科学院广安门医院

深圳市中医院

编委单位

安徽省太和县中医院 广西中医药大学瑶医药学院

安徽省铜陵市中医院 广州市中西医结合医院

安阳职业技术学院医药卫生学院 广州中医药大学附属粤海医院

北京市中西医结合医院 桂林市永福县中医院

北京中医药大学第三医院 桂林市中西医结合医院

承德市中医院 桂林市中医院

重庆市九龙坡区中医院 贵阳中医学院第二附属医院

定安县中医院 海口市第三人民医院

福建省龙岩市中医院 海口市人民医院

福建中医药大学附属第二人民医院 河北省沧州中西医结合医院

甘肃省定西市通渭县人民医院 河北省磁县中医院

甘肃省天水市中医医院 河南省长垣县卫生局

甘肃省武威市凉州区中医院 河南省长垣县中医院

甘肃省中医药研究院 河南省洛阳市第一中医院

广东省第二中医院 河南省南阳市第二人民医院

广东省江门市中医院 河南省南阳市中医院

广东省深圳妇幼保健院 河南省平乐郭氏正骨正元堂

广东省中山市中医院 河南省睢县中医院

广西南宁市中医院 河南省武陟县中医院

广西中医药大学第一附属医院 河南省新野县中医院

河南省许昌市第三人民医院　　融水苗族自治县中医医院
河南省中西医结合医院　　　　山东省菏泽市中医院
河南省中医院　　　　　　　　陕西省中医院
河南省周口市中医院　　　　　陕西中医药大学
吉林省白城中心医院　　　　　上海中医药大学附属曙光医院
吉林省辽源市中医院　　　　　沈阳市骨科医院
吉林省梅河口市中医院　　　　深圳市宝安区中医院
吉林省中医药科学院　　　　　深圳市福田区中医院
济宁市中医院　　　　　　　　深圳市罗湖区中医院
开封市高压阀门有限公司职工医院　深圳市中医院
开封市中医院　　　　　　　　四川省乐山市中医院
来宾市中医医院　　　　　　　天津市武清区中医医院
辽宁中医药大学附属第二医院　文昌市中医院
辽宁中医药大学附属第三医院　西安市中医院
辽宁中医药大学附属第四医院　新疆自治区中医医院
辽宁中医药大学附属医院　　　肇庆市职业技术学院
临颍县中医院　　　　　　　　郑州市中医院

《实用男科病临床手册》
编委会

前　言

进入 21 世纪以来，现代科学技术飞速发展。现代医学随着科学技术的发展而日新月异，中医学也因现代科学技术的创新显示出特有的生命力，中西医结合医学更加彰显了中国特有医学模式的精彩。诸多成果、经验、技术、新观点需要汇聚和推广。于是，《当代专科专病临床诊疗丛书》（以下简称《丛书》）应运问世。

《丛书》集中体现了当今医疗、教学、科研、临床、管理专家的智慧，分为《实用肾病临床手册》《实用肿瘤病临床手册》《实用男科病临床手册》等10 个分册，是当代中医、西医、中西医结合界理论与实践相结合的结晶，耀眼夺目，启人心智。

编著本《丛书》的宗旨是：立足临床，突出实用，中西合璧，指导实践，力推特色新疗法，助力科研教学。每分册按上、中、下三篇布章，均以开启思路、指导提升临床疗效为第一要义。上篇包括诊断的基本思路与方法、提高临床疗效的思路与方法、把握基本治则与用药规律，是本《丛书》的点睛之笔。中篇为临床各论，着重阐述各病证诊治要领，对每个病证的概述之后，设临床诊断（辨病诊断、辨证诊断）、鉴别诊断、治疗（提高临床疗效的思路提示、中医治疗、西医治疗、中医专方选介）等栏目，从理论到技术，从疗法到药物，详尽载述，使读者采舍有据。下篇为诊疗参考，汇集了专科建设管理的基本思路，卫生和计划生育委员会颁发的常见病证中药新药临床研究指导原则，便于专科专病建设管理者和医疗、教学、研究者有规可循，借灯航行。

综观本《丛书》，它吸收了许多现代科技成果、中医药研究成果，内容丰富，内涵深邃；尤其具体临床诊疗方法备陈详尽，非常适合中医、西医、中西医临床专家及科研工作者参考使用。

目前，专科专病建设和临床诊疗尚在探索之中，希冀本《丛书》的出版能对专科专病临床专家和科研工作者及建设管理者有所裨益。由于编者水平所限，不当之处，在所难免，敬希广大读者提出宝贵意见，以便再版时修订提高。

编者

2015 年 10 月

目　录

上篇　诊疗思路与方法

中篇　临床各论

下篇　诊疗参考

上 篇

诊疗思路与方法

- ❖ 男科病临床诊断的基本思路与方法
- ❖ 提高男科病临床疗效的思路与方法
- ❖ 男科病的基本治则与用药规律

第一章 男科病临床诊断的基本思路与方法

一、诊断必备常识

（一）辨病诊断

所谓辨病，就是针对疾病所表现出的症状、体征，并结合现代有关辅助检查结果，进行全面分析判断及类病辨别，从而为该病做出正确的病名诊断，为临床针对性的治疗提供依据。

1. 抓主症，问病史，认真体检

详细询问病史，认真进行体格检查，抓疾病的症状特点，是进行男科辨病的第一步。抓疾病的主症，就是在病人所说的诸多症状中，找出患者感到最痛苦或最需要解决的一个或几个症状，为辨病打下基础。之后根据这些主症进行病史询问和必要的体格检查。有的根据患者主诉即可予以诊断。如患者说结婚 2 年未避孕，妻子检查正常，这时就可初步判定为男性不育。但导致不育的病因较多，如病毒性腮腺炎性睾丸炎、先天性隐睾、精索静脉曲张、性功能异常（阳痿、不射精、逆行射精）等，所以需要进一步体检和详细询问病史。再如，患者主诉性生活时阴茎勃起硬度正常，但尚未进入阴道，或刚进入阴道时就无法控制而射精，一般可初步诊断为早泄，但要询问是偶尔如此，还是经常发生，若是前者，诊断为早泄未免有些不妥。有的患者诉说同房时阴茎不能勃起，不能插入阴道，若不问这种情况发生时间长短、性生活经历及环境如何，就诊断为阳痿未免有些草率，可能还会给患者造成巨大的心理压力。有的通过主症即可做出诊断，如患者主诉同房时阴茎勃起正常，但无情欲高潮，有梦遗，不射精，也无射精感觉，据此可辨病为不射精症。

有的患者病程较长，病情复杂，症状多而杂乱，病人诉说的主要症状又不止一个，这时就不容易根据主诉做出诊断，而应根据男科学或其他相关学科知识，依据症状和体征出现的先后顺序，以及它们之间的相互关系、各种

症状的轻重程度等各种因素分析、比较，找出贯穿疾病始终或处于主导地位的主要症状，然后再据此做出初步诊断。如患者诉说性生活时阴茎不能勃起，遗精，会阴部、腰骶部坠胀疼痛，尿道滴白等，病人最痛苦的是不能过正常性生活。根据病人主诉，似乎可诊断为阳痿和遗精，但通过进一步询问病史和分析可知，会阴、腰骶疼痛、尿道滴白出现得较早，且贯穿于整个疾病始终，而勃起障碍和遗精是疾病发展到一定程度才出现的，是由于上述症状长期没有消除，使性交兴趣下降、精神压力过大所致，故这一疾病可初步诊断为慢性前列腺炎。有的患者诉说了许多症状，但这些症状是由其中的某一主症诱发的，如诉夜梦遗精，同房时阴茎未入阴道即射精，阴茎勃起时弯曲疼痛，并伴有心悸、纳差等症。根据这些症状很容易诊断为遗精、早泄等，但经询问病史和仔细体检，发现阴茎上有一硬结，勃起时弯曲疼痛，故无法插入阴道，继而焦虑、紧张，产生早泄，所以该病的正确诊断应为阴茎硬结症。像这种情况还有许多，如患者诉说结婚 8 年未育，妻子检查正常，以男性不育为诊断治疗多年未效，最后经检查诊为重度尿道下裂，手术矫正后妻子怀孕。由上可知，详问病史、仔细体检、重抓主症的重要性。

2. 明察局部病变特征

男科的许多疾病并无明显的临床症状，其诊断有时通过仔细体检和详细辨别局部病变特征即可确定。如阴茎（龟头、包皮）长有菜花样或乳头样赘生物，即可诊断为尖锐湿疣；阴囊皮肤瘙痒并伴糜烂、渗液，即可诊断为阴囊湿疹；外阴部有红斑样溃疡，且有服用易过敏药物史（如使用磺胺类、解热镇痛类药物等），即可诊断为药物过敏性龟头包皮炎；若患者主诉性交时阴茎疼痛，经查阴茎背侧或腹侧有椭圆形斑块或条索状硬结，可以辨病为阴茎硬结；阴囊内睾丸缺如或只有一个睾丸，可辨病为隐睾症；男性乳房增大，乳中有硬结，可辨病为男性乳房异常发育症。总之，男科中的阴茎、睾丸、阴囊疾病以及某些性病等，通过对局部病变特征的辨析和仔细检查，一般均可做出较为准确的病名诊断。

3. 注意鉴别诊断

不同的男科疾病可以有相同或类似的症状表现，故必须对其主症、局部病变特征以及发病诱因、病史等多方面加以分析、综合，以进行鉴别诊断。如阴部溃疡，许多男科疾病均有这一表现，常伴有相应的症状特点和发病诱因，如有不洁性生活史，便考虑梅毒、生殖器疱疹等；如有药物过敏史，估计为过敏所致的包皮龟头炎；如妻子患有霉菌或滴虫性阴道炎，考虑为霉菌或滴虫性龟头包皮炎；如性生活时动作粗鲁，可能为损伤。阴茎疼痛在男科也颇为常见，许多疾病均可引起，如阴茎外伤、阴茎癌、尿道炎、龟头包皮炎、阴茎硬结症、阴茎异常勃起等。若阴茎疼痛，有明显外伤史，且伴局部青紫或瘀斑者，可诊断为阴茎外伤；阴茎疼痛伴局部肿物突出、外翻如菜花样，且溃疡流脓血者，可诊断为阴茎癌；阴茎疾病伴尿频、尿急、尿道灼热者，可诊断为尿道炎；伴阴茎持续勃起不萎缩，阴茎胀硬，甚则深红或黯红者，可辨病为阴茎异常勃起；阴茎疾病只在勃起或性生活时发生，伴勃起弯曲，且阴茎部有结节状或条状硬结者，可辨病为阴茎硬结症。睾丸疼痛、有外伤可以引起外伤性睾丸炎，感染可以诱发细菌性或病毒性睾丸炎。阴囊肿大，根据伴有的症状和体征，可辨病为睾丸炎、附睾炎、睾丸肿瘤、睾丸鞘膜积液、睾丸精索积液、精索静脉曲张、腹股沟疝等。排尿异常，可辨病为前列腺炎、前列腺增生症、尿道炎、膀胱炎或肾盂肾炎等。阴囊瘙痒，可辨病为阴囊湿疹、阴囊癣、阴虱等。血精，据其伴有症状，可辨病为精囊炎、精囊结核、前列腺炎症等。

在诊断男科病时，应对患者同时兼见的几种疾病加以辨析，分清先后主次，诊断究竟属于何症。如早泄与遗精、阳痿；不射精与阴茎异常勃起、逆行射精等。早泄是指阴茎能勃起，但在阴茎尚未进入阴道或刚进入即无法控制而射精，之后阴茎松弛，无法进行性交，并且这种情况时常发生，不受性生活间期长短、性伴侣以及性生活环境等因素的影响。遗精则是指在无性交欲望而意念妄动时引起的精液自泄，有梦遗（有梦）和滑精之分。早泄和遗精均是非其时而精液外泄，但早泄为有性交准备，不能自控而泄，遗精则是无任何性活动。阳痿是指阴茎不能勃起或勃而不坚，不能进入阴道进行正常性生活，一般没有射精，并且此种现象时常发生（一般指 3 个月以上）或有明显的诱因（如外伤）。阳痿与早泄既可相互影响，又可独立存在，在辨病时应注意区分。不射精是指性生活时阴茎能保持坚硬状态进入阴道，但性交过程中不射精，无情欲高潮；阴茎异常勃起是指阴茎进入阴道后可以射精，但射精后阴茎仍不痿软，持续勃起且多伴疼痛。二者的鉴别要点是能否射精。不射精与逆行射精二者均无精液排出体外，但前者是在性交过程中无情欲高潮，也无射精感觉；而后者则是在性交过程中有情欲高潮和射精的感觉，只是精液逆流进入膀胱而不是从尿道排出，性活动结束后留取尿液离心沉淀涂片镜检可查到精子，或将尿液做果糖定性检查为阳性。有部分不射精患者伴有遗精现象，它与单纯遗精病的共同点是在睡眠过程中均有精液外泄，但遗精患者有性生活时仍能正常射精，而不射精的遗精是对同房不射精的一种补偿，是不射精症导致的一种伴随症状，因此要注意二者的鉴别。一般而言，不射精症伴有遗精者，治疗较易，预后较好；相反，无遗精者，治疗较为困难。所以在不射精的诊断中，要注意询问患者有无遗精。

4. 积极运用现代检测技术

临床上，许多男科疾病的辨病，若仅凭症状、体征和体格检查，很难获得对治疗具有指导价值的诊断，或者说某些病的病因判断必须借助现代检查技术。如阴茎勃起障碍，诊断并不困难，但要进一步判定是器质性还是功能性。在器质性原因中又有血管性、内分泌性以及神经性之不同，这就必须借助相关设备检查，如阳痿检测仪可以初步判定是功能性还是器质性；阴茎海绵体血管活性药物注射可以判定是血管性原因还是神经性因素；阴茎海绵体造影可以判定海绵体状况如何等。男性不育的辨病也比较容易，但引起不育的原因非常复杂，如内分泌功能紊乱、先天发育异常、生殖器疾病、全身性疾患、免疫因素、生殖系感染、遗传因素、性功能障碍等，除性功能障碍外，最终必然导致精液或精子质量异常，如精液不液化、无精子症、少弱精子症、死精子症、畸形精子过多等，从而导致男性不育。实际上，在目前现有的检测技术条件下，许多男性不育的病因仍无法查明。譬如阴茎异常勃起，对其辨病首先要明确病因，其次要区分是高血流型还是低血流型阴茎异常勃起，前者是由动脉因素引起，后者为阴茎静脉闭塞性异常所致，这些鉴别就要借助超声和血气分析等。此外，尚有排尿异常、血精、生殖器溃疡、尿道炎等均是如此。只有积极运用现代检测技术和手段，才能对许多男科疾病如阴茎异常勃起、勃起障碍、男性不育等做出准确的亚型病名诊断，或者说是病因诊断，从而为治疗方案的正确制定及预后判定提供依据。如低血流型阴茎异常勃起，若经一般内科处理仍无效者，就必须手术。功能性阳痿通过心理疏导和药物治疗，一般能获较好的效果，而器质性阳痿的治疗较为困难，若为静脉性阳痿，药物治疗无效，必须手术，但手术的远期疗效也不理想。男性不育，若属功能障碍所致，治疗相对容易；若因先天因素所引起，如先天输精管缺如、双侧隐睾、克氏综合征等，则毫无治疗价值，必须借助现代辅助生育技术。

（二）辨证诊断

1．四诊

四诊就是通过对病人的望、闻、问、切获得病人的症状和体征，了解疾病的发生、发展规律，从而做出诊断，是中医学诊查疾病的主要手段。由于男性独特的生理结构和功能特点，以及生、长、壮、老的规律，从而决定了男科疾病的诊查、辨证有别于其他临床各科。

（1）望诊：对男科疾病的诊断，望诊主要是对形体与性征、乳房、生殖器、精液及其他排泄物色、质、量等内容的观察。

①望形态与性征：形态，即形体与动态。形体指人的外形、体质，动态指人的动静姿态。性征是与机体发育阶段相适应的性功能的体征。望形态除一般常规望诊之外，尤应注意四肢骨骼、肌肉的发育和胡须、胸毛、头发、阴毛的有无及其分布情况。男性不同发育时期有不同的性征和体态。16岁左右，肾气盛，天癸至，机体发育渐趋成熟，肌肉发达，体格健壮，身高增长，阴茎增长变粗，睾丸增大，阴囊皮肤呈暗红色，且皱褶增多，阴毛长出，并开始长胡须。20岁左右，性发育成熟，阴器渐呈成人型，阴毛分布呈十字状或扁圆形，有的沿脐线向上分布，范围较大，阴毛浓密；肌肉坚实，骨骼粗大，肩宽胸平，臀部较窄；阴茎勃起后长达15～20cm；腋毛黑而润泽，喉结突出。这些均是肾气充实、脏腑功能正常、发育正常的标志。

若过16岁，身材矮小、瘦弱，肌肉瘦削，阴毛、腋毛稀少，阴茎短小，睾丸小而软，为肾气不充，天癸未至的表现。若身材瘦长，无胡须、阴毛，腋毛稀少，无喉结，声音尖细，皮肤细腻，阴茎短小，无睾丸，或睾丸小而质地较软，多为天宦，相当于现代医学的克氏综合征。若患者皮下脂肪丰满，臀部肥大，呈女性外形，可能为阴阳人，通过性染色体检查可明确诊断。若形体肥胖，多有痰湿；若形体干瘦，皮肤萎黄，肌肉瘦削，为阴血不足，易生阳强、遗精、早泄等疾病；若年龄小于16岁而见成熟男性性征者，见于性早熟。

②望神：即望人的精神、意识、神态。精、气、神为人身之三宝，精能生神，神能御精。精盛体健神旺，有病也轻；反之，精气亏虚，则体弱神衰，病情较重。望神，主要观察病人的形体动静状态、眼神状况、皮肤色泽、言语气息、精神意识以及对外界环境的反应等，其中望眼神为重点。如形体瘦弱、精神不振、反应迟钝、面色无华、目光呆滞，是精气亏虚，失神的特征，

一些肾虚阳痿、遗精、滑精之人，多有如此表现。

③望面色：通过对面部颜色和光泽的观察，可以推测五脏精气的盛衰、脏腑功能的正常与否以及病情的轻重。一般而言，颜面潮红多为阴虚内热所致，常见于阳强、血精、遗精等；面色青紫，主寒证、痛证、瘀证，多见于疝气、阳缩、睾丸精索扭转等；面色紫红者多属瘀热，常见于阴囊血肿、附睾郁积症、射精疼痛；面色萎黄多属脾虚兼湿，常见于阳痿、早泄、遗精、白浊等；面色㿠白多为肾阳不足，或心脾两虚、脾肾双亏，常见于阳痿、遗精、早泄等；面色黧黑晦暗者，属肾精亏虚，常见于房劳伤、遗精、阳痿等；若面色黧黑，肌肤甲错，多属瘀血内阻，见于房事茎痛、房劳伤等。

④望舌：包括望舌体、舌质和舌苔。望舌质可辨脏腑之虚实、气血之盛衰，舌苔可反映病位的深浅、病邪的性质、邪正的消长。男科临证诊舌的方法和临床意义与其他各科大致相同。若舌质淡白不荣，多为气血亏虚或肾气不足，见于阳痿、遗精、不育等；舌体胖大而润或有齿痕，多为阴寒夹湿，见于精液清冷、阳痿、缩阳等；舌质鲜红，多为阴虚内热，见于血精、阳强、早泄等；舌质红，苔黄腻，多为湿热或痰热为患，见于阳痿、遗精等；舌质淡，苔白，多为脾肾阳虚，见于早泄、房劳伤、更年期综合征等；舌质青紫或有瘀点、瘀斑，为瘀血内停，见于不射精、前列腺炎、房事茎痛等。

⑤望生殖器：包括望阴茎和望阴囊两部分内容。阴器为足厥阴肝经所过，其生长发育及功能维持赖于肾气的盛衰。古代医籍中有"天、漏、犍、怯、变"，即"五不男"之称。其中"天"是指男性先天性外生殖器和睾丸缺陷，属先天发育异常；"犍"指阴茎、睾丸切除者；"变"指两性畸形；"漏"指男子精关不固而常自遗泄；"怯"指男子阳痿。通过对外生殖器的观察，可了解其形态、结构是否正常以及脏腑气血的盛衰，对男科疾病的诊断意义重大。

望阴茎，主要观察阴茎大小、形态，有无畸形，包皮的长短，是否包茎，以及阴毛分布如何，还要看尿道口是否开口于龟头顶端正中，注意阴茎和附近组织有无皮疹、糜烂、溃疡及其形态、颜色等。一般正常成人阴茎的长度平均为 7~10cm，直径为 2~3cm，勃起时长度可增长 1 倍。或者说在阴茎自然状态下，其长度不低于 3cm 就属正常，否则属于小阴茎。一般青春期后期，男性包皮可自动上翻，龟头外露，否则属于包皮过长。若包皮用力也不能上翻，龟头不可外露，或仅露尿道口，或仅有如针尖样一小孔，属于包茎。尿道开口于阴茎腹侧或阴茎根下部或会阴部，属尿道下裂；尿道开口于阴茎背侧或阴茎根上部，属尿道上裂。阴茎小而细，睾丸小而软，为先天发育不良、肾气不充之征，可见于无精症、少精症。阴茎突然内缩于腹，并伴小腹拘急疼痛者，多属寒凝肝脉的缩阳证；包皮、龟头、尿道口、阴茎系带等处有一个或多个散在性如菜花样、乳头样的赘生物，是尖锐湿疣的特征；阴茎头有结节或慢性溃疡且不痛者，可能是阴茎结核；阴茎部有硬结或条索状硬块，勃起时弯曲，属阴茎硬结症；阴茎头部痒痛、肿大，包皮红肿、糜烂，见于龟头包皮炎；阴茎头部溃烂生恶肉，如翻花状，触之坚硬，多为阴茎癌，属恶候。阴茎红、肿、疼痛者，多为热毒内侵，属于阳证、热证、实证；肿而平塌不红者，多为寒痰流注，属阴证、寒证、虚证；阴茎皮色青紫，肿胀，或有结节者，多属瘀血、痰核；阴茎弛纵不收者，多为湿热下注宗筋；阴茎痿软不举者多为肾阳亏虚；阳强易举者，多为阴虚火旺。

望阴囊，主要观察阴囊大小、皮色、两侧是否对称，有无肿胀、窦道、溃疡等。阴囊皮肤青筋显露，一侧肿大下垂（多见于左侧），囊中见一团如麻绳或蚯蚓的软块，平卧时可消失，站立或劳累时发生或加重，为瘀阻肝脉或肾气不充，常见于精索静脉曲张。若阴囊肿胀，皮色不变，为疝气的重要特征。若阴囊单侧肿大，站立时向一侧下坠，卧则入腹如常者，为疝气（腹股沟斜疝）。若阴囊一侧（或两侧）肿大，皮肤透亮，有水者，为水疝（鞘膜积液）。阴囊红肿、瘙痒，甚则溃烂者，多为阴囊湿疹，为肾虚或风湿外邪侵及阴器所致。阴囊中无睾者，多为隐睾或无睾症。阴囊肿大、皮红、灼热、疼痛者，为阴囊痈疽。阴部瘙痒难忍，入夜较甚，并查到阴虱者，为阴虱所致。

⑥望乳房：主要观察乳房大小。乳房属胃，乳头属肝。正常男性无乳房发育。若男子单侧或双侧乳房增大，宛如女性，皮色不红不热，多为肝失疏泄，气血瘀阻，多为乳疠（男性乳房发育异常）；若乳房内生肿块，质地较硬，推之不移，与体表皮肤不粘连，多见于男性乳癌。

⑦望精液：主要观察精液的色、质、量及黏稠度的变化。正常精液呈灰白色或乳白色，质黏稠，刚排出体外时呈胶冻状，但数分钟后最长不得超过 1 小时，精液即成液体状，以利于精子运动，便于受精。一般精液量不能少于 2mL 或大于 6mL，否则为精液过少或精液过多症。患者精液清稀如水，或自感排精时有冷感，为精液清冷，多为脾肾阳虚、命门火衰所致，常见于弱精症、少精症等。精液排出体外，常温（25℃）下大于 1 小时未液化者，为精液不液化症，多因阴虚火旺或湿热蕴结下焦或痰瘀交阻所致。精液中夹有血

液，为血精，多因阴虚内热、湿热下注、热扰精室所致，多见于精囊炎。

⑧望其他排泄物：主要观察尿液及尿道异常分泌物等方面的变化，以协助诊断。小便短少赤涩，属热证，多因湿热下注或阴虚内热所致，可见于阳痿、不射精、射精疼痛等。小便清冷而长，属寒证，多由肾阳亏虚所致，可见于阳痿、早泄、性欲低下等疾病。小便频数，短涩而痛，且尿道有分泌物者，多见于尿道炎。尿中夹血，为血尿，小便末或大便时尿道有白色分泌物溢出，称尿道滴白，多为慢性前列腺炎的特征表现。小便量少，点滴而出，甚至全无者为"癃闭"，多见于前列腺增生症。

（2）闻诊

①闻语声：主要聆听语声的高低、强弱、清浊、缓急以及音调的变化。若年过二八，语声仍若童音，喉结不突出，第二性征不明显者，为性发育不良，属肾气不充。言语低微，少气不足以息者，多为气虚；声高气粗，洪亮有力者，多为实证。时太息者，多因情志所伤，肝气不舒，可见于阳痿、不育等病。病人呻吟不已，多为痛证，可见于急性睾丸炎、精索扭转、阴茎或睾丸外伤等。

②嗅气息：通过辨别病人的气息，身体及排泄物的气味，以判断疾病性质、病位。在男科临床，嗅气味主要是嗅精液、尿液、脓液、汗液的气味。如汗出腥膻，多为风湿蕴热；汗出臭秽，多为湿热蕴毒；小便腥臭为湿热。正常情况下，精液有一种特殊的腥味。若精液夹血腥味或臭秽者，多见于精囊炎，常因阴虚内热、湿热下注所致。

（3）问诊：男科问诊的主要内容有年龄、现病史、既往史、精候、房事、婚育史、生活史以及家族史等。

①问年龄：对男科疾病的诊治具有重要意义。男性不同的年龄阶段，在生理、病理上也有不同。男子二八，肾气盛，天癸至，出现遗精，并具有生殖能力。三八，肾气旺盛而稳定，性功能与生殖能力已臻完善。五八之后，肾精衰少，天癸渐竭，性能力和生殖能力逐渐衰退。若年未二八，出现喉结，声音变粗，是天癸早至，多为性早熟；青春期性功能旺盛，过度手淫，或恣情纵欲，损伤肾气，可出现遗精、阳痿等；40 岁之后，肾气渐衰，加上调摄不慎，或情志所伤等，易产生性欲下降、阳痿等；进入老年期，肾气亏虚，天癸衰竭，可发生前列腺增生、前列腺癌、睾丸肿瘤等病。性欲和性能力与年龄呈负相关。

②问现病史：主要询问发病时间、临床表现、诱发或加重原因、缓解因

素、症状间有无关系、疾病变化过程以及治疗经过、疗效如何等。通过对现病史的了解，抓住其主要矛盾，既可为其他相关问诊提供思路，又有助于鉴别诊断。如某些病人自诉患有"阳痿""早泄"，但并不一定真是如此，这就需要详问发生如此现象的原因，若是操劳过度、身体疲乏，或久别重逢、新婚宴尔，偶尔发生，当属正常，并非病态。再如房事茎痛，当区分射精痛和交接痛。射精痛是指射精时阴茎及睾丸疼痛；交接痛则是阴茎插入阴道即感疼痛，抽插时尤甚。腰痛，房事后加重，部位多在腰骶部，以腰部酸困或隐痛为特点。患者诉说阴痛，当问其疼痛部位是在阴茎还是睾丸，以及疼痛性质、加重诱因等，以了解其病因病机。要详细询问疾病的治疗用药情况及效果，以便为疾病的进一步诊断与治疗提供参考。譬如一位阴茎勃起功能障碍患者，经过一段时间服用补肾壮阳药物治疗后，并无效果，这时就要进一步明确阳痿的病因，下一步治疗也不能再用壮阳之品。

③问既往史：以了解与现在所患男科疾病有关的病证。患者既往身体状况如何，曾患过哪些疾病，以及药物治疗情况和有无药物过敏反应等，对当前疾病的诊断具有重要参考价值。如幼年时是否患过腮腺炎、隐睾症、睾丸疾病或外生殖器损伤；外阴部、腹股沟处、腰部是否做过手术，手术情况以及结果等，这些因素有可能影响性功能和生殖能力等。某些疾病，如结核病、肝炎、糖尿病、甲亢、甲低、严重贫血、性传染病等，也可引起男性生殖功能和性功能异常。如结核病易继发结核性精囊炎、输精管阻塞等，从而导致不育；糖尿病易并发阳痿、早泄等；肝炎易致内分泌功能紊乱而见阳痿、乳房发育等。

精神因素在男科疾病的发生中起着重要作用。如惊恐所伤、思虑过度可致阳痿；神经衰弱者，易患性欲下降、阳痿、早泄等。

某些药物长期大量使用，可引起性欲下降，甚至阳痿，如某些抗高血压药、镇静催眠药、雌激素、孕激素等。某些抗肿瘤药、棉酚类避孕药，可致生精功能障碍，导致不育。而酚妥拉明、麻黄碱、苯丙胺等药物又能增强性欲，引起性欲亢进。

④问性生活史：通过与患者交流，以了解其本人及配偶对性生活所持的态度、欲望；房事频率、间隔时间、持续时间；同房时阴茎勃起状况、抽插的幅度及频率；性满意度、性高潮出现情况及射精时的感觉；有无性交中断、体外排精；有无性交史；有无强力入房、醉酒入房；房事后有无腰痛、倦怠等。同时还应了解女方的身体及性生活状况。性欲望、性能力，性交频率及

性生活持续时间，在不同的人群中差异很大，而且与个人年龄、体质、夫妻情感、结婚时间长短、工作情况、生活环境、性生活经验等因素关系密切，在诊断时要综合考虑。长期有意识地压抑性欲，禁忌房事，可致性欲减退、阳痿，还可诱发前列腺炎、精囊炎等。若恣情纵欲、强力入房，或醉酒入房，可消耗肾精，日久可致阳痿、早泄等。

⑤问精候：主要询问精液的量、色、质、气味等有无异常；有无遗精、滑精、血精、早泄现象，次数多少；射精情况，有无不射精及射精延迟、射精无力；排精后有无不适等。正常精液为乳白色或灰白色的不透明液体，质稠，每次排精 2 ~ 6mL，略有腥味，排出后呈胶冻状，数分钟后，或最迟不能超过 1 小时即化为均匀液状。若精液质清稀，为精液清冷，属肾阳亏虚。精液色黄，质黏稠不化，味腥臭，多因湿热下注所致，常见于前列腺炎等；精液中夹血者，为血精，多因阴虚火旺，或湿热下注，热扰精室，或脾肾双亏，失于固摄所致，常见于精囊炎。对精液的全面了解，应结合现代有关检查。

⑥问生活史：主要询问生活环境、饮食习惯、有无烟酒嗜好、工作情况以及居住条件等。不良的饮食习惯，尤其是烟酒嗜好常可导致男科疾病的发生。过食生冷，损伤脾胃，运化失职，气血乏源或水湿内停，可致不育、阳痿、遗精等。过食辛辣肥甘厚味，蕴湿生热，下注宗筋，可致阳痿、精液不液化等。研究证实，长期大量吸烟可引起精子质量下降，从而诱发不育或胎儿畸形等；大量饮酒可积湿生热，酒精可直接损害睾丸生精细胞，导致生精功能下降，可发生少精、无精等。饮食偏嗜，又可导致某些营养物质缺乏，如某些微量元素锌、锰缺乏，还有维生素 A、C、E 的缺乏，均可引起精液质量改变，导致不育。繁忙的工作，巨大的精神压力，繁重的学习任务，所愿不遂，事业受挫，以及家庭纠纷、夫妻感情不和，均可引起情志抑郁，肝失疏泄，宗筋不用，可发生性欲低下、阳痿等。精藏于肾，主宰由心，过激的情志活动必然扰神，神伤则志乱，可见早泄、遗精等。手淫作为一种自慰现象，偶尔发生，可获得性满足，缓解紧张的情绪，对身体健康并无大碍。但若过度手淫，不能自拔，且每次发生之后又非常悔恨、自责，长期如此，必消耗肾精，损伤肾气，可产生阳痿、不射精、血精等。若家庭居住条件较差，夫妻生活常顾虑重重，也可影响性功能而见性欲低下、阳痿、不射精等。

睾丸的生精功能，必须在适宜的温度下才能得以正常维持。若温度过高，可影响生精过程。长期在高温环境下作业，长期穿紧身牛仔裤，经常洗桑拿等，均可使局部温度过高，影响精子的生成。生精上皮细胞对放射线特别敏感，长期受放射线照射，可使生精细胞发生突变，导致少精、无精、死精。生活在产棉区，经常食用粗制棉籽油，可损伤生精细胞，引起不育。此外，要注意卫生，尤其是性生活，要洁身自好，以防引起性传播疾病，如淋病、非淋菌性尿道炎等，从而影响生育。

⑦问婚育状况：对已婚男子要询问其结婚年龄、生育情况；若系再婚者，当问其再婚年龄，两次婚姻间隔时间，妻子年龄及健康状况，婚后是否采取避孕措施。若结婚后未避孕，同居 2 年未育者，夫妻双方应同时进行检查。早婚常耗伤气血，损及肾精，易致不育、阳痿。结婚过晚，肾气渐衰，常发生阳痿、早泄等。离异者常情感受伤，气血不调，多见性欲低下、阳痿、早泄等。

⑧问家族史：了解患者父母及家族中有无遗传性疾病及性传播疾病史，直系亲属疾病情况或死亡原因。某些男科病不但能通过性交传播，而且生活接触的用具或被污染的水，也可引起间接传染，如淋病、尖锐湿疣、阴虱等。艾滋病、梅毒等可通过宫内或产道传染给胎儿。阴茎癌、睾丸及附睾肿瘤、前列腺癌等或有家族遗传倾向。

（4）切诊：是医生用手指的触觉对患者的某些部位进行触摸、按压，以了解疾病的一种诊断方法，包括脉诊和触诊两方面。

①脉诊：是四诊的主要内容，是通过触摸、切按病人的脉搏以测知疾病病位及性质、邪正盛衰、病情轻重及其预后。脉诊对男科病的辨证诊断十分重要。《金匮要略·血痹虚劳病脉证并治》说："男子脉浮弱而涩，为无子，精气清冷。""夫失精家，少腹弦急，阴头寒，目眩，发落，脉极虚，芤迟，为清谷、亡血、失精。"

男性正常脉象一般较女子有力，但尺脉较弱偏沉，而寸脉较盛于尺脉。尺脉反映的是下焦、肾、精、天癸等生殖和性功能的状况，故男科疾病的脉诊中，诊查尺脉尤为重要。若脉沉细涩，多为瘀血内阻，可见茎中作痛、不射精、睾丸外伤等。脉沉细无力，两尺尤甚者，为肾气亏虚，命门火衰，可见阳痿、早泄、精冷不育等。若非大病之后而见芤脉，必为房事过度，精乏血亏。两尺脉过于旺盛，乃下焦相火升腾之象，多见性欲亢进。两尺脉细弱而滑，多为痰湿下注，常见少精、不育。若脉弦紧，主寒证、痛证，常见阳痿、遗精、缩阳等。脉滑数或弦数，多为湿热下注或肝火炽盛，可见于遗精、强中、阳痿、早泄等病。若脉弦细而数，为肝肾阴亏，虚火内扰，常见于强中、血精、乳病等疾病。脉弦涩，多属寒凝肝脉，或瘀血内阻，常见于子痛，阴冷等疾病。

②触诊：主要是对病人的外肾（外生殖器）、乳房、前列腺以及病变部位进行触摸、按压，以测知冷热、软硬、大小、疼痛、肿块以及其他异常变化，从而判断疾病的部位和性质。

触外肾，即触摸、按压阴茎、阴囊、睾丸、精索、附睾以及前列腺等组织器官，常和望诊相结合。触摸阴茎，应注意阴茎的长度、软硬度，有无牵拉痛、结节、肿块、溃疡等。检查时应将包皮上翻，看有无包茎，包皮有无粘连、嵌顿。正常成人男子阴茎在自然状态下不能小于 3cm，柔软，无牵拉痛。若阴茎小于此，多因肾气不足，阴茎发育障碍。若阴茎背侧有椭圆形斑块，或条索状硬节，按之不痛，较硬，阴茎勃起时弯曲疼痛，无法进行正常性生活者，多因肝郁气滞，痰瘀凝结所致，可见于阴茎痰核（阴茎硬结症）。若阴茎头部或体部有结节或慢性溃疡，不痛，分泌物较少，长期不愈，可能是阴茎结核。若阴茎有菜花样、乳头样赘生物，多为湿热毒邪内侵，常见于尖锐湿疣。若包皮红肿，长恶肉，其味臭秽，可能为阴茎癌。

睾丸居于阴囊中，左右各一，有弹性。成人睾丸每个约 4cm×5cm×2cm～3cm×2cm×3cm。睾丸后外侧附着质地柔软的附睾。触诊时，宜采取立位。以手掌轻托阴囊，四指与拇指轻捏推寻，检查阴囊内睾丸有无、数目多少、大小、质地（软硬度）、活动度、表面是否光滑以及附睾头、体、尾有无压痛、肿块等。如阴囊中无睾丸，或一侧缺如，应注意检查腹股沟内外和阴茎根部有无隐睾。若双侧睾丸较小、质软，多因先天不足或后天失养，肾精亏损，失于营养所致。睾丸肿大疼痛，多因肝经湿热或下焦热毒侵扰所致，常见于急性睾丸炎。睾丸肿大不痛，质地坚硬，附睾轮廓不清，透光试验阴性者，多属睾丸肿瘤。附睾有硬结，硬结大小不等、凹凸不平或如串珠样，多为附睾结核。附睾有肿块，压痛明显，多为慢性附睾炎。若阴囊红肿，附睾肿大发硬，多为附睾炎，常因寒湿阻络或湿热下注所致。阴囊触及蚯蚓状团块物，且透光试验阴性者，为精索静脉曲张，常因瘀阻脉络或肾虚血瘀所致。阴囊肿胀，皮肤光滑，触按如水囊，柔软，有波动感，无压痛，多为睾丸鞘膜积液（水疝），常因水湿下注所致。阴囊红肿，皮肤增厚，有压痛及波动感，或伴全身症状者，多为阴囊脓肿，常因外感邪毒或湿热下注所致。若阴囊肿大，每因站立或劳累后加重，平卧时减轻或消失，透光检查为阴性，常为腹股沟斜疝，多因中气亏虚，升举乏力所致。此外，还要注意检查输精管是否光滑，有无结节、粘连、增粗、压痛等。

前列腺居于盆腔中，离肛门口大约 5cm，一般通过肛诊来了解前列腺大小、质地、中央沟是否存在、有无压痛等。患者常采取胸膝位或侧卧位及仰卧位。医生将右手食指戴好指套并涂润滑油后，轻轻放入肛门。若前列腺肿大，中央沟消失，触痛明显，常为前列腺炎，多为湿热瘀阻或热毒蕴结所致。若前列腺肿大，表面光滑，有弹性，中央沟变浅或消失者，多为前列腺增生症，常因年老体弱，肾气亏虚，痰瘀交阻所致。据其大小一般分为 3 度。1 度，似鸡蛋大小；2 度，似鸭蛋大小；3 度，似鹅蛋大小。若前列腺大小正常，硬度不均，触及数个结节者，多为前列腺结核。若前列腺肿大，质硬如石，凹凸不平者，多为前列腺癌。精囊腺一般不易触及，尤其体态较肥胖者，若触到前列腺上方有小蝴蝶样肿痛物，多为精囊炎，常因湿热蕴结或阴虚火扰所致。

正常男性肩宽胸平，无乳房发育。若乳房呈弥漫性堆起（双侧），按之柔软不痛，多见于脂肪性乳房隆起，可见于正常人，肥胖者尤为多发。若男子单侧或双侧乳房肿大，触之有块，压痛明显，皮色不变者，多因肝郁不舒，血瘀痰凝所致，常见于乳疬（男子乳腺发育症）。单侧乳房肿硬，结块，推之不移，与体表皮肤不相粘连，多为乳岩（乳腺癌）。

2. 辨证要点

（1）详查实邪证候：引起男科疾病的原因，同其他临床各科一样，不外乎外感六淫，内伤七情，以及跌仆损伤等，但男科的生理、病理特点，决定了其致病原因的特殊性，临床上以实邪所致的男科病颇为常见，其中以寒、湿、热、痰、瘀引起者居多，寒、湿与热既可源于外侵，也可内生。痰与瘀既为致病原因，又为病理产物，在临证辨证诊断时要有所侧重。男科病常见的实邪证候主要有以下几种：

①瘀血内阻证：常见于睾丸和附睾慢性肿块、阴茎硬结、前列腺炎、前列腺增生症、精索静脉曲张等。表现为少腹、会阴、腹股沟、阴茎根部、睾丸等处疼痛如刺，部位固定，夜间尤甚，或外阴皮肤青紫，有瘀斑、血肿，舌质暗，有瘀点或瘀斑，脉涩或细涩等。

②痰瘀交阻证：多见于睾丸、附睾慢性肿块，乳房结节、硬块，皮色不变，疼痛不甚，精液不液化等。表现为睾丸、会阴等处疼痛，舌暗，苔白腻，脉滑实有力，或脉沉涩等。

③湿热下注证：多见于阴囊丘疹糜烂、阴囊湿疹、阴囊瘙痒、精液不液

化、前列腺炎等。表现为尿频，尿急，尿痛，小便黄赤，大便不爽，舌质红，苔黄腻，脉滑数或弦数等。

④热毒蕴结证：多见于龟头包皮炎、阴囊红肿、急性尿道炎、前列腺炎等。表现为心烦口渴，小便灼热，大便燥结，舌质红，苔黄，脉洪数有力等。

⑤败精瘀阻证：常见于不射精、射精不爽、射精疼痛、附睾肿胀而软、精液黏稠不化、附睾郁积、慢性前列腺炎、精子凝集症、死精症、畸形精子增多等。表现为会阴及睾丸坠胀疼痛，舌质紫暗或有瘀点、瘀斑，脉沉涩等。

⑥寒凝筋脉证：常见于腹股沟斜疝、附睾肿大、精索肿大等。表现为少腹、阴囊处冷痛，遇寒加重，受热则减，舌淡，苔白，脉沉紧等。

⑦寒湿下注证：多见于慢性附睾炎、附睾和精索肿大、睾丸鞘膜积液等。表现为阴部怕冷，舌淡，苔白腻，脉濡等。

（2）确定脏腑病位：尽管五脏与男科病的发生、发展关系密切，但联系最紧密的当属肝、肾二脏。故男科病的脏腑辨证应以肝、肾为重点，结合其他脏腑进行辨证，以明确病位。

肝的生理功能紊乱可以导致许多男科疾病的发生，如不射精、勃起障碍、缩阳、早泄、血精、疝气、阴囊湿疹等。常见的男科肝病证候有如下几种：

①肝经湿热证：症见阴囊潮湿，胁肋胀痛灼热，口苦，心烦，小便黄，大便不爽。舌红，苔黄腻，脉濡数等。

②肝郁气结证：症见胸胁或少腹胀闷窜痛，善太息，情志抑郁，有明显的情志刺激因素。舌淡，苔薄白，脉弦。

③寒凝肝脉证：症见少腹牵引睾丸坠胀冷痛，或阴囊收缩引痛，受寒则甚，得热则缓。舌苔白滑，脉沉弦或迟。

④肝郁血瘀证：症见胸胁刺痛，或睾丸、少腹疼痛，部位固定。舌淡，苔白，脉弦涩。

⑤肝阴亏虚证：症见二目干涩，头晕耳鸣，胁肋灼痛，五心烦热，口干咽燥。舌红，苔少，脉弦细数。

肾的功能异常，可导致遗精、勃起障碍、早泄、癃闭、不育、隐睾、外阴发育不良、血精、性欲低下等。常见的男科肾病证候有：

①肾阳虚证：症见腰膝酸软而痛，形寒肢冷，头晕耳鸣，精神不振，面色㿠白。舌淡，苔白，脉沉弱或沉细。

②肾阴虚证：症见眩晕耳鸣，腰膝酸软，潮热盗汗，或外阴发育障碍。

舌红少津，脉细数。

③肾气亏虚证：症见腰膝酸软，小便频数而清，尿后余沥不尽。舌淡，苔白，脉沉弱无力。

④肾精亏虚证：症见腰膝酸软，精少不育，早衰，齿摇发脱，耳鸣健忘。舌淡，苔白，脉沉。

⑤阴虚火旺证：症见腰膝酸软，潮热盗汗，五心烦热。舌红，苔少，脉细数。

⑥阴阳两虚证：症见形寒肢冷，潮热盗汗，腰膝酸软，头晕耳鸣，心烦。舌淡，脉细无力。

脾的功能紊乱，可导致勃起障碍、遗精、不育、疝气、生殖器官发育不良、早泄、癃闭等男科疾病。常见的男科脾病证候有：

①脾胃阳虚证：症见纳差，脘腹胀满，神疲乏力，少气懒言，四肢不温，大便溏泄。舌淡胖，苔白滑，脉沉迟无力。

②中气下陷证：症见少气乏力，肢倦，头晕目眩，脘腹作胀，疝气。舌淡，苔白，脉弱。

③脾胃湿热证：症见脘腹痞满，纳呆呕恶，肢体困重，阴囊潮湿。舌红，苔黄腻，脉濡数。

④脾湿下注证：症见脘腹痞闷胀满，食少便溏，口淡不渴。舌淡胖，苔白腻，脉濡缓。

心的功能异常，常引起性功能障碍，如性欲淡漠或亢进、遗精、早泄、勃起障碍、更年期综合征等。常见的男科心病证候有：

①阴血亏虚证：症见心悸怔忡，失眠多梦，眩晕，心烦，潮热，盗汗。舌淡，脉细弱，或舌红少苔，脉细数。

②心火亢盛证：症见心悸，失眠，心烦，口渴，或口舌生疮，大便秘结（常见于遗精、早泄）。舌质红，脉数。

③心神不宁证：症见心悸，惊恐不安，失眠，精神不振，注意力不集中，记忆力下降。舌淡，苔白，脉细弱。

肺的生理功能紊乱导致的男科疾病主要有勃起障碍、精子活力低下、不育、前列腺增生症等。常见的男科肺病证候有：

①肺气亏虚证：症见咳喘无力，气少不足以息，动则尤甚，平素易感冒，语音低怯。舌淡，苔白，脉弱。

②热邪壅肺证：症见咳嗽，咯吐黄痰，或大便干结，小便短少。舌红，

苔黄，脉滑数。

脏腑之间在功能上相互协调，在病理上相互影响，一脏有病常影响其他脏腑，故在脏腑辨证时注意脏腑兼证的辨证，男科较常见的证候有：

①心肾不交证：症见心烦不寐，心悸，腰膝酸软，头晕耳鸣，五心烦热，舌红，苔少，脉沉细数。常见于遗精、早泄、阳强、性欲亢进等病。

②肝肾阴虚证：症见头晕耳鸣，二目干涩，腰膝酸软，潮热，舌红，苔少，脉细数。常见于遗精、勃起障碍、早泄、不射精、精液不液化症等。

③脾肾阳虚证：症见腰膝酸软，形寒肢冷，纳差，便溏，舌淡胖，苔白滑，脉沉细。常见于勃起障碍、性欲低下、精子活力较差、精子活动率低下、死精症等。

④肺脾气虚证：症见咳喘无力，痰多稀白，纳差，腹胀，神疲乏力，舌淡，苔白，脉弱。常见于勃起障碍、免疫性不育、精子活力较差、射精无力等。

⑤肝脾失调证：症见胸胁胀满窜痛，善太息，情志抑郁，纳差，腹胀，便溏，舌苔白，脉弦。常见于勃起障碍、不育、乳病等。

（3）明辨疾病性质：男科疾病同其他各科疾病一样，在其发展过程中所表现出来的性质为寒、热、虚、实，并且兼有其本身的特殊性，故在临证时必须明辨。

①寒证：是感受外寒之邪或寒邪内生所表现出的病理证候。多因外感寒湿，或过食生冷，阴寒之邪侵及机体，或久病体虚，虚寒内生等引起。男科疾病中的阴冷、缩阳、寒疝、阳痿、水疝、精液清冷、慢性睾丸炎、附睾炎、阴茎硬结症、慢性前列腺炎、性欲低下、附睾结核等在其发展过程中均可表现出寒证，证候特征为阴部怕冷，阴囊收缩，睾丸冷痛，遇寒加重，得热则舒，畏寒喜暖，口淡不渴，小便清长，大便溏泄，舌淡，苔白，脉沉迟或沉紧等。

②热证：为感受湿热毒邪或阴虚内热所表现出的证候。多因外感湿热、热毒之邪，或寒邪内侵、久郁化热、内伤七情、五志化火，或过食肥甘厚味，或过食辛辣之品、蕴湿生热，或房事不节、手淫过度、阴精耗伤、虚热内生所致。男科疾病中的阴囊湿疹、阴茎异常勃起、遗精、不射精、血精、精液不液化、急性睾丸炎、急性附睾炎、龟头包皮炎、急性前列腺炎等所表现出的热证，证候特征为阴囊红肿热痛，会阴部灼热，性欲亢进，小便短赤，尿道灼热，心烦口渴，大便干结，或潮热盗汗，腰膝酸软，舌红，苔少或黄腻，

脉细数或弦数有力。

③虚证：是脏腑功能减退，气血阴阳亏虚所表现出的证候。多因先天不足，情志所伤，饮食所伤，劳倦过度，房事过度，久病、重病失于调护所致。男科疾病中的隐睾、阴茎短小、性征发育不良、不育、阳痿、遗精、早泄、性欲低下等表现为虚证，证候特征为面色不华，精神不振，形体消瘦，神疲乏力，形寒肢冷，腰膝酸软，头晕目眩，耳鸣，小便无力，大便溏泄，舌胖嫩，舌边有齿痕，脉细弱或沉细无力等。

④实证：是机体感受外邪，体内病理产物积蓄所表现出的证候。多因感受寒湿，或湿热毒邪，或痰浊、水湿、瘀血、败精等阻滞体内，瘀阻经脉所致。男科疾病中的急性睾丸炎、附睾炎、阴囊血肿、睾丸鞘膜积液、阴茎硬结症、精索静脉曲张等多表现为实证，证候可表现为发热，生殖器官疼痛，阴囊糜烂，少腹胀满，大便秘结，舌质暗，或有瘀点、瘀斑，舌苔厚，脉实有力等。

（4）了解患者体质：体质差异对男科疾病的发生、发展起着一定作用。故临证时了解患者的体质对疾病的辨证诊断具有重要指导价值。一般而言，素体阴虚者，性欲多强，阴茎易于勃起，但硬度往往不足且易早泄，也易产生精子少、精液不液化、生殖器疮疡等。其病理变化多有化热趋势，易见虚热或实热证候。阳虚体质者，性欲多低下，易发生不射精、射精无力、阳痿、早泄、精子活动力低下、精子活动率差、阴茎短小、隐睾、缩阳、前列腺增生、慢性前列腺炎等，其病理性质易寒化，表现出虚寒或实寒证候。如形体肥胖者，多有痰湿，多因痰浊瘀阻或湿热下注。

二、诊断思路与方法

（一）明病识证

男科疾病所包含的病种较多，其发生的基本病机为脏腑功能（尤其是五脏功能）紊乱，气血运行失调。每一种男科疾病都有其基本病理特点，在疾病发展的不同阶段，又有不同的临床特征。如慢性前列腺炎，其病理变化为纤维细胞增生，腺管阻塞，间质淋巴细胞、浆细胞浸润，腺体纤维化等，类似中医的血瘀，但在不同的个体和发展过程中，临床表现又不尽相同，如有的表现为尿频、尿急、尿余沥不尽，而有的则表现为睾丸、会阴坠胀疼痛，腰骶酸软等，所以就必须辨证。辨证的前提是辨明疾病，只有这样才能更好地把握疾病的本质和证候特征。另外，同一种证候，在不同的疾病中其病机也不尽相同。如阴虚火旺证，可见于阴茎异常勃起、精液不液化、血精、遗精等男科病。对阴茎异常勃起而言，其病机为阴精亏虚，虚火下扰；精液不液化为阴虚内热，煎熬精室；血精为阴虚内热，灼伤脉络；而遗精则为阴虚火旺，迫精外泄所引起，治疗上选方、用药就有一定差异。

辨病可更全面、深入地了解病因，结合辨证，能够进一步提高疗效。如精液不液化性不育症，尽管导致精液不液化的病因较多，但研究证实前列腺炎是其主要病因，所以在治疗精液不液化时，不论何种证候，或湿热下注，或阴虚内热，或痰瘀交阻等，都应针对慢性前列腺炎的基本病理特点——"瘀阻脉络"，而适当加入活血化瘀之品，以提高疗效。还有如阴茎勃起功能障碍，若诊断为血管性阳痿（动脉性），无论辨证为何种证候，都应加入活血通络之品，如水蛭、蜈蚣，以改善阴茎血液循环，促使阴茎勃起，加快疾病康复。病证结合，既可发挥中医整体观念、辨证施治的优势，又可利用当代对疾病研究的最新成果。如男性自身免疫性不育症，是由于精子凝集或制动抗体，影响精子运动和受精，从而引起不育。药理研究表明：女贞子、丹参、生地黄等具有抑制免疫增强之效果，所以在其证治方药中可加入这些药物，使治疗更具针对性。因此，在临证时，只有很好地做到辨证和辨病的有机结合，并把握疾病的演变和诊治规律，才能全面了解病情，从而制定正确的治疗方案，以提高临床疗效。

（二）审度病势　把握演变规律

不同的男科疾病，有其不同的发展演变规律。如尖锐湿疣，早期一般病变比较局限，疣体也较小，此时若未能正确处理，病变部位会逐渐扩展，疣体增多且增大，后期可溃烂、化脓，并伴发阴茎包皮龟头炎、急性淋菌性尿道炎，若失治误治，病情可进一步发展，引起淋菌性前列腺炎、附睾炎和睾丸炎，可以导致输精管道的炎性阻塞，从而又导致男性不育。所以我们一定要及早把握，正确治疗。同一证候，随着疾病发展，也会发生相应变化，所以在辨证过程中，也要熟悉疾病的演变规律，把握证候转归，从而为正确施治提供依据。如急性睾丸炎，初起多为热毒蕴结证或湿热下注证，随着病情发展和患者体质的不同及外邪的轻重，或热邪煎熬津液，热灼肉腐化脓，或湿热郁结，瘀阻脉络，表现为气阴两虚，瘀阻经脉之证，从疾病转归来看，是由急性转为慢性。在制定治疗原则时，应据证候的发展趋势而定，热毒蕴结者，宜清热解毒，但切勿大量、长时间使用苦寒之品，以免伤胃；湿热下注者，当清利湿热，但对阴虚之人切勿过用清利之品，以免伤阴。如此正确施治，才能把急性睾丸炎彻底治愈而不转为慢性。又如病毒性腮腺炎性睾丸炎，最初多为热毒壅盛的证候，随着病情发展，热毒伤肾，可出现肾精亏虚的证候，甚则不育。故在治疗之初，必须运用大剂清热解毒之品，使疫毒之邪在短时间内得以祛除，并可少用一些固护肝肾之品，以防病情发展而损精伤肾。继而投以补养肝肾之剂，以恢复精气。其他如急性前列腺炎、急性附睾炎、急性包皮龟头炎等疾病，都有其自身的发展趋势，我们均应明确诊断，正确辨证，审度病势，把握疾病演变规律，为临床选方用药拓宽思路。

（三）审证求因　把握病机

所谓审证求因，就是通过对疾病的辨证以探求发病原因的过程，只有辨证准确，才能把握病机，从而采取相应的施治方药，获得较好的疗效。如阴囊潮湿的湿热下注证与精液不液化的湿热证，虽然为不同疾病，但在"证"上，均是因湿热下注所致，有着共同的病因。故以清热利湿为治疗大法。然而需要注意的是，有时尽管证候相似，病机并非完全一样，可据不同疾病而有一定差异，在辨证过程中注意分析鉴别。譬如慢性前列腺炎的湿热证与阴囊湿疹的湿热证，虽然均为湿热病因，但在其基本病机上仍有区别，前者兼有"瘀阻脉络"的基本病理改变，而后者兼有"风邪外袭"。故治疗时在基本方药的基础上，前者需加入活血清热通络之品，后者需添加祛风除湿止痒之品，如此方能获得满意的疗效。由此可见，既要审证求因，又要注意同证、同因、不同病在病机上的差异，这样才能正确把握病机，在治疗上有的放矢。

（四）注意引进诊断新技术

辨病与辨证相结合可提高临床疗效，这已为广大医生所认可。但辨证的前提必须对病做出正确诊断，为此就必须采用现代先进的诊断技术。另外，对某些疾病原因的判断也必须依赖先进技术。譬如对尖锐湿疣、生殖器疱疹、梅毒的诊断，有时就必须采用先进的 PCR 技术；阴茎异常勃起只有借助超声波以及海绵体内血气分析，才能区分高血流型和低血流型；男性不育症的许多病因随着现代先进诊断技术的产生，也逐渐明了，如通过对染色体分析发现，Y 染色体序列异常与精子生存缺陷有关，可影响 Sertoli 细胞的功能，致精子发生障碍等。通过使用先进的诊断技术，可使中医的宏观辨证延伸到微观辨证，更能抓住疾病本质，使治疗更具针对性。许多男性不育并无临床表现，只有通过相关诊断技术方能区分是精不液化、死精症、弱精症，还是因生殖系感染、免疫因素所致，从而为临床辨证提供依据，可以说先进诊断技术的应用对治疗及预后具有重要意义。

第二章　提高男科病临床疗效的思路与方法

一、辨病与辨证相结合

辨病与辨证相结合，是治疗男科病常用的一种方式。它以病为主体，在中医整体观念和辨证论治思想的指导下，对疾病发展、变化及不同阶段的表现，以证为治，从而可以提高疗效，便于有效方药的筛选和新治疗技术的创立，也便于大规模推广应用，从而为更多的患者服务。

辨病与辨证结合的关系，要全面、正确、灵活地理解，切不可片面机械。一要防止重视辨病而忽视辨证，即辨病后机械性地分几个证型，制定相应的方药，从而对号入座，却忽略了疾病变化的特殊性。如男性不育，明确诊断后，划分为肾精亏虚证、肾阳不足证、湿热下注证、肝气郁结证等多个证型，每个证型均有相应的方药。但不同患者同一证型也有着一定差异，或兼瘀证，或兼痰证等，故在用药上仍有区别，仍需辨证治疗。但同时也不要把辨证复杂化，搞得变化莫测，不可捉摸，难以掌握运用。二要防止只强调辨证而忽视辨病，这样不能把握疾病变化的一般规律，使治疗缺乏针对性。譬如慢性前列腺炎，尽管临床有许多证候表现，如湿热下注、肾精亏虚、瘀血内阻等，选用的方药虽有差异，但它们有共同的病理表现：炎性细胞浸润，腺管阻塞等，即有"瘀阻"，故治疗时均可在相应的方药中加入活血通络之品，从而提高疗效，缩短疗程。所以在辨证时，必须明确诊断，即辨病。另外，在辨证时不要为现代病名所束缚，要开放思维，正确采用中医理论进行辨证治疗。如慢性附睾炎，临床上寒凝瘀阻证颇为常见，若囿于"炎"字，大量采用清热解毒之品，如金银花、连翘、黄连、黄芩、黄柏等苦寒之品，必然达不到预期疗效，甚至加重病情。

在科技迅速发展的今天，应赋予中医辨证新的内容，不能局限于传统的"四诊"，要积极采用现代科技成果，借鉴现代诊疗技术，使宏观辨证延伸到微观领域，以提高临床诊疗水平。如有些不育症，临床并无症状，只有通过精液分析，方可知精子质量和精液状况，若精子活动力低下、精子活率较差，根据"阳气"的生理特点，可以按"阳虚"论治；若精液不液化，精液黏稠度高者，可按"阴虚火旺"或"痰瘀交阻"治疗。辨病用药应立足于辨证用药，借鉴现代药理研究或有关临床研究成果进行选药，做到有的放矢。如肾虚勃起障碍，因性激素水平低下者，宜选用可以改善内分泌，提高性激素水平的药物，如蛇床子、巴戟天、肉苁蓉等。男性免疫性不育症，在辨证用药的同时，应适当选用经药理研究证实能够抑制免疫反应的药物，如生地黄、赤芍、泽泻等。总之，辨证与辨病相结合，是现代中医发展的需要，是辨证论治原则一种较高的具体表现形式。辨病是辨证的前提和基础，辨证是对疾病发展变化不同阶段表现的本质的把握，二者只有密切结合，才能相互补充，取长补短，从而提高临床疗效。

二、注意治法的选择

随着中医男科学的深入发展，治疗男科病的方法也多种多样。传统治法多从补肾入手，补多泻少，现代依据男科病发生的机理，已突破过去重补的定式，或从肝、脾、肺论治，或从痰、瘀着手等。用药途径，除内服中药外，尚有药物外治，还有针灸、按摩、气功、心理、中西医结合等疗法。临床治疗要以提高疗效、缩短疗程，无明显毒副作用为基本原则，灵活选用各种治法。药物外治法包括热敷、热熨、熏洗、坐浴、离子透入、肛门用药等。据统计，外治法治疗男科疾病达20余种，如勃起障碍、前列腺增生症、慢性前列腺炎、阴囊湿疹、生殖器疱疹、尖锐湿疣、睾丸附睾炎、龟头包皮炎等，并且均获得了较好的疗效。针灸疗法包括针刺、艾灸、耳针、电针、穴位注射等多种方法，可治疗的男科病达20余种，如勃起障碍、不射精、慢性前列腺炎、睾丸炎、附睾炎、男性更年期综合征等。治法的选择，还要根据疾病的性质，单种或多种治法联合应用，或中西医结合，如尖锐湿疣，以局部处理为主，在使用激光、微波等物理疗法切除疣体的同时，若同时在基底部注射一定量的干扰素，并配以清热解毒中药外洗，可明显提高疗效、缩短疗程，尤其可使复发率明显降低，这一点已被研究所证实。对功能性勃起障碍，在辨证应用中药的同时，配以针灸，可明显提高治疗效果。治疗慢性前列腺炎常采用综合疗法，即内外兼治，综合调理，比单用一种疗法，或内服，或肛门栓塞、外敷等的疗效要理想得多。另外，随着科技发展和对男科疾病研究的不断深入，许多科技成果引入男科领域，开发研制了一些疗效确切、使用方便、无明显毒副反应的新型治疗设备和技术，如前列腺炎超声治疗仪、微波治疗仪、激光治疗仪以及前列腺增生症经尿道电切术或激光电切术等，也应根据患者的具体病情和体质状况，注意选择使用。

三、注意调养与护理

男科疾病直接涉及人类的性与生殖问题，由于性知识的缺乏，人们往往是"谈性色变"。男科疾病患者，因受社会、家庭和个人种种因素的影响，多存在特殊的心理状态，他们或自责、内疚，或恐惧不安，或心情抑郁等，这些都为临床治疗带来了一定困难，所以男科病的调养和护理就显得极为重要。

（一）食疗

所谓食疗就是把药物与食物混在一起，药借食物而滋补，食借药物而治疗的一种调养治疗疾病的方法。食疗在男科病的调养中占有重要位置。

1. 常用的食疗食物

根据食物的寒热属性，阳虚者，食用温性食物，常用的有：糯米、狗肉、羊肉、牛肉、鸡肉、雀肉、大虾、白花蛇肉、乌梢蛇肉、胡萝卜、韭菜、胡椒、核桃仁、黄豆、羊乳等。一般用于阳虚所致男科疾病的调养，如勃起障碍、性欲低下、阴囊怕冷等疾病。阴虚者，食用凉性食物，常用的有小麦、绿豆、猪肉、鳖肉、鸭肉、兔肉、菠菜、白菜、豆芽菜、芹菜、竹笋、茄子、紫菜、生蜂蜜等，一般用于阴虚所致男科病的调养，如阴茎异常勃起、早泄、性欲亢进、遗精等。

2. 常用的调养药膳

（1）龙眼枣仁粥：龙眼肉、炒酸枣仁各10g，芡实12g。三药加适量水，共煎取汁，不拘时饮之，可经常食用。适用于早泄伴心烦、失眠、健忘、遗精者。

（2）皂羹面：白面条100g，羊肾1对，盐、胡椒等作料适量。羊肾去油膜，煮熟切开，先煮面条，之后放入羊肾煮熟，再放入调料即可食用。适用于有早泄伴四肢怕冷、腰膝酸软、乏力等症者。

（3）熘炒黄花猪腰：猪腰500g，黄花菜50g，葱、姜等作料少许。猪腰切开，剔去筋膜和腺体，洗净，切成腰花块，黄花菜用水泡发，切段。炒锅中置素油烧热，先放入葱、姜、蒜等作料，再爆炒猪腰，至变色熟透时，加黄花菜、食盐和糖炒，再入芡粉、汤汁，明透起锅，随意食用。适用于早泄伴腰膝酸软、乏力、遗精等症者。

（4）香椿鱼：鲜香椿叶250g，素油500g。鲜香椿叶洗净，切碎，调面糊和食盐适量。素油烧热，把糊料用勺慢慢放入油锅中，形似一条小鱼，焦黄时食用。用于早泄伴阴囊潮湿、口干、口苦、舌苔黄腻者。

（5）薏苡仁粥：薏苡仁30g，淀粉少许，砂糖、桂花适量。先煮薏苡仁为粥，米熟烂后放入淀粉少许，再入砂糖、桂花即可。此粥可作为早点和夜宵食用。适用于早泄伴舌苔黄腻、阴囊潮湿等症者。

（6）橘皮粥：橘皮10～15g，切碎，同米煮粥食。

（7）合欢花蒸猪肝：合欢花12g，放碟中，加清水泡4～6小时，再将猪肝片120g同放碟中，调味，隔水蒸熟，食猪肝。

（8）羊肉粥：羊肉100g，粳米150g，将洗净的羊肉切碎，将粳米入锅，加水煮至半熟时，加羊肉末煮烂，即可食用。

（9）木耳汤：白木耳30g，鹿角胶7.5g，冰糖1.5g。洗净木耳后放砂锅内，加水适量，慢火煎煮，熟后再入鹿角胶和冰糖烊化，熟透即成。

（10）胡桃仁炒韭菜：胡桃仁、韭菜各150g，加麻油炒熟，调味后即可食用。

（11）牛鞭枸杞汤：牛鞭1条，枸杞子30g，入盐少许，文火炖熟，喝汤吃肉，分2次吃完，有补肾壮阳、收敛精子的功效，适用于肾阳虚者。

（12）腰花杜仲汤：羊腰子（或猪腰子）1对，杜仲15g，盐、葱适量。先把腰子切开，去膜，切成腰花，放入调料与杜仲同炖，炖熟取腰花。可喝汤吃腰花，用于治疗腰膝酸软、乏力、头晕，即肾虚型慢性前列腺炎。

（13）芡实粉粥：芡实粉、核桃仁、红枣肉适量。把核桃仁研碎，与红枣肉一起入芡实粉同煮。每日一餐，用于滴白频频，腰膝酸软，即肾虚型慢性前列腺炎。

（14）山药粥：山药、羊肉各500g，白米250g。羊肉煮熟后研泥，山药研泥，肉汤内下米，共煮为粥。经常食用可补气养血，用于气血亏虚型慢性前列腺炎。

（15）利尿黄瓜汤：黄瓜1个，萹蓄15g，瞿麦10g，味精、盐、香油适量。先煮萹蓄、瞿麦，去渣取汁，把药汁重新煮沸，加入黄瓜片，再加调料，置冷后即可食用。

（16）参芪冬瓜汤：党参15g，黄芪20g，冬瓜50g，味精、香油、盐适量。把党参、黄芪放入砂锅内，加水煎15分钟，去渣滤液，趁热加入冬瓜片，继续煮至冬瓜能食，加调料即成，可佐餐用。该方可健脾益气，升阳利尿。

（17）桂浆粥：肉桂 5g，车前子 30g，粳米 50g。先煎肉桂、车前子，去渣取汁，后入粳米。粥熟后加入红糖，空腹食用，该方可温阳利水。

（二）护理

1. 医疗护理

（1）用药护理：研究表明，药物不仅能影响患者正常性生活的维持和心理情绪，而且在一定程度上还影响原有疾病的治愈，甚者可产生毒副反应，诱发其他病变，故在男科病的临床治疗中，如何正确使用药物促使疾病康复就显得极为重要。

①使用中药时要注意配伍禁忌：中药治病，多以复方为主，由药物间相互作用产生整体功效。药物配伍是否得当，直接影响疗效的好坏。配伍恰当，可增强疗效，减低毒副作用，反之，则会降低原有疗效，甚者产生毒副反应，如人参配五灵脂、丁香配郁金尚能增强疗效，但由于意见尚未统一，机理尚未明了，所以男科用药仍以"十八反""十九畏"作为禁忌。

②服药饮食注意宜忌：在服药时，应宜忌哪些食物，对药物疗效的发挥有着重要影响。如服人参或人参制剂应忌食萝卜；服含有生物碱的中药应忌喝牛奶；服含有铁质的中药应忌饮茶等。一般而言，疾病饮食禁忌总的原则是温热性疾病忌食辛辣、油腻食物，寒性疾病忌生冷饮食；虚性疾病忌滑泄食物，实性疾病忌温补食物。具体而言，性功能障碍者，不宜食滋腻、辛辣食物，如辣椒、大葱、酒、肥肉、油炸食品等。对遗精属湿热痰火证者，更应忌食辛辣。龟头包皮炎、阴茎冠状沟炎、阴茎带状疱疹、阴囊湿疹、生殖器疱疹、尖锐湿疣、过敏性包皮龟头炎、股癣等，应禁食鱼、虾、蟹、猪蹄、猪头肉、鹅肉、鸡肉、南瓜、芥菜等荤腥食物。包皮过敏水肿、固定性药疹等有过敏体质的患者，在服药时不宜同食鱼、虾、蟹、羊肉等含特异蛋白的食物，以防诱发或加重病情。素体阳虚者，不宜食生冷食物，如冷饮、冬瓜、丝瓜等。素体偏阴虚者，不宜食温性食物或药物，如羊肉、狗肉、鹿鞭、韭菜、虾、雀肉、鲫鱼、大枣、核桃仁等，以防助热伤阴。

③病证用药宜禁：病证结合治疗，可充分体现中医整体观和辨证施治与现代医学重视局部治疗疾病的关系，可以扬长避短，发挥优势。临证时既要依"证"的寒、热、虚、实选方用药，又要注意结合患者的年龄、体质、营

养状况等及病情状况而有所变通。一般而言，青壮年多体格健壮，肾气充盛，故当禁用温补之品；老年人肾气虚衰，或久病、重病，失于调养，元气大伤，故应适当使用补肾壮阳之品。如勃起障碍，对青壮年而言，虚少实多，重在调理心、肝，或疏理气机，或清利湿热，化瘀通络；而老年人则虚多实少，或虚实夹杂，治疗重点在温补脾肾。单纯性早泄要禁用温肾壮阳之品；精液不液化性不育，要禁用或少用寒凉之品，如黄柏、知母等。

④不同用药途径的护理：男科疾病常用的药物剂型有丸、散、汤、胶囊、散剂、冲剂、栓剂等，不同剂型具有不同的给药途径，因而护理措施也有差异。

A. 内服药物

a. 西药使用宜忌：在男科病的治疗中，常使用一些西药以提高疗效，但同时又要注意其副反应对男性生理的影响，如治疗精不液化宜配以维生素 C、颠茄片以及 α-糜蛋白酶等；特异性少精症，宜配用氯米芬胶囊；精索静脉曲张性不育，宜手术后配以 HCG；急性包皮龟头炎、急性淋病、急性精囊炎、急性前列腺炎，宜用敏感性抗生素；生殖器疱疹、尖锐湿疣等病毒感染性疾病，宜配以抗病毒药物，如干扰素、阿昔洛韦等。有些西药可影响性功能和精子的生成，如抗癌药环磷酰胺、5-氟尿嘧啶等；激素类药物如泼尼松、氢化可的松、地塞米松等，长期或大量使用，既可影响生精，又可降低性功能，在临床使用时，要注意掌握剂量和疗程。一些降压药，如利舍平、胍乙啶，抗精神病药和镇静药，如氯丙嗪、安定、氯氮等，以及有些胃肠用药，如西咪替丁等，和利尿药，如螺内酯等均可降低性功能，性功能障碍者应禁止使用；柳氮磺胺嘧啶常用于治疗溃疡性结肠炎，但长期应用可导致生精功能障碍，从而引起少精症，甚者无精症，故不育症患者应禁止应用，未生育者，也应谨慎应用。

b. 中药使用宜忌：一般而言，补益药以饭前或空腹服最佳；补阴药宜早上 1 次，口服；固涩止遗药，早晚各 1 次，口服；补肾药，宜早晚空腹，淡盐水送服。

B. 外用药物：常用的方法有热熨、熏洗、贴敷、脐疗、坐浴、涂搽、直肠灌注及肛门栓塞等。运用时，除注意病人对药物是否过敏外，尚应考虑病人年龄和病变部位的皮肤特性。一般外生殖器及会阴部皮肤对药物比较敏感，用药宜从低浓度开始，观察其耐受情况。皮肤黏膜如有损伤，要注意无菌操作。热熨、熏洗、坐浴时，要注意药液温度，以免烫伤皮肤。保留灌肠的中药根据辨证确定方药、剂量，一般用量较内服量为大，药量为 100 ~ 150mL，药液温度不宜过高（应为 35℃ ~ 38℃），以减少对黏膜的刺激。灌肠前，嘱病人排空大便，以避免妨碍药物吸收。病人取侧卧位，使用硬质橡胶粗导管或肛管，蘸润滑剂后缓慢插入，深度约为 25 ~ 30cm，灌注速度不宜太快。灌药后，嘱病人保持平卧 0.5 ~ 1 小时，以达到保留目的。

（2）局部护理：男科疾病主要是房事和阴部疾患，应注意以下几点。

①注意局部卫生，勤洗浴，内裤宜宽大，忌穿紧身裤，不宜经常洗桑拿等。

②包皮过长者宜及早手术。

③要戒除手淫，节制房事，以利疾病康复。

④睾丸、附睾、阴囊等部位有疾患，可用阴囊托带兜起阴囊。急性期者，可予以冷敷，以减轻充血、水肿、疼痛。慢性期者可热敷。

⑤患性病者，在未治愈之前，要严禁房事，以防传染。

（3）其他疗法与护理：常用的有针灸疗法、拔火罐疗法等。

①针灸疗法：针刺时应根据病人的病情、体质、精神状态等情况选择适宜的进针方法，注意观察病人有无头晕、出汗、恶心等现象。针毕嘱患者休息 10 分钟后再离去。要注意针刺部位的卫生，防止感染。采用温针灸法，要注意温度，以防烫伤。

②拔火罐疗法：拔罐前，应检查罐具口部是否平整光滑，有无损伤，要防止烫伤皮肤。拔罐后，嘱患者保持局部皮肤清洁卫生，切忌抓搔，以防感染。

2. 精神心理护理

随着生物医学模式向生物 - 心理 - 社会医学模式的转变，出现了与医学相关的学科，尤其是心理学、社会学之间的相互交叉渗透，这种趋势在男科领域表现得更为突出。由于男科病的特殊性，加上性知识普及不够以及受封建思想的影响，患者往往讳疾忌医，并且承受着巨大的精神压力，故对男科病的治疗，不仅要重视药物治疗，更要注意对其心理的调治护理，以使疾病早日康复。

（1）前列腺疾病患者的心理护理：前列腺病是男科最常见的疾病之一，主要包括前列腺炎、前列腺增生和前列腺癌。对慢性前列腺炎目前尚缺乏特效的治疗方法，一般病程较长，且反复发作，症状时好时坏，再加上受一些新闻媒体不正确宣传的影响，如前列腺炎不能根治，可导致不育，影响性功能等，给患者在心理上造成了极大压力，有的患者整日悲观失望，精神抑郁，到处求医，结果症状不但未减轻，反而加重，并引起性功能低下、勃起障碍等。前列腺增生症因尿频、尿急、尿余沥不尽等症状，患者不敢参加各种公共活动，精神压抑，在心理上造成了一定伤害。所以对前列腺病进行综合治疗的同时，应当辅以适当的心理护理。让患者了解前列腺病的一些基本常识，慢性前列腺炎是青壮年男性的一种常见病，它虽然可影响生育，但并非均致不育；它对性功能并无影响，产生阳痿、性欲低下的原因主要是心理障碍所致。前列腺增生症是一种常见的老年病，不必为此忧愁烦恼，要让老人明白，人体衰老是生命的必然，该病并不直接影响人的寿命，只要积极治疗，加强锻炼，对生活充满希望和信心，就能较好地康复，提高生存质量。

（2）不育症患者的心理护理：据调查，已婚夫妇不育者约占15%，而不育因素有35%～40%归于男方。另外，夫妻双方生育能力低下也是不育的重要原因。这类患者常因久婚未育，求子心切，再加上受传统观念"不孝有三，无后为大"的影响，往往精神压力较大，不利于疾病的康复。所以对不育症患者的心理护理也十分重要。首先，要让患者了解有关生育和性生活的基本常识，生育是夫妻二人共同的责任，夫妻双方应共同检查，以明确病因，进行有针对性的治疗。对目前不能治疗的疾病，如遗传性疾病、先天性睾丸发育不良、无睾症、克氏综合征等，应及时放弃治疗，采用辅助生育技术。对因性功能障碍所致不育者，妻子应做好"良医"，要相互爱抚，沟通感情，创建和谐的性生活。必要时应让患者接受性技术指导。不育症患者的疗程一般较长，要找一个值得信赖的医生，要对治疗充满信心，保持一个良好的心态，积极配合医生的治疗，促使疾病早康复。

（3）性功能障碍患者的心理护理：精神心理因素在男性性功能障碍的发生、发展过程中起着重要作用，其影响可以是直接的，也可以是间接的，或是疾病过程中继发或伴随的现象。器质性勃起障碍同时也伴有不同程度的心理性因素，二者常相互影响，互为因果，所以对患者的心理调治及护理就显得十分必要。

性功能障碍是男性性行为和性感觉的障碍，表现为性心理失常及缺失。在某种意义上讲，性能力是男性自我力量和自尊心的重要象征。由于个体对环境要求与自身应对能力认知的不平衡，就会产生心理应激反应，并通过非特异性心理与生理反应表现出来，如抑郁、失望、敏感、多疑、焦虑不安等。

心理应激一旦产生，又反过来影响着性生理反应的唤起与表达，从而形成担心失败－引起失败－加重畏惧心理－再次失败的恶性循环。心理护理的目的，就是打破这种恶性循环，帮助患者克服心理障碍，消除或减少情绪反应的不良影响，重建良好性心理、性生理的条件反射，促使患者恢复性交能力，具体护理措施应注意如下几点：

①医务人员要与患者做真挚的朋友，建立良好的医患关系，对患者既要同情，又要加以鼓励以增强其战胜疾病的信心。医生要以最大的耐心赢得患者及家属的充分信任。

②要让患者了解和掌握一些性知识、性技术，防止用单调、呆板的性方式带来厌倦情绪，导致性生活失败。

③在性功能障碍的家庭治疗中，妻子应扮演"良医"的角色，要积极参与治疗，给丈夫更多心理上的安慰和支持，切莫冷嘲热讽。

④对因家庭环境不佳或工作压力太大所致性生活不和谐者，要建立良好的家庭氛围，改善性生活环境，要改变工作方式，缓解过重的精神压力。

⑤要选择良好的性生活时机，切勿在情绪不佳、疲倦、身体患病时同房。

⑥疏导启发患者"移情易性"，增强自我调整能力，将注意力从疾病转向其他方面，如工作、学习，积极参与有益于身心健康的文体活动。

（4）生殖系统肿瘤患者的心理护理：癌症是一种心身疾病，已为世人所公认。早在 1983 年，英国学者用统计学方法分析情绪反应与癌症的关系时，就提出"精神因素是癌症病因中最强烈的因素"这一观点，已被近年的神经－内分泌－免疫机制的研究所证实。心理防御机制是尚未确诊的早期癌症患者用来消除对癌症恐惧的主要方式。癌肿一旦确诊，病人由原来的恐癌心理进而陷入极度恐惧、焦虑的状态，常表现为突然丧失工作能力、多疑、纳差、消瘦，甚至举止失措。这种强烈的心理应激状态对癌症的发生、发展、治疗效果及术后的康复，都有着极其不利的影响。

患肿瘤后，患者由于没有能力改变外部客观环境，又缺乏应付能力，"要求－能力"的不平衡，常导致心情压抑和情绪低落，从而使免疫能力进一步下降，所以，增强患者的适应能力，是使疾病康复和防止复发的重要措施之一。因此，在心理护理上，首先要帮助病人树立与病魔做斗争的决心和信心，在自己力所能及的情况下，多参加一些有益身心健康的文体活动，如慢跑、太极拳、气功，以"移情易性"，放松自我，缓解精神压力，增强机体的抗病能力。从某种意义上讲，这种方法比服用某些药物还有效。其次，患者应了解一些有关肿瘤的基本常识，以更好地配合医生的康复措施。另外，作为医护人员，尤其是家属，应从生活、情感上给予患者更多的关心，让其感受到亲情的抚慰，感到并不因自己患有癌症，人们就冷落他。只要患者在积极治疗的同时又能做好以上几点，那么，良好地康复，甚至长寿都有可能，这样的例子现实生活中颇为常见。

（5）性传播疾病患者的心理护理：由于人们对性知识和性病了解较少，患上性病后，除身心痛苦外，心理上也承受着巨大压力。具体表现为惊恐不安、犯罪感、羞怯，甚者有报复心理，他们不敢去正规医院诊治，偏信游医广告，致使疾病不能根治，不仅身心受到极大的伤害，而且经济上也蒙受极大的损失。有些性病虽已治愈，但患者认为未能根除，仍坚持用药，可见，及时纠正患者的这种心理障碍，对疾病的防治十分重要。首先，要通过性知识和性病的常识教育，使患者认识到性病的基本传染途径、种类和治疗措施，知道性病并不可怕，并非所有的性病都是因性接触所感染，并非都是因生活"不检点"所致，不必自责、内疚、羞于对人，应积极配合医生治疗。其次，医务人员要视患者为亲人，态度要和蔼、诚恳，切勿歧视、厌恶患者，以免使患者有反感和压抑心理。要尊重患者的隐私权，以增强患者对医生的信任感，要加强与患者的思想交流，使其树立正确的性观念，为了自己和家人的幸福健康，要洁身自好。要告诫患者不要去公共浴池，要洗淋浴，外出工作或度假，住宾馆时要注意卫生洁具和床单的卫生。

3. 生活康复护理

（1）饮食有节，顾护脾胃：饮食对性事保健、养生起着重要作用，正如《素问·脏气法时论》曰："五谷为养，五果为助，五畜为益，五菜为充，气味合而服之，以补精益气。"孙思邈认为"食能排邪而安脏腑，悦神爽志以资气血"，可延年益寿，还可兴举"阳道"，可延缓性衰老和治疗某些性事疾病，如性欲低下、勃起障碍等。

男子以精为主，脾胃乃后天之本，气血生化之源，肾藏精，主生殖，先、后天之精相互滋生，脾、肾在生理上相互配合，共同维持生殖功能、性器官的正常。若饮食失节，损伤脾胃，必致男科疾病的发生。过食辛辣肥腻之品，脾失健运，蕴湿生热，下注宗筋或扰及精室，或引起勃起障碍、性欲低下等。如《临证指南医案》说："……又有阳明虚，则宗筋纵……"《杂病源流犀烛》也说："有因脾胃湿热，气化不清，而分注膀胱者……精随而出。"另外，由于饮食有荤素之分，营养价值有高低差异，五味之别以及五味与五脏间有特殊的亲和性，而生殖之精的化生对五味的需求也有一定比例，太过或不足，均可产生不利影响。如《素问·六节藏象论》说："五味入口，藏于肠胃，味有所藏，以养五气。气和而生，津液相成，神乃生。"若饮食失节，五味偏嗜，既可直接影响精气的化生，又可间接通过脏腑的偏盛偏衰，影响性功能的正常发挥。现代医学研究表明，某些微量元素、维生素及酶类的缺乏，影响性功能和生育能力，如缺锌可使睾丸萎缩、性欲减退，可影响精子的生成和精子活力。缺钙会引起性交后腰痛、手足抽动，也可降低生育能力；缺铁可致性生活后疲乏无力。维生素能促进蛋白质合成，参与糖、脂肪代谢。各类维生素的缺乏，可影响生殖腺功能，致生育能力下降。如维生素 A 的缺乏可导致生精上皮生长不全，维生素 B 的缺乏可影响垂体功能，维生素 C 的缺乏可影响精液凝固和精子的活力，维生素 E 的缺乏可引起睾丸损害。可见，营养成分的充足全面和平衡对维持男性的正常生理极其重要。

对性功能障碍及不育症患者，在积极治疗的同时，要根据患者的年龄、体质、发病原因等具体情况，配合食疗康复。首先，要做到饮食有节，改变不良生活习惯，不偏嗜，适当选用富含矿物质和微量元素的食物，如大虾、海带、紫菜、动物肝脏、黑豆等，以及各类富含维生素的食物，如花生、草莓、苹果、植物油、芝麻、新鲜蔬菜以及蛋类和乳制品。同时应配合药膳以促使疾病早日康复。

（2）起居有常，劳逸结合：《黄帝内经》认为"起居有常，不妄作劳"是祛病延年的必要保健措施之一。如若"起居无节""以妄为常"，又"不知持满，不时御神"，势必损形伤神，耗竭真精，致生疾病。正常的性功能有赖于健康的心理和体魄，而有规律的生活，充足的睡眠是保证心脑健康的前提条件。现代医学认为，大脑是人类生命活动的中枢，人的一切活动都是在大脑皮质层高级中枢和皮质下中枢的调节下进行的。正常的性反应有赖于"感受传入－中枢整合－反射传出"这一经典反射弧的完整性和健全性。其中任何一个环节障碍，出现性兴奋或性抑制，都会导致阴茎勃起或射精障碍。许多性事疾病患者，由于情绪紧张，精神恐惧，常处于焦虑、抑郁的心理状态，以致出现严重的睡眠不足，伴见失眠多梦、心烦易惊等症状，这又反过来导致大脑皮质性中枢的应激性失调，从而影响疾病的康复。临床观察表明，阳痿患者在睡眠充足之后，心神宁静，往往可使阴茎勃起有力。患早泄者，睡眠后性兴奋性降低，可以延长性交时间。因此，对男科病患者来说，起居有常，保持充足的睡眠，尤其重要。

"作劳"，包括劳力、劳心、房劳等。适当的劳作为人们日常生活之必需，也利于身体健康，但烦劳过度，则于人体有害。如《景岳全书》说："劳倦不顾者，多成劳损。不知自量，而务从勉强，则一应妄作妄感风热所致头痛、咽喉肿痛等症，皆能致损。"《医家四要》也指出："曲运神机则劳心，尽心谋虑则劳肝，意外过思则劳脾，遇事而忧则劳肺，色欲过度则劳肾。"烦劳过度、损伤心脾、恣情纵欲、房劳伤肾而导致男科疾病者比较多见。因此，要劳逸适度，劳逸结合，久病初愈，体未复原者，尤须注意，不可勉强施为。

（3）调畅情志，和利血脉：情志活动受心的主导、制约，有赖于肝气的疏泄、调达，太过或不及都可成为致病因素。在男科疾病的发生、发展和转归过程中，情志的致病作用尤为突出。情志致病，一是直接伤及内脏，二是影响脏腑气机，导致脏腑功能紊乱、气血不畅、天癸节律紊乱或精关开合失常，引起性欲低下或亢进、阳痿、不射精等。因此，要调畅情志，和利血脉，避免五志过激，郁怒伤肝，从而促进疾病康复。

（4）房事适度，节欲保精：人的性欲不可没有，更不能恣纵，当有节度。纵欲的危害，为历代医家所重视，一再强调恣情纵欲是导致疾病、早衰和短寿的主要原因之一。纵欲是引起性事疾病，尤其是性功能障碍的主要原因之一。早在《黄帝内经》中就有"入房太甚，宗筋弛纵，发为筋痿"之论。频繁的性交，不但影响精子的质量和数量，还会影响精子与卵子的结合、着床，这是导致不孕不育的重要原因。适度的房事生活能给人增添活力，使人精神愉快，心情舒畅，亦给家庭带来和睦、安宁和幸福。

（5）戒除陋习，促使康复：不良的生活习惯是许多男科疾病的发病原因之一。尤其是手淫、吸烟、酗酒等危害最深，必须戒除，以避免疾病的发生，促进疾病的康复。

第三章 把握男科病基本治则与用药规律

第一节 治疗法则

一、常规治疗

（一）西医治疗

目前，西医药治疗男科病主要从一般治疗、药物治疗、手术治疗等方面着手，由于男科病种类较多，其病因、病机及临床表现又各不相同，故治疗方法各有所异，本章仅简单介绍常规治疗原则。

1. 一般治疗

在治疗男科病的过程中，健康教育、心理和行为辅导有着积极的作用，可使患者认知疾病，并通过心理作用使生理上的病痛有所缓解。在饮食方面，患者应戒烟、戒酒，忌辛辣刺激的食物；避免憋尿、久坐，注意保暖、休息，适当加强体育锻炼，这样可对男科病的治疗起积极作用。

2. 药物治疗

西医在治疗男科病中根据不同的病因、病机进行针对性治疗。在治疗过程中最常用抗生素、α–受体阻滞剂、激素类药物、维生素类等药物进行对症治疗。如前列腺炎、尿路感染，多因细菌感染引起，需用抗生素抗感染以达治疗目的；前列腺增生症，需用α–受体阻滞剂缓解平滑肌的紧张以达治疗目的。

3. 手术治疗

手术是西医在男科病治疗中的重要手段之一，尤其是男科病经内科治疗无效时，如前列腺增生症、精索静脉曲张、男性性功能障碍、生殖器畸形，可用手术治疗。具体手术指征请参考相关章节或外科学。

（二）中医治疗

辨证论治是中医治疗的精髓。中医治疗男科病总的治疗原则不外乎治病求本，扶正祛邪，调理阴阳，但由于每种疾病的临床表现各异，阴阳、寒热、虚实、脏腑阴阳气血盛衰不同，因此治疗法则各有所异，现将常用的治疗法则简介如下：

1. 清热法

清热法是指以清热之品清热泻火、解毒通淋，临床中常用的有清热解毒、清热利湿、滋阴清热等法。

（1）清热解毒法：适用于治疗局部表现为色红、肿胀、疼痛，大便秘结，小便短赤，舌红，苔黄，脉数。常见于生殖系的急性炎症，如急性睾丸炎、附睾炎、急性阴囊炎、精索炎、输精管炎、急性前列腺炎、包皮龟头炎、外阴部溃疡等。

（2）清利湿热法：适用于治疗胁肋部灼热胀痛，或胸脘痞闷，阴囊潮湿，大便不调，小便黄，舌红，苔黄腻，脉滑数。常见于淋病、非淋菌性尿道炎、阴囊湿疹、阴囊潮湿、生殖器疱疹、急性阴囊蜂窝组织炎、急性前列腺炎等。此外，湿热下注也可导致阳痿、精液不液化、精囊炎、前列腺增生等男科疾病。

（3）滋阴清热法：适用于治疗头晕目眩，耳鸣健忘，失眠多梦，五心烦热，潮热盗汗，舌红，苔少，脉细数。常见于遗精、血精、早泄、阴茎异常勃起、精液不液化等男科疾病。

2. 补益法

补益法是运用有补益作用的方药，通过补气血、调阴阳以达到扶助正气、消除虚弱目的的一种治法，临床中常用的有温补肾阳、滋补肾阴、补益肾气、补肾填精、补益心脾、温补脾肾、补气生血等法。

（1）温补肾阳法：适用于治疗形寒肢冷，腰膝酸软，头晕目眩，精神不振，舌淡，苔白，脉细弱。常见于阳痿、精寒不育、早泄、性欲下降、前列腺增生症等男科疾病。

（2）滋补肾阴法：适用于治疗腰膝酸痛，头晕耳鸣，失眠多梦，五心烦热，潮热盗汗，遗精早泄，咽干颧红，舌红少津，无苔，脉细数等。常见于阳痿、不育、早泄、性欲下降、前列腺炎等男科疾病。

（3）补益肾气法：适用治疗于头晕耳鸣，腰膝酸软，小便频数，尿余沥不尽，夜尿增多，舌淡，苔白，脉沉细无力。常见于滑精、遗尿、早泄、前列腺增生症等男科病。

（4）补肾填精法：多因禀赋不足，先天发育不良，或久病大病之后，引起腰膝酸软，头晕耳鸣，舌淡，苔白，脉沉。常见于先天睾丸发育不良、小阴茎、无精症、少精子症、阳痿、早泄、早衰等男科病。

（5）补益心脾法：适用于治疗心悸，失眠多梦，面色不荣，纳差，腹胀，便溏，舌淡，苔白，脉沉细。常见于心脾亏虚、心神不安所致的阳痿、遗精、早泄、不育、性欲淡漠等男科疾病。

（6）温补脾肾法：适用于治疗形寒肢冷，腰膝酸软，五更泄，纳差，腹胀，舌淡胖，苔白滑，脉沉细。常见于性欲低下、阳痿、早泄、前列腺增生症、慢性前列腺炎、先天性睾丸发育不全、无精症、死精症、精子活力低下、精子活动率差等男科疾病。

（7）补气生血法：适用于治疗少气懒言，神疲乏力，心悸气短，面色不华，爪甲不荣，头晕耳鸣，舌淡，苔白，脉细弱。常见于气血亏虚所致的阳痿、遗精、早泄、不育症等男科疾病。

3. 理血法

理血法用具有调畅血行、散除瘀血、止血作用的方药治疗血瘀或出血的治法。

临床中常用的有活血化瘀、凉血止血等法。

（1）活血化瘀法：适用于治疗瘀阻部位疼痛，痛如针刺，夜间较甚，射精疼痛，舌质有瘀点、瘀斑，脉细涩。常见于慢性附睾炎、慢性前列腺炎、前列腺增生症、阴茎硬结症，以及外伤阳痿、阴茎异常勃起、不射精、精索静脉曲张等男科疾病。

（2）凉血止血法：适用于治疗皮肤出现青紫斑点或斑块，或伴有血精、尿血或有发热，口渴，便秘，舌红，苔黄，脉弦数。常见于血精、血尿等男科疾病。

4. 固涩法

固涩法是用具有收敛固涩作用的方药治疗气血、精液滑脱不禁的治法。临床中常用于治疗头晕耳鸣，腰膝酸软，小便频数，尿余沥不尽，夜尿增多，舌淡，苔白，脉沉细无力。常见于滑精、遗尿、早泄、前列腺增生症等男科病。

5. 疏肝解郁法

疏肝解郁法指用具有疏理肝气、恢复肝气疏泄功能、解除郁积的药物治疗肝气郁滞证的方法。临床中常用于治疗胸胁或少腹胀痛，善太息，舌质淡，苔薄白，脉弦。常见于阳痿、不射精、早泄、阴茎异常勃起、性欲下降等男科疾病。

6. 化痰法

化痰法是指用具有祛除痰浊作用的药物治疗疾病的方法。临床中常用于治疗胸脘痞闷，舌淡或有瘀点，苔白腻，脉濡。常见于阴茎硬结症、包皮水肿、精液液化不良、阴囊水肿、睾丸鞘膜积液等男科病，也可见于前列腺增生症、慢性前列腺炎等疾病。

7. 温中法

温中法是用温热药治疗寒性疾病的方法。临床中常用于治疗阴部怕冷，少腹、睾丸冷痛，阴囊收缩，舌淡，苔白，脉沉迟。常见于寒邪直中肝脉所致的寒疝、阳痿、缩阳、阴冷等男科疾病。

（三）中西医结合疗法

中西医结合疗法就是辨病与辨证相结合进行临床治疗，这样可更准确地抓住疾病本质，把握疾病发展趋势，治疗更具针对性。就目前而言，辨病与辨证结合不外乎三种形式，一种是在辨病的前提下辨证；另一种是以辨证为主，参考辨病；第三种是客观整体辨证与辨病用药相结合。究竟采用哪种形式，要根据患者的具体病情而定。有时可综合运用，如不育症的中西医结合治疗，首先要明确诊断属不育的何种类型，是少精症、弱精症、死精症等，还是精液不液化，或是免疫因素所引起，之后再分型论治。以精液不液化为例，可分为阴虚火旺证、湿热下注证以及痰瘀交阻证。此时尚可结合辨病，适当加入一些药物。我们知道精液不液化的主要原因是慢性前列腺炎所致，故在辨证用药的基础上加入金银花、路路通、丹参、炒穿山甲等清热解毒、活血通络之品，以提高疗效。就少精症而言，还需进一步辨病，分清是睾丸因素还是内分泌因素、输精管道不畅、精索静脉曲张。若是静脉曲张所引起，就应在辨证的基础上，结合精索静脉曲张的病理，即瘀血阻滞，加入活血通络之品，如炒穿山甲、水蛭、路路通、王不留行等。中西医结合疗法，能够更好地把握疾病的症结，以弥补辨证和辨病的不足。如阴虚火旺证可见于精不液化、血精、遗精、早泄、阴茎异常勃起等男科病，治疗均可用知柏地黄丸，但具体到不同病种，加减用药就有区别，若是血精，应适当加入大蓟、小蓟、仙鹤草、三七等凉血化瘀、止血之品；若是精不液化，应加入赤芍、丹参、路路通、金银花、玄参等，知母、黄柏应少量、短时期应用或不用，以免影响精子活动力；若是遗精，应加入黄连、珍珠母、牡蛎等以清心泻火，安神固摄；若是早泄，应加入金樱子、芡实等收涩固精之品；若是阴茎异常勃起，则应加入地龙、蜈蚣等以活血通络，改善阴茎的血液循环。此即辨证为主，结合辨病用药。

有些疾病当以辨病为主进行治疗，如尖锐湿疣、生殖器疱疹、阴茎短小、阴茎硬结症等，只要辨病准确即可治疗，辨证可作为参考。

二、新动态与新疗法

对于男科病，在中西医治疗的基础上，随着对男科疾病研究的不断深入和现代相关科技成果的不断引进，出现了许多新技术、新疗法、新药物。如运用辅助生育技术治疗不育，以万艾可治疗勃起障碍以及用中西医结合疗法治疗前列腺病等，使男科病的治疗获得了较大进展。

第二节　用药规律

一、西医用药

西医药治疗男科病因病而异，但也有一定的规律性，现简介如下。

（一）抗生素的应用规律

在治疗男科感染性疾病时，要做细菌培养和药敏试验，如治疗细菌性前列腺炎，选敏感的和对前列腺穿透性比较强的抗生素，并需足程、足量用药。目前对慢性前列腺炎疗效较好的是复方新诺明，也可服用喹诺酮类药物，如诺氟沙星、环丙沙星、氧氟沙星等，但切记不可滥用抗生素。

（二）α-受体阻滞剂的应用规律

对于机械性梗阻引起的排尿不畅，主要以解除梗阻原因为主，如膀胱、尿道结石需去除结石，尿道狭窄需采用尿道内切开术或尿道扩张术以解除狭窄。但对于动力性梗阻则可通过选用α-受体阻滞剂缓解梗阻症状。运用α-受体阻滞剂能有效松弛膀胱颈及前列腺的平滑肌，因而能迅速解除下尿路的梗阻症状。常用的α-受体阻滞剂有坦索罗辛、特拉唑嗪、多沙唑嗪、酚苄明等。它们都属于 α - 受体阻滞剂，有缓解下尿路梗阻症状的作用。

（三）PDE - 5 抑制剂的应用规律

PDE - 5 抑制剂目前是西医治疗 ED 的首选用药。PDE - 5 抑制剂有按需服用与规律性服用两种方案，"按需服用"是指在疾病需要救治时才服用药物，"规律性服用"是指每日 1 次，规律服用。越来越多的研究认为，长期规律性服用 PDE - 5 抑制剂可能是更有效地治疗 ED 的方法，长期是指非按需的持续用药，一般大于 2 ~ 3 个月，而小剂量是指低于常规的推荐剂量。这个方案最大的优势在于可以把性生活和服药的必要性分开，而且规律性低剂量服药可能会降低性生活频繁患者的总服药剂量，降低不耐受高剂量 PDE - 5 抑制剂患者的不良反应发生率，选用具有长半衰期的他达拉非是这种方案的最佳选择。

二、中医用药

（一）慢性前列腺炎

1. 湿热证

清热利湿药常用车前子、车前草、萹蓄、萆薢、滑石、木通、薏苡仁、茯苓、瞿麦、灯心草、泽泻、通草、赤小豆、石韦；清热解毒药常用蒲公英、败酱、马齿苋、马鞭草、鱼腥草、凤尾草、土茯苓、虎杖、金银花、连翘、紫花地丁、野菊花、天花粉、白头翁、青黛、栀子；清热燥湿药多用黄柏、龙胆草、苦参、黄芪；清热凉血药常用赤芍、丹皮、生地黄；活血化瘀药多用丹参、牛膝、泽兰、王不留行、桃仁、红花、乳香、没药、蒲黄、延胡索、川芎。据病情还可选用三七、白茅根、甘草、黄芪、白术、苍术、石菖蒲、知母、莲子心、大黄、地龙等。以上药物中使用次数最多者为车前子，其余依次为黄柏、萆薢、滑石、萹蓄、木通、石菖蒲、败酱、蒲公英、牛膝、赤芍、甘草、茯苓、丹参、龙胆草。

2. 瘀血证

活血化瘀药常用丹参、王不留行、乳香、没药、穿山甲、桃仁、红花、当归尾、三棱、莪术、苏木、川芎、泽兰、牛膝、土牛膝、五灵脂、蒲黄、延胡索、皂角刺；理气药常用枳壳、川楝子、橘核、青皮、乌药、香附、生麦芽、莱菔子、柴胡等；软坚散结药多用浙贝母、海藻、昆布、牡蛎；清热凉血药常选赤芍、丹皮、生地黄；清热解毒药常用鱼腥草、凤尾草、蒲公英、败酱、金银花、虎杖、白花蛇舌草、马鞭草、半边莲、土茯苓、栀子；利水渗湿药用薏苡仁、萆薢、车前子、泽泻、萹蓄、瞿麦、琥珀、木通、车前草、滑石、竹叶；收涩药多用益智仁、桑螵蛸、煅龙骨；其他药如小茴香、桂枝、当归、黄芪、党参、甘草、地龙、鹿角霜、藕节、大黄、芒硝、黄柏、苦参、小蓟也可选用。以上药物中使用次数最多者为赤芍、丹参，其次为王不留行、桃仁、红花、乳香、泽兰、川楝子、穿山甲、没药、莪术。

3. 肾虚证

补肾阳常用仙灵脾、菟丝子、巴戟天、肉苁蓉、杜仲、续断、锁阳、仙茅、沙苑子、鹿角片、鹿角胶、鹿角霜；补阴药多用枸杞子、女贞子、旱莲草、龟甲胶、石斛、鳖甲、麦冬、天冬；补气药常用人参、党参、太子参、黄芪、山药、甘草；活血化瘀药常用桃仁、泽兰、丹参、王不留行、穿山甲、牛膝；利水渗湿药多用萆薢、车前子、茯苓、萹蓄、泽泻、薏苡仁、琥珀、瞿麦；清热解毒药常用土茯苓、白花蛇舌草、蒲公英、败酱、玄参、地肤子；清热凉血药常选赤芍、丹皮、生地黄；收涩药多用山茱萸、五味子、覆盆子、金樱子、芡实、刺猬皮；其他药还有远志、龙骨、牡蛎、乌药、合欢皮、地龙、蜈蚣、柴胡、莲子心、石菖蒲、知母、黄柏。以上药物中，使用次数最多者为地黄，其他依次为丹皮、知母、黄柏、山茱萸、山药、茯苓、泽泻、菟丝子、枸杞子、女贞子、仙灵脾、熟地黄、车前子、丹参、当归等。

（二）遗精

遗精的辨证多从虚、实出发。虚者，肾气亏损，精关不固，或阴虚火旺，心肾不交。前者常用金锁固精丸，多选菟丝子、枸杞子、覆盆子、五味子、沙苑子、龙骨、牡蛎、莲须等；后者常用知柏地黄丸合交泰丸，常用药物为知母、黄柏、黄连、肉桂、生地黄、熟地黄、山药、山茱萸、天冬、麦冬等。实者多因湿热所致。常用萆薢分清饮加味，药物多用萆薢、龙胆草、黄柏、车前子、茯苓、莲子心、生薏苡仁等。

（三）男性不育

男性不育尽管临床证型较多，但以肾精亏损证、湿热下注证和痰瘀阻滞证或相兼病证最为常见。肾精亏损证常以五子衍宗丸加味，偏阳虚者加巴戟天、肉苁蓉、仙茅、仙灵脾、鹿角胶等，偏阴虚者加熟地黄、山茱萸、山药、龟甲胶等。湿热证常用萆薢渗湿汤加味，药物多选萆薢、龙胆草、黄芩、泽泻、车前子、薏苡仁等。痰瘀交阻证常用苍附导痰汤加味，药物常用陈皮、制半夏、茯苓、制胆南星、枳实、丹参、红花、路路通、当归、王不留行等。

（四）阴茎异常勃起

阴茎异常勃起辨证多为阴虚火旺证和肝胆湿热证。前者以知柏地黄汤加味治疗，后者常选龙胆泻肝汤，但两者都应加入一些活血通络药物，如川牛膝、王不留行、路路通、赤芍、丹皮、地龙等以改善阴茎海绵体循环障碍。

（五）精囊炎

精囊炎湿热下注证常用龙胆泻肝汤加味；阴虚火旺证用知柏地黄汤加味；脾肾亏虚证，症见血精久而不愈，颜色浅淡，腰膝酸软，纳差，腹胀，可用归脾汤加减，常用药物有黄芪、炒白术、炒杜仲、阿胶、藕节、仙鹤草、侧柏炭等。

（六）精索静脉曲张

精索静脉曲张辨证以肝肾虚损证和瘀血阻络证或相兼病证居多。肝肾虚损证可见睾丸坠胀不舒，或久立有隐痛，或阴囊局部有青筋暴露，形若蚯蚓，可伴腰膝酸软，头晕目眩，舌淡，苔薄，脉细无力。常用右归丸加味，药物选熟地黄、山药、山茱萸、枸杞子、菟丝子、鹿角胶、当归、路路通、丹参、鸡血藤、巴戟天、仙灵脾等。瘀血阻络证的症状为阴囊局部青筋暴露，状若蚯蚓，睾丸及少腹坠胀疼痛，舌暗，有瘀点、瘀斑，脉涩。常以桃红四物汤或血府逐瘀汤加减，常用药物有桃仁、红花、丹参、鸡血藤、王不留行、路路通、当归、川芎、菟丝子、炒穿山甲、枸杞子、仙灵脾、荔枝核、橘核等。

（七）不射精症

不射精症常以虚、实二证用药。虚证多以肾虚精亏、心脾两虚居多。肾虚精亏证常用五子衍宗丸加味，偏阴虚火旺者加黄柏、知母、山茱萸、黄精、山药、路路通、王不留行、女贞子、龟甲胶等；偏阳虚者加仙灵脾、仙茅、蜂房、韭菜子、路路通、王不留行、地龙等；心脾两虚证常以归脾汤加减。实证常为肝郁不舒和精道瘀阻。肝郁证常以四逆散或柴胡疏肝散加玫瑰花、路路通、炒穿山甲；肝郁化火者加夏枯草、龙胆草、黄连以清肝热，泻心火。

（八）精道瘀阻证

精道瘀阻证常以血府逐瘀汤加减，药物常选桃仁、红花、路路通、王不留行、当归、丹参、蜈蚣等；湿热壅阻者加龙胆草、生薏苡仁、车前子、赤小豆等。

以上仅为常见男科疾病的中医辨证及用药举例，详见各论诸病篇。

三、中西药合用

中西药合用是男科临床中西医结合疗法的重要内容，它可以取中西药之长，互相补充，以缩短疗程、提高疗效。如临床研究表明精索静脉曲张性不育，手术（高位结扎术）加益肾活血中药加 HCG 肌肉注射，妻子怀孕率明显优于单纯手术加 HCG 肌肉注射。特发性少精症，常在辨证使用中药的同时，加服氯米芬胶囊，每天 50mg，连用 3 个月为 1 疗程，在提高精子数量、增强精子活动力等方面的疗效明显优于单用西药或中药。对细菌性前列腺炎，在选择敏感性抗生素治疗的同时，辨证使用中药，对改善前列腺微循环、畅通腺管、促使炎症消退等具有重要作用，临床疗效明显提高。对于精液不液化，在辨证应用养阴清热、活血通络或清利湿热药的同时，加用颠茄片或 α - 糜蛋白酶、玻璃质酸酶肌肉注射，效果更理想。对于单纯性早泄，应用滋阴清热中药的同时，配以抗抑郁剂氯丙咪嗪，既可迅速获效，又可标本兼治。对于尖锐湿疣，在常规处理疣体（激光、微波、冷冻等）的同时，局部基底部注射干扰素，并配用清热解毒中药外洗，其复发率明显低于单用西药。男科各类疾病中西药联合应用的具体方法、使用剂量详见各论诸病篇。

四、特殊用药方法

（一）灌肠

所谓灌肠疗法，是把药液灌注于直肠而治疗疾病的一种给药方法。其作用机理一般认为有以下两点：其一，局部作用。当直肠用药时，病位在直肠或乙状结肠及其附近脏器者，药物可直达病所，使药物高浓度作用于病灶，有利于组织修复。其二，肠道吸收作用。由于肠壁组织是一种具有选择性吸收与排泄的半透膜，并且具有较强的吸收能力，故在直肠给药时，药物可溶于直肠分泌液中，透过黏膜而被吸收，然后通过不同的传输途径进入体循环，发挥药物的治疗作用。男科灌肠疗法主要用于治疗慢性前列腺炎、前列腺增生、勃起障碍、性欲淡漠等疾病。该法的选方用药原则与内服法基本相同。有学者以广东省汕头市生产的 dL - 2 直流电感应治疗机的阴极和阳极，分别置于会阴、曲骨两穴位，每次电流强度 3 ~ 4mA，时间 25 分钟。治疗男子性欲减退，用巴戟天 20g，菟丝子 30g，黄芪 50g，党参 20g，延胡索 25g，当归

20g，王不留行 50g，赤芍 25g，炮穿山甲 10g，木香 10g，丹皮 15g，仙灵脾 30g，枸杞子 50g，仙茅 20g，加水适量，水煎 2 次，每次取滤出液各 100mL，混合后，用纱布过滤备用。同时把药液稍加温，用注射器抽取药液 100mL，接上导尿管，前端蘸润滑剂后，插入肛门 5～8cm，将药液注入直肠。注药后嘱患者收缩肛门 30 次，胸膝卧位 15～30 分钟，每日 2 次。有人以加减活络效灵丹保留灌肠治疗慢性前列腺炎，药物为乳香 30g，没药 30g，当归尾 30g，续断 30g，大活血 50g，上药水煎 2 次，再浓缩成 200mL，药液温度控制在 41℃左右备用。让患者取胸膝位，用漏斗缓慢灌入药液后，取侧卧位或仰卧位，自控排便。隔日 1 次，10 日为 1 疗程，效果良好。

（二）直肠栓塞

直肠栓塞（亦称肛门栓塞），即是把药物通过一定的制备工艺加工后提取相关成分，然后加入一定量的基质，制成药栓或糊状，塞入肛门中，以治疗疾病的一种方法。在男科，主要用于治疗慢性前列腺炎、前列腺增生症、勃起障碍。其作用机理与灌肠相同。如治疗慢性前列腺炎的野菊花栓、前列闭尔通栓；治疗勃起障碍的 ED 栓、白山雄栓。

（三）坐浴

坐浴是指坐在热水或热的药液中进行泡浴。水温以病人能耐受为度。每次坐浴时间为 20～30 分钟。如用药液坐浴，其方法是在药物中放入一定量的水，将煎取的药汁放入大盆或其他容器中（药液以能淹没会阴部为准）进行泡浴（水温较高时可先熏洗）。这是治疗男科病最常用的一种物理疗法。本疗法的作用机理主要是通过温热效应把药物渗入皮肤，从而达到治疗目的。主要用于治疗慢性前列腺炎、前列腺增生症、尖锐湿疣、生殖器疱疹、阴囊湿疹、勃起障碍、慢性睾丸炎、附睾炎等。治疗前列腺炎、前列腺增生症，常选苏木、红花、红藤、延胡索、败酱、川芎等；治疗勃起障碍，常用蛇床子、仙灵脾、仙茅、川芎等；治疗阴囊湿疹，常用枯矾、苦参、黄柏、苍术、五倍子、黄连等；治疗尖锐湿疣、生殖器疱疹，常用木贼、蛇床子、野菊花、大青叶、板蓝根、大黄、生牡蛎、明矾等。使用时应注意药液的温度不宜太高，以皮肤能耐受为度。

（四）熏洗法

熏洗法，即将药物煎煮后过滤去渣，倒入盆或罐或杯中，然后把病变部位放于其上熏蒸，待药液温度降至能耐受时，再用药水洗患处。此法借助药力与热力来达到治疗目的。药温有助于药物渗透。该方法是治疗男科病较常用的一种物理疗法，它作用直接，具有抗炎消肿、抗病毒、改善局部血液循环的作用。该法以洗为主，熏次之。它主要用于治疗包皮龟头炎、生殖器疱疹、尖锐湿疣、阴囊湿疹以及缩阳症。

熏洗疗法的选药常据男科疾病的不同而有差异。龟头包皮炎常用清热解毒燥湿的药物，如苦参、金银花、连翘、明矾、冰片、土茯苓、野菊花等。疱疹、尖锐湿疣一般多选大青叶、川椒、板蓝根、木贼、蛇床子、生牡蛎、明矾等。阴囊湿疹常用清热燥湿解毒之品，如黄柏、苍术、枯矾、苦参等。阳缩症，多用温阳理气的药物熏洗，如制附子、吴茱萸、肉桂、荔枝核等。对于阴囊阴茎象皮肿，常用祛湿通络的药物熏洗，如威灵仙、土牛膝、生薏苡仁、赤小豆、五加皮、血见愁等。要注意药液温度不能太高，刺激性较大的药物要少用或不用。

（五）热熨法

所谓热熨法，是把药物和适当的辅料经过加热处理后敷于患处或腧穴，以使药物借助于温热作用迅速渗入病变部位而治愈疾病的一种方法。

热敷熨法根据选材的不同，又分为药物热敷熨和物理热敷熨。

1. 药物热敷熨

（1）药包热敷熨：将药物在砂锅内炒热，用布包裹，贴敷患病部位或穴位。每次热敷时间不应超过30分钟，每日1~2次。如用一些温阳理气、散寒开窍的中药——附子、吴茱萸、干姜、肉桂等，炒热外敷神阙、中极、关元等穴，可治疗阳痿、缩阳、不射精、前列腺增生所致尿潴留、前列腺炎等。

（2）药饼热敷熨：把药物研极细末，加入适量面粉，做成饼状，或蒸或烙，或用面粉蒸饼，将药物细末置于热饼之上，贴敷病位或穴位，凉后即换。

（3）药末热敷熨：将选定的药物共研细末，或将所选的药物捣烂，直接置放于病变部位或相应穴位。如将吴茱萸、附子等研末，敷神阙穴，可治疗缩阳、阳痿、阴部寒冷等症。

（4）药液热敷熨：把药物熬煮，用纱布蘸取药液，直接敷于患病部位。如用清热解毒燥湿的黄连、黄柏、苍术、苦参、枯矾、白鲜皮等，水煎后用纱布蘸取药液外敷患处，可治疗阴囊湿疹、包皮龟头炎、尖锐湿疣等。

（5）药渣热敷熨：把药物熬煮，去汁存渣，将药渣热敷于患处或相关穴位。如用一些温经散寒、活血通络的药物煎煮后的药渣热敷会阴穴或少腹部等处，可治疗慢性前列腺炎、前列腺增生、睾丸疼痛等病。

2. 物理热敷熨

热水袋敷熨即把热水直接注入水袋内，水量不要超过热水袋的三分之二，然后把多余的空气排出，拧紧盖子，直接贴敷于患病部位，可治疗慢性前列腺炎、前列腺增生症等。其他物品如沙子、铁末等，放入砂锅中炒热，以患者能耐受为度，敷于相关部位。

（六）脐疗

所谓脐疗是指采用各种药物或非药物疗法（如灸）直接作用于脐部来治疗疾病的一种方法。如上面所谈的热敷熨法，亦可称脐疗。该疗法在治疗男科病中运用较为普遍。脐又称神阙穴，为任脉穴，与肾气相通，而肝肾同源，许多男科疾病和肝、肾有关。脐疗的方法较多，可归纳为三种基本方法，即加热源、药物上加热源、药物直接应用。所选药物多为温热辛散之品，如附子、吴茱萸、桂枝、艾叶、小茴香、硫黄、麝香、胡椒、生姜、大葱等。脐疗具有温阳散寒，理气通络之功效，主要用于治疗勃起障碍、性欲淡漠、遗精、早泄、慢性前列腺炎、前列腺增生所致的尿潴留等。如以小茴香、吴茱萸适量，研碎后和青盐拌匀，共炒，装布包，烫熨脐下，每次 15 ~ 20 分钟，每日 2 ~ 3 次，治疗阳缩；用露蜂房、白芷各 10g，二药烘干至发脆，共研末，醋调面呈团状，临睡前敷脐上，外用纱布盖上，橡皮膏固定，每日 1 次，连续 7 次，可治疗早泄；黑附子 12g，吴茱萸、桂圆肉、胡椒、干姜各 10g，烘干，共研末，用开水调膏，纱布包裹敷脐，上盖铅纸、纱布，用胶布固定，可用于治疗阳缩症；用樟脑、龙脑、薄荷脑各等份，和匀捣碎密封，用时取 6 ~ 10g，纳脐中，再滴入白酒 1 ~ 2 滴，外以胶布封固，傍晚上药，性交后去掉，可治疗不射精。

（七）涂擦法

涂擦法是直接将药物或将药物与相应的基质混匀，涂擦于患处或相关穴位，使药物直接渗入而治疗疾病的一种方法。涂擦的药物可以是浓煎剂、浸膏、提取液、粉剂或与基质的混合剂。适用于病变部位较表浅的男科病，如阴囊湿疹、生殖器疱疹、尖锐湿疣、包皮龟头炎、阴茎结核、阴茎异常勃起、早泄等病。涂擦法的选方用药，要根据疾病的性质而定，同时重视药物的渗透性。如急性睾丸炎、附睾炎选用金黄散等；阴囊湿疹选用清利湿热、解毒燥湿的药物，如苦参、滑石、炉甘石、蛇床子、地龙、黄柏、黄连、苍术、枯矾等；或取狼毒、川椒、硫黄、五倍子、大枫子仁、蛇床子各等份，研细末，用一大盅香油熬开，加猪胆汁 1～2 滴，取适量涂擦患部，治疗阴囊湿疹；蛇床子 100g，远志 100g，蜂房 100g，五味子 100g，细辛 100g，韭菜子 100g，白胡椒 200g，共为细末，装入纱布袋，外用纸袋装好，行房前 10 分钟取出药袋，将药涂于用温水浸湿的阴茎上，或将药袋用温水浸湿，慢慢擦于阴茎上（主要是龟头），也可把药袋裹托于阴茎下方，治疗阳痿；把适量五倍子浸泡于 95% 酒精中，一定时日后，取浸泡液外擦龟头，可治疗早泄。

（八）药物离子透入法

药物离子透入法是把传统中药与现代科学技术相结合而产生的一种新疗法。在男科主要用于治疗前列腺疾病与性功能障碍。其机理为电流使电极板下浸有中药药液的纱布垫释放出中药离子，并定向导入病变部位及相关穴位，根据经络传变原理直接或间接导入病变部位。选药原则与内服药基本相似。其方法为首先把药物煎成药液，然后在药物离子透入机的协助下发挥治疗作用。如治疗慢性前列腺炎，有人用赤芍、丹皮、穿山甲、皂角刺、三棱、莪术、紫花地丁、黄柏、败酱、牛膝适量煎药液，用大针管抽取药液 50mL，温度为 36℃～40℃，患者取胸膝位，用无菌导尿管插入肛门 3～5cm，缓慢注入直肠。操作前让患者排空大小便，灌注药液后坐起片刻，取仰卧位或坐位，用 dL-2 型直流电感应治疗机在体表腰骶部及耻骨联合通直流电。电极放置方法为主极放在患者腰骶部，辅极放在耻骨联合部。主辅极极性可以交替，即主极本次连接阳极，下次则连接阴极，极板面积为 10cm×10cm，直流电强度以患者能耐受为准，每次通电 25 分钟，每日或隔日 1 次，14 次为 1 疗程。

中 篇

临床各论

❖　提高诊断水平的必备常识与方法

❖　提高临床疗效的思路与方法

❖　把握基本治则与用药规律

第四章 阴茎疾病

第一节 阴茎及尿道的先天性异常

一、阴茎先天性异常

（一）包茎

包皮过长是指包皮虽然盖住阴茎头，但能被翻向后方而露出阴茎头。若包皮口狭小，紧包着阴茎头，不能将包皮向上翻转而显露阴茎头时称为包茎。包茎分为先天性和后天性两类。

小儿出生时包皮与阴茎头之间存在粘连，称为先天性包茎。在出生后 3 ~ 4 年内由于阴茎生长及勃起，粘连通常被吸收，包皮自行退缩，露出阴茎头。但先天性包茎并不都能自愈。

后天性包茎继发于阴茎头包皮炎，包皮口形成瘢痕性挛缩，常伴有尿道口狭窄。

1. 临床表现

包皮口狭小，包皮紧包着阴茎头，包皮不能向上翻转而显露阴茎头。包皮口狭小，甚至排尿时包皮隆起，更严重者有排尿困难。

尿滞留在包皮囊内，不断分解出刺激性物质，刺激包皮和阴茎头，导致表皮脱落和分泌物积聚，形成包皮垢。包皮垢为乳白色豆腐渣样物，可从细小的包皮口排出，也可呈小块状，如黄豆大小，堆积于阴茎头冠状沟部，常被家长误认为是肿瘤而来求诊。

2. 治疗

对于先天性包茎，可反复试行将包皮上翻，以扩大包皮口，露出阴茎头，便于清洗，要注意在每次上翻后将包皮复位。包茎不能自行消失，或包皮口已呈瘢痕性狭窄环，须行包皮环切术。

（二）嵌顿包茎

嵌顿包茎是包皮上翻至阴茎头上方后不能复位，导致影响淋巴及静脉回流而引起水肿，发生水肿后，包皮狭窄环越来越紧，其远端阴茎可致坏死及脱落。

对于嵌顿包茎应尽早行手法复位，即先用手紧握阴茎头，逐渐加压使水肿消退，然后用两拇指抵压阴茎头，同时用食指、中指向下推拉包皮以复位。有时可用细针多处穿刺包皮，挤出水液，也有助于包皮复位。如手法复位失败，应做包皮背侧切开术，其要点是切开狭窄环，否则不会奏效。日后须做包皮环切术，如组织健康，也可当时就做包皮环切术。

（三）重复阴茎

重复阴茎的发生率次于包茎，占阴茎先天性畸形的第二位，大约每500多万人中有1例，以双阴茎发生率最高。Campbell归纳其发病原因有4条：

1. 胚胎发育中存在两个阴茎始基而未能适当地融合。

2. 是一种返祖现象，因为某些动物，例如蜥蜴，就存在两套生殖系统。

3. 一种双生殖系统的畸胎。

4. 类似于多指（趾）畸形的一种现象。

双阴茎可以长得互相平行或一前一后，尿道也重复，大多在前列腺部位，两侧尿道互相合并而归入同一膀胱，也有重复膀胱者。文献中报道是两尿道有共同的膀胱，但前列腺缺如。Allsner报道的一例更为奇特，一个阴茎的尿道用于排尿，而另一个阴茎的尿道用于射精。Bodrguez报道的一例为出生5天的婴儿，右侧阴茎有尿道上裂，而左侧阴茎有尿道下裂，每个尿道又各自分开，进入一个双叶膀胱中。

重复阴茎可有三种情况，即分叉形阴茎、完全重复阴茎及另有一异位阴茎。分叉形阴茎是有一纵隙把阴茎分为两半，重复阴茎可仅限于阴茎头或包括全阴茎体，每半个阴茎内各有一海绵体，而尿道口则位于裂隙深部，这种畸形可能源于生殖结节未融合。手术治疗是将两海绵体缝合在一起，把尿道翻转至海绵体之下。完全性重复阴茎常合并其他重复畸形，如重复膀胱、重复结肠等。根据情况需修复一个阴茎而切除另一个阴茎。此类畸形可合并有膀胱、前列腺、尿道上裂、尿道下裂、隐睾，甚至肾、输尿管、膀胱等多种泌尿生殖系统的畸形，而且两个阴茎很可能都发育不良。重复阴茎如果不伴有其他先天性异常，而且又能各自很好地引流膀胱尿液者，不需治疗，但为了病人心理上的需要，如果一个阴茎已足够生理需要，可切除多余的一个。

（四）隐匿阴茎

隐匿阴茎是指耻骨部脂肪过多，而附着于阴茎体的阴茎皮肤不足，导致阴茎隐匿于耻骨部的皮肤中。此种较为少见，容易被误认为是阴茎缺如，实际上发育不良的阴茎隐匿在阴囊、会阴、下腹部或腹股沟部增厚的皮下脂肪内。触诊时阴茎海绵体正常，如以手向后推阴茎周围皮肤，即可显露阴茎，包皮可以正常或呈包茎样，须注意可能同时合并阴茎头型尿道上裂，此时隔着阴茎皮肤可触及阴茎背侧的尿道沟。这种畸形在新生儿由于尿道卷曲成角、尿路不畅，会引起尿潴留，在成人则不能性交。对于6～8岁以下的儿童，不宜急于进行阴茎的复位或成形手术，应该待阴茎生长达到一定程度时才可进行。在此期间为了帮助排尿，可以采取推动阴囊使阴茎头显露的办法。阴茎过于短小者，可适当使用雄激素治疗。过于肥胖的孩子应该注意节食与运动。如需手术，要点是切开狭窄环，将腹侧过多的皮肤转移到背侧，这样能保留全阴茎。

（五）阴茎、阴囊转位

阴茎、阴囊转位又叫阴茎前阴囊，也就是胚胎发育上阴茎与阴囊的位置发生异常交换所致，发生率不高，累计发现33例。这种畸形可以是完全性的，即阴茎与阴囊的位置完全颠倒，阴茎在阴囊之后或在阴囊和肛门之间，也可是部分性的，即阴茎位于阴囊的中部，或从前面看，阴茎完全或部分被埋藏在阴囊的中后部，可合并尿道下裂、阴茎弯曲、阴茎短小、阴囊对裂以及其他严重畸形，需施行手术以矫正。

（六）阴茎缺如

生殖结节未发育分化是阴茎缺如的直接原因。尿道开口于会阴或接近肛门部位，甚至开口于直肠腔，发病率不高。大约3000万男性中发生一个，由于该类畸形多半还伴有其他严重畸形，故死亡率极高。即使单纯阴茎缺如，因尿道开口异常，尤其开口于肛内，容易发生感染致死。治疗上尚无良好办法，采用软骨作为支架的阴茎成形术是唯一可取的方法，但成功率不高。

（七）阴茎扭转

阴茎的尿道口或系带，由于两侧阴茎海绵体发育的不平衡而发生向上或向外的扭转，阴茎体也可产生顺时针或逆时针的扭转，轻度者尿道口仅扭转到钟表面的 1、2 或 3 点，重度者可扭转到对侧，甚至超过中线，于是尿道口狭窄，尿道因扭转而阻塞，可发生尿道梗阻。这类畸形发生率不高，需采用尿道扩张术、尿道内切开术、尿道口切开术等方法沟通尿道，以及采用成形术矫正阴茎扭曲。

（八）小阴茎

小阴茎指阴茎小而余者正常，一般新生儿阴茎长 3.75cm，而小阴茎仅长 1cm，常并发双侧隐睾、睾丸发育不良、垂体功能减退及肥胖等，也可见于染色体缺陷，如 Klinefelter 综合征或真两性畸形，或正常 XY 核型的男性有特发性（原因不明）小阴茎。一般认为青春期后在自然状态下阴茎小于 3cm 者即可诊断为小阴茎。

小阴茎需行系统的内分泌检查，包括绒毛膜刺激试验，以检测有无脑下垂体或睾丸功能不良，检查染色体核型以除外性别异常。特发性小阴茎的内分泌检查正常。

二、尿道先天性异常

（一）尿道上裂

尿道上裂是指尿道上壁的先天性缺失，发生率约为 1∶30000，各家报道并不一致，绝大部分是男性病例。这种畸形的形态从胚胎发生学上分析有两种理论：Patten 等认为，如果尿道上壁不伴有膀胱外翻的话，主要是发生泌尿直肠的胚胎组织在分隔泄殖腔开口时发生异常，结果尿道的沟槽分化到阴茎的背侧，而开口落在阴茎海绵体上。Marrshall 等认为，由于存在较小或过度发生的泄殖腔膜，结果限制了耻骨的分离和尿道的正常演变。

男性尿道上裂分为不完全型与完全型两类，不完全型又可分为阴茎头型与阴茎型两种。阴茎头型是尿道上裂在阴茎头部，不超出冠状沟水平，阴茎头显得扁平，阴茎也变得短小，看上去阴茎头部的背侧酷似正常情况下的腹侧观。阴茎型是尿道上裂在阴茎体的背侧，冠状沟水平以下的阴茎头尚正常，尿道口在阴茎根部，阴茎背侧尿道似一条沟槽，可占据整个阴茎体，直达阴茎根部，也可占据大部分阴茎体。完全型尿道上裂则占据阴茎头与阴茎体的全部，甚至膀胱直接在阴茎根部向外开口，尿道可完全缺如。除轻度阴茎头型尿道上裂尚能正常排尿和性交外，重度阴茎头型、阴茎型及完全型尿道上裂，排尿发生紊乱，尿液渗漏，尿流无方向，阴茎及其周围皮肤浸渍糜烂，成年后妨碍性交。

除轻度阴茎头型尿道上裂不需治疗外，其他型都应手术治疗。如果是伴有膀胱外翻，又无法修补的重度尿道上裂，可以用肠道替代膀胱做尿路改造术，手术适宜年龄是 6 岁左右。

（二）尿道下裂

据 Cambell 报道，发生率多者 1：160，少者 1：1800，据 10700 例男孩的尸解资料分析，有该类畸形者为 25 例，占 1/583，发生率远比尿道上裂为高。这是由于胚胎发育时，阴茎部位的尿道不能完全由左腹侧从后向前闭合到阴茎头端部，所以常伴有阴囊分裂或假两性畸形等异常。这种畸形有家族好发倾向。

1. 先天性尿道下裂的病因学

阴茎的完整器官形成大约在胚胎第 14 周完成，这个发育过程需要双氢睾酮的刺激才能完成。双氢睾酮是由胎儿睾丸分泌的睾酮在 5α – 还原酶的作用下转化而来，因此，胎儿阴茎的形成是受到胎儿睾丸发育的影响，同时也受到胎盘促性腺激素的影响。胎儿睾丸的发育不全，雄性激素作用失常所导致的尿道沟不能闭合是尿道下裂产生的原因。有关病因学的研究虽然近年来有了很大发展，但影响的位置及影响的方式如何，目前尚未完全明确。近年来有关尿道下裂的病因学研究，概括起来分为 4 个方面。

（1）内分泌因素：对尿道下裂患者的雄激素水平、5α – 还原酶活性及雄激素受体结合力进行研究，未发现尿道下裂患者与正常人群对照组有明显差异。但发现在接受 HCG 刺激后，尿道下裂患者的雄激素增高反应明显低于正常对照组人群，提示尿道下裂患者的下丘脑垂体性腺轴不正常。

（2）环境因素：有研究发现，在妊娠早期服过黄体酮保胎的新生儿患尿道下裂的发生率较高，同时有研究表明，尿道下裂患者的雌二醇和雌酮的水平增加。这些研究提示雌性激素有拮抗雄激素的作用，引起尿道下裂。另有研究发现，冬天受孕的胎儿尿道下裂的发生率较高。某些药物，特别是抗癫痫药物能诱发尿道下裂。

（3）染色体异常：在尿道下裂患者中，染色体畸变率较正常人群有明显增高，其中包括有常染色体畸变及性染色体畸变。

（4）基因突变：有部分学者认为尿道下裂是一种不同程度的两性畸形，

因此，性别分化相关基因的突变与尿道下裂的关系是近年来研究的热点。

①雄激素受体基因（AR）是位于 X 染色体上的基因，尿道下裂患者中此基因有较高的突变率。

②性别决定基因（SRY）是位于 Y 染色体上的基因，先前认为它是与性别分化最密切的基因，有研究发现，尿道下裂患者有此基因的突变。

③另外亦发现 5α - 还原酶基因，抗菌勒氏管激素基因，CYP21B 蛙内的突变与性别分化有关。

2. 分型

传统的分型方法是 Browen（1936）提出的根据尿道原始开口位置分型，分为阴茎头型、阴茎远段型、近段型、阴茎阴囊型和会阴型，或分为四型：Ⅰ型，阴茎头、冠状沟型；Ⅱ型，阴茎体型；Ⅲ型，阴囊型；Ⅳ型，会阴型。Veries 综合文献（1974～1985）报道的 2948 例，以Ⅰ型为多。北京儿童医院张潍平等统计 1973～1993 年的 1014 例，以Ⅱ、Ⅲ型为多，国外分型以Ⅰ型为多，二者不相符合。究其原因，可能是国内大量的Ⅰ型病例被漏诊或畸形较轻，不影响生活质量而未就诊。这种传统的分型方法不能完全反映出尿道下裂的严重程度，不少所谓的阴茎头型，下曲矫正后尿道口退至阴茎根部乃至阴囊中间。梅骅（1964）提出扪诊分型方法，自会阴向前扪诊尿道，视尿道海绵体发育所达部位而定型。此法需一定的经验。

Barcat（1973）提出，按下曲矫正后尿道口新位置分为 3 型：前型（阴茎头型、冠状沟型、阴茎体前型）；中间型（阴茎体中间型）；后型（阴茎体后型、阴茎阴囊型、阴囊型、会阴型），能准确反映下裂的严重程度。按 Barcat 分型，Juskiewenski 等报道 536 例，尿道开口于前端者占 71%，中段者占 16%，后方者占 13%。Duckett 等的经验是，开口于前端者占 65%（包括龟头型 19%、冠状沟型 47%、阴茎体远端型 34%），中段者占 15%，后方（阴茎体后端、阴茎阴囊角、阴囊、会阴）者占 20%。国内的经验是，无论按 DenisBrowne 或 Barcat 分型，前端者只占少数，而大量是中间型（阴茎体型）和后方型（阴茎阴囊角型和阴囊型）。何恢绪报道 1976～1995 年治疗的 354 例，按下曲矫正后新尿道口位置分型，前型为 109 例（占 30.8%），中间型为 33 例（占 9.3%），后型为 212 例（占 59.9%）。

3. 临床表现

除轻度阴茎头型尿道下裂不影响排尿与性交外，其他尿道下裂都会造成排尿紊乱、尿液渗漏、尿流无方向以至阴茎、阴囊及会阴皮肤的浸渍、糜烂，继而诱发尿路感染，成年后妨碍性交。

4. 治疗

尿道下裂的治疗视病情而定，一般阴茎头型不需要治疗，若尿道口有狭窄，则可定期进行尿道扩张。阴茎型及阴茎阴囊型应手术矫正，既往分两期进行，第一期行阴茎伸直术，适应年龄为 1～2 岁，第二期行尿道成形术，适应年龄为 6～8 岁。会阴型的治疗颇为困难，实际上是两性畸形的纠正问题，多数学者的主张偏向于使之成为女性的外阴部矫形。近年来，尿道下裂的治疗多主张行一期手术。

（三）尿道憩室

本文讲的是先天性尿道憩室，因尿道结石、狭窄、损伤、穿孔、脓肿、囊肿破裂等疾病因素所致的后天性尿道憩室不在本文的讨论范围。所谓先天性尿道憩室是因胚胎发育异常造成尿道径路上出现多余腔隙的疾病。其原因有三：①阴茎腹侧面尿道基板发育反常；②尿道腹侧的尿道旁囊性上皮细管持续无限制地向尿道扩张性生长；③尿道远端先天性狭窄或闭锁梗阻，促使胚胎末期继发形成尿道憩室。此类先天性异常发生率不高，文献报道仅有百余例。

先天性尿道憩室可发生在尿道的任何一个部位，但以发生在尿道悬垂部、阴茎、阴囊连接部、包皮系带部和尿道球部最为多见。阴茎部尿道如有憩室，可在茎腹侧见到这种憩室的囊状突起，按压后瘪陷，排尿时会膨起，排尿完毕后用手挤压尿道又会重新滴尿。阴囊、会阴部的尿道憩室，外观看上去并不明显，但用手按压可出现重复滴尿的现象。由于尿道憩室里的尿液漩涡瘀滞，容易继发感染并形成结石，所以会出现尿频、尿急、脓尿或者性交疼痛等现象，或诱发性功能障碍。根治先天性尿道憩室的方法，是做憩室切除和解除可能存在的尿道梗阻情况。

（四）尿道瓣膜

尿道瓣膜分为两类：一类是后尿道瓣膜，指的是膜部与膜部尿道水平以上的尿道存在多余的阻碍尿流的瓣膜畸形；另一类是前尿道瓣膜，球部与球部尿道水平以下，尤其是在尿道悬垂部的两旁及腹侧存在着瓣膜畸形。这两类异常，主要都是胚胎发育时泌尿生殖膈发育异常所致。后尿道瓣膜的发生率较前尿道瓣膜为高。

由于尿道瓣膜会阻塞尿道，造成排尿不畅，所以会出现尿流变细、尿流点滴、残余尿等现象，膀胱尿液的经常潴留，就易发生感染，甚至形成结石。若病情迁延日久，可诱发膀胱、输尿管逆流及输尿管、肾盂积水，最终导致肾功能的损害。尿道瓣膜的诊断并不困难，通过尿道镜或尿道膀胱造影即能证实。一旦诊断明确，宜早期手术，包括瓣膜钻孔术、瓣膜切除术或尿道成形术等。

1. 后尿道瓣膜症

后尿道瓣膜症是男患儿下尿路梗阻最常见的原因，它所造成的后果是不同程度的梗阻。严重者并发双肾发育异常或肺发育不良，使小儿不能存活。轻者少见，由于梗阻不严重，症状不明显，只是在小儿长大后出现轻度排尿困难的症状。1919 年 Young 首次把后尿道瓣膜症分为三型：Ⅰ型是一对瓣膜像大三角帆样，起自精阜的远端，走向前外侧膜部尿道的近侧缘，两侧在中线汇合，仅留一孔隙；Ⅱ型是指黏膜皱襞从精阜走向膀胱颈，一般不造成梗阻；Ⅲ型呈隔膜样，其后部有一孔隙，位于精阜远侧，罕见。

后尿道瓣膜症的原因不清楚。因有家族史，故有人认为是尿生殖窦形成时的不正常发育，也有人认为是中肾管的不正常发育，可能是多基因的，与其他中肾管的家族性异常相似。

（1）临床表现：由于产前超声检查日趋普遍，很多先天性尿路畸形可于胎儿期被检出，后尿道瓣膜症被检出的情况排在肾盂输尿管连接部梗阻、巨大梗阻性输尿管之后，居第三位。在产前检出的尿路畸形中，胎儿有后尿道瓣膜症者少于 10%。

如胎儿期未被检出，新生儿期可有排尿滴沥、费力，甚至发生急性尿潴留伴胀大的膀胱，可触及腹部肿块（膀胱、输尿管、肾），或有尿性腹水。如小儿出生后未被诊断，则至婴儿期可有尿路败血症或生长发育迟滞。有很多患儿常因表现出其他症状而被延误诊断。有些曾因呕吐及体重不增被怀疑为消化道疾病。有些表现为呼吸窘迫综合征或不能解释的气胸或纵隔气肿，实际是因后尿道瓣膜症伴发肺发育不良所致。有些患儿表现为革兰阴性杆菌败血症，包括阳性血培养及脑脊液培养。有些患儿也可有高血压、肾性糖尿病或尿浓缩功能差。

胎儿或新生儿腹水：新生儿腹水可有不同病因，包括尿路梗阻性病变、胃肠道畸形、心律失常或宫内感染，这些患儿中很多是尿性腹水继发于尿路梗阻性病变，常是后尿道瓣膜症。尿液多由肾实质或肾盂漏出。因膀胱穿破而致的腹水罕见。影像学检查可见腹水、浮于腹中部的肠管、肾区肿块、浓缩功能差、膀胱输尿管反流及外渗。适当的膀胱减压将防止反流及腹水的积聚。如腹部过度膨胀引起呼吸困难，则需做腹腔穿刺减压。

产前超声检查可发现：①肾输尿管积水，常为双侧；②膨胀的膀胱；③长而扩张的前列腺尿道；④羊水量少。上述表现须于小儿出生后行超声复查核实。确诊需靠清晰的排尿性膀胱尿道造影，可见瓣膜近端的前列腺尿道伸长、扩张，膀胱颈及膀胱壁肥厚、扩张，有小梁及假性憩室形成；40% ~ 60%的病例并发膀胱输尿管反流，也可反流进入生殖道，梗阻远端尿流极细。有些可见瓣膜影。静脉尿路造影可发现肾浓缩功能差及肾、输尿管积水，肾核素扫描可了解双肾的功能。

在大患儿可见到所谓非梗阻性瓣膜，排尿症状或有或无，影像学检查只有环周的充盈影像，既无梗阻以上的扩张，亦无梗阻以下的尿流变细，常无继发于梗阻的表现，如膀胱壁肥厚或小梁，亦不一定有残余尿。但尿流动力学检查可显示排尿压增高及尿流率降低，当电灼瓣膜后，排尿压及尿流率恢复正常，而尿道的形态亦趋于正常。

（2）治疗：近年来由于内窥镜的应用，使后尿道瓣膜症较易得到早期诊断及治疗。

对小患儿有严重尿路梗阻的，治疗首先应矫正水、电解质失衡，控制感染及引流下尿路。有些经尿道或膀胱放入导管引流，可改善一般情况，然后经尿道或膀胱电灼瓣膜，可用8F内窥镜观察尿道，了解外括约肌部位。如经尿道放入内窥镜，从膀胱内向外冲水则可见瓣膜向外张开，电灼5点、7点及中间12点部位的瓣膜。对小婴儿不能经尿道放入内窥镜，可经膀胱造口处放入，顺势电灼瓣膜。此法的优点是在扩张的尿道中能清楚地看到瓣膜，对尿道创伤小。如后尿道过分伸长，内窥镜不能抵达瓣膜部位，则可选用可曲性膀胱尿道镜。

对一般情况差的小婴儿、新生儿或早产儿，可先行膀胱造口（把膀胱前壁固定在腹壁上开窗，不带造瘘管），待一般情况好转后再电灼瓣膜，很少需要做上尿路转流，如输尿管造口或肾造瘘。小儿经电灼瓣膜后应密切随访，观察膀胱是否能排空，有无复发性尿路感染及肾功能的恢复。临床上小儿一般情况的改善较快，但膀胱的恢复要慢得多，而扩张输尿管的恢复更慢，原有膀胱输尿管反流者症状可能会改进或消失。

如仍持续有单侧严重反流，可行抗反流手术；如肾无功能，可能是严重发育异常肾，应考虑做肾切除；如肾输尿管积水无改善，需进一步检查有无梗阻，可考虑行输尿管手术。

一小部分小儿经电灼瓣膜后，仍持续有排尿困难时，需行尿流动力学检查，可能有膀胱肌肉收缩不良、膀胱颈肥厚或膀胱容量小，可相应地应用药物治疗，行清洁间歇导尿或膀胱扩大术以获得改善。

2. 前尿道瓣膜与憩室

先天性前尿道瓣膜可伴发或不伴发憩室。瓣膜位于阴茎、阴囊交界处尿道的腹侧，不阻碍导尿管的插入，但阻碍尿液排出，导致近端尿道扩张，严重梗阻时与后尿道瓣膜所造成的损害相同。有颈的小口憩室一般不造成梗阻，但可并发结石而有症状，广口憩室被尿液充满时，其远侧可起到梗阻尿流的瓣膜作用。该先天性憩室可能是局部海绵体缺乏所造成。

临床表现有排尿困难、尿滴沥，膀胱可有大量残余尿。如憩室被尿液充满时，则可于阴茎、阴囊交界部出现膨隆及肿块，排尿后仍有滴沥，用手挤压肿块，可有尿排出。

本症也可并发尿路感染。梗阻严重的小婴儿则可因败血症及严重电解质紊乱就诊，也有因腹部肿块或生长发育迟滞而就诊者。

治疗可手术切除瓣膜及憩室，如系单纯前尿道瓣膜，也可经尿道电灼瓣膜。在新生儿可先做憩室切口，日后再行憩室切除，修复尿道。

对有水电解质失衡及尿路感染的小婴儿，则需予以纠正，控制尿路感染，留置导尿管引流尿液，待情况好转后再行尿道瓣膜的处理。

（五）尿道缺如及先天性尿道闭锁

尿道缺如或闭锁时，胎儿在宫内排尿受阻，故膀胱扩张，压迫脐动脉，引起胎儿循环障碍，故多为死产或出生后不久死亡，也有合并膀胱外翻、脐尿管瘘或直肠膀胱瘘，因而能排尿生存。本病常合并其他严重畸形。

（六）尿道息肉

从精阜可生长一带蒂的纤维上皮组织息肉，导致排尿困难或尿流突然中断，可有血尿及并发尿路感染。虽然静脉尿路造影可显示息肉，但膀胱尿道镜检查及排尿性膀胱尿道造影更为清晰，可经内窥镜切除。

（七）重复尿道

副尿道可位于正常尿道的前侧或后侧，故尿道口可位于阴茎的背侧或腹侧。两个尿道可分别与膀胱相连，亦可于膀胱下方汇合。副尿道可能是一盲管，不与尿路相连通，可合并重复阴茎及重复膀胱。

尿道上裂型可有阴茎上翘、尿失禁及有分泌的窦道。严重尿道下裂型可有一管道通至肛管近端或会阴部，而正常尿道呈闭锁状（Y型重复尿道），无尿失禁。

静脉尿路造影可了解有无其他尿路畸形，而排尿性膀胱尿道造影可显示重复尿道畸形，如有症状，需切除副尿道或窦道。

（八）前尿道狭窄

前尿道狭窄多位于尿道外口及球部尿道，球部尿道有局限环形狭窄，虽有排尿困难，但多不显著，如合并感染则症状明显。在青春期至更年期，当尿道发育时，该狭窄环相对不发育，故多于此时症状明显而就诊。更多见的是尿道外口狭窄，细如针尖，常见于男孩，引起排尿困难以致造成肾、输尿管积水。

治疗外尿道口狭窄可行外尿道口切开，而对于球部尿道环形狭窄，尿道扩张常不能有效，可行狭窄环切除、尿道端端吻合，也可行尿道内切开术。

（九）巨尿道

巨尿道常因缺乏尿道海绵体而致，可并发梨状腹综合征或假性梨状腹综合征。阴茎外观正常，但当排尿时阴茎腹侧呈普遍性隆起。静脉尿路造影时应注意有无其他畸形，排尿性膀胱尿道造影及膀胱尿道镜可显示巨尿道畸形。偶需手术剪裁多余的尿道壁以恢复正常的尿道口径。

第二节　尿道炎

尿道炎是泌尿生殖系常见的疾病之一，一般指非特异性尿道炎，主要由大肠杆菌、链球菌或葡萄球菌等引起，而由淋病双球菌、结核杆菌、霉菌、滴虫、衣原体、支原体、病毒等引起的尿道炎则称为特异性尿道炎。临床有急、慢性之分。其病因有：①细菌感染；②尿道口或尿道内梗阻；③继发感染。急性尿道炎时有尿频、尿急、尿道灼热、血尿，排尿时加重，尿道有分泌物。慢性尿道炎有尿道不适、轻度烧灼感及蚁行感。属中医"淋证"的范畴，本节主要讨论非特异性尿道炎。

一、临床诊断

（一）辨病诊断

1. 症状

急性尿道炎时有尿频、尿急、尿道灼热、血尿，排尿时加重，尿道有分泌物，耻骨上区或会阴部钝痛。慢性尿道炎不如急性尿道炎的症状严重，尿道不适，有轻度烧灼感或蚁行感。

2. 体征

急性尿道炎的病人尿道口红肿，黏膜可以外翻，尿道处压痛，从阴茎根部向尿道口挤压，有黏液性或脓性分泌物，尤其是晨起后首次排尿之前检查尿道口，有黏液性或脓性分泌物黏着。

3. 现代仪器诊断或病原学诊断

（1）尿常规检查：尿中有红细胞及脓细胞。

（2）尿道冲洗试验：于病人膀胱充盈时，用3%的温硼酸盐水冲洗前尿道，同时指压其会阴部，以防冲洗液进入后尿道，冲洗至澄清后排尿观察，若尿中有浑浊，则为后尿道炎。

（3）尿道分泌物涂片镜检或细菌培养或尿三杯试验：若涂片上每个高倍镜视野的多核白细胞超过4个，可以认为有尿道炎。另外革兰染色涂片可检出致病菌，如大肠杆菌、链球菌或葡萄球菌等。细菌培养可以培养出致病菌。尿三杯试验的第一杯尿明显异常。

（4）其他：根据情况还可以做前列腺液的检查，或尿道造影、尿道镜检等，对于持续发作、反复不愈的患者，可以起到追根寻源的作用，并了解有无尿道狭窄、尿道内异物。

慢性尿道炎往往是急性尿道炎未经彻底治疗转化而成的，或者是慢性前列腺炎等蔓延而来，继续发展可造成尿道狭窄、尿道口梗阻等。

（二）辨证诊断

1. 湿热下注型

（1）临床表现：发病较急，尿频，短赤，尿急，尿痛，尿道灼热，或尿中带血，尿道口红肿，脘腹痞满，或伴恶寒发热，口干，口苦。舌质红，苔黄腻，脉濡数或滑数。

（2）辨证要点：尿频，尿急，尿痛，尿道灼热。舌红，苔黄腻，脉濡数。

2. 脾肾亏虚型

（1）临床表现：多见于慢性尿道炎。尿频，尿余沥不尽，尿无力，尿道不甚涩痛，少腹坠胀，神疲乏力，纳差，腹胀，腰膝酸软，时发时止。舌淡，苔薄白，脉沉细无力。

（2）辨证要点：小便不甚涩痛，尿余沥不尽，少腹坠胀，时发时止，纳差，腹胀，神疲乏力，腰膝酸软。舌淡，苔薄白，脉沉细无力。

二、鉴别诊断

（一）急性膀胱炎

急性膀胱炎可有尿频、尿急、尿痛，伴会阴部或耻骨上区疼痛与压痛，但本病常有排尿不尽感，排尿终末时尿痛加重，脓尿、终末血尿或全程血尿、中段尿培养有细菌生长等可以与尿道炎相鉴别。

（二）膀胱肿瘤或结石继发感染

膀胱肿瘤或结石继发感染可有尿频、尿急、尿痛，但往往有无痛性血尿，一部分人可以有排尿中断现象，尿液脱落细胞检查可以发现癌细胞，膀胱镜检、X 线检查、B 超等可以发现肿瘤或结石等，可与尿道炎鉴别。

（三）前列腺炎

前列腺炎虽有尿频、尿急、尿痛等症状，但该病往往以会阴部不适或疼痛为主，肛诊前列腺肿大、压痛，B 超、前列腺液常规化验可资鉴别。

（四）淋病

淋病的症状如尿频、尿急、尿痛、尿道口红肿、有稀薄或脓性分泌物等皆与尿道炎相似，但该病有冶游史或接触史，尿道分泌物涂片或培养可以查出淋病双球菌。

（五）滴虫性尿道炎

滴虫性尿道炎的症状、体征与尿道炎相同，但尿道分泌物中可以查出滴虫，与尿道炎的致病因素不同。

（六）肾结核

肾结核的尿频、尿急、尿痛一般较尿道炎严重，且呈进行性加重，伴终末血尿或米汤样脓尿，可同时有附睾结节、输精管串珠状或前列腺结节等改变，尿液呈酸性，尿中可查出抗酸杆菌，膀胱镜检可以发现结核结节或溃疡，X线检查可见肾小盏虫蚀状边缘不整、变形，或缩小，甚至消失。

（七）急性肾盂肾炎

急性肾盂肾炎的症状、体征与尿道炎相似，但该病往往伴腰痛及全身症状，如发热、头痛、全身痛等，肾区叩击痛阳性，肋脊角压痛阳性等可与尿道炎相鉴别。

三、治疗

（一）提高临床疗效的思路提示

1. 明确诊断，及早治疗

一般而言，根据本病的临床特征和必要的实验室检查，诊断比较容易。一旦确诊，要及早使用抗生素，遵循合理、规范、足量的原则。若条件允许，据细菌培养和药敏试验结果选择抗生素。

2. 把握病机，明辨虚实

本病的基本病机为湿热蕴结下焦，膀胱气化不利，其病位在下焦，所涉脏腑以肾、脾、膀胱为主。急性期为实证、热证，治疗当清利湿热。若失治、误治、病势缠绵，将转为慢性，以虚证为主或虚实兼杂，治当补肺益脾为主，兼以驱邪。

（二）中医治疗

1. 内治法

（1）湿热下注型

治法：清热利湿。

方药：八正散加减。

金银花30g，蒲公英20g，瞿麦12g，车前子10g（另包），滑石30g，萹蓄12g，生甘草10g，生大黄10g，野菊花20g。

若湿热伤阴者，去大黄，加生地黄、知母、白茅根等以养阴清热。

（2）脾肾亏虚型

治法：健脾益肾。

方药：无比山药丸加减。

熟地黄20g，生山药15g，山茱萸15g，茯苓15g，泽泻10g，菟丝子20g，杜仲 15g，怀牛膝 15g，五味子 12g，覆盆子 20g。

若脾气亏虚较重者，也可用补中益气汤加减；偏肾阳虚者，可用济生肾气丸加减；偏肾阴虚者，用六味地黄汤加减。

（三）西医治疗

1. 药物治疗

急性期首选抗生素，可酌情选用青霉素类、大环内酯类，必要时选用头孢类抗生素等，或根据细菌培养及药敏试验选用敏感度高的抗生素进行治疗。抗生素的种类、给药途径、用量及持续给药时间等皆应根据不同病人的病情做决定，必要时尚可联合用药。对于一部分症状较重的病人可用抗生素溶液做尿道灌注。对前列腺炎及精囊炎的病人，宜抗感染治疗，直至炎症被控制为止。（参考前列腺炎、精囊炎的有关内容）

2. 手术治疗

对于慢性尿道炎伴尿道狭窄者，可施行尿道扩张术。

第三节 龟头包皮炎

龟头包皮炎是龟头炎和包皮炎的统称，指发生于龟头或包皮及冠状沟的炎性病变。一般认为该病与包皮过长或包茎有直接关系，一年四季均可发病，以夏季发病率最高。中医常把此病称为"阴头疮""阴蚀疮""阴头风""湿阴疮"等。

一、临床诊断

（一）辨病诊断

1. 症状

龟头包皮炎的症状表现为局部潮湿、痒、痛，或有灼热感，摩擦后症状加重，行走不便，甚则局部溃烂，形成溃疡，可有排尿困难或尿频、尿急、尿痛。轻者无全身症状，重者则有疲劳、乏力、低热等，甚至可见寒战、高热等症。

2. 体征

急性炎症初期包皮内板、龟头黏膜出现潮红、肿胀，若将包皮翻开，可见龟头和包皮内面充血和糜烂，甚至有浅表小溃疡，有恶臭的乳白色脓性分泌物。若包皮过长者，包皮肿胀，包皮口缩小，不能上翻，可以引起龟头水肿甚至缺血坏死，腹股沟淋巴结肿大及有压痛。后期可引起包皮龟头部粘连，包皮不能上翻，甚至造成尿道外口狭窄。

3. 实验室检查

部分病人可以有血象异常，如白细胞总数增高，中性粒细胞比例增高，而分泌物涂片或细菌培养可以发现致病微生物。

（二）辨证分型

1. 湿热下注型

（1）临床表现：发病较急，龟头包皮红肿，灼热疼痛，甚则糜烂潮湿，渗流黄水，或脘腹痞满，小便短赤，大便秘结，口苦咽干。舌红，苔黄腻，脉滑数。

（2）辨证要点：发病急，龟头包皮红肿，灼热疼痛，甚则糜烂潮湿。舌红，苔黄腻，脉滑数。

2. 热毒蕴结型

（1）临床表现：龟头包皮红肿疼痛，局部溃烂，有黄白色臭味分泌物，溃疡处疼痛较剧，伴恶寒、发热，心烦口渴，小便短赤，大便秘结。舌紫红，苔黄，脉数。

（2）辨证要点：龟头包皮红肿疼痛，局部溃烂，疼痛，小便短赤，大便秘结，心烦口渴。舌紫红，苔黄，脉数。

二、鉴别诊断

龟头包皮炎有特异性感染及非特异性感染两大类。本节叙述的是非特异性感染所致者，需要与特异性感染及某些其他阴茎疾病鉴别。

（一）软下疳

软下疳是由锁链状杆菌（杜克雷嗜血杆菌）引起的一种自传接种性疾病。病人有不洁性交史。初起，冠状沟、包皮系带两侧之小窝内和包皮内侧、龟头、阴茎等处可见红色丘疹，以后变为脓疱，继而破裂，形成表浅性溃疡，呈穿凿状或潜蚀性，触之柔软，剧痛，容易出血。其分泌物较龟头包皮炎少，臭味也较轻。腹股沟淋巴结常有肿大、疼痛，或形成脓肿，继而破溃。分泌物直接涂片或用培养基接种脓液检查，可查出杜克雷杆菌。

（二）阴茎梅毒

此病是由梅毒螺旋体引起的一种性传播疾病。病人有不洁性交史，于阴茎、冠状沟、包皮内侧或边缘、龟头等处可见一个或多个病灶。初起时患处微红，以后成为直径 1cm 左右的硬结，表面糜烂，继而形成溃疡，溃疡面表浅，基底宽阔，边缘高起，似纽扣状，局部无疼痛及瘙痒感，触之如软骨样硬。在糜烂面或浅溃疡分泌物中含有大量螺旋体，以暗视野检查发现梅毒螺旋体即可确诊。

（三）特异性坏疽性阴茎头炎

本病为龟头的急性或慢性破坏性溃疡性病变，常由于各种化脓细菌等感染，多由螺旋体及梭形杆菌混合感染所致。初发时龟头及包皮黏膜有微小糜烂，表面有大量黄白色臭味渗出液。逐渐形成溃疡，严重的发生坏死，甚至可因败血症而死亡。分泌物涂片或细菌培养可以发现螺旋体与梭状杆菌。

（四）闭塞干燥性阴茎头炎

本病可能是各种原因引起的慢性龟头炎长期不愈，反复刺激而造成。主要表现为慢性进行性硬化性病变。根据龟头萎缩、表面干燥等临床表现，必要时取局部病变活检做出诊断。本病临床上较少见。

（五）阴茎疱疹

此病为感染单纯疱疹病毒引起的一种性传播疾病。表现为龟头、包皮、冠状沟和阴茎背侧皮肤等出现水疱，破溃后形成浅表溃疡。病程较短，常有复发史和不洁性接触史。从溃疡表面分泌物中分离出特殊的疱疹病毒是重要的鉴别诊断依据，可通过 PCR 检查予以鉴别。

（六）阴茎结核

阴茎结核是由结核杆菌侵犯皮肤而造成的，发生于龟头或包皮的慢性疾病，呈暗红色丘疹或结节，其病程较长，久治不愈，无明显的自觉症状。根据分泌物涂片或培养查出结核杆菌，以及结核菌素试验强阳性等特点可对该病做出诊断。

（七）阴茎癌

阴茎癌的发生与包茎及包皮过长密切相关，且最常发生于龟头、包皮内板及冠状沟处。初期为丘疹、溃疡、疣状，晚期呈菜花样，甚至糜烂、出血，分泌物有恶臭味，局部组织活检可以发现癌细胞。

三、治疗

（一）提高临床疗效的思路提示

1. 明确诊断

要详问病史，仔细诊查局部症状和体征，结合相关现代检查，注意鉴别诊断，做出正确诊断。

2. 把握病机

本病以湿热下注或毒邪内侵为主要病因。所涉脏腑以肝、脾为主，临床表现以实证、热证为主。局部以水肿、渗液为主者，主要责之于脾，治当健脾利湿为主；局部以红、肿、热、痛为主者，主要责之于肝，当清肝泻火解毒。

3. 内外结合

若病情较轻，一般以外治为主，若病情较重且伴有全身症状时，当予全身治疗或中西医结合治疗以提高疗效；因包皮过长等引起者，应及早手术。

（二）中医治疗

1. 内治法

（1）湿热下注型

治法：清热解毒，利湿消肿。

方药：龙胆泻肝汤加减。

龙胆草 10g，栀子 12g，黄芩 12g，柴胡 12g，金银花 25g，野菊花 25g，蒲公英 20g，生大黄 10g，生甘草 10g，紫草 20g，丹皮 10g，车前子 20g（另包），生薏苡仁 25g。

若热邪炽盛者，加芦荟、黄柏以增强清热泻火之力；局部痒甚者，加地肤子、防风、赤芍、白鲜皮以祛风止痒；若伴有局部溃疡者，加制乳香、制没药、白芷以消肿排脓，促使创面愈合。

（2）热毒蕴结型

治法：清热解毒，凉血消肿。

方药：五味消毒饮加味。

金银花 25g，连翘 20g，蒲公英 30g，土茯苓 20g，紫背天葵 20g，生大黄

10g，生甘草10g，生薏苡仁30g，紫花地丁、野菊花各20g。

若尿道涩痛者，加萹蓄、瞿麦等以通淋止痛；局部溃疡渗出物较多者加茵陈、土茯苓以解毒利湿。对余毒未清、正气亏虚、溃疡面久不愈合者，当扶正托毒，促使创面愈合，宜用复方参芪三花汤加减，药用太子参、黄芪、七叶一枝花、腊梅花、苏花、皂角刺、土茯苓、制乳香、制没药、陈皮、桔梗、丹参等。

2. 外治法

（1）参叶三花三白汤外洗。即用人参叶30g，七叶一枝花、野菊花、腊梅花、白蔹、紫草各20g，白及9g，白芷5g。水煎，取液适量，冷湿敷及洗涤局部，每日1剂，早、晚各洗1次。适用于龟头包皮炎伴肿、痛、渗液及溃疡者。

（2）黄柏15g，煎汤适量，待温后，将包皮上翻浸洗，每次15分钟，每日2～3次。适用于龟头包皮炎急性期的红、肿、热、痛症状。

（3）取内服中药第三煎药液适量，待温后浸洗包皮及龟头约15分钟，每日2～3次。

（4）黄柏30g，生大黄20g，明矾30g。黄柏、大黄，先煎服用，后入明矾煮沸溶化即可，待温，浸洗龟头、包皮。适用于伴有溃疡且分泌物较多者。

（5）蒲公英30g，生地榆30g，马齿苋30g，野菊花30g，枯矾15g，苦参15g，黄柏15g，生甘草15g。水煎，取液适量，浸洗龟头包皮，每日2～3次。

（6）溃疡面久不愈合者，可外敷溃疡散、生肌散、消肿生肌膏等。

（三）西医治疗

1. 药物治疗

（1）局部用药：对于病因明确者，应针对致病因素选择不同的外用药。

①1%～3%的克霉唑霜或1:50万U的制霉菌素软膏外用，用于治疗局部有念珠菌感染者。

②莫匹罗星软膏、红霉素、土霉素、金霉素等抗生素软膏外涂，用于治疗局部有细菌感染者。

③以0.1%的依沙吖啶溶液湿敷或以5%的间苯二酚溶液湿敷，每日2次。

④以1:5000～8000的高锰酸钾溶液浸洗局部（将包皮上翻，尽量暴露病变处的皮肤黏膜，但要避免发生嵌顿包茎，以上述溶液清洗局部并外治后再将包皮复位）。

⑤用复方鱼肝油软膏、溃疡油等外涂溃疡面，每日1~2次。

（2）全身用药：酌情使用抗菌或抗霉菌药物，如红霉素、青霉素、先锋霉素、庆大霉素、米诺环素、诺氟沙星、氧氟沙星、制霉菌素、克霉唑、酮康唑等。品种、给药途径（口服、肌肉注射、静脉注射）及用量等皆应根据每个人的情况来定。

2. 手术治疗

如果包皮或龟头炎伴有包茎或包皮过长，待急性炎症控制后应进行包皮环切术。若伴有尿道外口狭窄者，宜行狭窄尿道外口的整复手术。

（四）中医专方选介

1. 苦参蛇柏汤

苦参30g，蛇床子20g，黄柏15g，荆芥、生苍术各12g。局部红肿、疼痛明显者，加蒲公英30g，紫花地丁15g。局部渗液或脓性分泌物多者，加枯矾6g；局部瘙痒甚者，加川椒12g，地肤子20g，蛇床子加到30g。日1剂，水煎2次，混合煎液，滤渣，待温度适宜后洗患处，每日3~4次，每次20分钟。治疗32例药物性龟头炎，结果全部治愈。[杨先夫.苦参蛇柏汤外洗治疗药物性龟头炎32例.中医杂志.1990，31（2）：17]

2. 大黄蒺藜汤

大黄30g，白蒺藜24g，苦参、地肤子、薏苡仁各20g，荆芥、赤芍、防风各10g，黄柏、蚤休各15g。每日1剂，水煎取汁，浸泡龟头、包皮，每次20分钟，每日2~3次。病程长、溃疡重者取头煎液浸泡患处，二煎液分2次口服。浸泡后不需擦拭，自然晾干。治疗龟头包皮炎81例，均痊愈。[张宜法.大黄蒺藜汤泡治龟头包皮炎81例.辽宁中医杂志.1994，21（2）：77]

3. 加减消风散

荆芥、防风、通草、蝉蜕、苦参、炒苍术、当归、知母各10g，生地黄15g，生石膏20g，白僵蚕、生甘草各5g。血热盛者，加丹皮10g；湿热胜者，加地肤子、蛇床子各15g；血燥者，加胡麻仁10g。日1剂，水煎服。局部有渗液者，用第3煎液湿敷30分钟，再搽双料喉风散，用消毒纱布包扎，不宜过紧。5天为1疗程。治疗龟头包皮炎90例，结果治疗122个疗程，均痊愈。[王炳炎，等.加减消风散治疗龟头包皮炎90例.浙江中医杂志.1993，28（5）：212]

第四节　阴茎带状疱疹

带状疱疹是病毒所致的常见急性疱疹性皮肤病，其特征是沿身体的一侧周围神经呈带状分布的成群水疱（少数人也可以超过中线），伴有神经痛和局部淋巴结肿大。本病特征为皮肤起红斑及水疱。因其通常好发于胸胁部及腰部，故中医称之为"缠腰火丹""蛇箍疮"。其疹走形如蛇，故亦称"蛇丹""蛇箍疮"。除上述好发部位外，颜面、生殖器等处也可发病。本节主要讨论阴茎部位的带状疱疹。阴茎带状疱疹是由于病毒侵犯第三骶神经根而造成的。

一、临床诊断

（一）辨病诊断

1. 症状

患者在皮疹发生前可有发烧、倦怠、全身不适、食欲减退等全身症状（因人而异，可轻可重，可有可无）。患部皮肤瘙痒，有烧灼感，伴有神经痛。疼痛的程度与年龄有关，年轻者痛轻，老人疼痛较重。即使皮疹完全消退后，一部分人仍有疼痛感，并可延续数月至半年以上。沿着神经分布发生疼痛是此病的特点之一。

2. 体征

一般疼痛与出现皮疹之间的间隔平均为 3~5 天，长者达 10 天，也有直接出现皮疹者。

阴茎部出现不规则的红斑，继而其上出现密集成簇的米粒至绿豆大小的丘疱疹，1~2 天内则成为水疱，透明清澈，疱壁紧张，周围有红晕。皮疹在 2~5 天内陆续不断地出现，水疱可以由透明发亮变为混浊，逐渐被吸收，干涸结痂；或者水疱破裂，形成糜烂面或浅表溃疡，最后结痂，脱落而愈，皮肤遗留一时性的色素沉着或淡红斑，一般不留瘢痕。有些病人的水疱为出血性，称出血性带状疱疹；一部分体弱、抵抗力较差的病人，水疱破溃后可成为坏疽性病变，称坏疽性带状疱疹。当阴茎部皮疹较重时，局部显著红肿、疼痛，腹股沟淋巴结肿大、压痛。

3. 实验室检查

水疱内容物的细胞学涂片、活检或用血清学方法均可以对感染做出确诊。

（二）辨证诊断

1. 肝火炽盛型

（1）临床表现：皮疹色红，疱疹如粟，密集成片，疼痛，大便干结，口干，口苦，心烦，急躁易怒。舌红，苔黄，脉弦数。

（2）辨证要点：疱疹如粟，密集成片，色红，疼痛，急躁易怒，口苦。舌红，苔黄，脉弦数。

2. 湿热内蕴型

（1）临床表现：阴茎部起水疱，颜色黄白相间，糜烂，渗出，疼痛较重，伴脘腹痞满，肢体倦怠。舌红，苔黄腻，脉滑数。

（2）辨证要点：阴茎部起水疱，易破裂，渗出物较多，脘腹痞满，肢倦。舌红，苔黄腻，脉滑数。

3. 瘀阻脉络型

（1）临床表现：疱疹基底暗赤，渗出物为血性，疼痛剧烈，情志抑郁，夜寐不安。舌质紫暗，或有瘀点、瘀斑，脉涩。

（2）辨证要点：疱疹基底暗赤，疼痛剧烈。舌质紫暗，或有瘀点、瘀斑，脉涩。

4. 气血亏虚型

（1）临床表现：局部可见溃疡，创面不易愈合，疼痛不甚，神疲乏力，少气懒言，面色不华，心悸气短。舌淡，苔白，脉沉细无力。

（2）辨证要点：局部可见溃疡，创面不易愈合，神疲乏力。舌淡，苔薄白，脉沉细无力。

二、鉴别诊断

本病应与阴茎疱疹相鉴别。本病皮疹具有集簇性，大多发生于单侧，疱疹沿第3骶神经呈带状分布，并有神经痛等特点。而阴茎疱疹部位常在龟头、包皮、冠状沟附近，无偏侧分布的倾向，并有不洁性交史，且可以查到单纯疱疹二型病毒。

三、治疗

（一）提高临床疗效的思路提示

1. 明确诊断

阴茎带状疱疹易被误诊为生殖器疱疹，故务必要详问病史，全面体检，细观疱疹特征，以做出正确诊断。

2. 把握病机

本病的基本病机为心肝之火内盛，湿热之邪内蕴，外感毒邪而诱发。初期多为实证，以肝火内炽、湿热内蕴为主；后期气阴两伤，以虚证居多，或虚实夹杂。

3. 内外结合

由于本病大多疼痛剧烈，疱疹溃后渗出物多，或创面久不愈合，故在内治的同时配合外治疗法，如外敷解毒生肌药物，或激光照射等，可进一步提高疗效，缩短疗程。

4. 中西医汇通

由于目前对病毒感染性疾病的根治尚无较好疗法，而许多中药经研究证实具有一定的抗病毒作用，如板蓝根、木贼、大青叶等，故在用西药对症处理的同时，辨证使用中药，或选用一些证实具有抗病毒作用的中药，这无疑将对提高疗效大有裨益。

（二）中医治疗

1. 内治法

（1）肝火炽盛型

治法：清泻肝火，佐以解毒凉血。

方药：龙胆泻肝汤加减。

龙胆草 10g，栀子 10g，黄芩 10g，柴胡 10g，车前子 25g（另包），生地黄 15g，夏枯草 20g，生甘草 10g，木贼 20g，大青叶 20g，板蓝根 15g。

心火亢盛者，加黄连、灯心草；肝胆火旺者，加丹皮、苦参、茵陈。

（2）湿热内蕴型

治法：清利湿热，佐以解毒凉血。

方药：三仁汤加减。

龙胆草 10g，车前子 25g（另包），生地黄 20g，紫草 20g，生薏苡仁 30g，白豆蔻 15g，滑石 20g，金银花 20g，连翘 15g，大青叶 15g，生甘草 10g，马齿苋 20g。

（3）瘀阻脉络型

治法：活血通络。

方药：桃红四物汤加减。

桃仁 15g，红花 12g，当归 12g，生地黄 15g，赤芍 12g，醋延胡索 20g，川楝子 10g，制乳香、制没药各 10g，大青叶 20g，马齿苋 15g。

（4）气血亏虚型

治法：益气养血。

方药：十全大补汤加减。

黄芪 30g，党参 15g，炒白术 12g，茯苓 12g，当归 15g，熟地黄 20g，白芍 15g，川芎 10g，陈皮 10g，板蓝根 15g，大青叶 20g，马齿苋 20g。

2. 外治法

（1）药物治疗

①二味拔毒散调浓茶水涂敷患处，每日 5～7 次。适用于初起者。

②青黛散调生菜籽油涂搽患处，每日 3 次。适用于水疱破溃者。

③金黄散调敷患处，每日 2 次。适用于有血疱或坏死者。

④生肌玉红膏、生肌白玉膏或生肌散涂敷患处，每日 2 次。适用于破溃后有浅溃疡者。

（2）针灸治疗

①耳针治疗：在相应部位或最痛点，间歇留捻 20 分钟，每日 1 次，5～7 次为 1 疗程。另外，在肝区及神门穴埋针止痛效佳。

②体针治疗：原则上是对疱疹所在部位循经选穴，结合皮肤感觉与神经节段性分布规律选用相应部位的夹脊穴，配合辨证取穴。

A. 取皮疹发生部位相应的夹脊穴，加同侧的太冲、太溪、侠溪、足三里、三阴交等穴，采用泻法。每日 1 次，连做 5～7 天。

B. 取内关、曲池、阳陵泉、三阴交、支沟等穴，用提插捻转手法，留针 20～30 分钟，每日 1 次。

如针刺与电针合用可以提高疗效。

C. 用三棱针砭刺患处，刺破水疱，出血为度，对于水疱不破而胀痛者有效。

（三）西医治疗

1. 全身治疗

（1）镇静止痛：可选奋乃静4mg，每日3次，口服；盐酸氟奋乃静1mg，每日3次，口服；硫利达嗪25mg，每日3次，口服；阿米替林75~100mg/d，分3~4次口服；或氯普噻吨50~100mg，必要时肌肉注射；双氯芬酸片，每次25mg，每日3次，口服。

（2）神经营养药：维生素 B_{12} 0.1mg，肌肉注射，每日1次；维生素 B_1 100mg，肌肉注射，每日1次，共4~10日。也可口服。

（3）抗病毒治疗：聚肌胞注射液2mL，间日1次，肌肉注射，20日为1疗程。

（4）皮质激素类药：对于反应严重者，口服泼尼松，每日60mg，1周后减至30mg/d，再1周后减至15mg/d。

（5）抗生素：继发感染者，可酌情选择应用抗生素。

2. 局部治疗

（1）以2%甲紫溶液局部涂搽，用于渗出糜烂者。

（2）炉甘石洗剂外用，用于局部瘙痒且渗出不多者。

（3）以0.1%的依沙吖啶溶液，或0.1%的新霉素溶液局部湿敷以预防感染。

（4）抗生素霜膏如莫匹罗星软膏、红霉素软膏、金霉素软膏等，用于局部有感染表现者。

（5）局部封闭。神经根区注射0.5%~1%的普鲁卡因5~10mL，止痛效果较好。

（6）垂体后叶素，每次5~10U注射，每日1次或隔日1次，共2~3次，对神经痛有效（高血压者禁用）。

第五节　珍珠状阴茎丘疹病

本病又称阴茎冠状沟或龟头丘疹，多与包皮过长有关，包皮过长会导致局部炎症，也可能是一种生理、发育上的变异。一年四季皆可发病，个人卫生差者发病率较高，多见于青壮年。

一、临床诊断

（一）辨病诊断

1. 症状

本病一般无自觉症状，有炎症时可有轻度瘙痒。

2. 体征

本病体征表现为龟头后缘和冠状沟处或冠状沟的边缘可见到一些白色、皮肤色、黄色或淡红色的珍珠状半透明圆顶丘疹，或为圆锥状、球状、不规则形状的丘疹。单个丘疹直径为 1~3mm，触之坚实，无压痛，皮疹往往沿冠状沟边缘排列成线状，一行或者数行，丘疹互不融合，有时可以部分或完全环绕整个冠状沟，偶尔也分布到龟头及系带上。皮疹也可散在分布，一般无破溃。

3. 病原学诊断

病理检查可有上述组织病理表现。

（二）辨证诊断

本病常表现为湿热内蕴证，一般无明显症状，或表现为局部瘙痒，阴囊瘙痒，龟头后缘或冠状沟处有许多珍珠样丘疹。舌红，苔黄，脉濡数。

二、鉴别诊断

（一）尖锐湿疣

尖锐湿疣呈疣状或菜花状，红色或污灰色，而非排列规则的珍珠状丘疹。其根部常有蒂，易发生糜烂、渗液、出血等，且有不洁性交史，珍珠状阴茎丘疹病根据冠状沟部位发生珍珠状丘疹的特点可与之鉴别。

（二）龟头和包皮上的皮脂腺异位

皮脂腺异位除发于口腔黏膜外，亦可见于阴茎龟头和包皮，皮损为绿豆大小的毛囊丘疹，质地坚实，表面光滑，圆形，淡黄色，互不融合。病理检查可确诊。

（三）光泽苔藓

光泽苔藓好发于阴茎、包皮、龟头、阴囊等部位。皮损为针尖至粟粒大小、微高出皮面的扁平坚实丘疹，呈圆形或多角形，正常皮色或淡红色、褐黄色，表面有光泽，多数密集，但不融合，大小始终不变，周围无炎症，轻微摩擦，皮损可有少量鳞屑，玻片压视显示有乳白色小点。

三、治疗

本病无特殊不适，对身体无不良影响，故一般不需用中药或其他药物治疗，可以做一般的对症处理。

1. 可以试用音频电疗。

2. 可以酌情考虑用液氮冷冻法治疗。

3. 可用洁尔阴或殷泰洗液外洗。

4. 必要时可以考虑手术切除。

第六节　药物性阴茎皮炎

药物性阴茎皮炎又称为药疹，其发病部位在阴茎，是药物性皮炎的一种类型。局部症状多为阴茎有瘙痒、疼痛、灼热感，摩擦时症状加重。中医学文献中常把本病归于"中药毒""风毒""热毒""湿毒疮"等范畴。

一、临床诊断

（一）辨病诊断

1. 症状

全身症状由于药物影响的脏器、组织、器官、程度、范围等不同而有差异，因此症状多样，表现复杂，但都有一定的潜伏期。内用药引起的，第 1 次多在 4～20 天发生，重复用药的常在 24 小时内发生。

局部症状多为阴茎有瘙痒、疼痛，灼热感，摩擦时症状加重。

2. 体征

（1）固定性红斑：初起为 1 个或数个圆形或椭圆形红斑，直径为 1～2cm，甚至 3～4cm，边缘浮肿较明显，呈鲜红色，中央呈暗红色或紫色，重者红斑上可发生大小不等的水疱，疱破后糜烂面常为暗红色，将愈时糜烂面呈鲜红色，经 1 周左右结痂，愈后不留瘢痕，但留有明显的色素沉着，呈紫黑色或灰黑色斑，可持续数月至 1 年以上不退。阴茎药疹严重时，龟头、包皮可以重度水肿，大片糜烂伴浆液渗出，另外发生在包皮龟头部位时，水疱常破溃，继发感染而形成浅表溃疡。本病皮疹具有固定性特点，即在第一次发病后，如再服同一药物，常于数分钟或数小时后在原处又出现同样的皮疹，其他部位可有新的皮疹出现。每发一次，皮疹消失后的色素沉着会更加显著。

（2）药物性大疱性表皮松解症：本病较少见，但症状典型，发病急骤，局部皮损与全身皮损同时出现，皮肤突然出现弥漫性红斑，数日内红斑上出现大疱，疱壁松弛，疱内为澄清的液体，疱壁易破裂而使表皮剥脱，尼氏征阳性，糜烂处犹如烫伤。若无感染，经5天左右皮损开始回消，疱内液体渐渐被吸收，而后坏死的表皮开始脱落，糜烂面的表皮可逐渐修复。

3. 实验室检查

（1）血白细胞可略有增高，伴感染者可明显增高，部分病人嗜酸性粒细胞有一定程度的增高，而药物性大疱性表皮松解症患者的嗜酸性粒细胞绝对计数极低，或者为零。

（2）用比浊计测定患者是否对某药过敏。方法是将可疑药物加于患者血清中，从低浓度测起，逐渐增加浓度，用以测定各稀释后血清的混浊度，然后画出曲线，对照组血清可逐渐澄清，而过敏血清则出现混浊。

（二）辨证诊断

1. 风热外袭型

（1）临床表现：阴茎皮肤有红斑，发病较快，局部瘙痒，伴恶寒发热，头痛，鼻塞。舌红，苔薄黄，脉浮数。

（2）辨证要点：阴茎皮肤有红斑，发病较急，局部瘙痒。舌红，苔薄黄，脉浮数。

2. 湿热下注型

（1）临床表现：阴茎皮肤肿胀，潮红，有水疱，糜烂，渗液，脘腹痞闷，纳呆肢倦，阴囊潮湿，大便不畅，小便短赤。舌红，苔黄腻，脉濡数或滑数。

（2）辨证要点：阴茎皮肤肿胀，有水疱，糜烂，渗液，胸脘痞闷，阴囊潮湿。舌红，苔黄腻，脉濡数。

3. 热毒炽盛型

（1）临床表现：阴茎皮肤红肿，甚者有血疱，糜烂，口苦，口干，心烦，渴喜冷饮，大便秘结，小便短赤，或伴寒战，高热。舌红，苔黄，脉数。

（2）辨证要点：阴茎皮肤红肿，有血疱，糜烂，疼痛，心烦口渴，大便秘结。舌红，苔黄，脉数。

4. 气阴两虚型

（1）临床表现：药疹后期阴茎皮肤脱屑，黏膜剥落，溃疡愈合，神疲乏力，少气懒言，口干咽燥，甚者潮热盗汗。舌红，少苔，脉细数。

（2）辨证要点：药疹后期阴茎皮肤脱屑，溃疡愈合，神疲乏力，口干咽燥，潮热盗汗。舌红，少苔，脉细数。

二、鉴别诊断

本病应主要与其他阴茎皮损疾病相鉴别，如包皮龟头炎、硬下疳、软下疳、接触性皮炎等（具体见相关章节）。

本病的特点为发病前有用药史，第 1 次用药者有一定的潜伏期，多在用药后 4～20 天内发生，重复用药者常在 24 小时内迅速发生。皮肤试验（划痕和皮内）有时可呈阳性反应。

三、治疗

（一）提高临床疗效的思路提示

1. 明确疾病的诊断。药物性阴茎皮炎在临床表现上与包皮龟头炎、接触性皮炎有许多相似之处，给诊断的确立造成了一定的困难，这就要求医生详细询问病史，细致地观察病情，只有这样才能准确地做出诊断。

2. 找出致敏药物，及时停用。

3. 把握病机。机体与某种药物有特殊变应性关系是发病的根本，湿热、风邪、火毒是发病的关键，所涉脏腑以肝、脾、心三脏为主。本病初期多为实证，常为风热、湿热、火毒之候；后期阴血暗耗，表现为虚证，证属气阴亏虚，或虚实夹杂。治疗当谨守病机，辨证用药。

（二）中医治疗

1. 内治法

（1）风热外袭型

治法：疏风清热。

方药：银翘散加减。

金银花 20g，连翘 15g，薄荷 6g（后下），牛蒡子 12g，芦根 10g，蒲公英

25g，防风 6g，竹叶 10g。

局部痛痒严重者，加地肤子、白鲜皮、苦参；热邪较盛者，加栀子、黄芩。

（2）湿热下注型

治法：清热利湿，解毒凉血。

方药：八正散加减。

滑石 30g，车前子 25g（另包），生薏苡仁 25g，赤小豆 20g，黄柏 10g，苍术 12g，苦参 20g，金银花 20g，连翘 15g，紫草 20g，丹皮 15g。

湿重者，加茵陈、萆薢；热重者，加蒲公英、紫花地丁、栀子、黄芩。

（3）热毒炽盛型

治法：清热解毒凉血。

方药：清营汤加减。

生地黄 15g，玄参 15g，麦冬 15g，赤芍 12g，野菊花 20g，连翘 15g，黄连 10g，竹叶 10g，土茯苓 20g，黄连 10g，黄柏 10g，栀子 10g，生大黄 6g。

神昏谵语者加羚羊角、水牛角。

（4）气阴两虚型

治法：健脾益气，养阴清热。

方法：竹叶石膏汤加减。

太子参 20g，麦冬 15g，五味子 15g，竹叶 10g，生石膏 30g，炒白术 15g，茯苓 15g，粳米 15g，甘草 10g。

若热象仍重者，加黄柏、栀子；阴亏甚者，加女贞子、旱莲草，生地黄；气虚重者，加黄芪、党参。

2. 外治法

（1）轻度糜烂者用凡士林油纱条或紫草油纱条包扎。

（2）用三黄洗剂外搽。

（3）用青黛散干扑。

（4）脱屑期用麻油或清凉油乳剂外涂以保护皮肤。

（三）西医治疗

1. 抗过敏

苯海拉明 25mg，每日 3 次，口服；氯苯那敏 4mg，每日 3 次，口服；去氯羟嗪 50～100mg，每日 3 次，口服。

2. 拮抗药物

青霉素引起的药疹，可选用纯青霉素酶 80 万 U，溶于 2mL 蒸馏水内肌注，连用数日可使血中青霉素消失，失去抗原性。

3. 激素类药物

患者有发热及脏器损害时，可考虑用氢化可的松 200～400mg/d，或地塞米松 5～15mg/d。

4. 促进排泄

静脉滴注 10% 葡萄糖，每天 1000～2000mL，或加维生素 C1～3g，争取 24 小时内连续滴注，通过利尿促进药物排泄。

5. 支持及对症治疗

对严重的药疹，尤其是造成全身损害的，宜加强支持疗法，必要时输入新鲜血液、血浆等，对于有不同病变的病人采取不同的对症治疗。

6. 局部处理

局限性者可适当外用皮质激素软膏，糜烂渗出物多者用缓和的湿敷剂，如 3% 硼酸溶液。

第七节　接触性阴茎皮炎

接触性阴茎皮炎是由于阴茎接触动物性、植物性或化学性物质后发生的急性炎症反应，属接触性皮炎之一。阴茎有痒感及灼热感，重者有痛感，可伴行走不便，少数有畏寒、发热、头痛等症状。属中医文献中记载的"漆疮""马桶疮""膏药风"等范畴。

一、临床诊断

（一）辨病诊断

1. 症状

患者阴茎有痒感及灼热感，重者可有痛感，可伴行走不便。少数病人可伴全身反应，如畏寒、发热、头痛等症状。

2. 体征

损害局部的表现由于接触物质的种类、浓度、时间、面积以及机体对刺激物的反应程度等不同而有差异，可以从轻度的红斑到严重的坏死不等。一般分为三类。

（1）急性皮炎：轻者仅有充血性反应，表现为局部水肿性红斑，色淡红或鲜红，可有肿胀与丘疹性皮疹（属于干性皮炎）。重者在红斑的基础上发生水疱、渗出、糜烂，以后结痂，1～2周内干枯后可脱皮而愈，局部留有脱色斑或色素沉着斑。

（2）亚急性皮炎：由于长期接触致敏物品而致，急性皮炎也可转成亚急性皮炎，此时红肿及水疱等不严重，渗出明显减少，主要表现为鳞屑性炎性斑片。

（3）慢性皮炎：因长期反复接触某种致敏物质，皮肤发生局限性增厚、色素沉着等，呈"苔藓样改变"，或表现为皮肤肥厚、皲裂等。

3. 病原学诊断

采用斑贴试验的办法观察24～48小时，所试物品呈阳性反应时，证明该物质是致敏原。

（二）辨证诊断

1. 热毒内炽型

（1）临床表现：局部有红斑、丘疹，并有烧灼、胀痛、瘙痒等，伴口干，小便短赤，心烦，大便秘结等。舌红，苔薄黄，脉数。

（2）辨证要点：局部有红斑、丘疹，并有烧灼痛，口干，心烦，大便秘结。舌红，苔黄，脉数。

2. 湿热下注型

（1）临床表现：局部有红斑及水疱、糜烂、渗出，局限性水肿，兼有灼热及瘙痒，脘腹痞满，口干、口苦等。舌红，苔黄腻，脉滑数。

（2）辨证要点：局部有红斑及水疱，糜烂，渗出，口干，口苦。舌红，苔黄腻，脉滑数。

3. 血燥生风型

（1）临床表现：慢性炎性浸润性褐色斑，或皮肤肥厚、粗糙，呈苔藓样变，局部瘙痒伴疲乏，面色不华，心悸等。舌淡红，苔薄白，脉细。

（2）辨证要点：局部皮肤肥厚、粗糙、瘙痒，面色不华。舌淡，苔薄白，脉细。

二、鉴别诊断

（一）急性湿疹

一般无确切的病因，皮损为多形性，肿胀程度一般较轻，病程趋于慢性。

（二）龟头包皮炎

龟头包皮炎可以寻找到致病菌，部位多在龟头黏膜及包皮处。整个阴茎的肿胀程度一般较轻。起病较慢。

（三）生殖器疱疹

生殖器疱疹常有不洁性交史，疱疹常反复发作。

（四）梅毒

梅毒有不洁性交史，溃疡处不疼痛，实验室检查可助鉴别。

三、治疗

（一）提高临床疗效的思路提示

1. 明确诊断

由于接触性阴茎皮炎与常见的包皮龟头炎、药疹性包皮龟头炎、生殖器疱疹、硬下疳容易混淆，故要详细追问病史，认真体检病人，发现它们的区别，做出正确的诊断。

2. 把握病机

禀性不耐、邪毒侵及肌肤是其基本病机，湿热、火毒是其发生的主要病理因素，所涉脏腑以脾为主。本病早期多为实证，热毒炽盛、湿热下注为常见证型，治当解毒利湿；后期多阴血亏虚，虚风内生，治宜滋阴养血祛风。

3. 中西医结合

接触性阴茎皮炎由不同种类的化学或生物品对阴茎局部皮肤刺激而产生，其发病机制有时不甚明了，故要求在治疗中发挥中西药结合的优势以缩短病程。

（二）中医治疗

1. 内治法

（1）热毒内炽型

治法：解毒清热，凉血疏风。

方药：黄连解毒汤加减。

黄连 10g，黄芩 10g，栀子 12g，生大黄 6g，金银花 20g，连翘 15g，蒲公英 20g，野菊花 20g，丹皮 15g，紫草 20g，赤芍 15g。

头痛发热者，加桑叶、菊花。

（2）湿热下注型

治法：清利湿热。

方药：龙胆泻肝汤加减。

龙胆草 10g，栀子 12g，黄芩 10g，柴胡 10g，车前子 25g（另包），生地黄 15g，薏苡仁 30g。

局部渗出较多者，加茵陈、赤小豆、苦参等。纳差者，加炒扁豆、厚朴、苍术。

（3）血燥生风型

治法：养血活血祛风。

方药：四物消风饮加减。

生地黄 20g，白芍 15g，川芎 10g，赤芍 10g，制何首乌 25g，全当归 20g，荆芥 6g，蝉蜕 10g。

瘙痒甚者，加白蒺藜、地肤子。

2. 外治法

（1）楂黄汤。生山楂 40g，生大黄 30g。煎汤湿敷或外洗。红肿热甚者加芒硝 20g；有水疱或糜烂、渗液者加明矾 15g；伴化脓感染者加蒲公英 30g。每日 1 剂，每日湿敷或外洗 2～3 次，每次 15 分钟。

（2）鲜石韦叶 250g，加水 1500mL，煎取 1000mL，热洗患处。每次 15 分钟，每日 3 次，2～3 天可愈。

（3）将韭菜嫩叶用火烘，趁热搓擦患处。每日 3～4 次，搓擦后症状缓解，连用 3～4 天可愈。治疗漆疮。

（4）三黄洗剂外搽，每日 4～5 次，用于初犯者。

（5）青黛膏外搽，每日 3 次。用于有糜烂、渗出及未结痂者。

（6）鲜马齿苋捣烂，取汁，加入 2.5% 冰片涂搽，每日 4～6 次。

（三）西医治疗

1. 全身治疗

可给予抗组织胺类药，如苯海拉明 12.5～25mg，每日 2～3 次。氯苯那敏

4mg，每日 3 次。如渗出较明显，可口服维生素 C0.2g，每日 3 次，及用 10% 葡萄糖酸钙 10mL 加入 25% 的葡萄糖注射液 20mL 静脉缓慢注射，每日 1 次。局部情况严重者，可酌情加用肾上腺皮质激素类药，如泼尼松 30～60mg/d（酌情调整剂量），疗程为 2～3 周，后逐渐减量停药。

2. 局部治疗

（1）Burow 氏溶液，按 1∶20 稀释后冷敷，每日 3～4 次。

（2）用 4% 硼酸溶液局部湿敷。

以上适用于急性渗出、糜烂和有水疱者。

（3）炉甘石洗剂外涂，适用于干性皮炎。

（4）皮质类固醇喷雾剂、霜剂或洗剂，适用于亚急性皮炎，或水疱消失后等。

（5）以 0.1% 依沙吖啶溶液湿敷，每日 3 次，或用新霉素溶液湿敷。这两种药适用于局部继发感染，渗出较多者。

（6）抗生素药膏，如莫匹罗星软膏、金霉素软膏、红霉素软膏等，适用于局部感染者。

第八节　坏疽性龟头炎

坏疽性龟头炎为龟头的急性或慢性破坏性溃疡性病变，多见于平时不注意卫生和身体状况较差者。

一、临床诊断

（一）辨病诊断

1. 症状

坏疽性龟头炎发病早期龟头及包皮有烧灼感及痒感，炎性渗出物有臭味。当阴茎发生坏疽时，病人有寒战、高热、恶心及呕吐等症状。如病变累及尿道口，可发生尿痛或排尿困难。

2. 体征

本病初期皮损主要在龟头和包皮，随着病情的发展，逐渐向阴茎体蔓延，甚至可达阴茎根、阴囊和下腹部。最早的体征为龟头或包皮内侧有小而色红的糜烂点，同时局部有较多的渗出物，呈黄色或白色，有臭味。如有包茎者可引起化脓性病变。如病情继续发展则可出现广泛的溃疡，溃疡边缘高起，质较硬，基底为肉芽组织，容易出血，溃疡表面常有脓性分泌物，也可形成脓痂。溃疡周围的皮肤呈暗红色，阴茎常有水肿，继而龟头可变硬，发红，包皮肿胀，颜色发黑。本病破坏性很大，不易愈合，严重者龟头、部分阴茎，甚至整个阴茎可以在短期内出现坏死和脱落。双侧腹股沟淋巴结肿大，压痛明显。

3. 实验室检查

分泌物涂片或细菌培养可以发现类螺旋体与短梭形弧菌。

（二）辨证诊断

1. 湿热下注型

（1）临床表现：阴茎皮肤发红、糜烂，脓性分泌物较多，气味发臭，胸脘痞满，身热不扬，口渴不欲饮。舌红，苔黄腻，脉滑数或濡数。

（2）辨证要点：阴茎皮肤糜烂，分泌物较多，气味发臭。舌红，苔黄腻，脉滑数。

2. 正虚邪陷型

（1）临床表现：阴茎广泛糜烂、溃疡，甚则坏死并脱落，伴恶寒、发热、精神萎靡、神疲乏力、少气懒言等。舌淡红，苔薄白，脉沉细无力。

（2）辨证要点：阴茎广泛糜烂、溃疡，甚则坏死并脱落，神疲乏力。舌淡，苔薄白，脉沉细无力。

二、鉴别诊断

（一）龟头包皮炎

本病局部也有潮湿、红肿、糜烂、溃疡，腹股沟淋巴结肿大及压痛等，但一般不出现坏死性病变。分泌物涂片或细菌培养可以发现非特异性细菌，如链球菌、葡萄球菌或大肠杆菌等。

（二）阴茎梅毒

本病可有渗出物，局部溃疡，溃疡面表浅，表面扁平，边缘高起、发硬，底部有血清渗出，有不洁性交史，且暗视野检查可发现梅毒螺旋体。梅毒血清学检查可助诊断。

（三）软下疳

本病也有龟头包皮处潮湿、红肿，有分泌物，但量较少，臭味较轻，起病较缓，有性病接触史，分泌物直接涂片或细菌培养可检查出杜克雷氏杆菌。

（四）阴茎癌

本病最常发生于阴茎头及包皮内板或冠状沟处。初期为丘疹、溃疡，可有糜烂，边缘硬而不整齐，有分泌物、出血及恶臭味。组织活检可明确诊断。

（五）阴茎结核

本病阴茎头处往往有慢性溃疡，但病程较长，溃疡边缘清楚，周围有浸润性硬结，基底为肉芽组织或干酪样坏死组织。分泌物涂片或细菌培养可以检查出结核杆菌。

三、治疗

（一）提高临床疗效的思路提示

1. 明确诊断，及早治疗

要依据病史和相关症状特征以及相关检查做出明确诊断，并及时采取抗感染治疗和支持治疗。

2. 把握病机，分清虚实

本病病机为湿热毒邪内侵，正气亏虚。所涉脏腑以肝、脾、肾为主。病之初期以湿热下注为主，属实证；病之后期为正气亏虚，毒邪内陷，为虚证或虚实兼杂证。

（二）中医治疗

1. 湿热下注型

治法：清利湿热。

方药：龙胆泻肝汤加减。

龙胆草 10g，栀子 10g，黄芩 10g，柴胡 10g，金银花 30g，连翘 20g，蒲公英 30g，野菊花 20g，土茯苓 30g，生甘草 10g，白花蛇舌草 20g。

2. 正虚邪陷型

治法：补益气血，托毒生肌。

方药：托里消毒散加减。

黄芪 30g，白术 12g，茯苓 15g，当归 15g，白芍 15g，川芎 10g，桔梗 10g，白芷 10g，皂角刺 10g，金银花 30g，生甘草 10g，甘草 10g。

（三）西医治疗

1. 药物治疗

（1）支持疗法：加强营养，改善全身状况，包括补充各种维生素、脂肪、糖及蛋白质等，必要时酌情配合输入新鲜血液。

（2）抗感染：根据病情的轻重程度，分别给予口服、肌肉注射或静脉滴注抗生素，一般以青霉素为首选，其他高效广谱抗生素可酌情选用。

2. 局部外治

（1）用过氧化氢溶液湿敷患处。

（2）用高锰酸钾溶液或硫酸铝稀释液湿敷。

（3）用玉露膏或金黄膏外敷，用于疾病初起局部以红肿为主者。

（4）用2%～10%黄柏溶液洗涤后，再用玉露膏外敷，适用于局部皮肤腐烂发黑者。

（5）外用生肌散或生肌白玉膏，适用于腐肉脱落，新肌待生者。

3. 手术治疗

病变部位溃烂、坏死或长期不愈者，应考虑从坏疽部位的近心端行根治性切除术。某些病人可行包皮或阴茎背部切开术，以便暴露龟头，彻底引流。

第九节　核黄素缺乏症

核黄素缺乏症是由于体内缺少核黄素而引起的舌炎、唇炎、口角炎、阴囊炎、外阴炎等。

本节只讨论由于核黄素缺乏而引起的阴茎部位的皮损，局部皮肤有瘙痒及疼痛。

一、临床诊断

（一）辨病诊断

1. 症状

核黄素缺乏症患者的局部皮肤可以有不同程度的瘙痒或疼痛。

2. 体征

核黄素缺乏症患者的皮损见于阴茎部及阴囊部，呈蚕豆到核桃大小的淡红色斑片，上覆灰白色发亮的鳞屑，边缘较为明显，皮肤可肿胀或脱屑；或呈散在或群集的黄豆大小的丘疹，上面有黏着性的灰色鳞屑，融合成片时，鳞屑较厚。病情重者可以发现皮肤有广泛的裂隙，出现对称性的红斑和萎缩，这是本病的一个特征。局部还可以见到渗出、糜烂、脓疮、结痂。

3. 实验室检查

（1）血维生素 B_2 水平降低。

（2）24 小时尿排泄维生素 B_2 减少。

（3）局部组织病理显示阴茎皮损处表皮显著角化，颗粒层减少或消失，严重时底层色素减少或消失，真皮毛细血管扩张。

（二）辨证诊断

1. 湿热下注型

（1）临床表现：阴茎部皮肤红肿，甚则溃疡糜烂，口干不欲饮，脘腹痞满，肢倦，纳差，小便短赤，大便不爽。舌红，苔黄腻，脉濡数或滑数。

（2）辨证要点：阴茎部皮肤红肿，甚则溃疡糜烂，小便短赤。舌红，苔黄腻，脉濡数或滑数。

2. 阴虚生风型

（1）临床表现：阴茎皮肤红斑、丘疹、脱屑，局部灼热刺痒，心烦口渴，潮热盗汗。舌红，少苔，脉细数。

（2）辨证要点：阴茎皮肤红斑、丘疹、脱屑，局部灼热刺痒，潮热盗汗。舌红，少苔，脉细数。

二、鉴别诊断

核黄素缺乏症应与阴茎湿疹相鉴别。核黄素缺乏症发病呈波动性，多见于集体生活中的青壮年，有调换地区或突然改变饮食的病史及其他维生素缺乏史，有时同单位中多人同时发病，再结合局部皮损特点、实验室检查等可以确诊，且用核黄素或维生素 B 族药物治疗有效，可以帮助诊断本病。湿疹是与变态反应有关的一种皮肤病，机体的过敏性素质起着决定性作用，皮肤损害呈多形性。

三、治疗

（一）提高临床疗效的思路提示

1. 明确诊断

核黄素缺乏症不是独立的疾病，它是核黄素缺乏在阴茎局部的表现，故应在全面体检的基础上，及早做出诊断。

2. 把握病机，详辨虚实

本病的基本病机为阴虚生风化燥，湿热下注厥阴，在脏腑以肝、脾、肾为主。临证有虚实之别，或虚实兼杂，当谨守病机，辨证施治。

3. 分期论治，中西医结合，对症处理

（二）中医治疗

1. 内治法

（1）湿热下注型

治法：清利湿热。

方药：龙胆泻肝汤加减。

龙胆草 10g，栀子 10g，黄芩 10g，柴胡 10g，生薏苡仁 30g，白豆蔻 15g，滑石 30g，皂角刺 10g，生甘草 10g。

（2）阴虚生风型

治法：滋阴养血，润燥祛风。

方药：大定风珠加减。

生白芍 18g，阿胶 9g，生龟甲 12g，干地黄 18g，麻仁 6g，五味子 6g，生牡蛎 12g，麦冬 18g，炙甘草 12g，鸡子黄 2 枚，鳖甲 12g，防风 6g，知母 10g。

2. 外治法

（1）用 5% 硫黄煤焦油软膏外搽。

（2）黄柏霜外搽。

（3）以锡类散、养阴生肌散外用，对于局部渗出、糜烂者较适宜。

（三）西医治疗

（1）核黄素每日 40～50mg，分 3～4 次口服。连续服用 2～4 周，或服到全部皮损好转为止。

（2）适当补充维生素 B_1、维生素 B_6，或复合维生素 B 及维生素 C 等，因为维生素缺乏性疾病常是多种成分缺少所致。

（3）酵母片，每次 3g，每日 3 次，口服。

第十节　阴茎光泽苔藓

光泽苔藓是一种慢性皮肤病，局部皮损是由多数微小的多角形平顶丘疹组成，具有特殊的光泽。本节主要介绍阴茎光泽苔藓。

一、临床诊断

（一）辨病诊断

1. 症状

本病一般无任何自觉症状。

2. 体征

光泽苔藓于阴茎、龟头处可见针头至粟粒大小的丘疹，顶平，为多角形或圆形，呈淡红色、皮肤色或稍褐色，有光泽，但无鳞屑，皮疹数目较多，多成群聚集（也有散在者），但不互相融合，有时可见微小丘疹排列成线状，即同形反应。某些病例在其他部位可同时发生类似皮损。

3. 病原学诊断

皮损处病理变化为每个丘疹损害处可见真皮乳头部有一团边界清楚的致密浸润灶，上面的表皮变薄且平，钉突消失，两侧的表皮延伸向下，至浸润灶底部弯曲，呈怀抱状。浸润灶内主要由淋巴细胞和组织细胞组成，另外，可以见到少数郎罕氏多核巨细胞、成纤维细胞及嗜黑素细胞。没有干酪性坏死。

（二）辨证诊断

1. 风湿热邪外侵型

（1）临床表现：阴茎、龟头可见针头至粟粒大小的丘疹，呈多角形或圆形，顶平，表面发红，瘙痒。舌淡，苔薄黄，脉浮数。

（2）辨证要点：阴茎、龟头有许多丘疹，呈多角形或圆形，顶平。舌淡，苔薄黄，脉浮数。

2. 阴虚内热风动型

（1）临床表现：阴茎、龟头可见针头至粟粒大小的丘疹，瘙痒，五心烦热，盗汗。舌红，少苔，脉细数。

（2）辨证要点：阴茎部有许多丘疹，呈多角形或圆形，顶平，潮热，盗汗。舌红，少苔，脉细数。

二、鉴别诊断

本病需与扁平苔藓、毛周角化症、瘰疬性苔藓、珍珠状阴茎丘疹等病相鉴别。上述病变的皮损特点或发病年龄及发病部位等均与本病有差别，且根据本病的皮疹形态、具有光泽等，再结合组织病理变化等特点不难鉴别。

三、治疗

（一）中医治疗

1. 内治法

（1）风湿热邪外侵型

治法：祛风清热除湿。

方药：消风散加减。

金银花 20g，桑叶 10g，菊花 15g，地肤子 25g（另包），苦参 30g，牛蒡子 15g，白僵蚕 15g，土茯苓 15g，蝉蜕 10g，生甘草 10g。

（2）阴虚内热风动型

治法：养阴清热，祛风润燥。

方药：大定风珠加减。

生白芍 18g，阿胶 9g，生龟甲 12g，干地黄 18g，麻仁 6g，五味子 6g，生牡蛎 12g，麦冬 18g，炙甘草 12g，鸡子黄 2 枚，鳖甲 12g，防风 6g，知母 10g 等。

2. 外治法

（1）用 1% 薄荷三黄洗剂外搽，每日 2~3 次。

（2）黄柏霜外搽，每日 2~3 次。

（3）用青吹口散涂于患处，每日 2~3 次

（4）苦参 30g，红花 15g。水煎熏洗。

（二）西医治疗

本病可自愈，且无特殊症状，可用氟轻松软膏外涂。

第十一节　阴茎结核

阴茎结核是指结核杆菌侵蚀阴茎而引起的结核性疾病，可因直接接触感染或泌尿生殖系结核漫延所致，是男科中极为罕见的疾病，发病率很低，误诊率很高。龟头部有结节或慢性溃疡，溃疡初为单发，不痛，分泌物较少，长期不愈，继而互相融合，可将龟头全部破坏。

中医称阴茎结核为"阴茎痨"，意即痨瘵病之生于阴茎者，当其未溃时表现为"结节"，属中医"痰核"的范畴。发生溃疡时，则称之为"疳疮"。

一、临床诊断

（一）辨病诊断

阴茎结核常有阴茎直接接触结核病变的病史，或有泌尿生殖系及其他部位的结核病史。

1. 症状

阴茎结核患者在龟头部有结节或慢性溃疡，不痛，分泌物较少，长期不愈。继发感染时病情恶化，疼痛、分泌物增多。溃疡初为单发，继而多发，互相融合，可将龟头全部破坏。

2. 体征

阴茎结核患者在龟头或阴茎体有单发或多发性溃疡。溃疡边缘清楚，呈潜掘形，周围浸润硬结，基底为肉芽组织或干酪坏死组织，尿道外口溃疡可合并狭窄。

3. 实验室检查

（1）分泌物直接涂片或培养可检出结核杆菌。

（2）局部或淋巴结组织检查，可以见到典型的结核结节，可有干酪样坏死。

（二）辨证诊断

1. 痰浊凝聚型

（1）临床表现：龟头部有小结节，单发或多发，未溃破，微痛或不痛。舌淡胖，边有齿痕，苔白腻，脉细滑。

（2）辨证要点：龟头部有小结节，未溃。舌胖，边有齿痕，苔白腻，脉滑。

2. 湿热下注型

（1）临床表现：龟头部有小结节，已溃或未溃，局部灼热隐痛，伴小便黄赤，阴囊潮湿，脘腹痞满。舌质红，苔黄腻而厚，脉滑数。

（2）辨证要点：龟头部有小结节，局部灼热隐痛，阴囊潮湿。舌红，苔黄腻，脉滑数。

3. 阴虚火旺型

（1）临床表现：溃疡日久融合成片，周围有新发的小结节，伴午后心中烦热，口干溲黄。舌红，苔少，脉细数。

（2）辨证要点：阴茎溃疡日久，伴腰膝酸软，潮热盗汗。舌红，少苔，脉细数。

二、鉴别诊断

（一）阴茎癌

阴茎癌多有包茎或包皮过长的病史，病程稍缓。早期常发生龟头溃疡，边缘硬而不整齐，腹股沟淋巴结肿大。肿瘤为菜花状，溃疡在肿瘤上形成，病理活检可发现癌细胞。

（二）软下疳

本病于龟头及冠状沟多发。有不洁性交史。阴茎头及包皮黏膜有溃疡，腹股沟淋巴结肿大，常形成脓肿。杜克雷氏皮肤试验阳性。分泌物直接涂片或培养可检出杜克雷氏杆菌。

（三）坏疽性阴茎炎

本病由螺旋体与梭状杆菌混合感染引起，病情发展快，龟头可有溃疡，其溃疡多且深，有大量黄白色味臭的渗出液，表面有假膜遮盖，疼痛较剧。严重者龟头及整个阴茎坏死。

三、治疗

（一）提高临床疗效的思路提示

1. 抗结核治疗为主

抗结核化学药物对结核病的治疗起着决定性作用，合理的化疗可使病灶全部灭菌、痊愈。

2. 合理用药

治疗结核必须坚持早期、联合、适量、规律和全程的用药原则。只有这样才能减少单个抗结核药物的剂量，减少其副作用。同时减少耐药菌的存活，保证治疗效果。

3. 分清虚实，细审寒热

阴茎结核虽由肝肾损伤，痰湿之邪乘虚而入，流结于阴茎所致，但仍有虚实之分。实者，本虚而标实，以化痰为主，兼益肝肾之法治之；虚者，或肝肾阴虚，或气血两虚，常用滋养肝肾或补益气血之法。

（二）中医治疗

1. 内治法

（1）痰浊凝聚型

治法：健脾化湿，消痰散结。

方药：加味二陈汤。

陈皮 10g，制半夏 12g，茯苓 15g，炙甘草 10g，制胆南星 10g，苍术 10g，白术 12g，车前子 15g（另包）。

（2）湿热下注型

治法：清热利湿解毒。

方药：龙胆泻肝汤加减。

龙胆草 10g，栀子 10g，黄芩 10g，金银花 20g，连翘 15g，丹皮 12g，土茯苓 20g，生甘草 10g。

（3）阴虚火旺型

治法：滋阴降火。

方药：大补阴丸。

熟地黄 15g，生山药 15g，山茱萸 12g，龟甲 12g，知母 10g，旱莲草 15g，制何首乌 15g，阿胶 10g，百合 15g。

兼气虚者，加西洋参、太子参；兼脾虚者，加党参、白术。

2. 外治法

（1）白天用 20% 的黄连水湿敷患处。

（2）夜间用下疳散敷于龟头部溃疡处，外盖黄连油膏纱布。

（三）西医治疗

1. 药物治疗

（1）全身支持疗法：与其他系统结核的治疗无区别，包括休息、加强营养、摄入丰富的维生素等。

（2）抗结核药物联合应用：链霉素 0.5g，肌肉注射，每日 2 次，连续用药 2 周，以后每周 2 次，每次 1g，连用 3 个月；异烟肼 0.3g/d，顿服；对氨基水杨酸钠，每日 8～12g，分 3 次口服；或利福平 0.3g，每日 1 次，口服。若并发神经炎，可予维生素 B_6 20mg，每日 3 次，口服。

上述药物应足量联合运用且不间断，一般用半年～1 年，然后根据临床症状、体征以及前列腺液与精液化验来判断治疗效果。如效果不佳，或对链霉素有反应，可用下列药物：利福平 300mg，每日 1 次，饭前服；异烟肼同前；乙胺丁醇 0.25g，每日 3 次，联合应用。或用氨硫脲、吡嗪酰胺、卡那霉素等药治疗。

（3）在急性期或手术前后可采用抗菌药物的针剂，如第三代奎诺酮类药物，左旋氧氟沙星 0.2～0.4g，静脉点滴，每日 1 次，疗程为 14～30 天。

2. 手术治疗

对阴茎结核破坏范围较大，保守疗法不易奏效者，则在抗结核药配合下保守切除或病灶清除，尽量多保留阴茎组织，术后继用抗结核药。

第十二节　阴茎癌

本病多见于中老年人，但青壮年亦有发病，其发生率与社会经济、文化、宗教信仰，尤其是卫生条件有密切关系，欧美各国仅占男性全部恶性肿瘤的 1%，苏联为 0.5%～1.0%，在印度、印尼等国家，阴茎癌在男性癌中占 10%以上。20 世纪 50 年代，本病在我国泌尿生殖系肿瘤中发生率居首位，占 38.2%～51.6%，之后由于各方面条件的改善，其发生率逐年下降。值得注意的是农村和文化落后的边远地区，阴茎癌发病率仍高，尚须做大量卫生教育普及工作。早期可有刺痒、热灼、疼痛，少许分泌物等症状，中晚期疼痛及其他症状加剧。

中医认为阴茎属肾，故称阴茎癌为"肾岩"，日久翻花，形似石榴，故又称"翻花下疳"。并将此病归于"四绝症"之一。

一、临床诊断

（一）辨病诊断

1. 症状

早期多无明显自觉症状，部分患者有刺痒、热灼、疼痛、少许分泌物等症状，中晚期疼痛及其他症状加剧，可出现消瘦、贫血、食欲不振、精神萎靡，以致丧失劳动力。

2. 体征

（1）阴茎头、包皮内板、系带及冠状沟附近可见丘疹、疣、溃疡等病变，抗炎治疗无效，日趋增大恶化。溃疡后呈菜花样肿物，溃疡经久不愈。

（2）腹股沟淋巴结肿大，质较软，晚期淋巴结固定，有感染时重者穿破皮肤。

3. 病原学诊断

根据活体组织学检查，可明确癌肿的组织学类型。组织学分级有助于临床分期和治疗方案的制定。其临床分期为：

I 期：肿瘤局限于阴茎头或包皮。

II 期：肿瘤浸润阴茎体或海绵体，无淋巴结或远处转移。

III 期：肿瘤局限于阴茎体，有腹股沟淋巴结转移。

IV 期：肿瘤超出阴茎干之外，有淋巴结转移或远处转移。

还有目前统一应用的阴茎癌国际分类法（UICC 分类或 TNM 分类法）。

T 原发肿瘤。

Tis 原位癌。

T_0 未见原发肿瘤。

T_1 肿瘤最大直径为 2cm 或 2cm 以下浅表型或外突型。

T_2 肿瘤最大直径大于 2cm，小于 5cm，轻度浸润。

T_3 肿瘤最大直径大于 5cm 或不论大小，有深部或尿道浸润。

T_4　肿瘤侵犯邻近组织。

N　局部淋巴结。

No　未扪及淋巴结。

N_1　单例活动性淋巴结。

N_{1a}　淋巴结内未见转移。

N_{1b}　淋巴结内可能有转移。

N_{2a}　双侧活动性淋巴结。

N_{2b}　淋巴结内未见转移。

N_3　淋巴结内可能有转移。

Na　固定的淋巴结。

M　远处转移。

Mo　无远处转移。

M_1　有远处转移。

（二）辨证诊断

1. 肝郁痰凝型

（1）临床表现：阴茎局部出现硬节，逐渐增大，范围较小，质硬，疼痛轻微伴痒感，郁闷不舒，小腹不适，胁肋胀痛。舌淡，苔白腻，脉弦。

（2）辨证要点：阴茎局部出现硬结，逐渐增大，胸胁胀闷。舌淡，苔白腻，脉弦。

2. 湿热下注型

（1）临床表现：阴茎肿块溃烂，状若翻花，时有血脓样分泌物，气味恶臭，伴腹股沟淋巴结肿大、压痛，小便涩痛，短赤不畅，心烦口渴。舌质红，苔黄腻，脉弦数。

（2）辨证要点：阴茎溃烂，状若翻花，小便短赤。舌质红，苔黄腻，脉滑数。

3. 阴虚火旺型

（1）临床表现：局部痛如火灼，溃烂，有血样渗出物，腐臭难闻，双侧腹股沟淋巴结肿大，固定不移，伴头晕，失眠，腰酸耳鸣，纳呆，咽干，乏力，消瘦。舌红，少苔，脉细数。

（2）辨证要点：局部痛如火灼，溃烂，腰膝酸软，潮热盗汗。舌红，少苔，脉细数。

4. 气血亏虚型

（1）临床表现：肿块脱落，疮面肉色淡红，或暗红无泽，或疮色紫暗，新肉不生，或化疗、放疗术后，双侧腹股沟淋巴结肿大，伴神疲懒言，体弱消瘦，面色不华。舌淡，少苔，脉沉细弱。

（2）辨证要点：溃疡处色淡红，或暗红无泽，神疲乏力，少气懒言，面色不华。舌淡，苔薄，脉细。

二、鉴别诊断

（一）软下疳

本病有不洁性交史和极短的潜伏期，阴茎头、会阴部溃疡，疮面覆有脓液，边缘柔软，有轻度疼痛和触痛。腹股沟淋巴结可肿大、疼痛、化脓、溃破。取脓液涂片检查约50%有革兰染色阴性杆菌，成对或链状排列，无鞭毛或芽孢。

（二）阴茎乳头状瘤

本病可发生于包皮、阴茎头及冠状沟等处。初发为一小的局部隆起，渐增大，呈乳头状，有蒂或无蒂，呈红色或淡红色，质地较软，生长缓慢。继发感染者，可有恶臭样分泌物。临床易被误诊为阴茎癌。可由活体组织检查确诊。

（三）阴茎结核

本病有泌尿生殖系结核病史，病变多在龟头、系带处。初期为红色疱疹，以后呈浅表溃疡，而溃疡周围硬韧，基底部为肉芽组织，有时溃疡扩大或造成龟头坏死。鉴别要点：一靠病史，二做病理检查。

（四）阴茎纤维硬结症

本症为慢性纤维组织增生，多发生于阴茎海绵体，以局部纤维结节为主。虽然肿块硬韧，境界也不清楚，但较癌肿肿块硬度差，增长也缓慢，而且表面尚光滑，有一定的活动性，一般很少形成溃疡及腹股沟淋巴结肿大。

（五）凯腊增殖性红斑

凯腊增殖性红斑少见，患者多为壮年，病变多发生于阴茎头、尿道口及包皮等部位，进展缓慢，可为一个或数个硬结、溃疡，这种溃疡呈光亮的圆形隆起，周围有组织包绕，因搔抓引起皮炎性瘢痕区。诊断主要靠病理检查，镜下可见棘层明显增生，上皮钉增长伸入真皮中，细胞有丝分裂为原位扇病变。用可的松软膏外涂可减轻症状。近年来有报道用1%～5%氟尿嘧啶油膏可以治愈。这种疾病是原位癌，多数主张应用电凝或放射疗法，晚期可行局部切除手术。

（六）Buschke – Lowenestem 瘤

Buschke – Lowenestem 瘤又称巨大尖锐湿疣或癌样乳头状瘤。疣状物病变较大，常侵入阴茎头、阴茎体和邻近组织，常并发溃疡、感染，局部有压痛。组织学所见疣状物尚属良性。病因尚不清楚，可能与尖锐湿疣治疗不彻底有关。治疗需将病灶彻底切除，并应定期随访，防止复发。

（七）阴茎角

阴茎角是一种原因不明的阴茎良性肿瘤。组织学表现为上皮细胞的广泛肥大和角化。阴茎角多在阴茎头冠状沟处，系属皮肤角质层局限在某一部位异常增生堆积而成，呈枯黄色表面粗糙之角状物，大小可达数厘米。本身无血运，可自行脱落，质硬如竹，它属于阴茎癌的前期病变。治疗应早期采用阴茎部分切除术。

三、治疗

（一）提高临床疗效的思路提示

1. 明确诊断

由于包茎的原因，阴茎癌的诊断有时会被忽视，而且一些良性的阴茎肿瘤形态酷似阴茎癌，这就要求诊断的准确性，以保证治疗无误。

2. 确定分期

癌症的分期与治疗方式的选择、病人的预后有直接关系，根据分期合理地选用治疗方式会有效地治疗癌症，延长寿命。

3. 分清虚实

根据病因，结合临床表现，本病早期正胜邪实，属实证；后期正虚不能胜邪，出现气血两虚之虚证。

4. 明辨病位

早期肝气郁结，痰浊凝聚于阴器，龟头出现硬结，或湿热火毒蕴结，循经下注，出现肿块溃烂翻花，其病变部位以肝经为主；后期肝肾阴亏，相火内炽，出现局部溃烂，灼热疼痛，或久病缠绵，耗损气血而致气血亏损。

（二）中医治疗

1. 内治法

早期正胜邪实以驱邪为主，常作为手术的辅助治疗。后期正虚明显，以扶正祛邪为主，内服、外用并举。

（1）肝郁痰凝型

治法：疏肝解郁，化痰软坚。

方药：散肿溃坚汤加减。

柴胡 10g，白芍 12g，陈皮 10g，制半夏 12g，茯苓 15g，胆南星 10g，昆布 12g，海藻 15g，半枝莲 30g，山慈菇 15g。

（2）湿热下注型

治法：清利湿热，解毒消肿。

方药：龙胆泻肝汤加减。

龙胆草 10g，栀子 12g，黄芩 10g，柴胡 10g，车前子 25g（另包），生薏苡仁 20g，泽泻 15g，丹皮 10g，白花蛇舌草 15g，土茯苓 15g。

（3）阴虚火旺型

治法：滋阴降火，软坚解毒。

方药：大补阴丸加减。

生地黄、熟地黄各 20g，玄参 20g，麦冬 15g，女贞子 15g，旱莲草 15g，龟甲 15g，白花蛇舌草 15g，丹参 15g，山慈菇 15g，黄柏 10g，知母 10g。

（4）气血亏虚型

治法：益气养血，解毒软坚。

方药：人参养荣汤加减。

黄芪 30g，党参 15g，白术 15g，茯苓 15g，熟地黄 20g，当归 15g，白芍 15g，制何首乌 20g，夏枯草 20g，陈皮 10g，大枣 5 枚为引。

2. 外治法

（1）初、中期先以大豆甘草汤洗涤患处，后用鸭蛋清调凤衣散敷患处，日 1～2 次。

（2）后期用鲜山慈菇捣烂外敷，溃烂、出血者掺海浮散，盖贴生肌玉红膏。

（三）西医治疗

1. 手术治疗

包皮上小于 2cm 的肿块，可做包皮环切术，但术后有复发的可能，应严密随访。阴茎部分切除，于肿瘤 2cm 以上切断阴茎，适用于 Ⅰ 期或 Ⅱ 期阴茎癌。大多数阴茎癌局限于阴茎，无淋巴结转移，一般需行阴茎部分切除，包括 2cm 以上的正常组织，90% 以上的病人能存活 5 年，其中有 11% ~20% 的病人 5 年内还会发生淋巴结转移，应密切随访。如阴茎癌侵犯全部阴茎或切除后残留部分阴茎，不能站立排尿和进行性生活时，应行阴茎全切和尿道、会阴移植术。有淋巴结转移者，应在原发灶切除术后 2 ~6 周在控制感染后行双侧淋巴结清除术。有腹股沟淋巴结转移者，5 年生存率平均为 30%，复发率很高，应该在处理阴茎癌后，做双侧淋巴结清除术。

2. 放射治疗

晚期有远处转移的病人，5 年生存率小于 10%，手术机会少，即使勉强做根治手术，也不能提高生存率，故主张采用放射或化学治疗。

放射治疗适用于无淋巴结转移且未侵犯阴茎海绵体的小而表浅癌或溃疡型癌，对治疗乳头状癌效果不好。肿瘤合并炎症时不适合放射治疗，治疗后可加剧炎症，年轻病人较小的早期阴茎癌可以采用放射治疗，控制生长，保持患者的性功能，如治疗失败可再行手术治疗。放射治疗并不理想，大剂量时还可引起尿道瘘、尿道狭窄等。

3. 化学治疗

1973 年，Blum 等首先应用博莱霉素治疗阴茎癌取得了较好的效果，单独应用有效率为 71.7%，治愈率为 17.4%。若手术、放疗联合应用效果更好。博莱霉素 30mg，静脉注射或肌肉注射，每周 2 次；15 ~30mg 局部注射，每周 1 次，每疗程总剂量为 300 ~450mg。用药期间需注意毒性反应。

第十三节　阴茎硬结症

阴茎硬结症又称阴茎纤维性海绵体炎，是一种原因不明的阴茎纤维硬结性疾病。阴茎硬结症是阴茎海绵体白膜的纤维化病变，由于 D·L·Peyrone 于 1743 年首先对此病的病理与诊断做了详细论述，故此病又称 Peyrone 病；其特征为有隐伏的阴茎海绵体斑块，多位于阴茎背侧，呈单个或多个条索状硬结，其质硬，局限，一般有疼痛；以 40～60 岁左右的中年男子多见；阴茎海绵体与白膜间的纤维病变致正常弹力结缔组织被玻璃变性或纤维瘢痕代替，由于斑块失去了弹性，所以阴茎于勃起时弯曲向同侧，且会发生痛性勃起，这些多为患者前来就诊的原因。本病并非罕见，只是由于病变部位特殊，不易被发现，同时较轻的硬结症对人体影响较小而未引起重视，这些均影响该病的就诊率，其实际发生率远大于文献报道。

　　本病的发病率为 0.3%～1%，由于发病缓慢，病人的就诊时间较晚，一般一年半以上。患者往往因痛性勃起就诊，78% 以上的病人可于阴茎触及斑块，70% 的病人伴有疼痛，阴茎的斑块一般在 0.5～2.0cm，亦有更小的。最先报道此病的 Peyrone 认为，纵欲过度和性病是引起此病的原因，后来有学者对本病进行系统的病理检查后，认为本病是炎症所致。但最近的研究显示：炎症是损伤的结果，而不是起病的原因，外伤乃该病形成的诱因。

　　本病在中医历代医籍中未见论述，目前，中医界多认为其病位在阴茎，病因是痰浊与瘀血搏结而成，将本病称为“玉茎结疽”或“阴茎痰核”。

一、临床诊断

（一）辨病诊断

1. 症状

　　阴茎硬结症患者多数为中年人，起病缓慢，常被偶然发现，或在性交时阴茎疼痛，阴茎弯曲畸形而就诊，临床主要症状有：

　　（1）局部硬结：多数病人因摸到阴茎硬结而就诊，早期可无任何症状，硬结多位于阴茎背侧，小者似米粒大小，大者可波及整个阴茎背面，形状呈圆形、条索状或斑块状，质地坚硬，硬结固定，不活动，阴茎皮肤及皮下组织不受累。

　　（2）勃起痛：是阴茎硬结症最常见的症状之一，据统计，有 23%～96% 的病人有此症状，但在非勃起状态下多不疼痛，部分病人因在性交时有较剧烈的阴茎疼痛迫使性交中断，另外一些人因惧怕疼痛而放弃性生活，疼痛的主要原因是阴茎勃起时纤维组织牵拉使阴茎弯曲所致。

　　（3）勃起弯曲：大多数患者就诊时已经出现了勃起弯曲，其中部分病人因硬结小、弯曲度小而未引起注意。弯曲度在 30°～120°，多数病人阴茎为背曲，小部分病人为侧曲，以腹曲为少见。

（4）性交障碍：虽然阴茎硬结症患者的阴茎勃起功能正常，但由于勃起疼痛和阴茎弯曲会使性交困难而致性交失败。少部分病人因纤维斑块较大而影响海绵体的血液供应，使阴茎勃起不坚，这也是性交障碍的原因。

（5）其他：阴茎硬结症长期存在的结果会导致部分患者出现阳痿，这是受心理因素和器质性病变双重影响的结果。部分病人会有会阴部不适、下坠等症状，本病一般无排尿和射精障碍，发展缓慢，2～3 年后有些病例可自行缓解。

2. 体征

本病体征是于阴茎背侧冠状沟后方皮下，沿着阴茎背侧中线靠根部处（少数患者病变位于远端或侧方）可以见到或触及椭圆形、条索状或斑块状硬结，界限清晰，一个或数个不等。按之质地硬如软骨。勃起时可见阴茎发生背弯或向患侧弯曲。皮色大多正常，个别患者局部皮肤微红。皮肤一般不会发生溃烂。其病变局限，一般不累及尿道，与皮肤亦不粘连。

3. 实验室及影像学检查

（1）血液及尿液的检查一股无特殊异常。如已发生钙化的硬结，X 线片可以显示出来。

（2）阴茎海绵体造影：造影剂有通过受阻征（病变处可有充盈缺损的征象）。

（二）辨证诊断

1. 脾肾亏虚，痰湿凝结型

（1）临床表现：阴茎背侧有一个或数个条索或斑块状硬结，倦怠乏力，纳呆腹胀，形体肥胖，大便溏薄，口淡无味。舌淡，苔白腻，脉濡或滑。

（2）辨证要点：阴茎背侧有一个或数个条索或斑块状硬结，倦怠乏力，腰膝酸软。舌淡，苔白腻，脉濡滑。

2. 气滞血瘀，痰浊凝结型

（1）临床表现：阴茎背侧有痰核，按之较硬，硬结经久未消，胸闷，纳差，性情急躁易怒，喜太息，肢体沉重。舌质暗，苔薄或白腻，脉弦或涩。

（2）辨证要点：阴茎背侧有一个或数个条索状或斑块状硬结，胸胁胀痛。舌暗，或有瘀点、瘀斑，苔薄或白腻，脉弦涩。

3. 肝肾阴亏，痰火相交型

（1）临床表现：阴茎背侧有痰核，硬结表面微红，微痛，腰膝酸软，头晕，耳鸣，潮热盗汗。舌红，苔黄腻，脉细数。

（2）辨证要点：阴茎背侧有痰核，潮热盗汗，腰膝酸软。舌红，苔黄腻，脉细数。

二、鉴别诊断

（一）阴茎骨化病

阴茎骨化病是阴茎海绵体胶原纤维增生，发生钙化所致，临床上十分罕见。虽然临床表现也有阴茎勃起时疼痛、性交困难，但阴茎局部不是一个或多个硬结，而是整个阴茎海绵体质地比较坚硬。因此，阴茎背侧的触诊是鉴别诊断的好方法。另外，阴茎 X 线摄片检查可以见到阴茎海绵体骨化的征象，阴茎海绵体造影可以显示充盈缺损的征象，阴茎有密度增高的阻光性阴影。

（二）阴茎结核

阴茎结核是结核杆菌侵犯阴茎而造成的病变。当结核在海绵体内蔓延时，局部若发生纤维化也可使阴茎发生弯曲。阴茎结核也很罕见，其好发部位多为阴茎头部，表现为结节或慢性溃疡，这些特点与阴茎硬结症不同。局部活检、结核病灶及溃疡分泌物的直接涂片或培养查出结核杆菌是鉴别诊断的重要手段。

（三）阴茎癌

阴茎癌若浸润阴茎海绵体时，可使海绵体出现硬结，但发病部位常在阴茎头、包皮内板、冠状沟处。局部活检发现癌细胞是鉴别诊断的有力依据。

三、治疗

（一）提高临床疗效的思路提示

1. 分清虚实

情志内伤、外感寒湿、瘀血阻滞而致病者，多为实证。脾胃虚弱或肝肾阴虚而致痰浊内停或虚火炼液为痰而造成疾病者，为本虚标实证。

2. 明辨病位

本病多与肝、肾、脾三脏相关。气滞为主者，责之于肝；痰凝为主者，责之于脾；阴虚痰火为病者，责之于脾和肾。

3. 细审寒热

居处寒冷、潮湿，或时值冬季，喜暖畏寒，舌淡苔白者，以寒象居多；而阴虚火旺或肝郁化火者，则以热象常见。

（二）中医治疗

1. 内治法

（1）脾肾亏虚，痰湿凝结型

治法：健脾和胃，补肾化痰，散结除湿。

方药：二陈汤合四君子汤加减。

陈皮10g，制半夏12g，茯苓20g，炙甘草10g，白芥子12g，制附子10g，干姜10g，白僵蚕12g，苍术10g，厚朴10g。

（2）气滞血瘀，痰浊凝结型

治法：理气活血，化痰散结。

方药：化痰逐瘀散结汤加减。

当归15g，川牛膝12g，川芎10g，红花12g，蜈蚣2条，陈皮10g，制半夏10g，白芥子10g，白僵蚕10g，生牡蛎30g，夏枯草10g。

（3）肝肾阴亏，痰火相交型

治法：滋阴清热，化痰散结。

方药：知柏地黄汤加减。

生地黄、熟地黄各20g，生山药15g，山茱萸15g，丹皮10g，泽泻10g，龟甲10g，知母10g，黄柏10g，玄参15g，橘核10g，白芥子15g，炒穿山甲10g。

2. 外治法

（1）药物外治

①活血化瘀消炎膏。黄连、乳香、没药、冰片、樟脑、姜黄、樟丹、黄柏、绿豆等适量，共为细末，用凡士林调成膏状。药膏敷于患处，用纱布包裹，每日换药1次。治疗期间节制性生活。

②小号痰核膏半张，贴于硬结处，5天换1次。适用于痰浊凝聚之阴茎硬结症。

③落得打30g，煎汤浸洗阴茎，每日1~2次，每次10~20分钟。

④用食醋磨紫金锭或万应锭涂搽患处，每日2~3次。

⑤红灵丹或藤黄粉敷于硬结处，用胶布盖贴，隔日1换。

⑥阳和解凝膏剪成小块贴患处。

⑦当归尾 12g，小茴香 8g，红花 9g，白芷 6g，桂皮 10g，伸筋草 15g。煎水熏洗患处。

⑧当归、地龙、草乌、五灵脂、乳香、没药、白芥子各 15g，木鳖子（炒黄后研粉）5g。水煎取液约 300mL，用药布浸吸，缠渍阴茎，每日早晚各半小时。治疗月余后可见效。

⑨草乌、煨大黄、煨姜各 10g，煨南星、赤芍、白芷各 3g，肉桂 1g。共为细末，热酒调敷。用于治疗寒痰凝滞型的阴茎痰核。

（2）针灸治疗：取曲骨、中极、三阴交为主穴，配以关元、大陵、鱼际，手法以泻为主。或辨证配穴，如选用肝经的太冲、曲泉穴，肾经的水泉、照海穴，脾经的太白、商丘穴等。留针 10～30 分钟，若属寒证可用灸法。

（三）西医治疗

1. 药物治疗

（1）维生素 E，每次 0.1g，每日 2 次，口服，连用 3～6 个月。

（2）氨基苯酸钾，可增加组织对氧的利用，增进单胺氧化酶活性，从而降低 5－羟色胺的浓度，5－羟色胺被认为参与阴茎硬结症的纤维化过程。国外治疗阴茎硬结症 22732 例，显示自觉症状改善率为 60%，但该药价格昂贵，且胃肠道副作用较多，其临床应用有一定的局限性。

（3）类固醇类激素，如地塞米松，系长效糖皮质激素，局部作用强，临床上多于阴茎硬结局部注射治疗，治疗 45 例年龄在 50 岁以下阴茎硬结较小的病人，疗效明显，但也有报道认为地塞米松局部治疗对硬结的缩小帮助不大。该药需局部注射，必须注意药物进入周围海绵体后会引起局部组织的萎缩。

①泼尼松龙，每次 5mg，口服，每日 2～3 次，共 2～3 个月。

②地塞米松 2mg，加 2% 普鲁卡因 1mL，局部注射，每周 1～2 次。4～6 周可收到效果。

（4）胶原酶：系梭状芽孢杆菌产生，体外实验发现，胶原酶能溶解斑块的细胞外基质成分，但保留弹性蛋白与平滑肌。临床报道用胶原酶局部注射法治疗 31 例病人，65% 阴茎弯曲的病人得到改善；进一步研究显示，阴茎弯曲 <30°，斑块不到 2cm 者效果较好。

（5）维拉帕米：细胞外基质胶原的白细胞凝聚为钙依赖性过程，若将成纤维细胞置于钙通道阻断剂维拉帕米内,出现胶原合成及分泌均减少,细胞外基质胶原酶活性则增加。有报道用维拉帕米病灶内局部注射,每2周1次,共12次,有30%病人斑块容积缩小50%以上,且疼痛缓解,弯曲度下降。该药局部注射并发症少,不良反应少。

2. 手术治疗

外科治疗应选择阴茎弯曲明显、疼痛明显、性交困难,且经正规内科治疗无效者。20世纪70年代以前的手术方式主要采用硬结切除,用脂肪、鞘膜、涤纶等填充缺损,该手术方式需伸入海绵体内,必然会损伤勃起组织,影响勃起功能,术后会诱发阳痿,这与手术目的背道而驰。近来主要采用Nesbit法和单纯缝合法两种手术方式。

(1)Nesbit法:此手术方式是Nesbit于1965年首先报道,其手术特点为避免损伤神经血管束,于最大弯曲处做0.5~1.0cm的梭形切口以去除白膜,然后缝合。

(2)单纯缝合法:手术过程基本同Nesbit法,但无白膜上卵圆形切除,只在弯曲突面白膜上单纯缝合,左右对称,缩短弯曲突面的白膜,达到矫正弯曲的目的。

手术作为一种治疗阴茎硬结症的重要方法,也有一定的并发症和副作用,例如术后出血、感染、皮肤坏死;部分病人术后主诉阴茎感觉减退,以龟头为主,绝大多数为暂时性,3~6个月内可恢复。部分病人术后阴茎明显缩短,但并不影响病人的正常性交。

3. 其他治疗

(1)放射治疗:硬结局部用低度X线放射,每次剂量控制在1.5~2.0Gy。每周2次,2周为1疗程,2个月后可重复进行。

(2)理疗:采用1%组织胺混悬胶冻涂于阴茎硬结表面,再通入低压直流电,使离子透入,每日1次,每次10~15分钟,20次为1疗程。上海第一医学院华山医院使用音频理疗,效果较好。方法是:患者平卧,选择YL4型或YL3型音频电疗机,用正负电极板分别置于阴茎背侧面及腹侧面加以固定,电极板不能互相接触(电极板用长条形铜片,厚度为0.08~0.09mm,外包四层纱布,放于盐水中浸湿),固定采用软橡皮条。如硬结在阴茎海绵体根部,电极板长度则需超过阴茎全长,背侧面到耻骨联合上,腹侧经过会阴到骶尾部加以固定。一般电流用10~30mA,频率输出在2000±100Hz,通电时间为

20～80分钟/次，每周1～2次，10次为1疗程，中间可休息数天，30次左右为全疗程。

（四）中医专方选介

1. 丹参散结汤

紫丹参、黑玄参各12g，白芥子、全当归、怀山药、丝瓜络、橘核、生地黄、熟地黄、莪术各10g，肉桂6g，金银花30g，鸡血藤20g。若患者年事已高，排尿不畅，或年轻而腰酸痛明显并伴有早泄、阳痿者可加续断、桑寄生、山茱萸、狗脊、仙灵脾等。若少腹胀满，尿意不尽者，加乌药、木通、琥珀；若便溏畏寒，舌胖大，边有齿痕者，加白术、茯苓；阴茎硬结疼痛明显者，加延胡索、川楝子；体质较好而硬结日久不消，舌暗红，有瘀点、瘀斑者，加三棱、夏枯草、桃仁、红花、水红花子。在汤药停服期间，可配合服用丸药。若肾虚明显者宜服金匮肾气丸或六味地黄丸；瘀血明显，体质较好者，予活血消炎丸、大黄䗪虫丸；寒象明显者，予阳和丸、回阳通络丸。并结合外治法进行治疗。如寒象明显者，外用阳和解凝膏；血瘀明显者，外用紫色消肿膏；硬结渐大，日久不消者，外用黑布药膏或消化膏。治疗阴茎硬结症90例，结果：痊愈15例，占16.7%；显效34例，占37.8%；好转13例，占14.4%；无效9例，占10%；另有19例疗效不详，占22.1%。总有效率为68.9%。所有病例治疗时间均未超过4个月。[吴信受.中医治疗玉茎结疽90例.中医杂志.1985，26（5）：38]

2. 化瘀散结汤

黄芪15g，丹参、山茱萸、桑椹各12g，当归、牛膝、赤芍、柴胡、香附各10g，乳香、没药、莪术、荔枝核、茯苓、川芎、橘核、枳实各9g，甘草3g。每日1剂，水煎服。用药渣每晚睡前熏洗阴茎。10剂为1疗程，疗程间隔1周。治疗23例，结果治愈19例，有效4例。[魏得忠，等.化瘀散结汤治疗阴茎硬结症23例.河北中医.1994，16（5）：43]

第十四节　阴茎白斑

本病又称阴茎头白斑病，是由阴茎头表皮的复层鳞状上皮细胞分化异常，引起角化过度所致，可伴有口腔黏膜的类似改变。局部可有瘙痒或灼热感，继发感染可有肿痛。若阴茎头病变范围广泛，可遮盖尿道口而妨碍排尿。属于中医"白驳风"的范畴。

一、临床诊断

（一）辨病诊断

1. 症状

多无特殊症状，但某些患者局部可有瘙痒或灼热感，继发感染后可有肿痛。若阴茎头病变范围广泛时，可以遮盖尿道口而妨碍排尿。

2. 体征

阴茎头及包皮内板可以见到境界清楚的稍混浊的点状或条纹状灰白色区域，继而转成白色或乳白色的扁平斑片，有光泽。白斑形状不定，大小不一，触之较硬，常有角化增厚，稍隆起，较粗糙，不易推动，局部可以有脱屑或大疱。某些病人局部浸润明显，甚至糜烂，或发生溃疡，或局部呈乳头状增生，也可以萎缩或皲裂。

3. 病原学诊断

主要是做病理检查。

二、鉴别诊断

（一）凯腊氏增殖性红斑

本病表现为阴茎头及包皮部位界限明显，有轻度隆起的深红色斑块，质软，如绒毯状，其上有不易剥离的灰白色鳞屑。活组织检查可见表皮棘层细胞增生明显，排列紊乱，并有异形性细胞，上皮钉增长，伸入到真皮之中，但真皮层正常，仅有淋巴细胞浸润。

（二）博温氏病

本病也写作鲍温病，为阴茎头部出现暗红色脱屑性的丘疹或斑块。活组织学检查可见细胞分化不良，有不规则的多核细胞。

（三）黏膜银屑病

本病龟头及包皮内面可见边界清楚的暗红色斑丘疹，表面光滑干燥，有薄层灰白色带及有光泽的鳞屑，基底浸润，表面黏膜浸渍，剥离后有点状出血。此病单发者很少，常与皮肤损害并存。

对于阴茎白斑的诊断，根据其病变累及以黏膜部位为主，损害表现除色素缺失外，尚有角化增厚、浸润等，及典型的组织病理变化几方面的特点综合分析判断。

三、治疗

（一）提高临床疗效的思路提示

1. 明确诊断

根据病变特征和病理检查，尽早明确诊断。

2. 内外结合

在治疗上要内外结合，要注意改善全身状况及局部环境，补充各种维生素，并注意定期观察，及时采取手术。

（二）西医治疗

1. 药物治疗

积极补充各种维生素。

（1）维生素 E 胶丸：每次 0.1g，每日 2 次，口服。

（2）维生素 A 胶丸：每次 1 丸，每日 3 次，口服。

（3）维生素 C 片：每日 0.2g，每日 3 次，口服。

2. 药物外治

（1）对于局部瘙痒者，外搽止痒药。

（2）氢化可的松霜、曲安西龙尿素霜，外涂病变部位，每日 2~3 次。

（3）局部继发感染者，用莫匹罗星软膏或金霉素软膏外涂。

3. 其他治疗

（1）可以试用液氮冷冻、二氧化碳激光，或配合浅层 X 射线及 5%~10% 硝酸银液或 20% 铬酸腐蚀等局部治疗的方法。

（2）如观察中发现有癌变迹象时，可考虑手术切除治疗，但应慎重。

第十五节　阴茎乳头状瘤

阴茎乳头状瘤是最常见的阴茎良性肿瘤之一，多见于中、青年，常发生于阴茎头、冠状沟、包皮系带和包皮内板，发病与包皮垢或炎症刺激有关，易癌变，治疗宜早期手术。

一、临床诊断

肿瘤单发或多发，初起为体积很小的局限性乳头状隆起，随着病程的进展，可沿冠状沟呈环形生长或布满阴茎头和包皮。瘤体大小不一，细而长，有蒂，末端分枝，呈乳头状，淡红色。有包茎者，肿瘤从包皮口外突。包皮囊内常潮湿，浸渍和摩擦可使肿瘤表面脱落、出血及感染而形成溃疡，产生恶臭浊液。

依据肿瘤位置、形状，诊断多无困难。若肿瘤突然增大、感染、破溃，应怀疑有恶变之可能。活体组织学检查可确诊。

二、鉴别诊断

本病主要应与阴茎尖锐湿疣相鉴别。尖锐湿疣是通过性接触传染，由人乳头瘤病毒引起。病理检查见乳头表面分布尖刺状物，棘细胞形成细而长的上皮脚及细小分支，结缔组织增生少，有空疱形成。

另外，还需与阴茎癌相鉴别。本病主要表现为乳头状增生，而阴茎癌开始可见乳头状增生伴溃疡，而后发展为菜花样改变，容易鉴别。本病晚期，尤其伴有感染时鉴别比较困难，可借助活体组织进行诊断。

三、治疗

治疗以早期手术、局部切除为宜，也可用电灼术、冷冻疗法、放射疗法和激光照射治疗。无论采取何种治疗方法，均应同时做包皮环切术，以防复发。手术切除后标本应做病理检查。病理证实恶变者按鳞状细胞癌处理。

第十六节 阴茎短小症

阴茎短小尚无明确的概念。我国正常男子阴茎平均长度为 $7 \sim 10$ cm，勃起后长度可增加，但增加的长度因人而异，疲软状态下较短者反而增加得更长。一般来说，凡成年期男子阴茎的长度与周径在常温下小于我国正常男子的平均值，且影响性生活者，即称为阴茎短小症，属于男性外生殖器先天性发育畸形。中医称"阳物短小"，多因先天禀赋不足或后天损伤肝肾，致阴茎失养而引起。

一、临床诊断

（一）辨病诊断

1. 阴茎短小，常温下不超过 3cm，横径小于 1.9cm。

2. 很难有正常的性生活，或不能站立排尿。

3. 男性第二性征发育不全，或伴有其他生殖器官的畸形。

（二）辨证诊断

1. 肾虚，天癸不足型

（1）临床表现：阴茎短小，第二性征发育差，可伴有其他生殖器官发育不全。偏肾阳不足者，伴阴冷，性欲低下，阳痿，腰脚软，舌淡，苔薄白，脉沉细；偏肾阴虚者，欲念易动，阳事易举，五心烦热，潮热，盗汗，舌红，苔少，脉细数。

（2）辨证要点：阴茎短小，第二性征发育差，腰膝酸软。偏肾阳虚者，性欲低下，形寒肢冷，舌淡，苔薄白，脉沉细；偏肾阴虚者，五心烦热，潮热盗汗，舌红，少苔，脉细数。

2. 肝经瘀滞型

（1）临床表现：阴茎短小，第二性征不显，或有其他生殖器官发育不全，伴少腹胀痛，胸闷不舒，心烦易怒。舌质紫暗或有瘀点，脉沉涩。

（2）辨证要点：阴茎短小，第二性征不显，少腹胀痛，胸闷不舒，心烦易怒。舌质紫暗，脉沉涩。

二、鉴别诊断

（一）缩阳症

本病常突然发病，阴茎并阴囊上缩，伴有剧痛、汗出、心悸等症状，多由寒邪直中厥阴所致。不发病时如同常人，阴茎长度正常，第二性征发育良好。

（二）隐匿阴茎

隐匿阴茎指阴茎皮肤不能像正常人那样附着于阴茎体，以致阴茎看起来甚小或几乎看不到，如用手后推阴茎旁皮肤时，就可露出正常大小的阴茎。常见于肥胖儿童并有包茎，或伴尿道上裂。

（三）假阴茎短小症

有少部分人外观阴茎较短，但在勃起状态下却能显著延长 1～2 倍，且第二性征发育良好，无其他生殖器官发育缺陷。

三、治疗

（一）提高临床疗效的思路提示

1. 明确诊断

阴茎短小仅是一个临床表现，应综合分析全身状况和相关表现，才能做出一个完整的诊断。

2. 分型治疗

不同的临床类型，其发病机制也不同，只有进行针对性的治疗，才能取得良好效果。

（二）中医治疗

1. 内治法

（1）肾虚，天癸不足型

治法：补肾填精。偏于肾阳虚者宜温肾壮阳，偏于肾阴虚者宜滋阴益肾。

方药：偏于肾阳虚者用右归饮加减。

熟地黄 20g，山茱萸 15g，山药 12g，茯苓 15g，鹿角胶 10g（烊化），制附子 10g，菟丝子 15g，仙灵脾 15g，巴戟天 12g，仙茅 12g，锁阳 15g，丹参 20g。

偏于肾阴虚者用左归丸加减。

熟地黄 20g，枸杞子 20g，龟甲 15g，山茱萸 15g，山药 15g，菟丝子 20g，覆盆子 15g，五味子 15g，制何首乌 20g，桑寄生 15g。

（2）肝经瘀滞型

治法：活血化瘀通络，佐以补肾填精。

方药：血府逐瘀汤加减。

当归 12g，熟地黄 15g，白芍 15g，川芎 12g，桃仁 15g，红花 10g，川牛膝 15g，仙灵脾 15g，巴戟天 12g，丹参 15g。

2. 外治法

（1）体针：取穴气海、关元、肾俞、命门、三阴交、心俞、中极、血海、行间、归来。手法根据阴阳虚实选择相应的补泻手法。

（2）耳穴：取外生殖器、睾丸、内分泌、精宫、肾。每次取穴 2～4 个，留针 20～30 分钟，或埋针 3～5 天。

（3）敷脐疗法：菟丝子、韭菜子、肉桂、附子、炙黄芪各 10g，烘干研末，入麝香 0.3g，拌匀，装瓶密封备用。用时以少许人乳或公鸡冠血调敷脐中，以胶布固定。

（三）西医治疗

睾酮 25mg，肌肉注射，每日 1 次，1 个月为 1 疗程。或十一酸睾酮胶丸，开始半个月每天 120g，分早 80mg，晚 40mg，口服；之后改为维持量，每天 40mg。婴幼儿期，睾酮 10～20mg，肌肉注射，每周 2 次，1～2 周为 1 疗程。但小儿不能长期应用，否则会影响骨骼发育。

第十七节　嵌顿包茎

各种原因造成包皮紧勒在阴茎冠状沟处不能推下，即形成嵌顿包茎。常见于包皮过长且包皮口较小的小儿及青年。临床上以新婚青年为多，其原因往往由于病人自己为了露出阴茎头，把包皮上翻而发生，或因房事后，翻上的包皮未能复位所造成；也有因包皮阴茎头受炎性刺激致阴茎勃起而发生；或因医生检查包皮时，没有将上翻的过紧、过长的包皮及时推下而发生。

一、临床诊断

（一）辨病诊断

嵌顿包茎多有包茎病史。嵌顿后局部疼痛，排尿困难，小儿则多伴哭闹不止。包皮外口上翻至冠状沟处不能还纳，局部肿胀，皮色光亮或色紫，或有压痛。

（二）辨证诊断

1. 气滞型

（1）临床表现：包皮外口上翻至冠状沟，不能还纳，包皮水肿，疼痛伴少腹胀痛。舌质淡红，苔薄白，脉紧。

（2）辨证要点：包皮嵌顿，包皮水肿，少腹胀痛。舌质淡红，苔薄白，脉紧。

2. 血瘀型

（1）临床表现：包皮水肿，其色暗红，剧痛如针刺，龟头紫红，伴排尿困难，坠胀不安。舌质暗红，或有瘀点，舌苔薄黄，脉弦紧或弦涩。

（2）辨证要点：包皮水肿，其色暗红，疼痛剧烈。舌暗，有瘀点，脉涩。

二、鉴别诊断

（一）过敏性皮炎

本病由于药物、小虫叮咬导致包皮红肿，痒痛明显，但包皮未上翻，小儿多见。

（二）阴茎嵌顿

本病多因金属环、橡皮圈等套入阴茎引起绞窄而致，致使阴茎肿胀、疼痛，严重者异物陷入而不易看见，阴茎远端可发生坏死。

三、治疗

（一）提高临床疗效的思路提示

本病属男科急症，应尽快解除嵌顿，行手法或手术复位。复位后，可根据症状，配以内治之法，宜宣畅气机，活血通络。痊愈后，择期手术，以免再发。

（二）中医治疗

1. 内治法

（1）气滞型

治法：理气通络，消胀止痛。

方药：金铃子散合活络效灵丹加味。

川楝子 12g，青皮 10g，延胡索 20g，川芎 10g，当归 12g，丹参 25g，制乳香、制没药各 6g。

（2）血瘀型

治法：活血化瘀，通络止痛。

方药：七厘散加减。

制乳香、制没药各 6g，当归 12g，川芎 10g，血竭 3g（冲服），三七 3g

（另冲），红花 15g，桃仁 10g。

2. 外治法

浸泡或湿敷法：方用芒硝、黄柏、马齿苋、蒲公英各 30g。待煎液稍温后，用纱布湿敷或将阴茎放入药液中浸泡，每次 10~15 分钟，每日 2~3 次。

（三）西医治疗

先于阴茎冠状沟处涂凡士林，用两手食指和中指夹住阴茎包皮狭窄环的后方，两拇指压挤阴茎头，慢慢地使其通过狭窄环，同时两手食指和中指将包皮从阴茎体自上而下翻推，使之复位。宜尽早施行，若嵌顿在 6 小时以内，用手法复位多能成功。对手法复位不成功的严重嵌顿，可先将有槽探针插入狭窄环内，然后于阴茎背侧，沿着有槽探针切断狭窄环，阴茎即刻松解。切口可不缝合，若切口较长，可横形缝合。

第十八节　阴茎外伤

阴茎损伤几乎占生殖器损伤的一半，这是因为阴茎为外露的生殖器官，而且不像睾丸那样可移动。阴茎的表层有大量的动脉、静脉支，海绵体内有丰富的静脉窦，一旦破裂，可引起大量出血。阴茎横断面从外向内为皮肤、会阴浅筋膜、阴茎筋膜等，包裹在三个海绵体外。大部分有阴茎外伤史，表现为阴茎疼痛、坠胀，排尿困难，并有相应的局部体征。

一、临床诊断

（一）辨病诊断

本病有会阴部外伤史，阴茎疼痛、坠胀，排尿困难，或有尿痛，并有相应的局部体征，如肿胀、出血、瘀血、裂伤、横断、贯通、剥脱、缩窄、坏死、部分缺损等。同时应注意有无阴茎以外的损伤。

（二）辨证诊断

1. 血络损伤型

（1）临床表现：阴茎有外伤史，坠胀疼痛，牵引少腹，局部触痛明显，皮色青紫或有大片紫斑。舌质红，有瘀点，苔薄白，脉弦涩。

（2）辨证要点：阴茎坠胀疼痛，局部触痛明显，皮色紫暗。舌红，有瘀点，苔薄白，脉涩。

2. 血脉瘀滞型

（1）临床表现：有阴茎外伤史，刺痛难忍，皮色紫暗，局部肿胀，瘀血显著，触之较硬。舌质暗红，舌边紫，脉沉涩。

（2）辨证要点：有阴茎外伤史，刺痛难忍，局部肿胀。舌质暗红，脉沉涩。

二、鉴别诊断

本病的病因及临床表现都十分明了，很少需要鉴别诊断。

三、治疗

（一）提高临床疗效的思路提示

1. 患者阴茎外伤后前来就诊，多损伤重、出血多或有生命危险，故要求一旦诊断确立，应立即进行现场止血或包扎。

2. 在条件允许时，尽量进行血管吻合手术，以求恢复阴茎的生理功能。

（二）中医治疗

1. 血络损伤型

治法：活血化瘀，消肿止痛。

方药：活血舒筋汤加减。

当归 12g，川芎 12g，红花 12g，制乳香、制没药各 6g，橘核 10g，荔枝核 10g，青皮 6g，乌药 10g，血竭 3g（另冲），三七 3g（另冲），丹皮 10g。

2. 血脉瘀滞

治法：行气化瘀，通络止痛。

方药：活血散瘀汤合补阳还五汤加减。

当归尾 15g，红花 12g，赤芍 12g，桃仁 10g，荔枝核 10g，乌药 10g，生蒲黄 10g，地鳖 10g，醋延胡索 20g，黄芪 30g。

（三）西医治疗

1. 挫伤

休息，止痛，局部抬高，有出血者，结扎止血，感染者，切开引流。

2. 裂伤、刺伤、横断伤

麻醉下清创、缝合，给予止痛及预防感染的药，同时注射破伤风抗毒素。

3. 剥裸伤

清创缝合。如完全性剥脱或大片皮肤缺损，而阴茎筋膜完整无损时，可行阴囊皮肤蒂状移植或用其他处的皮肤行中厚皮植皮术。

4. 缩窄伤

及时解除缩窄，如有坏死，应清除坏死组织，换药并控制感染。

5. 脱位

采用阴茎复位术。伴有大血肿时，应切开并清除血块。

第十九节　尿道损伤

尿道损伤是临床常见病，占泌尿系损伤的 10% ~ 18% 或更多，多见于青壮年男性，常伴有骨盆骨折或骑跨伤，少数为医源性损伤。如失治、误治，可发生严重并发症及后遗症。男性尿道长约 20cm，分为前尿道与后尿道。从尿道口至耻骨弓为阴茎部尿道。从耻骨弓至尿生殖膈的下筋膜为球部尿道，骑跨伤往往损伤此部。前二者总称为前尿道（海绵体部尿道）。后尿道也分为两部分，尿生殖膈上筋膜与尿生殖膈下筋膜之间的尿道为膜部尿道，长 1.5 ~ 2.0cm，仅为一层黏膜部的损伤。从尿生殖膈上筋膜至尿道内口为前列腺部尿道，长约 5cm。尿道全长 20cm 左右，呈 S 形。

一、临床诊断

（一）辨病诊断

1. 尿道内损伤

（1）有外伤史。

（2）尿道外口出血，有时伴血块。

（3）尿道内疼痛，排尿时加重，伴局部压痛。

（4）有时排尿困难，发生尿潴留。

（5）严重损伤时，出现会阴血肿、尿外渗，甚至直肠瘘。

（6）并发感染时，出现尿道流脓或尿道周围脓肿。

2. 尿道外暴力性损伤

（1）有外伤病史。

（2）出现尿道疼痛、出血、排尿困难与尿潴留，甚至出现失血性休克或疼痛性休克。

（3）导尿试验。尿道挫伤或有较小的裂伤，导尿管一般能通过损伤部位进入膀胱，排出清亮或稍带血性的尿液。尿道断裂或大部断裂，尿道周围血肿压迫尿道移位或外括约肌痉挛均可使导尿失败。

（4）直肠指检。前尿道损伤，直肠指检正常，后尿道断裂，前列腺可向上移位而不能触到，若能触到则有浮动感，前列腺窝空虚而能触到耻骨。

（5）X线检查。可了解骨盆的骨折情况，但是需轻轻搬动病人，避免加重骨盆损伤与尿道损伤的程度。

（6）尿道造影。了解尿道破损的程度、部位及有无尿外渗，应选用有机碘为造影剂。

（7）骨折大出血或脏器损伤是严重的并发症，常是患者致死的原因，需高度重视。

（二）辨证诊断

1. 血络损伤型

（1）临床表现：尿道有外伤史，阴茎坠胀疼痛，牵引少腹，局部触痛明显，皮色青紫或有大片紫斑。舌质红，有瘀点，苔薄白，脉弦涩。

（2）辨证要点：尿道有外伤史，阴茎坠胀疼痛。舌质红，有瘀点，苔薄白，脉弦涩。

2. 血脉瘀滞型

（1）临床表现：尿道有外伤史，刺痛难忍，皮色紫暗，局部肿胀，瘀血显著，触之较硬。舌质暗红，舌边紫，脉沉涩。

（2）辨证要点：尿道有外伤史，刺痛，皮色紫暗，局部肿胀。舌质暗红，舌边紫，脉沉涩。

二、鉴别诊断

本病的病因及临床表现都十分明了，很少需要鉴别诊断。

三、治疗

（一）提高临床疗效的思路提示

1. 患者尿道外伤后前来就诊，多损伤重、出血多或有生命危险，故诊断一旦确立应立即进行处理。

2. 对尿道损伤程度的确定，关系到疾病的处理方式及预后，故应积极、准确地确定尿道是否断裂以及断裂的部位。

3. 在条件允许时，对尿道断裂尽量进行尿道吻合手术，以求恢复膀胱的正常排尿功能。

（二）中医治疗

1. 血络损伤型

治法：活血化瘀，消肿止痛。

方药：活血舒筋汤加减。

当归12g，川芎10g，赤芍12g，红花12g，制乳香、制没药各6g，地鳖6g，橘核10g，乌药10g，荔枝核10g，醋延胡索15g。

2. 血脉瘀滞型

治法：活血通络，散结止痛。

方药：活血散瘀汤合补阳还五汤加减。

当归尾15g，川芎12g，桃仁12g，红花15g，苏木10g，乌药10g，地龙15g，血竭3g（另冲），生蒲黄6g，川牛膝15g，丹参15g，黄芪20g。

（三）西医治疗

1. 尿道内损伤

（1）轻者只需对症处理，给予止痛、止血、消炎等处理，严重损伤者，需要尿路改道，修补尿道。血肿、脓肿与尿外渗需切开引流。根据尿道损伤程度，在愈合期内行尿道扩张术。

（2）因异物损伤的患者还应将异物取出，一般经尿道口取出，必要时采取尿道切开术。

（3）对于灼烧患者，先行尿道冲洗，同时止痛，消炎，预防感染。严重损伤时，应在耻骨上膀胱造口，引流尿液。愈合期要定期扩张尿道，防止狭窄，对广泛狭窄者，行尿道重建术。

2. 尿道外暴力性损伤

（1）对休克患者应积极治疗，快速建立良好的输液通道，输液、输血、镇静、止痛。如有其他脏器损伤与大出血者，治疗休克后即进行合并腹部损伤的手术治疗。有时需同时进行。

（2）防治感染。静脉给予广谱抗生素。

（3）引流尿液。如损伤不重，尿道并未完全断裂而能放入导尿管时，应保留导尿管2～3周，不能放导尿管的前或后尿道损伤均需耻骨上引流膀胱尿液。

（4）恢复尿道的连续性。前尿道损伤者，应急行尿道修补术或端端吻合术，术后效果良好。如损伤严重或损伤已超过24小时并有明确感染，则只需单纯经膀胱引流尿液，局部换药，伤口愈合后3～6个月再行二期尿道修复手术。后尿道损伤诊断明确，如不能插入导尿管者，均应于耻骨上膀胱造口。对尿道的处理有三种方法：①尿道"会师术"；②急症尿道吻合术；②单纯性膀胱造口，3～6个月后行二期手术。

（5）引流尿外渗。凡有明显尿外渗及伴有感染时，应彻底切开引流。

（6）合并其他外伤，如骨盆骨折、大出血、肝脾损伤等，均应进行相应的处理。

（7）术后均应定期做尿道扩张，预防尿道狭窄。

第五章 阴囊疾病

第一节 阴囊湿疹

阴囊湿疹是以阴囊皮肤瘙痒、肿胀、潮红为特征的一种过敏性炎症性皮肤病。按疾病的发展过程可分急性期、亚急性期、慢性期三个阶段。急性期、亚急性期主要以阴囊皮肤瘙痒、潮湿、糜烂、流液为特点；慢性期则主要表现为阴囊皮肤瘙痒、浸润变厚、干燥、有裂纹，临床上慢性阴囊湿疹最为常见。

阴囊湿疹属中医学"肾囊风""绣球风""阴疮"等范畴。

一、临床诊断

（一）辨病诊断

1. 症状与体征

（1）急性阴囊湿疹：急性发病，自觉阴囊瘙痒难忍，症状间断发生，夜间或情志变化时增剧，常影响睡眠。初期皮肤潮红、肿胀，病变常为片状或弥漫性，无明显边界。皮损多为密集的粟粒大小的丘疹、丘疱疹，基底潮红，常因抓挠致水疱破裂，形成糜烂、渗透，最后逐渐结痂、脱落，露出光滑的红色皮肤，并有少量糠秕状脱屑而愈。

（2）亚急性阴囊湿疹：自觉阴囊剧烈瘙痒，一般无全身不适或伴胸闷，不思饮食，大便稀，小便黄。皮损较急性者轻，以丘疹、结痂、鳞屑为主，仅有少量水疱，伴轻度糜烂。

（3）慢性阴囊湿疹：由急性、亚急性阴囊湿疹处理不当，长期不愈，或反复发作而成，也可一开始即呈现慢性。患者自觉瘙痒，呈阵发性，夜间或精神紧张、饮酒、食辛辣食物时瘙痒加剧，常伴情志改变。阴囊皮损境界清楚，皮肤肥厚，粗糙，触之较硬，干燥，脱屑，呈苔藓样变，皮色暗红或呈紫褐色。皮损表面常附有鳞屑，伴抓痕、血痂、色素沉着。

2. 病史

了解病史对阴囊湿疹的正确诊断具有重要意义。阴囊湿疹是一种过敏性炎症性皮肤病。了解病史有利于找到致敏原，更利于疾病的诊断。因此，了解病人是否有遗传性过敏性疾病，是否是高敏体质，是否有易致敏的慢性疾病，对该病的诊断意义重大。

3. 实验室检查

（1）过敏原测试检查：据测试结果，针对过敏原，采用特异性脱敏疗法。

（2）血清免疫球蛋白检查：可见血精免疫蛋白 IgE 显著增多。

（二）辨证诊断

阴囊湿疹的病因较多，临床表现也颇为复杂，或干燥、瘙痒，或瘙痒、糜烂、流液，或阴囊湿冷，汗出痒甚，或苔黄腻，或脉沉细无力，或脉弦数等。

1. 急性、亚急性阴囊湿疹

（1）风热蕴肤型

①临床表现：阴囊湿疹发病迅速，以红色丘疹为主，常因剧烈瘙痒而抓出血，渗液不多，严重者可泛发全身。舌红，苔薄白或薄黄，脉弦数。

②辨证要点：阴囊湿疹，以红色丘疹为主，搔抓出血而渗液不多。舌红，苔薄白或薄黄，脉数。

（2）风湿蕴肤型

①临床表现：阴囊湿疹干燥脱皮，状如糠秕，在寒冷、干燥、多风的气候条件下可使症状明显加重或诱发。自觉瘙痒不适，伴有口干唇燥、咽痒、目赤、大便秘结。舌质红，苔少或微干，脉洪数。

②辨证要点：阴囊瘙痒，干燥脱皮，状如糠秕，伴口干唇燥、咽痒、目赤、便秘。舌质红，苔少，脉洪数。

（3）湿热互结，热重于湿型

①临床表现：发病急，病程短，皮损初起潮红、灼热，轻度肿胀，继而粟疹成片或水疱密集，渗液流津，瘙痒不休，身热，口渴，心烦，大便秘结，小便短赤。舌质红，苔黄，脉弦滑或弦数。

②辨证要点：阴囊湿疹，瘙痒不休，皮损初起潮红灼热，继而粟疹成片

或水疱密集，渗液，伴大便秘结，小便短赤。舌红，苔黄腻，脉弦。

（4）湿热互结，湿热并重型

①临床表现：阴囊湿疹发病迅速，皮损发红作痒，滋水淋漓，味腥而黏或结黄痂，或沿皮糜烂，大便干结，小便黄赤。舌红，苔黄，或黄腻，脉滑数。

②辨证要点：阴囊湿疹，皮损发红作痒，流水糜烂，便干，尿赤。舌红，苔黄腻，脉滑数。

（5）湿热互结，湿重于热型

①临床表现：阴囊湿疹发病缓慢，皮疹为丘疹、丘疱疹及小水疱，皮肤潮红、瘙痒，抓后糜烂，渗出较少。伴纳食不香，身倦，大便溏，小便清长。舌淡，苔白腻，脉滑或弦滑。

②辨证要点：阴囊瘙痒，皮疹以丘疹、丘疱疹及小水疱为主，糜烂、渗出较少。舌淡，苔白腻，脉滑。

（6）肝郁湿阻型

①临床表现：阴囊瘙痒，皮肤发生红斑、丘疹、丘疱疹，渗液量少，结有橘黄色皮痂，常伴口苦，咽干，头昏目眩，小便黄，烦躁易怒。舌质红，苔薄黄或干黄，脉弦数。

②辨证要点：阴囊皮损以红斑、丘疹、丘疱疹为主，渗液量少，伴口苦，头昏目眩。舌红，苔薄黄，脉弦数。

（7）脾湿胃热，熏蒸上犯型

①临床表现：阴囊痒痛相兼，皮肤发生红斑、丘疹、丘疱疹、水疱、渗液、糜烂，结有橘黄色皮痂，伴口干，口苦，或口臭烦渴，小便短赤。舌红，苔少或薄黄，脉浮或数。

②辨证要点：阴囊痒痛，皮损以丘疱疹、渗出、糜烂、结黄痂为特点，伴口苦，口臭，烦渴，尿黄。舌红，苔少，脉数大。

2. 慢性阴囊湿疹

（1）脾虚湿蕴型

①临床表现：阴囊皮肤瘙痒、脱屑，或进行性肥厚，色素加深，皮损表面常有粟粒样大的丘疹或小水疱，有时有轻度糜烂或结痂，时轻时重，缠绵发作。自觉胃脘满闷，纳差，口中黏腻，大便多不成形或先干后溏。舌质淡，舌体多胖嫩而有齿痕，舌苔厚腻，脉缓。

②辨证要点：阴囊皮肤瘙痒，脱屑，进行性肥厚，色素沉着。皮损轻度糜烂或结痂，缠绵不愈，伴胃脘满闷，纳差，口不渴，便溏。舌体胖，边有齿痕，苔厚腻，脉缓。

（2）湿瘀互结型

①临床表现：阴囊精索静脉曲张处发生瘀滞性紫斑，日久引起阴囊湿疹及皮肤肥厚，苔藓样外观，病情时好时坏，缠绵难愈。舌质暗红，苔薄白或少苔，脉沉涩。

②辨证要点：阴囊皮肤增生、肥厚，苔藓样外观，皮损多发生在精索静脉曲张明显处。舌质暗，苔薄白，脉沉涩。

（3）脾虚血燥型

①临床表现：阴囊明显瘙痒，皮损粗糙肥厚，表面有抓痕、血痂，颜色暗或有色素沉着。舌质淡，体胖，苔白，脉沉缓或滑。

②辨证要点：阴囊皮损粗糙肥厚，表面有血痂和色素沉着。舌淡，体胖，脉沉缓。

（4）阴虚夹湿型

①临床表现：阴囊湿疹日久不愈，皮损渗出、糜烂，或在原湿疹周围发生红色丘疹，渗出结脓痂，自觉痒剧，伴低热，烦渴，手足心热，小便短少，午后病情加重。舌质红，苔少或无苔，脉细数。

②辨证要点：阴囊湿疹日久不愈，渗出、糜烂严重，剧痒，伴低热，烦渴，手足心热，小便短少。舌红，苔少或无苔，脉细数。

（5）阴虚血燥，气血瘀滞型

①临床表现：阴囊皮肤粗糙，肌肤甲错，自觉痒甚，皮损可见大片融合，形成红皮，有大量糠秕状脱屑，有时可见红色粟粒样大丘疹或小水疱，病程缠绵，自觉手心发热，口干不欲饮。舌质红，苔少，脉细数或沉数。

②辨证要点：阴囊皮肤粗糙，肌肤甲错，痒甚，皮损有大量糠秕状脱屑，自觉手心发热，口干不欲饮。舌红，少苔，脉细数。

（6）风盛血燥型

①临床表现：阴囊有皮损浸润，增生肥厚，色素沉着，伴剧痒为特征。舌质红或淡，少苔，脉数。

②辨证要点：阴囊剧痒，皮损浸润，增生，肥厚，色素沉着。舌红，少苔，脉数。

（7）肝肾阴虚型

①临床表现：阴囊湿疹增生肥厚或轻度糜烂渗出，有的为扁平丘疹，高出表皮，患者常因剧烈发痒而搔抓，使皮肤干燥如革，纹理加深，肤色暗红。舌质红或微绛，少苔或无苔，脉细数。

②辨证要点：患者因阴囊剧烈发痒而搔抓，皮肤干燥如革。舌质红或微绛，少苔或无苔，脉细数。

（8）脾阳不运，湿滞中焦型

①临床表现：阴囊湿疹发生局限，外观肥厚，皮肤干燥，脱屑，甚则角化过度发生皲裂，伴见面色㿠白，小便清长，纳差，气短乏力。舌质淡红，苔少或光滑，脉沉细微。

②辨证要点：阴囊皮肤干燥，脱屑，皲裂，外观肥厚，伴纳差，气短，乏力。舌红，苔少或光滑，脉沉细。

二、鉴别诊断

（一）急性阴囊湿疹与接触性皮炎的鉴别

接触性皮炎有明显病因，多有接触史，皮损多见于接触部位，境界清楚，常为单一型，多迅速发病，一旦病因去除，又迅速自愈。而急性阴囊湿疹病因复杂，常搞不清致敏原，皮损局限于阴囊皮肤，肛周境界不清，常为多形性，病程长，去除病因后也不易好转，易复发，常转为慢性。

（二）慢性阴囊湿疹与神经性皮炎的鉴别

神经性皮炎瘙痒在前，搔抓后出皮疹，疹呈圆形或多角形，无水疱、糜烂、渗出，常好发于人体易受摩擦的部位，病程多为慢性，不易复发。而慢性阴囊湿疹常由急性、亚急性阴囊湿疹转变而来，瘙痒与皮疹同时出现，皮肤浸润肥厚，边缘常出丘疱疹，破裂后糜烂、渗液，常位于阴囊、肛周等处。

（三）阴囊湿疹与脂溢性皮炎的鉴别

脂溢性皮炎可有湿疹样改变，主要发生在皮脂分泌较多的部位，皮损表面为黄色或红色，上覆油腻状鳞屑或皮痂，与阴囊湿疹不难鉴别。

（四）阴囊湿疹与核黄素缺乏症的鉴别

核黄素缺乏症的病变皮损亦可发生于阴囊部，而且皮损改变与湿疹相似，但是核黄素缺乏症在阴囊部位发生皮损的同时常伴口角炎、舌炎、舌萎缩、目赤、视物不清等，而阴囊湿疹无口、鼻、眼部的证候表现。临床上当二者难以区别时，可用维生素 B_2 试行治疗，根据疗效不难将二者鉴别。因为用维生素 B_2 治疗阴囊湿疹无效，治疗核黄素缺乏症却很灵验。

三、治疗

（一）提高临床疗效的思路提示

1. 早发现，早治疗

对于顽固性慢性阴囊湿疹，由于现代医学对本病的病因、病理不清楚，治疗上多对症处理，疗效并不理想。因此，为预防急性、亚急性阴囊湿疹转变为慢性阴囊湿疹，提高临床治愈率，应该做到早发现，早治疗。

2. 详查病因

阴囊湿疹是一种过敏性皮肤病，及早发现致敏原，有利于该病及早治愈及有效地避免该病反复发生。

3. 合理用药

阴囊湿疹久治不愈，病程缠绵，除西医的对症处理外，中医辨证论治收效颇佳，应采用滋阴除湿、散寒燥湿、化瘀渗湿等现今公认的有确切疗效的治法。

4. 医患配合

过度精神紧张及疲劳可致阴囊湿疹恶化。临床研究证实，情志失调、忧思伤悲可致内分泌紊乱及神经病证而诱发该病。作为医生应关心、体贴病人，做病人的知心朋友，解除患者思想上的顾虑，患者本人也应该相信医生，坚持治疗，频换大夫或药物均不利于该病的治疗。

（二）中医治疗

1. 内治法

（1）急性、亚急性期阴囊湿疹

①风热蕴肤型

治法：疏风清热，佐以凉血。

方药：疏风清热饮加减。

荆芥 6g，防风 6g，牛蒡子 10g，刺蒺藜 10g，蝉蜕 6g，金银花 10g，黄芩 10g，栀子 10g，生地黄 10g，丹参 10g，赤芍 10g，射干 10g。

瘙痒剧烈者，加钩藤 10g，全蝎 3g 以息风止痒。

②风湿蕴肤型

治法：散风祛湿。

方药：消风散加减。

荆芥、苦参、知母、苍术、羌活、蝉蜕各 6g，防风、炒牛蒡子、生地黄、胡麻仁、茯苓、生石膏各 10g，威灵仙 4.5g，当归 12g。

③湿热互结，热重于湿型

治法：清热利湿，佐以凉血。

方药：清热除湿汤加减。

龙胆草 10g，黄芩 10g，白茅根 30g，生地黄 15g，大青叶 15g，车前草 30g，生石膏 30g，六一散 30g（布包）。

④湿热互结，湿热并重型

治法：清热利湿。

方药：消风导赤散加减。

荆芥 10g，防风 10g，炒苍术 10g，蝉蜕 5g，知母 10g，牛蒡子 10g，苦参 10g，生地黄 12g，赤芍 10g，车前草 10g，栀子 10g。

⑤湿热互结，湿重于热型

治法：健脾利湿，佐以清热。

方药：除湿止痒汤加减。

赤茯苓皮 15g，生白术 10g，黄芩 10g，栀子 6g，泽泻 6g，茵陈蒿 15g，枳壳 6g，生地黄 12g，竹叶 6g，灯心草 3g，生甘草 10g。

⑥肝郁湿阻型

治法：清肝化湿。

方药：丹栀逍遥散加减。

醋柴胡、炒丹皮、焦栀子、甘草、黄芩各 6g，当归、赤芍、白芍、生地黄、茯苓、连翘、土炒白术、党参各 10g。

⑦脾湿胃热，熏蒸上犯型

治法：清脾泻火。

方药：泻黄散加减。

藿香、佩兰、茯苓皮各 12g，焦栀子、甘草、黄芩、柴胡各 6g，生石膏 15～30g，防风、炒白芍、麦冬、炒丹皮、虎杖、茵陈蒿各 10g。

（2）慢性阴囊湿疹

①脾虚湿蕴型

治法：健脾除湿，养血。

方药：健脾除湿汤加减。

白术、苍术各10g，薏苡仁、枳壳、厚朴各12g，车前草、泽泻、茯苓皮、冬瓜皮各15g，猪苓10g，马齿苋、苦参各15g，当归、丹参、赤芍、白芍各12g。

②湿瘀互结型

治法：化瘀渗湿。

方药：桃仁承气汤加减。

桃仁、炒枳实、苏木、柴胡、桂枝各6g，青皮、赤芍、白芍、当归、酒大黄各10g，汉防己、泽泻、丹参各12g，赤小豆15～30g。

③脾虚血燥型

治法：健脾燥湿，养血润肤。

方药：健脾润肤汤加减。

茯苓、苍术、白术、当归、丹参各10g，鸡血藤15g，赤芍、白芍各20g，生地黄15g，陈皮6g。

④阴虚夹湿型

治法：养阴除湿。

方药：祛湿养阴汤。

生地黄15～30g，炒白芍、当归、玉竹、炒牡丹皮各10g，茯苓皮、土贝母、泽泻、地骨皮各12g，苦参、蝉蜕、柴胡、黄芩、川芎各6g。

⑤阴虚血燥，气血瘀滞型

治法：育阴滋燥，养血活血润肤。

方药：滋阴润燥汤加减。

生地黄、熟地黄各20g，丹参、何首乌、白鲜皮、泽泻、茯苓、苦参各15g，天冬、麦冬、女贞子、旱莲草、玄参、当归、赤芍、白芍各12g，桃仁、川红花各6g。

⑥风盛血燥型

治法：养血润燥祛风。

方药：四物消风散加减。

熟地黄12g，当归10g，白芍10g，秦艽10g，防风10g，蝉蜕5g，生地黄

12g，胡麻仁9g。

⑦肝肾阴虚型

治法：滋肾柔肝。

方药：地黄饮子加减。

何首乌、熟地黄、钩藤各12g，当归、炒白芍、茯苓、炒牡丹皮、枸杞子、泽泻、地骨皮、炒杜仲、续断、酸枣仁各10g，山药、薏苡仁各15g。

⑧脾阳不运，湿滞中焦型

治法：温阳抑湿。

方药：十味人参散加减。

党参、炒白术、茯苓、姜半夏、炒白芍各10g，柴胡、甘草各6g，厚朴、陈皮、桂枝各4.5g，干姜3g，大枣7枚。

2. 外治法

（1）针灸疗法

①针刺治疗：选取蠡沟、足三里、曲池、会阴和血海、三阴交、犊鼻两组穴位，用30号1寸半毫针，进针1寸左右，行捻转补泻法，留针30分钟。两组穴位交替使用，隔日针刺1次，10次为1疗程，也可在上述穴位施灸。若肾气虚者加灸中极，行针用补法；若阴虚有热，加刺太溪、太冲穴，行平补平泻法；若肝经湿热，加刺行间、大冲、阴陵泉穴，行泻法。此外，也可取特定穴百虫窝（承山穴向上1寸处），用毫针强刺激，留针30分钟，每5分钟行针1次，或配合电针。

②灸法治疗：取蠡沟、足三里、曲池、会阴、血海、三阴交施灸。肾气虚加灸中极。

③耳针治疗：取肾、外生殖器、神门、内分泌等穴，用皮内针埋藏或王不留行籽贴压，嘱患者自行按压。2~3天更换1次，两侧交替使用。

（2）贴敷法

①蛇床子15g，白及15g，黄连6g，苦参30g，白鲜皮30g。共研末，调凡士林外敷。用于风热外袭、血虚风燥型阴囊湿疹。

②炉甘石6g，蛤蚧粉3g。共为粉末，外撒患处。用于湿热下注、阴虚风乘型阴囊湿疹。

③用中药消风导赤散（生地黄、赤茯苓各15g，牛蒡子、白鲜皮、金银花、薄荷、木通各10g，黄连、甘草各2g，荆芥、肉桂各6g）混合粉碎，过

80 目筛后，装瓶备用。用时取药末 2~4g 填脐，外用纱布、绷带固定。每 2 天换药 1 次，连用 3 次为 1 疗程。

（3）外洗法

①苦参洗剂：苦参 100g，大黄、龙胆草各 60g，甘草 20g。诸药加水 1000mL，煎取 600mL，置凉后外洗患处。每日 2 次，每次 1 小时，3~5 天为 1 疗程。

②艾叶、千里光各 30g，加水浓煎后取药液熏洗患处 10~15 分钟，每日 1 次，10 次为 1 疗程。

③两面针 100g，蛇床子、土槿皮、十大功劳叶各 30g，加水 2000mL，煎至 1000mL，待药液温时坐浴，浸泡患处 30 分钟，每日 2 次。

④蛇床子、威灵仙、当归尾、苦参各 15g。水煎，熏洗患处，每日 2 次。

（4）自血疗法：取曲池、足三里、肺俞、三阴交、血海等穴，用 10mL 注射器，6 号针头，抽取 2.5% 枸橼酸钠注射液 0.6mL，再抽取患者肘静脉血 6mL，立即摇匀，换上 $5\frac{1}{2}$ 针头，迅速刺入穴位，得气后分别注入穴位，按排列顺序每次取两穴，5 穴轮流应用。每周 1 次。

（5）热烘疗法：用虎杖 500g，晒干研末，过 120 目筛，用凡士林调成 20% 的虎杖软膏。将软膏涂于患部，用红外线治疗灯照射，夏季 15~20 分钟，冬季 20~25 分钟。每日 1 次，10 次为 1 疗程。

（三）西医治疗

1. 全身治疗法

急性、亚急性期可用 10% 葡萄糖酸钙或 10% 硫代硫酸钠，或 0.25% 普鲁卡因 20mL 加维生素 C1~2g 静脉注射，每日 1 次。同时，可选用维生素 B_1、维生素 C 及各种抗组织胺类药物内服。未能奏效者，可考虑应用皮质类固醇激素。伴有细菌感染、发热、淋巴结肿大者可适当选用抗生素。

2. 局部治疗

急性期仅有潮红、丘疹或少数小疱而无渗液，治宜缓和消炎，避免刺激，可选用湿敷或具有止痒作用的洗剂。常用的有 2%~3% 硼酸水，或炉甘石洗剂，或 2% 冰片、5% 明矾炉甘石洗剂等。水疱糜烂、渗出明显者，宜收敛、消炎，以促进表皮修复，可选用防腐、收敛性药液做湿敷，常用复方硫酸铜溶液、2%~3% 硼酸水、0.5% 醋酸铝或马齿苋煎水。亚急性期的治疗以消炎、止痒、干燥、收敛为主，选用氧化锌油剂、泥膏或乳剂为宜。慢性期的治疗应以止痒为原则，抑制表皮细胞增生，促进真皮炎症的浸润吸收，选用软膏、乳剂、泥膏为宜，如 5% ~ 10% 复方松馏油软膏、2% 冰片、10% ~ 20% 黑豆馏油软膏、皮质类固醇激素乳剂等。

3. 其他治疗

其他治疗有液氮冷冻治疗、X 线或放射性同位素敷贴疗法等，可用于病期较久的慢性局限性者。

（四）中医专方选介

1. 乌蛇败毒汤

乌蛇、防风、当归各 15g，荆芥、黄芩、赤芍、柴胡各 12g，白芍 10g，黄连 6g，甘草 9g。每日 1 剂，水煎服，用于急性阴囊湿疹。治疗 66 例，结果痊愈 55 例，显效 5 例，有效、无效各 3 例，总有效率为 95.5%。[苏进立，等. 乌蛇败毒汤治疗肾囊风 66 例. 天津中医. 1993（2）：12]

2. 化湿解毒汤

金银花、滑石各 30g，连翘、黄柏、白鲜皮、海桐皮各 15g，黄芩 10g。每日 1 剂，水煎，3 次分服。一般服 3 ~ 5 剂。用于婴幼儿阴囊湿疹。共治疗 98 例，结果均获痊愈。[邓朝纲. 化湿解毒汤治愈阴囊湿疹 98 例. 贵阳中医学院学报. 1989（4）：22]

3. 苦参洗剂

苦参 100g，大黄、龙胆草各 60g，甘草 20g。诸药加水 1000mL，煎取 600mL，置凉后外洗患处。每日 2 次，每次 1 小时，3 ~ 5 天为 1 疗程。用于湿热下注型阴囊湿疹。共治疗 30 例，痊愈 25 例，有效 4 例，无效 1 例，总有效率为 96.67%。[上长生. 苦参洗剂治疗阴囊湿疹. 陕西中医函授. 1991（5）：29 ~ 30]

4. 青黛散

青黛 30g，煅石膏、滑石各 50g，黄柏 30g，枯矾 20g，轻粉 10g，冰片 5g。上药共为末，过筛，消毒后用蓖麻油调成稠糊状涂敷患处。每日 3 次，治愈为止。必要时可包扎。用于治疗慢性阴囊湿疹。治疗 30 例，结果痊愈 16 例，有效 8 例，一般 3 ~ 5 天获愈。[曾冲. 青黛散加味治疗阴囊湿疹. 山东中医杂志. 1985（1）：49]

第二节　阴囊皮炎

阴囊皮炎是以阴囊阵发性剧痒和皮肤苔藓样变为特征的慢性皮肤病。又名阴囊慢性单纯性苔藓、阴囊神经性皮炎。

阴囊皮炎，中医并无此病名，据其病因、病理和临床特征分析当属"牛皮癣""顽癣"的范畴。

一、临床诊断

（一）辨病诊断

根据发病部位局限，典型的皮肤苔藓样变，阵发性剧痒等特点，本病易于诊断。

1. 症状

初起时，局部有间歇性剧痒，无明显的皮损，经过搔抓后局部出现圆形或多角形扁平丘疹，密集成群，呈正常皮色或淡褐色，表面光滑或覆有少量鳞屑。以后丘疹融合成片，皮损肥厚，皮沟加深，皮嵴隆起，呈苔藓化，在患处及其周围可有抓痕、血痂及继发感染。

2. 体征

剧痒和苔藓化是本病的临床特征。

（二）辨证诊断

1. 风湿蕴阻型

（1）临床表现：阴囊皮损成片，呈淡褐色，粗糙肥厚，阵发性剧痒，夜间尤甚，抓后糜烂湿润，或结血痂。舌红，苔薄或白腻，脉濡数。

（2）辨证要点：阴囊皮损成片，粗糙肥厚，剧痒。舌苔白腻，脉濡数。

2. 肝郁化火型

（1）临床表现：阴囊皮疹色红，心烦易怒或精神抑郁，失眠多梦，眩晕，心悸，口苦咽干。舌边尖红，舌苔薄黄，脉弦数。

（2）辨证要点：阴囊皮疹色红，伴心烦易怒，口苦咽干，心悸失眠，眩晕。舌红，苔黄，脉弦数。

3. 血虚风燥型

（1）临床表现：多见于老年人及体质虚弱的患者，病程长，皮损渐呈苔藓样变，皮疹干燥、肥厚、脱屑，状若牛领之皮，痒剧，入夜尤甚。舌淡红，脉细弱。

（2）辨证要点：皮损呈苔藓样变，干燥，肥厚，脱屑。舌淡，苔白，脉细弱。

二、鉴别诊断

（一）慢性阴囊湿疹

常有水疱期，即使初期为慢性者，在组织病理上也常见水疱，损害有显著浸润和增厚，常覆以鳞屑和痂皮，苔藓样变不突出。阴囊皮炎在临床与病理组织上均无水疱，皮损多是不规则、多角形或扁平圆形的丘疹，融合成片，苔藓样变明显。发病原因上，前者以过敏为主，后者主要是精神障碍。

（二）瘙痒病

病初只是瘙痒，无任何原发性皮疹，伴灼热、虫爬、蚁行等感觉。患处常有抓痕、搓破、渗液、血痂等继发性损害，苔藓化边界不清楚。阴囊皮炎则因局部瘙痒被抓破后，出现多角形的扁平丘疹，融合成片，苔藓样变与正常皮肤界限清楚。

（三）扁平苔藓

扁平苔藓为多角形皮疹或三角形扁平疹，中央有凹陷，呈紫红色或暗红色，有蜡样光泽及条状损害。颊黏膜常有灰白色扁平、多角形皮疹。阴囊皮炎无这些表现。

三、治疗

（一）提高临床疗效的思路提示

1. 详查病因

阴囊皮炎的致病因素有很多，及时查找病因，对于正确辨证论治有不可忽视的作用。如因情志失调、肝郁不舒、郁久化火、热灼肌肤所致阴囊皮炎者，当疏肝清热，养血润燥。因感受风湿热邪为主者，当祛风清热除湿。

2. 明辨虚实

阴囊皮炎有虚实之分，临证时当明确辨证。如皮疹以丘疹为主或发红斑，瘙痒阵发，舌红，苔腻，脉濡数等，多为风湿热邪交阻肌肤，属实证。病久不愈或反复发作，则演变为血虚风燥，症见皮损呈苔藓样变、干燥、肥厚、脱屑，状如牛领之皮，伴舌红，脉沉细等，多属虚证或虚实夹杂证。

3. 中西医结合

现代医学认为精神情志变化是该病发生的主要诱因。治疗时，在明确诊断的前提下，采用相应的施治方法。如自主神经紊乱者，可辨证选用一些疏肝理气的药物；伴轻度感染者，可酌加清热解毒、活血化瘀之药。另外西药对症处理，配合中药辨证论治，双管齐下，更有利于本病的尽快痊愈。

4. 重视心理调治

本病的发生与情志精神因素密切相关，在治疗过程中，当注意关爱病人，解除其思想上的负担，使其生活规律，避免过度紧张和精神刺激，这对该病的治疗效果关系重大。

（二）中医治疗

1. 内治法

（1）风湿蕴阻型

治法：祛风利湿，养血润肤。

方药：全蝎汤合四物汤加味。

全蝎 6g，皂角刺 15g，苦参 15g，炒槐米 15g，威灵仙 15g，白鲜皮 15g，当归 10g，赤芍 10g，川芎 10g，生甘草 6g，生薏苡仁 30g。

（2）肝郁化火型

治法：疏肝清热，养血润燥。

方药：丹栀逍遥散加减。

丹皮 15g，栀子 10g，柴胡 12g，当归 10g，白芍 15g，赤芍 15g，薄荷 10g，鸡血藤 30g，白茅根 30g，生甘草 10g。

（3）血虚风燥型

治法：养血疏风，润肤止痒。

方药：当归饮子加减。

当归、白芍、川芎各 30g，生地黄、白蒺藜、防风、荆芥各 30g，何首乌、黄芪、甘草各 15g，苦参 12g，白鲜皮 15g。

2. 外治法

（1）针刺治疗：取曲池、血海、三阴交、神门等穴。证属湿热交阻者加大椎，施泄法；证属血虚风燥者，加太溪，用平补平泻的手法。隔日针刺1次。

（2）穴位注射：取足三里、神门、血海、大椎、三阴交、合谷等穴。每次可选用三个穴位左右，垂直刺入 0.5～1 寸后转动针头，待有针感时，注入维生素 B_1 注射液或丹参注射液，每穴 0.5～1mL，间日 1 次，10 次为 1 疗程。

（3）耳针：取肺、神门、肾上腺、皮质下、交感等穴，埋针或贴压王不留行籽，隔日 1 次，10 次为 1 疗程。

（三）西医治疗

1. 药物治疗

（1）抗组织胺药物：如氯苯那敏片 8mg，每日 3 次，口服。或赛庚啶片 4mg，日 3 次，口服；苯海拉明片 50mg，日 3 次，口服。

（2）镇静剂：如安定片 2.5～5mg，日 2 次，口服。

（3）皮质类固醇激素霜剂或软膏：局部治疗，如氟轻松霜、地塞米松软膏、曲安西龙膏、皮炎平霜，外用，每日 2～3 次。治疗皮损苔藓化较轻者。

（4）静脉封闭疗法：用 0.25% 盐酸普鲁卡因溶液 10～20mL 缓慢静推，每日或隔日 1 次，10 次为 1 疗程。用于皮损广泛、瘙痒剧烈者。

2. 仪器治疗

对一般疗法无效的顽固性病例，可选用浅层 X 线照射、液氮或二氧化碳冷冻治疗。

（四）中医专方选介

1. 复方石灰擦剂

生石灰 1250g，食用碱、密陀僧、冰片各 50g，75% 酒精 200mL，加开水 5000mL 混合。治 102 例，有效率为 87.6%。［王昌志．临床皮肤科杂志．1981（2）：96］

2. 消风化瘀汤

荆芥、防风、三棱、莪术、生甘草各 10g，蝉衣 5g，露蜂房 3g，蚤休、生地黄各 15g，紫草 20g。苔藓化严重者加桃仁、王不留行各 10g；瘙痒剧烈者加乌梢蛇 10g；干燥脱屑较多者加全当归 10g；糜烂、渗液者加地肤子 10g；夜寐不宁者加夜交藤 10g；急躁易怒者加五味子、白芍各 10g。日 1 剂，随症状减轻递减至 2～3 天 1 剂，水煎服。用药渣煎水洗浴患处，或将药渣装入纱布袋内局部热敷，15 分钟/次，每日 1 次。36～112 天为 1 疗程。治疗 39 例，痊愈 11 例，显效 18 例，好转 7 例，无效 3 例，有效率为 92.3%。［王林杨．实用中西医结合杂志．1990，3（4）：215］

3. 五皮止痒饮

梓白皮、川槿皮、榆白皮、白鲜皮、海桐皮、生地黄、熟地黄各 15g，地肤子、蛇床子、当归、赤芍各 9g，苦参、何首乌各 10g，红花 6g，甘草 5g。血热盛者重用生地黄、丹皮，加玄参；血虚者重用何首乌、熟地黄；气虚者加炙黄芪、党参；心神不宁少寐者加夜交藤、合欢皮、珍珠母。治疗 70 例，痊愈 53 例，显效 9 例，好转 6 例，无效 2 例，总有效率为 97.1%。［刘康平．自拟五皮止痒饮治疗神经性皮炎 70 例疗效观察．内蒙古中医药．1992，11（1）：10］

第三节　阴囊毛囊炎

阴囊毛囊炎系由金黄色葡萄球菌侵犯毛囊引起的毛囊及毛囊周围的化脓性炎症性皮肤病。

阴囊毛囊炎相当于中医的"疖病"。

一、临床诊断

（一）辨病诊断

1. 症状与体征

成人多见。初起为粟粒大毛囊性炎性丘疹，逐渐形成脓疱，中心有毛囊贯穿，周围有炎性红晕，大多分批发生，互不融合。自觉轻度痒痛。脓疱破溃后，可排出少量脓血，形成黄痂，痂脱即愈，一般不留瘢痕。但易复发，常绵延数周至数月之久。其毛囊炎愈后形成点状或小片瘢痕者，称秃发性毛囊炎。愈后留瘢痕疙瘩状硬结者，称为硬结性毛囊炎。

2. 实验室检查

当阴囊毛囊炎伴继发感染者，可见血中白细胞总数及中性粒细胞增高。

（二）辨证诊断

1. 湿毒蕴结型

（1）临床表现：阴囊毛囊炎初起局部皮肤潮红，继而发生散在或密集的毛囊性小脓疱，突起根浅，周围红晕明显，或伴有口干，大便不爽，尿赤。舌红，苔黄，脉滑数。

（2）辨证要点：阴囊皮肤出现生米粒样丘疹，色红，肿痛，伴大便不爽，尿赤。舌红，苔黄，脉滑数。

2. 正虚邪恋型

（1）临床表现：阴囊毛囊炎皮疹色泽暗淡，肿势不甚，或见脓疱、结痂性损害，多兼有小疖，伴体弱乏力，面色无华。舌淡，苔薄，脉细。

（2）辨证要点：阴囊毛囊炎反复发作，疹色暗，肿势不甚，有结痂性损害，乏力，面色无华。舌淡，脉沉细。

二、鉴别诊断

（一）痈

痈的表面有多个蜂窝状脓栓，局部红肿显著，疼痛剧烈，全身症状明显。而阴囊毛囊炎仅出现潜在毛囊性炎性丘疹或小脓疱，全身症状不明显。

（二）阴囊皮炎

阴囊皮炎以剧痒和阴囊皮肤苔藓样变为主要特点，而阴囊毛囊炎是以阴囊皮肤化脓性感染为主要临床特征，故二者不难鉴别。

（三）阴囊湿疹

阴囊湿疹在搔抓后可继发感染，有时难与阴囊毛囊炎区别，但前者起病原因不明，剧痒难耐，皮损呈浸润性片状融合，而阴囊毛囊炎病因明确，伴轻度疼痛，皮损大多分批发生，互不融合，二者有本质的区别。

三、治疗

（一）提高临床疗效的思路提示

1. 重体征，明确诊断

本病初起见阴囊散发或簇生红色丘疹，大小如针头或米粒，顶端易化脓破溃，干燥后结痂脱落。皮损处常留有色素沉着，自觉症状不明显或伴轻度痒痛。应抓住特征，区别于他病，及时诊治，预防感染，提高疗效。

2. 辨虚实，定病性

本病初发为湿热毒邪郁蒸于肾囊肌肤，致血脉阻滞而发病，病属实证。

病久不愈，或反复发作，邪毒不去，正气受损，以致正虚邪恋，病属虚证或虚实夹杂。

（二）中医治疗

1. 内治法

（1）湿毒蕴结型

治法：清热化湿，活血解毒。

方药：蜂房散加减。

蜂房 15g，升麻 10g，土贝母 10g，紫花地丁 20g，金银花 25g，蒲公英 25g，泽泻 15g，赤茯苓 15g，赤芍 15g，川牛膝 15g，藿香 12g（后下），佩兰 12g（后下）。

（2）正虚邪恋型

治法：扶正托毒。

方药：透脓散加味。

黄芪 30g，当归 20g，川芎 10g，穿山甲 10g，皂角刺 10g，连翘 15g，党参 20g，白术 15g，茯苓 15g，甘草 3g。

2. 外治法

（1）针刺及放血疗法：取身柱、灵台、合谷、委中等穴位，先用针刺，施泻法，留针 15 分钟，后用三棱针放血。间隔 2 天 1 次，10 次为 1 疗程。

（2）耳后三脉络点刺放血疗法：在患者双耳后侧耳郭上取三条脉络放血，同时在病灶周围环形围绕点刺放血，病情严重者在大椎穴处以三棱针点刺 3 ~ 4 针放血。如出血较少，可在针刺后用手指挤压出血。该疗法具有通经活络、开窍泻热、消肿止痛等作用，可用于各种实证、热证、瘀血和经络瘀滞性疼痛等。

（三）西医治疗

1. 内服药

症状重者，可酌情给予抗生素、磺胺类制剂。同时予大量维生素 B。反复发作、病程迁延者，可内服异烟肼 0.1 ~ 0.2g，每日 3 次，持续 1 ~ 2 个月，有一定疗效，亦可选用自家疫苗或多价葡萄球菌疫苗及葡萄球菌类毒素注射或自血疗法。

2. 局部用药

局部用药以止痒、杀菌、消炎、保护皮肤为原则。常用 5% ~ 10% 硫黄和

1% 樟脑炉甘石水粉剂及 5% 樟脑扑粉等，或用其他抗菌软膏，如 10% 鱼石脂软膏、1% 新霉素软膏或复方新霉素软膏等。

第四节　阴囊急性蜂窝组织炎与脓肿

阴囊急性蜂窝组织炎与脓肿是阴囊壁受细菌侵犯所致的弥漫性化脓性炎症，是阴囊部常见的非特异性感染。

中医学称之为"囊痈"，多由湿热下注而成。

一、临床诊断

（一）辨病诊断

1. 症状

起病急骤，初期阴囊焮热疼痛，寒热交作，继而觉阴囊坠垂，疼痛加剧。本病还可伴明显的全身症状，如恶寒、高热、全身关节酸痛、疲乏无力等。

2. 体征

单侧或双侧阴囊皮肤突发性弥漫性红肿、发烫、发亮、发硬和明显触痛，但睾丸大小正常。两侧腹股沟淋巴结肿大、压痛。严重时可见阴囊皮肤紫黑，破溃流水，或有脓液流出。

3. 实验室检查

血常规检查可见白细胞数明显增多，且有核左移现象。

（二）辨证诊断

1. 湿热蕴结型

（1）临床表现：发病急，阴囊红肿热痛，皮肤绷紧、发亮，口干，喜冷饮，小便赤涩，或身热不退，热盛肉腐，则阴囊肿痛加重，溃后肿痛减轻，脓出黄稠者，疮口易敛。舌红，苔黄腻，脉弦滑数。

（2）辨证要点：阴囊红肿热痛。舌红，苔黄腻，脉濡数。

2. 正虚毒恋型

（1）临床表现：阴囊化脓破溃，脓水清稀，久不收敛，形成瘘管，面色无华，午后潮热。舌红，苔薄黄，脉细数。

（2）辨证要点：阴囊化脓破溃，脓水清稀，肿痛不减，收口慢。舌红，苔薄黄，脉细数。

二、鉴别诊断

（一）阴囊丹毒

丹毒感染时阴囊皮肤呈鲜红色，中间较浅，边缘清楚，肿胀较轻，病损较浅，并且有烧灼样疼痛，而阴囊急性蜂窝组织炎主要表现在阴囊皮肤弥漫性红肿，病位深，重坠痛，重者有脓液渗出。

（二）鞘膜积液

鞘膜积液多为阴囊一侧肿大，不红不热，无疼痛，透光试验阳性。这与阴囊急性蜂窝组织炎不难鉴别。

（三）病毒性睾丸炎

病毒性睾丸炎常见于流行性腮腺炎后 5～7 天，睾丸肿痛，阴囊皮色微红或不红，一般多在 7～14 天消退，不化脓。治疗不及时可影响生育。而阴囊急性蜂窝组织炎的睾丸大小、质地正常。二者不难鉴别。

三、治疗

（一）提高临床疗效的思路提示

1. 仔细观察脓液性状，以判正邪之盛衰

脓液稠厚，色黄白，色泽鲜明者，气血充盛；如黄浊质稠，色泽不净者，为毒邪有余；如黄白质稀，色泽洁净者，气血虽虚，并非败象；如脓液稀薄，腥秽恶臭者，为正气衰败，毒邪内盛之象。

2. 分清寒热，细辨虚实

阴囊红肿，发热恶寒，为实热之证。若寒热由轻加重，为毒热炽盛；寒热由重渐轻，为邪退正复之象。

3. 中西医结合，各扬其长

现代医学认为阴囊急性蜂窝组织炎乃细菌感染所致，在发病早期予以及时、足量、敏感的抗生素治疗，更有利于控制病情的发展。然后据中医辨证施治以善后，中西医互补有益于疾病的彻底康复。

（二）中医治疗

1. 内治法

（1）湿热蕴结型

治法：清热泻火，解毒利湿。

方药：龙胆泻肝汤合仙方活命饮加减。

柴胡 10g，龙胆草 10g，黄芩 10g，栀子 10g，金银花 15g，连翘 12g，败酱 30g，蒲公英 15g，当归 12g，生地黄 12g，木通 10g，泽泻 12g，车前子 15g（包），甘草 6g，穿山甲 15g，皂角刺 15g。

（2）正虚毒恋型

治法：滋阴扶正，解毒祛湿。

方药：滋阴除湿汤加减。

生地黄 12g，白芍 12g，川芎 12g，当归 10g，金银花 30g，黄芩 10g，知母 12g，山栀子 10g，泽泻 10g，贝母 12g，陈皮 10g，甘草 6g。

2. 外治法

（1）针刺疗法：取穴太冲、期门、大敦、阳池。每次选用 2 穴，用泻法，每次留针 10 分钟。每日 1 次，10 次为 1 疗程。

（2）熏洗疗法

①威灵仙 70g（鲜者 50g），加水 80mL，煎煮半小时，待温，洗浴阴囊，每日 5~6 次。适用于囊痈肿痛期。

②白矾 60g，雄黄 30g，生甘草 15g。水煎后趁热熏洗，每日 1~2 次。

（3）外敷疗法：如意金黄散 10g，用蛋清或凡士林调匀，敷于阴囊，然后用纱布包托，每日换药 1 次。

（三）西医治疗

1. 药物治疗

阴囊急性蜂窝组织炎及脓肿发生后，应采用大剂量抗生素治疗。一般选用抗菌谱较广的抗生素或几种抗生素联合应用。

（1）青霉素钠针（皮试），800 万 U 加入生理盐水中静脉滴注，每日 1 次，7 天为 1 疗程。

（2）链霉素针（皮试），0.75g，每日 1 次，肌肉注射，7 天为 1 疗程。

（3）头孢曲松针 2g，加入生理盐水中静脉滴注，7 天为 1 疗程。

（4）天方罗欣片 0.2g，每日 1 次，口服，连用 7～10 天。

（5）甲硝唑 250mL，静脉滴注，日 1 次，连用 7 天。

2. 手术治疗

阴囊急性蜂窝组织炎的炎症扩散后，或有脓肿形成，应及时做多处切开引流，切除坏死组织，创口可用 3% 过氧化氢溶液冲洗。创面用抗生素溶液湿敷。

（四）中医专方选介

1. 五味消毒饮加味

蒲公英、紫花地丁各 20～40g，金银花 20～30g，野菊花 15g，紫背天葵 10g。初期脓未成者加当归尾、乳香、没药，并将药渣捣烂，以酒调敷患处；伴发恶寒者加荆芥、防风；脓成已溃者加黄芪、生甘草。每日 1～2 剂，水煎服。共治 18 例，均临床治愈。[吴超斌．五味消毒饮治疗感染性疾病．湖北中医杂志．1983（2）：26～27]

2. 醋调五倍子散

五倍子、米醋各适量。五倍子研细末，过 100 目筛，装瓶放阴凉干燥处备用。将局部毛发剃净，用肥皂水洗擦患处，常规消毒后，视疮面大小取五倍子散适量与米醋调糊，然后均匀地涂于敷料上，约 3mm 厚，贴于患处固定即可。每 3 天换药 1 次。共治 156 例，结果痊愈 79 例，显效 57 例，有效 14 例，无效 6 例。疗程为 3～9 天，平均 65 天，总有效率为 96%。[李永高，等．醋调五倍子散治疗蜂窝组织炎 156 例报告．中医杂志．1990（9）：40]

第五节　阴囊丹毒

阴囊丹毒系阴囊部位感染溶血性链球菌引起的阴囊皮肤及皮下组织内淋巴管及其周围软组织的急性炎症。

阴囊丹毒，中医尚无记载，据其临床表现当属"丹毒""流火"的范畴。

一、临床诊断

（一）辨病诊断

1. 症状与体征

阴囊丹毒发病急剧，一般先有周身不适、畏寒、发热、头痛、恶心、呕吐等前驱症状，为淡红色或鲜红色水肿性斑片，境界清楚，压之皮肤红色减退，放手即恢复，皮肤表面紧张光亮，摸之灼手，肿胀触痛明显，约经 5 ~ 6 天后消退，皮色由鲜红转暗红或棕黄，最后脱屑而愈。一般预后良好，严重者在红肿处可发生水疱或血疱，偶有化脓或皮肤坏死，附近淋巴结肿大。

2. 实验室检查

血白细胞总数在 $20.0 \times 10^9/L$ 以上，中性粒细胞 $0.50 \sim 0.90$。

（二）辨证诊断

1. 风热毒蕴型

（1）临床表现：恶寒发热，阴囊皮肤焮红灼热，肿胀疼痛，甚则发生水疱。舌红，苔薄黄，脉浮数。

（2）辨证要点：阴囊皮肤焮红灼热，肿胀疼痛。舌红，脉浮数。

2. 湿热毒蕴型

（1）临床表现：高热，阴囊皮肤红赤肿胀，灼热疼痛，亦可发水疱、紫斑，甚至结毒化脓或皮肤坏死。苔黄腻，脉洪数。

（2）辨证要点：阴囊皮肤红赤肿胀，发水疱、紫斑。苔黄腻，脉洪数。

二、鉴别诊断

（一）阴囊急性蜂窝组织炎

详见本章第四节有关内容。

（二）接触性皮炎

阴囊接触性皮炎有接触致敏物史，局部水肿明显，且常有大疱。局部瘙痒、灼热，但无疼痛。一般无全身症状。而阴囊丹毒全身症状明显，不痒，但疼痛。

三、治疗

（一）提高临床疗效的思路提示

1. 把握特征，明确诊断

根据起病急剧，阴囊皮损为境界清楚的水肿性红斑、局部疼痛及压痛、全身症状明显的特点，及时做出正确诊断，以期早诊断、早治疗。

2. 中西医汇通

该病病因明确，一旦确诊，首选抗生素予以治疗。待病情稳定后，再辨证施治，选方用药。中西医结合更利于该病的预后，提高临床疗效。

（二）中医治疗

1. 内治法

（1）风热毒蕴型

治法：散风清热解毒。

方药：普济消毒饮加味。

黄芩10g，黄连10g，陈皮9g，甘草3g，玄参12g，柴胡15g，桔梗12g，连翘15g，板蓝根15g，马勃12g，牛蒡子9g，薄荷6g，升麻15g，大黄10g，生地黄12g。

（2）湿热毒蕴型

治法：清热利湿解毒。

方药：五神汤合草薢渗湿汤加减。

茯苓15g，车前子20g（包），金银花15g，牛膝12g，紫花地丁12g，草薢20g，当归尾12g，丹皮10g，薏苡仁12g。

2. 外治法

（1）针刺疗法：取四缝穴局部常规消毒后，用三棱针速刺患侧四缝穴并挤出黏液。病在中部则刺双侧穴，病轻者只刺中指一穴。隔日1次，3次为1疗程。

（2）外敷疗法：青黛15g，石膏30g，梅片、雄黄、血竭各6g。共为细末，装瓶备用。用时取药末加凡士林、醋少量调和，外敷患处。隔日1次，3次为1疗程。

（三）西医治疗

1. 药物治疗

药物治疗以青霉素为首选，可用水溶性青霉素G80～240万U/d，分2次肌肉注射。对青霉素过敏者，可选用红霉素、四环素、庆大霉素、林可霉素或磺胺类药物、头孢类药物，持续用药，10～14天为1疗程。

2. 仪器治疗

对慢性复发性丹毒可选用紫外线照射。

（四）中医专方选介

1. 四妙丸加味

黄柏、薏苡仁各 30g，苍术、川牛膝各 12g，萆薢、土茯苓、蒲公英、野菊花各 30g，牡丹皮、赤芍各 15g。热重于湿，局部红斑灼热，重用蒲公英、野菊花，加金银花、紫花地丁；湿重于热，局部肿甚，重用萆薢、土茯苓，加木通、猪苓；瘀结明显，局部肿硬疼痛，重用牡丹皮、赤芍，加乳香、没药；高热加柴胡、葛根，并肌肉注射柴胡注射液；舌苔黄腻者，加川黄连、黄芩。日 1 剂，7 天为 1 疗程，总有效率为 100%。[邹桃生. 四妙丸治疗丹毒178 例. 辽宁中医杂志. 1989，13（2）：20]

2. 五神汤加味

金银花、紫花地丁各 20g，牛膝、黄柏、车前子、生薏苡仁各 10g。兼表证者加荆芥、牛蒡子；血热甚者去薏苡仁，加生地黄、丹皮、赤芍；湿盛肿甚者加泽泻、猪苓、茯苓、防己。日 1 剂，水煎服。共治 17 例，治愈 14 例，好转 3 例，疗程最短者 4 天。[马朝群. 江苏中医. 1998，9（6）：44]

第六节 阴囊癣

阴囊癣是发生于阴囊部位的浅部寄生性真菌感染，具传染性，以多形环或地图形皮损伴奇痒为特征。

中医学文献对本病无专篇论述，多归属"圆癣""阴癣"的范畴。

一、临床诊断

（一）辨病诊断

1. 症状与体征

本病常发于阴囊的一侧或双侧，严重者可累及阴囊、会阴、肛门、大腿内侧及臀部，一般无明显全身不适，仅觉瘙痒。若痒甚可影响睡眠，常因搔抓、摩擦致患处糜烂、疼痛。初起为针头大或米粒样丘疹、丘疱疹或小水疱，逐渐向四周发展，形成边界清楚的钱币形红斑，上覆细薄鳞屑或痂皮，基底鲜红，日久变暗红，中央有自愈倾向，留有淡褐色色素沉着。常因搔抓或被衣裤摩擦而糜烂、流血水、结痂，甚至皮肤呈苔藓样变。

2. 实验室检查

鳞屑直接镜检或水疱壁真菌培养阳性。

（二）辨证诊断

1. 风湿毒聚型

（1）临床表现：阴囊癣皮损为针头或米粒样丘疹，逐渐向四周发展，形成钱币形红斑，上覆鳞屑，基底鲜红，瘙痒甚，伴头身困重，口唇干燥，咽痒目赤，大便秘结。舌红，苔少，脉濡数。

（2）辨证要点：钱币状皮损，上覆鳞屑，伴头身困重。舌苔白腻，脉濡数。

2. 湿热下注型

（1）临床表现：阴囊癣痒甚，可因搔抓致患处糜烂、疼痛；皮损处有小水疱；皮损呈圆形、环形或多形环，边界清楚，可伴口苦、咽干、阴部潮湿。舌红，苔黄腻，脉滑数。

（2）辨证要点：皮损呈圆形、环形，或多形环，边界清楚，常因痒甚而搔抓致糜烂，伴口苦咽干。舌红，苔黄腻，脉滑数。

二、鉴别诊断

（一）阴囊湿疹

阴囊湿疹多因皮肤过敏引起，以阴囊瘙痒，或起疹、水疱，搔破湿烂，浸淫脂水为特征，慢性阴囊湿疹，皮损浸润肥厚，触合成苔藓样斑片，常反复发作，不具有传染性。而阴囊癣是感染真菌而起，皮损边界清楚，而且有传染性。

（二）阴囊皮炎

红癣阴囊皮炎发病与精神因素相关，常因过食辛辣刺激食物而诱发，皮损多为不规则或多角形扁平丘疹，呈正常肤色或淡褐色，损害增厚扩大并融合成片，皮纹加深，呈苇席状，苔藓样变明显。每因情志变化而加重，真菌检查无异常。

（三）红癣

由细棒状杆菌引起，皮疹多为淡红、褐红或棕红色，边界不高，表面有油腻的糠秕状鳞屑，无丘疹及水疱，无瘙痒等自觉症状及炎性变化，发展缓慢，治之不彻底易复发。真菌检查为阴性。

（四）银屑病

银屑病发生于阴部者少见，多由摩擦刺激引起。皮损呈银白色鳞屑斑片，剥脱后露出潮红湿润面及点状出血，无水疱及结痂，亦无中心自愈倾向。病程缠绵，真菌检查为阴性。

三、治疗

（一）提高临床疗效的思路提示

1. 明确诊断

本病病位局限，皮损呈环形、圆形或双圆形，边界清晰，瘙痒难耐，干燥脱屑，一般不难诊断。实验室真菌检查有利于鉴别诊断。

2. 正确辨证

中医学认为本病多由风、湿、热、虫侵袭阴囊皮肤，致经络不畅，气血失和而引起。临证时，当把握病机，明辨虚实，提高辨证施治的针对性，从而提高临床疗效。

3. 中西医结合

在控制病情、消除症状方面，采用止痒、止痛、抗真菌治疗，收效满意。但往往治疗不彻底，导致本病的反复发生。另外，在无感染的情况下，盲目运用激素和抗生素治疗，还可进一步加重病情。因此采用中药辨证施治，内服外用，杀虫止痒，保护皮肤，弥补了上述治疗之不足。

（二）中医治疗

1. 内治法

（1）风湿毒聚型

治法：清热除湿，消风止痒。

方药：消风散加减。

当归20g，生地黄15g，防风6g，蝉蜕10g，知母15g，苦参20g，胡麻仁10g，荆芥6g，苍术12g，牛蒡子9g，石膏20g，甘草6g，木通6g。

（2）湿热下注型

治法：清热化湿解毒。

方药：龙胆泻肝汤加减。

龙胆草 6g，栀子 10g，黄芩 12g，柴胡 10g，茯苓 15g，泽泻 20g，车前子 25g（包），木通 6g，当归 16g，生地黄 16g，萆薢 15g，金银花 20g。

2. 外治法

枯矾、黄柏、五倍子、苦参、乌贼骨各等份，研细末，外扑患处。

（三）西医治疗

1. 内服药物

（1）灰黄霉素片：成人每日 0.6~0.8g，分 3 次口服，连用 2~4 周为 1 疗程。

（2）酮康唑片：成人每日 0.2g，分 2 次口服，连用 2~4 周为 1 疗程。

2. 外用药物

复方苯甲酸擦剂（灰氏癣药水），复方间苯二酚擦剂（卡氏擦剂），3% 咪康唑霜，1%~2% 克霉唑霜、酮康唑霜、孚琪软膏，达克宁霜等，每日 2 次，外用，2~4 周为 1 疗程。

（四）中医专方选介

1. 股癣煎

土槿皮 40g，大枫子、黄精、茯苓、川楝子、白头翁各 30g，龙胆草、荆芥、防风各 20g，大黄、白鲜皮各 15g，红花 6g。上药加陈醋 1000g，白酒 50g，浸泡 3 小时后再加清水 1000g，置火上煮沸 15 分钟，离火去渣。药液变温后外洗皮损处，每日 2 次。药渣次日加水煮后再用，1 剂用 2 天，1 周为 1 疗程。[魏道雷. 股癣煎外洗治疗股癣 94 例. 湖北中医杂志. 1993（1）：40]

2. 癣净

黄芩、黄柏、苦参、地肤子、白鲜皮、百部各 20g，乌梅、川椒各 10g，硫黄 15g，75% 酒精 500mL。上药（硫黄除外）粉碎为粗末，泡入酒精中密闭，密闭时间为春季 10 天，夏季 1 周，冬季 2 周。滤渣分装于 100mL 瓶中备用。用时每瓶放入硫黄 15g，摇匀搽患处，每日 2~3 次，1 周为 1 疗程。[刘天骥，等. 自拟"癣净"治疗股癣 69 例. 湖北中医杂志. 1993（5）：20]

第七节　特发性阴囊坏疽

特发性阴囊坏疽是发生在阴囊的急性炎性坏疽。临床发病急，阴囊红肿紫黑，迅速溃烂，甚则可使整个阴囊皮肤腐脱，睾丸外露，是凶险的外科急症之一。

该病属中医"脱囊"范围，又称"囊脱""阴囊毒""囊发"。

一、临床诊断

（一）辨病诊断

1. 症状与体征

特发性阴囊坏疽发病急，初起阴囊皮肤潮红、肿胀，形成红斑、水疱，继而溃烂，渗出大量黄色稀薄分泌物，臭味浓烈。继而阴囊皮肤坏死、潮湿、迅速蔓延，可扩展到阴茎和腹壁，甚至可达腋窝。阴囊坏死严重者，可见睾丸裸露。坏死组织约2周后开始脱落，1个月左右可痊愈。但病重者死亡率较高。全身中毒症状明显，可伴高热、寒战、恶心、呕吐，甚至神昏谵语等。

2. 实验室检查

血常规检查可见白细胞总数达（12～13）×10^9/L，中性粒细胞多超过80%，且有核左移。脓液涂片镜检或培养可找到致病菌。

（二）辨证诊断

1. 湿热下注型

（1）临床表现：阴囊红肿热痛，伴全身发热，寒战，口干欲饮，小便赤，大便干结。舌红，苔黄腻，脉滑数。

（2）辨证要点：阴囊红肿热痛，口干欲饮。舌红，苔黄，脉滑数。

2. 热毒内侵型

（1）临床表现：阴囊红肿，焮热疼痛，继而皮肤紧张湿裂，其色紫黑，迅速腐烂，渗出脓液，臭味浓烈，腐肉大片脱落，睾丸外露，全身恶寒发热。舌红，苔黄腻，脉弦数或洪数。

（2）辨证要点：阴囊红肿，焮热疼痛，旋即紫黑溃脱，流液奇臭，伴恶寒发热。舌红，苔黄腻，脉滑数。

3. 气阴两虚型

（1）临床表现：阴囊腐脱渐止，新肉缓慢生长，身困乏力，少气懒言，面色无华，口干唇燥，身热汗出，大便秘结。舌质红，苔少或无苔，脉细数无力。

（2）辨证要点：阴囊腐脱渐止，新肉不生，伴身困乏力，口干唇燥。舌红，苔少，脉细数无力。

二、鉴别诊断

（一）急性化脓性睾丸炎

急性化脓性睾丸炎起病急，阴囊红肿灼热，与本病相似。但急性化脓性睾丸炎之阴囊红肿多为一侧，睾丸明显肿大压痛。而特发性阴囊坏疽为全阴囊红肿焮热剧痛，不伴有睾丸肿大，可资鉴别。

（二）急性阴囊蜂窝织炎

急性阴囊蜂窝织炎病变比较局限，边缘为红色隆起，肿胀的表皮可有小水疱密集成群，一般无坏死现象，且病势缓和。阴囊特发性坏疽病变广泛，皮损严重，腐肉大脱，睾丸外露。

三、治疗

（一）提高临床疗效的思路提示

1. 明确病位，辨证分期

对本病进行辨证，当明确病位，掌握特征，谨守病机，果断施治。并依据病程的进展，辨证分期。早期为毒邪炽盛，治以清肝利湿，解毒消肿；中期为肝肾阴伤，热毒内侵，当凉血解毒，养阴托脓；晚期为气血双亏，治以大补气血。

2. 把握特征，及早诊治

临证时要把握本病来势暴急，发展迅速，病情险重的特点，及早诊治，以免发生邪毒内陷，造成不良后果。

（二）中医治疗

1. 湿热下注型

治法：清热利湿，解毒消肿。

方药：龙胆泻肝丸合仙方活命饮加减。

龙胆草6g，金银花15g，黄芩10g，栀子9g，泽泻15g，木通6g，车前子（包）20g，防风6g，白芷9g，当归20g，乳香6g，没药6g，天花粉12g，贝母10g，穿山甲12g，生地黄20g，柴胡10g，蒲公英15g，紫花地丁12g。

2. **热毒内侵型**

治法：凉血解毒，养阴托脓。

方药：清瘟败毒饮加减。

黄连 12g，黄芩 10g，栀子 6g，连翘 12g，水牛角 30g，石膏 30g，知母 15g，生地黄 15g，玄参 10g，丹皮 10g，赤芍 15g，金银花 20g，黄柏 10g，当归 20g，白芍 15g。

3. **气阴两虚型**

治法：益气养阴。

方药：圣愈汤加减。

党参 20g，黄芪 30g，生地黄 15g，白芍 15g，玄参 15g，当归 20g，天花粉 15g，丹皮 15g，金银花 20g，太子参 20g。

（三）西医治疗

1. **全身治疗**

据致病菌的不同，选用敏感抗生素，足量、及时、彻底地治疗。另外可选用特异性血清以备急用。

2. **外治法**

立即切开阴囊皮肤，不论是否有坏死，做多处切口。用 Dakim 液湿敷。用 1：5000 高锰酸钾和过氧化锌局部应用，因释放氧缓慢，疗效优于 H_2O_2。坏死组织在 2 周左右开始脱落，肉芽逐渐生长，由于阴囊皮肤修复能力强，即使睾丸与精索裸露，经过 4～6 周仍可被新生皮肤所覆盖。

第八节　阴囊炭疽

阴囊炭疽是由炭疽杆菌引起的发生在阴囊部位的急性传染病，以阴囊皮肤组织发生黑炭状坏死为特征。

本病属中医学"鱼脐疔疮"的范畴。

一、临床诊断

（一）辨病诊断

1. **症状与体征**

潜伏期为数小时至 10 天左右，阴囊皮损初起为炎症性丘疹，发展很快，有大疱，四周有严重的水肿，迅速破溃，内容物为血性或脓性。随后出现深棕色焦痂，局部淋巴结化脓，严重者伴有高热和衰竭。

2. 实验室检查

取渗出液，进一步处理后行革兰染色，镜检发现炭疽杆菌即可诊断。

（二）辨证诊断

1. 毒邪外侵型

（1）临床表现：阴囊炭疽早期患处发痒，继而起红疹，形如蚊迹，伴有微热，无水疱溃烂。舌红，苔薄黄，脉浮数。

（2）辨证要点：阴囊肌肤发痒，起红疹，形如蚊迹。舌红，苔薄黄，脉浮数。

2. 热毒内蕴型

（1）临床表现：阴囊炭疽中期，阴囊部皮损继发水疱，色紫暗，破溃结痂，色黑如炭，疮形凹陷，形似鱼脐，疮周肿胀，四周起水疱，破流黄水，伴全身发热，呕吐，头疼，身痛。舌质红，苔黄腻，脉滑数。

（2）辨证要点：阴囊皮损以水疱为主，破溃流黄水，结痂色黑如炭，疮形凹陷，状如鱼脐，伴发热，呕吐。舌红，苔黄腻，脉滑数。

3. 热入营血型

（1）临床表现：阴囊炭疽晚期，余毒未尽，病程 1～2 周，热盛肉腐，渐至脱落；亦有少数病例，坏死的黑痂周围又起水疱，红肿明显，壮热不退，关节、肌肉疼痛。此乃疫毒内陷营血，攻于脏腑而走黄。

（2）辨证要点：余毒未尽，热盛肉腐，渐至脱落，病程进一步发展，疫毒侵入营血而走黄。

二、鉴别诊断

（一）阴囊丹毒

阴囊丹毒皮色鲜红，边缘清楚，焮热疼痛，发展期无疮形脐凹，常有反复发作史。

（二）特发性阴囊坏疽

二者临床症状相似，但特发性阴囊坏疽水疱溃破流水，奇臭无比；二者感染的致病菌不同，通过实验室检查，不难鉴别。

三、治疗

（一）提高临床疗效的思路提示

1. 抓住特征，明确诊断

阴囊炭疽的发生，多有接触和感染炭疽杆菌的病史，病因明确，潜伏期为半天~12天，一般为1~3天。最初阴囊皮损为红色小丘疹，迅速演变为水疱，继而水疱化脓或带血，并自然破裂，病灶中心形成凹陷性黑色干痂。常伴发热、呕吐、头痛、关节痛及全身不适等症状。

2. 细辨虚实，明确病位

阴囊炭疽初期、中期多属实证，正气未衰，尚能抗邪，邪正交争于肌表，病位轻浅，当以祛邪为主。阴囊炭疽发展至后期，正气已虚，正不胜邪，毒入营血，病位转深，当以扶正祛邪为要。

3. 及时应用抗生素

少数病例，病情严重，发展迅速，可在几天或几周内死亡。治疗当及时选用抗生素以控制病情的发展。

（二）中医治疗

1. 内治法

（1）毒邪外侵型

治法：解毒消癥，行气和营。

方药：仙方活命饮加减。

当归10g，赤芍10g，天花粉10g，制乳香、制没药各10g，金银花15g，紫花地丁15g，蒲公英15g，草河车15g，浙贝母12g，连翘12g，陈皮12g，炮穿山甲6g，川芎6g。

（2）热毒内蕴型

治法：解毒清热，利湿消肿。

方药：五味消毒饮合黄连解毒汤加减。

蒲公英15g，金银花25g，紫花地丁15g，连翘20g，甘草6g，黄连6g，川牛膝10g，黄芩9g，黄柏9g，半枝莲30g，草河车30g。

（3）热入营血型

治法：清营解毒，扶正护心。

方药：犀角地黄汤合五味消毒饮化裁。

水牛角 30g，丹皮 6g，黄连 6g，金银花 15g，蒲公英 15g，紫花地丁 15g，草河车 15g，川牛膝 9g，生薏苡仁 9g，焦山栀 9g，半枝莲 30g，白花蛇舌草 30g，琥珀 4.5g（冲）。

2. 外治法

（1）初、中期选用玉露膏掺 10% 蟾酥合剂，或用天仙子如意散外敷。

（2）中、后期肉腐不脱，先用三棱针刺破疮面 2～3 处，外掺阴毒内消散或二宝丹。

（三）西医治疗

1. 药物治疗

（1）青霉素针：800 万 U 加入生理盐水 250mL 内静脉点滴，日 1 次，7 天为 1 疗程。

（2）链霉素针：0.5g，肌肉注射，每日 2 次，7 天为 1 疗程。

（3）四环素片：0.5g，每日 4 次，口服，15 天为 1 疗程。

（4）增效联磺片：2 片，每日 2 次，口服，7 天为 1 疗程。

2. 外治疗法

局部可用磺胺类软膏或氧化氨基汞软膏外用。

第九节　阴囊象皮肿

阴囊象皮肿系淋巴管炎多次发作，皮下、皮内纤维组织增生，导致阴囊皮肤增厚、变粗，呈象皮样改变的疾病。临床常表现为阴囊肿大如斗，重坠难受，阴囊皮肤肥厚变硬，麻木无痛。

本病属中医"癞疝"的范围。

一、临床诊断

（一）辨病诊断

1. 症状与体征

患者多有丝虫病或在流行区域居住的病史，以及阴囊毒反复发作史。早期常表现为反复发作的精索炎和附睾炎，一侧阴囊自腹股沟向下蔓延性疼痛，附睾肿大,有压痛,精索上有一处或数处结节,触痛明显。继而阴囊肿大如斗,沉重下坠,皮肤极度肥厚,变硬,表面粗糙不平,状若象皮。晚期常伴双下肢桶状水肿、乳糜尿、鞘膜积液等临床表现。

2. 实验室检查

夜间采集周围血,直接涂片查找微丝幼虫。血中微丝幼虫阴性者,可做病变淋巴结活检,寻找成虫。查到幼虫或成虫即可确诊。

(二) 辨证诊断

1. 痰湿瘀结型

(1) 临床表现:初起阴囊水肿,继而肿大,阴茎常被肿大的阴囊覆盖,影响行动和房事;甚者阴囊肿大如斗,沉重下坠,皮肤极度肥厚、变硬,表面有高低不平的结节,不红不热,不痛不痒,不酿脓。舌质淡,苔白厚,脉濡缓。

(2) 辨证要点:阴囊肿大如斗,经久不愈,皮肤变厚、变硬,不红不热,不痛不痒,不酿脓。舌淡,苔白厚,脉濡缓。

2. 痰热互结型

(1) 临床表现:阴囊肿大粗厚,坚硬重坠,红肿痒痛,伴双下肢桶状水肿。舌质红或紫暗,苔黄腻,脉滑数或弦数。

(2) 辨证要点:阴囊肿大粗厚,红肿痒痛。舌质红,苔黄腻,脉滑数。

二、鉴别诊断

(一) 附睾炎

附睾炎主要表现为阴囊皮肤发红或不红,附睾肿大,触痛明显,可继发鞘膜积液。皮肤肿,但不厚,而且水肿不甚明显。

(二) 附睾结核

附睾结核发病缓慢,输精管呈串珠样改变,无触痛,可合并轻度睾丸鞘膜积液,无菌性脓尿及结核菌浓缩液检查呈阳性。而阴囊象皮肿则无上述表现。

三、治疗

（一）提高临床疗效的思路提示

首先要明确诊断，并根据情况积极采取相应的措施。本病因水湿阻络、痰凝血瘀而成，证属实证，临证时当辨热之有无。若痰湿为病，未能及时治疗，郁而化热，治疗时在除湿软坚消肿的同时，当佐以清热之法。

（二）中医治疗

1. 内治法

（1）痰湿瘀结型

治法：化痰除湿，软坚消肿。

方药：橘核丸加减。

橘核 15g，木香 6g，厚朴 12g，枳实 6g，川楝子 9g，桃仁 6g，延胡索 15g，木通 6g，桂心 6g，昆布 12g，海藻 12g，三棱 15g，莪术 15g，红花 20g，苍术 15g。

（2）痰热互结型

治法：清热化湿，软坚消肿。

方药：橘核丸合龙胆泻肝汤加减。

橘核 15g，木香 6g，厚朴 12g，枳实 6g，川楝子 9g，桃仁 9g，延胡索 15g，木通 6g，昆布 15g，海藻 15g，龙胆草 6g，黄芩 10g，栀子 9g，生地黄 15g，车前子（包）20g，当归 20g，泽泻 15g。

2. 外治法

（1）威灵仙、山藿香、牛膝、五加皮、生姜皮各等份，煎汤熏洗。

（2）透骨草 60g，鲜樟树叶、松针各 30g，生姜 15g。切碎，煎汤熏洗。每晚 1 次，每次 15 分钟。

（3）白果树叶适量，每天煎水熏洗局部 1～2 次。

（三）西医治疗

1. 药物治疗

急性发作期或继发感染时，应卧床休息，抬高阴囊，积极使用抗生素。同时治疗丝虫病，给予抗丝虫药物治疗。枸橼酸乙胺嗪 200mg，每日 3 次，口服，连用 7 天为 1 疗程；或枸橼酸乙胺嗪与卡巴肿合并治疗，卡巴肿每次

0.5g，每日 2 次，口服，并加枸橼酸乙胺嗪，每次 50mg，每日 2 次，口服，连用 10 天为 1 疗程。

2. 手术治疗

手术的目的是改善功能障碍及外观，原则上可分为两类：

（1）切除增生及水肿组织，保留全部或部分原有皮肤，利用原有皮肤修补所形成的缺损。这种手术适用于轻度或重度阴囊象皮肿。

（2）切除增厚的皮肤与增生的水肿组织，用皮肤移植法修补缺损。这种手术适用于重度或巨大的阴囊象皮肿。

第十节　阴囊血肿

阴囊血肿是指血液淤积于阴囊，导致阴囊肿大的疾病。多由阴囊受直接暴力或阴囊部位手术时止血不当所致。阴囊肿大，时有疼痛是其主要的临床特征。

本病当属中医学"血疝"的范畴。

一、临床诊断

（一）辨病诊断

1. 临床诊断

阴囊部有外伤史或手术史，局部肿胀，剧痛难忍。初期肿胀明显，有压痛，中期血肿逐渐稳定，阴囊外表由紫黑色变成黄褐色，经 2~3 周后，疼痛渐缓解，肿胀消退。

2. 实验室及影像学检查

穿刺可获得血性液体，透光试验阴性。B 超检查有助于血肿的诊断。

（二）辨证诊断

根据临床特征及病程进展，可将阴囊血肿分为早期和晚期，早期为出血期，晚期为血止期。

1. 出血期（早期）

（1）临床表现：阴囊肿胀，皮肤紫暗，或有瘀斑，自觉阴囊坠胀、疼痛。舌质紫，苔薄黄，脉涩。

（2）辨证要点：阴囊坠胀疼痛，皮肤紫暗或有瘀点、瘀斑。舌质紫暗，苔黄，脉涩。

2. 血止期（晚期）

（1）临床表现：血肿机化，阴囊壁增厚，睾丸肿硬，疼痛不明显。舌质暗，苔白，脉涩。

（2）辨证要点：睾丸肿硬，疼痛隐隐。舌质暗，有瘀点，脉涩。

二、鉴别诊断

（一）阴囊象皮肿

本病晚期形成肿块，阴囊壁增厚时，需与阴囊象皮肿相鉴别。阴囊象皮肿以阴囊肿大如斗，阴囊壁极度肥厚、变硬如象皮样为临床特征，而本病有外伤、手术后之瘀血过程。

（二）睾丸肿瘤

睾丸肿瘤病程缓慢，肿块逐渐增大，有明显的重坠感，睾丸表面不平或界限不清。通过 CT 等辅助检查可以确诊。

三、治疗

（一）提高临床疗效的思路提示

1. 明确病史，分期辨证

根据病史，了解血肿形成的病因及新旧、早晚。早期以止血、活血、消肿止痛为主，晚期以活血化瘀、通络散结为要。

2. 详审血瘀，细辨血热

若血肿形成时间较久，当考虑瘀血阻络、郁久化热的病机。治当在化瘀通络的同时，佐以凉血，才不会使血热妄行，导致新的血肿形成。

（二）中医治疗

1. 内治法

（1）出血期（早期）

治法：止血化瘀，消肿止痛。

方药：十灰散合花蕊石散加减。

大蓟 10g，小蓟 10g，侧柏叶 12g，茜草根 6g，棕榈皮 9g，大黄 6g，丹皮

10g，山栀 9g，花蕊石 20g，蒲公英 10g，金银花 15g，黄柏 10g，旱莲草 15g，三七 3g（冲服），生蒲黄、炒蒲黄各 5g（包煎）。

（2）血止期（晚期）

治法：活血化瘀，通络散结。

方药：复元活血汤合活络效灵丹化裁。

当归尾 20g，丹参 30g，红花 15g，桃仁 6g，乳香 6g，没药 6g，大黄 9g，穿山甲 10g，柴胡 15g，水蛭 6g，牡蛎 30g，黄芪 30g。

2. 外治法

（1）阴囊血肿不断增大时，应卧床休息。用阴囊托抬高阴囊，局部冷敷。

（2）红花 9g，苏木 10g，生半夏 12g，骨碎补 9g，甘草 6g，葱须 15g，水 1000mL。煎开，加醋 50g，再煎滚，熏洗患处。每日 3~4 次。

（三）西医治疗

1. 药物治疗

（1）青霉素注射液 800 万 U，加入生理盐水 250mL，静脉点滴，日 1 次，15 天为 1 疗程。可预防感染。

（2）甲硝唑注射液 250mL，静脉点滴，日 1 次，7 天为 1 疗程。

（3）吲哚美辛片 50mg，日 3 次，口服，7 天为 1 疗程。

（4）索米痛片 2 片，每日 3 次，口服，7 天为 1 疗程。

2. 手术治疗

迅速增大的血肿，应行手术探查，消除血肿，严密止血，留置引流条后关闭切口。

第十一节　阴囊血管瘤

阴囊血管瘤是阴囊部血管增生而形成的一种良性肿瘤，属中医"阴囊血瘤"或"阴囊血痣"的范畴。

一、临床诊断

（一）辨病诊断

1. 症状与体征

阴囊血管瘤发展较慢，常无自觉症状，局部可触及较小的柔软肿物。根据不同特征，阴囊血管瘤可分为以下四型：

（1）毛细血管瘤：皮肤稍隆起，边界清楚，外形及大小不规则，色泽由鲜红到暗红不等。其形状和大小可从细小颗粒到大片红斑，常在婴儿出生时或出生后不久就被发现。

（2）海绵状血管瘤：常以单个成球状突起的形式出现，有的囊浅，有的囊深，不突出于皮肤。肿瘤质地柔软，犹如海绵，形状大小不一，瘤体常有一条或数条静脉供应，当肿瘤表浅时，扩张的供应静脉可在邻近正常皮肤下见到。

（3）血管角质瘤：常为 1～2mm 的结节，红色或紫色，轻微损伤后易出血。组织学表现为扩张的小血管壁由单层上皮细胞和正常的或中度发育不良的上皮组成，有时上皮增生活跃。

（4）蔓状血管瘤：常由小动脉和小静脉相互吻合，成为迂曲、有搏动性的一种海绵状血管瘤，也可以说是动静脉瘤和海绵状血管瘤的混合性肿瘤。多见于皮下组织，开始为局限性，以后可增长到很大，累及阴茎、会阴部及大腿内侧，处理起来甚为棘手。

2. 实验室检查

对阴囊血管瘤做病理切片活组织检查可见肿瘤起自皮下组织，由扩大的血管团组成，内含血液，即可确诊。

（二）辨证诊断

1. 心火妄动型

（1）临床表现：阴囊血管瘤瘤体色泽鲜红，按之灼热，伴烦躁不安，口舌生疮，面赤口渴，小便短赤，大便秘结。舌红，苔薄黄，脉数有力。

（2）辨证要点：阴囊血管瘤瘤体色泽鲜红，按之灼热，伴烦躁，口舌生疮。舌红，苔黄，脉数。

2. 肾伏郁火型

（1）临床表现：先天性阴囊血管瘤瘤体表面灼热明显，五心烦热，潮热盗汗，发育迟缓，尿黄，便干。舌红，苔少或无苔，脉细数。

（2）辨证要点：阴囊血管瘤生来即有，瘤体表面灼热，潮热盗汗。舌红，苔少或无苔，脉细数。

3. 肝火炽盛型

（1）临床表现：阴囊血管瘤呈痣状，或由扩张、迂曲的血管构成瘤体，挤压后膨胀性较好。瘤体常因情志不遂或恼怒而发生胀痛，胸胁不适，咽干，小便短赤，大便秘结。舌红，苔黄且干，脉弦数或弦细数。

（2）辨证要点：阴囊血管瘤呈痣状，或由扩张、迂曲的血管构成瘤体，瘤体常因情志不遂而胀痛，口苦咽干，烦躁易怒。舌红，苔黄，脉弦数。

二、鉴别诊断

（一）阴囊癌

阴囊癌为阴囊部的恶性肿瘤，瘤体增长迅速，早期呈小疣状结节或丘疹样隆起，单个或多个不等，无疼痛，与阴囊血管瘤相似，但阴囊癌病情发展快，随癌肿的增大，可有局部坠胀不适感，发生溃疡后，疼痛更剧。晚期可发生转移，病人有恶病质的表现。

（二）睾丸肿瘤

睾丸肿瘤为无痛性肿块，质地坚实，有沉重感，睾丸有结节，局部组织软化或波动，病变部位在睾丸。血浆 HCG 升高，AFP 协助检查有助于确诊。

三、治疗

（一）提高临床疗效的思路提示

1. 明确病因

阴囊血管瘤多由火热、瘀血所致，治疗上应据不同证型，采用凉血、活血、解毒消肿、养阴为主的治法。

2. 详辨虚实

阴囊血管瘤瘤体色泽鲜红，伴烦躁，面赤，口渴，舌红，苔黄，当为热证、实证；若瘤体表面灼热，伴潮热盗汗或少气懒言，四肢乏力，当为虚证。

（二）中医治疗

1. 内治法

（1）心火妄动型

治法：清心泻火，凉血散瘀。

方药：导赤散加减。

黄连 10g，黄芩 9g，甘草 6g，生地黄 15g，知母 20g，丹皮 15g，丹参 15g，生大黄 10g，栀子 12g。

（2）肾伏郁火型

治法：滋阴降火，凉血化瘀。

方药：知柏地黄汤加减。

生地黄、熟地黄各 20g，山药 15g，山茱萸 10g，泽泻 15g，丹皮 9g，茯苓 15g，赤芍 12g，知母 12g，黄柏 10g。

（3）肝火炽盛型

治法：清肝凉血，活血祛瘀。

方药：丹栀逍遥散加减。

丹皮 10g，栀子 6g，当归 15g，赤芍 15g，柴胡 12g，白术 15g，茯苓 15g，生地黄 20g，泽泻 15g，黄芩 9g，夏枯草 12g。

2. 外治法

（1）出血时用煅龙骨粉外搽局部。

（2）伴阴囊肿胀时，可用蜜调消肿止痛药外敷患处。

（三）西医治疗

1. 手术治疗

适用于各种类型的血管瘤。由于疗效确切可靠，已被广泛运用，特别是蔓状血管瘤，手术更是唯一可行的方法。手术的缺点主要是并发症多，出血难以控制。因此在手术过程中要细致、耐心，止血措施要得当，及时补充血容量。

2. 放射治疗

婴儿和儿童的毛细血管瘤对放射线敏感，照射后可致肿瘤缩小或消失。放射性同位素 ^{90}Sr 和 ^{32}P 敷贴对浅表性毛细血管瘤的治疗有效，但是放射疗法副作用大，应用时当慎重考虑。

3. 注射硬化剂

血管瘤内注射硬化剂可诱发血管内膜炎，导致血栓形成，使瘤体发生萎缩、消退。主要用于小型海绵状血管瘤，也可作为手术前的一种准备措施，为手术切除创造条件。

4. 激光、冷冻、电烙等疗法

激光、冷冻、电烙等疗法适用于浅表面积较小的血管瘤，疗效较好，但可留疤痕和色素沉着。

5. 类固醇疗法

对迅速生长的血管瘤，经皮质类固醇激素治疗后，肿瘤停止生长和萎缩，甚至完全消失，有效率达 80% ~ 90%，年龄越小越好，2 岁以后效果很差或无效。

第十二节　阴囊肿瘤

阴囊肿瘤有良性与恶性之分，良性阴囊肿瘤如阴囊囊肿、阴囊血管瘤等，恶性阴囊肿瘤如 Paget's 病、黑色素瘤、阴囊癌等。阴囊恶性肿瘤的发病率不高，其中以阴囊癌多见。本节着重讨论阴囊癌。

阴囊癌在中医学中尚无相关记载，据其临床特征当属 "肉瘤" 的范畴。

一、临床诊断

（一）辨病诊断

1. 症状

阴囊癌早期无自觉症状，随癌肿的增大，阴囊部有坠胀不适感。溃疡时疼痛明显，晚期则因癌细胞侵蚀，扩散转移，可见乏力、纳差、消瘦等恶病质表现，或伴远隔部位转移癌的相应症状。

2. 体征

早期阴囊癌主要表现为小疣状结节或丘疹样隆起，单个或多个不等，无疼痛。以后逐渐增大，形成肿块，质硬，突出于阴囊表面，历经数月、数年。溃破后继发感染，出现疼痛。溃疡边缘硬且高出皮肤表面而外翻，中央凹陷；溃疡面呈颗粒状，微红，不新鲜，伴血性或脓性分泌物，味臭秽。

3. 实验室检查

阴囊病灶和腹股沟淋巴结活体组织检查可发现癌细胞。

4. 阴囊癌的临床分期

临床上，据病变部位的大小，有无淋巴结转移等情况，常将阴囊癌分为以下四期：

Ⅰ期：$Ⅰ_1$ 期：癌肿局限于阴囊；$Ⅰ_2$ 期：癌肿浸润周围组织，如阴茎、会阴、睾丸、附睾、耻骨，但无转移。

Ⅱ期：有腹股沟淋巴结转移，但能够清除。

Ⅲ期：腹股沟淋巴结转移固定。

Ⅳ期：转移至腹股沟以上或远隔部位，如肺动脉、主动脉旁淋巴结等处。

（二）辨证诊断

1. 痰瘀互结型

（1）临床表现：癌肿初起，阴囊皮肤见丘疹、结节，疣状物逐渐增大，皮色正常，无疼痛，全身症状不明显。舌暗或有瘀点、瘀斑，苔薄白，脉滑或如常。

（2）辨证要点：阴囊皮肤见丘疹、结节，疣状物逐渐增大。舌暗或有瘀点，苔薄白，脉滑。

2. 肝肾阴虚型

（1）临床表现：癌肿中期，肿块增大、破溃，疮面稍红，潮湿流水，腐臭难闻，自觉疼痛，或伴午后低热，面色潮红，口干不欲饮，头晕目眩，腰膝酸软。舌红，苔少，脉细数。

（2）辨证要点：阴囊癌中期，肿块破溃，疮面湿润流水，伴午后低热，腰膝酸软。舌红，苔少，脉细数。

3. 气血两虚型

（1）临床表现：阴囊癌晚期，皮损久溃不敛，疮面污秽，流清稀血水，伴形体消瘦，面色㿠白，神疲乏力，纳差，或咳血、胸痛。舌质紫暗，苔腐，脉细无力。

（2）辨证要点：皮损久溃不敛，疮面污秽，流清稀血水，伴形体极度消瘦，纳差。舌质紫暗，苔腐，脉细无力。

二、鉴别诊断

（一）阴囊血肿

阴囊血肿初期即肿胀明显，阴囊皮肤紫黑，既往有外伤或手术史。

（二）特发性阴囊坏疽

阴囊坏疽发病急促，阴囊红肿紫黑，迅速溃烂，甚至整个阴囊皮肤腐脱，睾丸裸露。实验室检查可发现致病菌。

三、治疗

（一）提高临床疗效的思路提示

1. 明辨虚实

阴囊癌早期的病机特点是痰瘀毒邪凝滞，留蓄不去，经脉不通，气血阻滞，邪盛正未衰，故病属实证。随着病程的进一步发展，癌肿增大，耗伤气血，则邪盛正衰，故中晚期患者以虚证或虚实夹杂证居多。

2. 辨先后，分主次

多发性原发肿瘤是阴囊癌的发病特点，常与皮肤癌、膀胱癌、结肠癌、肺癌同时并见，或先后出现。因此，临床上要详细了解病史，结合年龄、职业等情况，借助组织病理学检查，分清原发与继发的主次关系，为临床针对性的施治提供依据。

（二）中医治疗

1. 内治法

（1）痰瘀互结型

治法：活血祛瘀，化痰消坚。

方药：桃红四物汤合二陈汤加减。

桃仁 10g，红花 15g，当归 20g，赤芍 15g，川芎 12g，陈皮 12g，半夏 15g，茯苓 15g，白花蛇舌草 30g，半枝莲 25g，莪术 15g。

（2）肝肾阴虚型

治法：滋阴降火，解毒散结。

方药：知柏地黄汤加味。

知母 12g，黄柏 9g，熟地黄 20g，山药 25g，山茱萸 15g，泽泻 15g，丹皮 10g，茯苓 15g，土茯苓 10g，半枝莲 15g，萆薢 15g，夏枯草 15g，海藻 20g。

（3）气血两虚型

治法：补益气血，扶正抗癌。

方药：人参养荣汤加味。

人参 12g，黄芪 30g，白术 15g，茯苓 15g，当归 20g，赤芍 15g，熟地黄 15g，陈皮 12g，肉桂 6g，五味子 20g，远志 15g，山慈菇 20g，连翘 12g。

2. 外治法

（1）鲜山慈菇 50g，捣烂，外敷患处。

（2）阴囊癌溃烂或有出血者可掺海浮散，外敷生肌玉红膏，每日 1 ~ 2 次。

（三）西医治疗

1. 药物治疗

（1）博莱霉素 15mg，每周 2 ~ 3 次，肌肉注射，总剂量为 300mg。

（2）异环磷酰胺 2.5g 溶于林格液（或生理盐水）500 ~ 1000mL 中，静脉滴注 3 ~ 4 小时，每日 1 次，连用 5 天为 1 疗程。

（3）卡莫氟 140mg，每日 3 次，口服。

2. 放射疗法

用 60℃ 或直线离子加速器照射局部及腹股沟淋巴结。

3. 手术治疗

手术切除是治疗阴囊癌的有效方法。对原发性肿瘤应局部广泛切除，除非阴囊内容物受到浸润或阴囊皮肤被累及大半，否则应尽可能保留阴囊内容物。如有腹股沟淋巴结转移者，应一并清除。

第十三节　腹股沟斜疝

腹股沟斜疝指腹内部分肠段滑入阴囊而致阴囊肿胀的疾病。其病因：①先天性解剖异常；②腹内压升高；③胶原代谢障碍。临床表现为腹股沟出现包块，于站立、行走、咳嗽和劳动时出现，于平卧时消失。

腹股沟斜疝属中医"狐疝"的范畴，又名"阴狐疝""狐疝风""小肠气"。

一、临床诊断

（一）辨病诊断

1. 症状与体征

腹股沟斜疝多见于婴儿和中年男性，主要症状为腹股沟区出现包块，于站立、行走、咳嗽和劳动时出现，平卧后消失。包块呈梨状或半圆形，其上端可摸到伸入腹腔内的蒂柄。包块可进入阴囊，有下坠不适感。平卧后按压包块，可使其回纳于腹腔。检查时用手指通过阴囊皮肤伸入腹股沟外环处，发现外环扩大，让病人咳嗽可试出手指有冲击感。手指伸入腹股沟管并压迫内环，让病人咳嗽时包块不再复出，如此时将手指移开，可见疝块复现。嵌顿性斜疝常发生在强力劳动或剧烈咳嗽时，腹内压骤然增加，包块突然增大致不能还纳，常伴有局部疼痛，时间稍久，可发生肠梗阻。如嵌顿过紧，可发展成绞窄性疝。

2. 现代仪器检查

阴囊透光试验阴性，彩色 B 超检查有助于诊断。

（二）辨证诊断

1. 肝郁气滞型

（1）临床表现：阴囊坠胀不适，囊内如有物，时上时下，卧则入腹，立则下坠；疼痛连及小腹，痛无定处；胁胀，胸闷，食少，每因情志刺激而病情加重。苔白，脉弦。

（2）辨证要点：阴囊坠胀，囊内肿块卧则入腹，立则下坠，伴胸闷，胁胀。苔白，脉弦。

2. 中气下陷型

（1）临床表现：阴囊一侧时有肿胀，按之柔软，无压痛，不红不热，自觉重坠，时有少腹阴囊牵引痛；囊内肿物卧则入腹，立则复出；用手按肿物，令病人咳嗽时有冲击感；伴全身乏力，少气懒言，面色萎黄，纳差，便溏。舌质淡，苔薄白，脉虚缓无力。

（2）辨证要点：阴囊一侧肿胀，按之柔软，不红不热；囊内肿物卧则入腹，立则复出；伴神疲乏力，少气懒言。舌淡，脉缓无力。

3. 寒湿凝滞型

（1）临床表现：阴囊肿痛，囊内肿物昼出夜伏，或时大时小，遇寒加剧，畏寒喜暖，四肢不温。舌淡，苔白，脉弦紧。

（2）辨证要点：阴囊肿痛，囊内肿物昼出夜伏，遇寒加剧，畏寒肢冷。舌淡，苔白，脉弦紧。

二、鉴别诊断

（一）直疝

经直疝三角突出，包块在耻骨结节上方，不进阴囊，还纳后压迫内环，包块复现，疝囊位于腹壁下动脉外侧，精索内前方，一般不发生嵌顿与绞窄。

（二）股疝

本病疝囊经股管入卵圆窝突出，包块在耻骨结节下外腹股沟韧带下方，还纳后压迫内环，包块复现。疝囊位于腹股沟韧带下方，极易发生嵌顿和绞窄。

（三）睾丸鞘膜积液

本病肿块完全在阴囊内，囊性，有弹性感。因睾丸在积液中，故不能触及睾丸。肿块无蒂柄，且不能还纳于腹腔。病人咳嗽时无冲击感，透光试验阳性。

（四）睾丸下降不全

下降不全的睾丸如在腹股沟管内，可触及边界清楚、体积较小的睾丸，挤压时有胀痛，患侧阴囊内无睾丸。B超检查可资鉴别。

（五）睾丸肿瘤

本病肿块质硬，无蒂柄，不能还纳入腹腔。

（六）髂窝寒性脓肿

本病肿块较大，位于腹股沟外侧，边界不清楚，质软，有波动感，常有腰椎结核病变。

（七）精索静脉曲张

在睾丸附睾旁，于精索部触到扩张迂曲的静脉团，状若蚯蚓，不能还纳入腹腔，亦无咳嗽冲击感。彩色B超检查可资鉴别。

（八）肿大淋巴结

腹股沟部淋巴结肿大，融合成团块，可被误认为是斜疝，但淋巴结呈结节状，质地较硬，且不能还纳入腹腔。

（九）精索鞘膜积液

本病肿块位于腹股沟区睾丸上方，边界清楚，有囊性感，牵拉睾丸时可随之上下移动，无咳嗽冲击感，透光试验阳性。

（十）交通性鞘膜积液

本病在站立或活动后肿块缓慢出现，并逐渐增大，平卧或睡眠后缩小或消失，透光试验阳性。

三、治疗

（一）提高临床疗效的思路提示

1. 明辨虚实寒热

腹股沟斜疝临床以虚证多见，但以外邪侵犯足厥阴肝经致病者亦有之，因此，临证时虚实寒热不可不注意。寒者，以寒邪滞于肝脉而致阴囊、睾丸疼痛、畏寒为特征。虚者，因中气下陷而致倦怠、畏寒、面色萎黄为主症。实者，可见阴囊皮色青紫，触痛明显等症。辨寒热虚实是诊治本病的主要环节。

2. 辨腹痛

狐疝常见腹痛，其他疾病亦可见腹痛，两者不可混淆，当从病理和病位加以区别。狐疝腹痛以阴囊睾丸疼痛坠胀为主，病理变化和病位不在腹部，而在阴囊、睾丸，临证必须详辨。

3. 中西医贯通

手术是治疗斜疝的理想方法，特别是嵌顿性、绞窄性斜疝，要及时手术，以防贻误病情，危及生命。但是对那些有手术禁忌的患者，采用手法复位，配合中药治疗，亦为临床所常用。因此，临证时应具体问题具体分析，把握适应证，提高疗效。

（二）中医治疗

1. 内治法

（1）肝郁气滞型

治法：疏肝理气止痛。

方药：柴胡疏肝散加味。

柴胡 15g，香附 9g，枳壳 20g，陈皮 12g，白芍 12g，炙甘草 6g，川芎 15g，川楝子 12g，荔枝核 12g，延胡索 15g。

（2）中气下陷型

治法：益气举陷，止痛。

方药：补中益气汤加味。

黄芪 30g，党参 20g，白术 15g，陈皮 12g，当归 20g，升麻 10g，柴胡 10g，川楝子 12g，延胡索 15g，荔枝核 10g，橘核 10g，炙甘草 10g。

（3）寒湿凝滞型

治法：温经散寒，止痛祛湿。

方药：暖肝煎加味。

肉桂 10g，沉香 6g，小茴香 10g，乌药 6g，吴茱萸 5g，萆薢 15g，茯苓 15g，当归 20g，枸杞子 15g。

2. 外治法

取大敦、太冲、气海、三阴交毫针刺，用泻法。配灸关元、中极。留针 15～20 分钟，隔日 1 次，10 次为 1 疗程。

（三）西医治疗

1. 非手术疗法

（1）婴儿斜疝可自愈，故应尽可能避免其哭闹等一切增加腹内压的因素，同时可用棉线囊带或绷带压住内环的方法防止疝块突出，促进愈合。儿童由于其他原因不能手术者，可用疝带压迫。成年人有手术禁忌时，亦可使用疝带作为姑息性治疗。长期使用疝带可刺激疝囊颈部增厚，并易于与疝内容物发生粘连，形成难复性疝和嵌顿性疝，故应慎用。

（2）嵌顿性疝手法复位：对少数嵌顿时间较短，估计无绞窄的斜疝，可试行手法将其复位。方法为让病人取头低足高卧位，注射解痉止痛药物，然后用手托起阴囊，将疝内容物轻柔、持续缓慢地推向腹腔。复位后应严密观察腹部情况，如有腹膜炎或肠梗阻的表现，应立即进行手术探查。

2. 手术治疗

（1）疝囊切除，高位结扎术：适用于婴儿、儿童或青年人的先天性斜疝而无腹壁薄弱者，以及斜疝绞窄，发生肠坏死，局部有严重感染，不宜进行一期手术修补的病人。手术方法为在内环处显露疝囊颈，于其根部高位贯穿缝合结扎，切除疝囊，分层缝合腹外斜肌腱及膜皮肤。

（2）疝修补术

①佛格逊法：为加强腹股沟前壁的修补术。适用于腹横腱膜弓无明显缺损、腹股沟管后壁尚健全的儿童及青年人的小型斜疝。方法为在精索前将腹内斜肌下缘及联合肌腱（或腹横腱膜弓）缝合于腹股沟韧带上，以消灭腹内斜肌弓状下缘与腹股沟韧带之间的缺损。然后将腹外斜肌腱膜重叠缝合，重建外环口。

②巴西尼法：为加强腹股沟管后壁的修补术。适用于青壮年腹壁组织一

般性薄弱者。方法为在精索后将腹内斜肌下缘联合肌腱（或腹横腱膜弓）缝合于腹股沟韧带上，然后将精索放回腹内斜肌和腹外斜肌腱膜之间，缝合腹外斜肌腱膜和皮肤。

③麦克凡法：为加强腹股沟管后壁的修补术。适用于腹壁肌肉重度薄弱的成年人、老年人和复发性斜疝。方法为游离并提起精索，在精索后将腹内斜肌下缘联合肌腱（或腹横腱膜弓）缝合于耻骨梳韧带上，将精索移位于腹内斜肌和膀胱外斜肌腱膜之间。

④哈尔斯特法：为加强腹股沟管后壁的修补术。适用于腹壁肌肉高度薄弱的老年人和复发性疝。方法为将精索游离并提起，在精索后面将腹内斜肌联合肌腱（或腹横腱膜弓）缝合于腹股沟韧带上，再将腹外斜肌腱膜缝合，将精索移位于皮下，然后缝合皮肤。

（3）疝成形术：适用于巨大的斜疝。因腹股沟管后壁缺损严重，需用身体其他部位的筋膜加以修补，也可利用不吸收的纤维织物，如纺绸、囊状丝线、尼龙网、硅橡胶片等物品以填补缺损。

（4）嵌顿疝和绞窄性疝的处理：应紧急手术，以防疝内容物坏死。主要步骤为切开疝环，解除被嵌顿或绞窄肠袢的压力，详细检查肠袢的血供应和活力，如尚未坏死，可用温热盐水纱布湿敷 5～10 分钟，或在其系膜根部注射 0.25% 普鲁卡因 60～80mL。经此处理后，如系膜血管恢复搏动，肠壁颜色转红，表示活力良好，可送回腹腔；如肠管已呈紫黑色，无光泽和弹性，无肠蠕动，系膜血管无搏动，表明发生坏死，应予以切除。

第六章 睾丸及附睾疾病

第一节 睾丸及附睾的先天性异常

男性睾丸、附睾因胚胎发育异常而呈现先天性异常的种类很多，这些畸形的发生率总的来说并不太高，但其中隐睾症的发生率却不低。无论哪类睾丸先天性异常，究其原因，不外乎是遗传、放射线辐射、环境污染、化学性致畸物质、病毒感染或胎儿内分泌功能紊乱等因素。重视孕妇保健是防止睾丸、附睾先天性异常的一个重要环节。以下列举几种主要的睾丸、附睾先天性异常。

一、睾丸发育异常

（一）无睾

无睾这类先天性睾丸异常颇为少见，文献中有记载的仅 61 例。Campbell 的 10712 例男孩尸解资料提示，其中左睾或右睾缺如各为 4 例，而双侧睾丸缺如为 26 例，显然这一发生率较高，可能是某些睾丸发育不良的患者也被统计在内的缘故。

通常将无睾分为三种：第一种是单纯睾丸缺如；第二种是睾丸连同附睾和部分输精管均缺如；第三种是全部睾丸、附睾及输精管缺如。单侧睾丸缺如时，对侧的睾丸在腹腔内，成为隐睾。双侧无睾者，无疑不会有生育能力，而且今后体内的性激素水平会发生不平衡现象，男性性征可消失，由此带来性格、情绪等一系列异常。一侧无睾除给生育能力带来一定影响外，未必影响男性性征。除对侧睾丸为隐睾需矫治外，一般不需特殊处理。双侧无睾如欲恢复生育能力是不可能的，但为了保持男性性征，可应用睾酮做替代治疗。用药方法有很多，Campbell 介绍的方案为：青春发育期开始，采用丙酸睾酮肌肉注射，每次 25mg，每周 3 次，直至引起外生殖器发育，随即用维持量，每次 10mg，每周 3 次，长期应用。采用丙酸睾酮维持治疗，需长期肌肉注射，有病人不堪忍受的弊端，因此有人主张进入维持量后，即每日口服甲基睾酮 30mg。所谓口服，实际是放在舌下含化，以减少胃液对它的破坏，也有人使用甲基或丙酸睾酮制剂，每隔 4～6 个月皮下植入 1 次治疗，同样能奏效。

（二）并睾

所谓并睾是指两侧睾丸在阴囊或腹腔互相融合地长成一块，极为少见，文献报道过 11 例。据 10712 例男孩尸解资料统计，其中并睾有 2 例。并睾患者往往还伴有其他严重的全身或泌尿生殖道畸形，例如肋骨融合、脑积水、脊膜膨出、脊柱分裂、骨盆旋转、脊柱侧突和马蹄肾等，所以多半出生后即死亡。即使存活，并睾也是无法分离矫治的。融合成块的睾丸可以存在一部分正常功能，也可能失去正常功能，无功能的并睾应该手术将其切除，以免恶变，并随即采用雄激素替代治疗。

（三）多睾

多睾又称额外睾丸，也就是有 2 个以上的睾丸。实际上这种多余的睾丸多半是发育不良的病态睾丸，而且容易发生睾丸未降或精索扭转等异常，左侧多睾较右侧多见。一般表现为在原先正常睾丸的邻近又多长出一个睾丸，但由于精索囊肿、附睾囊肿、睾丸本身的先天性囊肿或者尿道的远处憩室等易与多睾混淆，因此需加以区别。病态的多睾宜手术切除。

（四）睾丸发育不良

先天性睾丸组织发育不良的发生率较高，表现为睾丸生精上皮和间质细胞发育障碍，睾丸本身缩小且柔软，睾丸组织萎缩或一部分纤维化，在进入青春期后，睾丸不呈现生精功能，至少生精功能极度低下，曲细精管发生透明样变性。造成睾丸发育不良的原因还在于性染色体异常、真两性畸形、男性假两性畸形、Klinefelter 综合征、隐睾症或脑垂体病变引起的侏儒症等。治疗需采用人绒毛膜促性腺激素（HCG）或人绝经期促性腺激素（HMG）。前者用量为 2000IU，后者用量为 150IU，都是每周 3 次，肌肉注射。另外，也可使用丙酸睾酮 25～50mg，每周 2～3 次，肌肉注射。

二、睾丸位置异常

（一）隐睾

胚胎第 9 个月时，两侧睾丸会通过腹壁的腹股沟管，沿着腹膜鞘状突下降到阴囊。如果睾丸的下降过程受到阻碍，睾丸会停留在下降的中途，便成为隐睾，又称为睾丸未降。由于睾丸正常下降后，腹膜鞘状突近端闭锁，远端开放，形成睾丸鞘膜，所以睾丸下降不全者多伴有先天性腹股沟疝。隐睾的发生率很高，一组 10852 例男孩尸解检查，隐睾 313 例，比例竟达 34∶1，其中右侧 36 例，左侧 43 例，双侧 234 例，睾丸在腹腔内 71 例，腹股沟管内环处 22 例，腹股沟管内 170 例，骨盆边缘 2 例，腹膜后 1 例，腹股沟管外环处 12 例，余者未能定位。一般来说，隐睾症未降睾丸位于腹股沟区域者占 70% 左右，位于腹腔内或腹膜后者约占 25%，余者常逗留在会阴、阴囊上部或其他部位。左右发生率相似，单侧发生率比双侧高。

隐睾的发病原因、临床诊断及治疗等内容详见本章第五节有关内容。

（二）异位睾丸

异位睾丸是指睾丸未降入阴囊，而且位置偏离了正常下降的途径。广义讲，异位睾丸也属于隐睾的范畴。通常异位的位置有以下几种：

1. 腹股沟上方腹壁内。睾丸走出腹股沟管外环后，随即向上向外，进入腹外斜肌腰鞘的前面，这种异常多见。

2. 会阴部。睾丸正好位于肛门前方或会阴中线的一侧。

3. 股部。睾丸位于股三角内。

4. 阴茎部。睾丸位置在阴茎根部。

5. 盆腔。睾丸位于盆腔内。

6. 横向反常下降。两侧睾丸从同一腹股沟管进入同一侧阴囊，也就是有一侧睾丸横向反常地从对侧下降。异位睾丸的临床表现、诊断方法和治疗原则与前述的隐睾相同，不再赘述。最后需指出：Campbell 列举的另外三种睾丸先天性异常，其中睾丸肥大，又称睾丸增生，一般较为少见，多半因一侧睾丸先天性缺乏，而另一侧睾丸便代偿性地增生、变大，并无临床意义，也无须治疗。至于下降睾丸中出现的睾丸位置上下颠倒或前后翻转现象，则极为罕见，它的发生与睾丸下降过程中造成隐睾的一些解剖因素有关，如不影响睾丸功能或不产生疼痛、扭转等临床表现，不必治疗。

三、附睾与睾丸不连接

正常附睾与睾丸应该很好地连接，所谓附睾与睾丸不连接是指先天性两者在生长上有脱节，好发于睾丸未降的病例。文献上最早曾报道过 4 例，以后 Den 等报道 3 例，Campbell 报道 5 例。Conor 报道 157 例不育男子中有 6 例发生双侧附睾与睾丸不连接，这类畸形的方式有很多，例如有的是附睾与睾丸分离，仅仅是附睾头部与睾丸相连；有的是附睾仅通过延长的睾丸输出小管与睾丸连接；有的输精管直接通过睾丸输出小管与睾丸相连，附睾却缺如；有的附睾体缺如，无法将输精管与睾丸沟通；有的附睾头与体部均缺如；有的在附睾头部又形成一个附属附睾等。

1. 病因

①附睾和输精管下降到阴囊，但睾丸缺如。②睾丸未降，而附睾部分降入阴囊。③仅有输精管存在于阴囊。④睾丸与附睾均降入阴囊，但因过长的睾丸系膜将两者隔离。⑤腹部或腹股沟部隐睾又因睾丸系膜过长而将睾丸与附睾分离。

2. 治疗

附睾与睾丸不连接是男子不育的一种先天性因素，一般很难治愈。另外值得一提的是，在无精症的治疗中发现，有些病人输精管并不存在阻塞，但附睾头部呈郁积性增大。上海第二医科大学附属第九人民医院泌尿科分析 36 例梗阻性无精症病人，上述情况为 10 例，占 27.7% 左右。倘若切开附睾头部做溢液涂片，可发现精子。这就提示在附睾内部可能有先天性发育异常。Owen认为这是由于胚胎发育时，附睾头部与体部连接发育不良的结果。无疑，如果存在此种先天性异常，必然会不育，施行显微外科手术，使输精管与附睾头部吻合，则有可能生育。Owen 报道受孕率可达 32%，但多数学者认为效果并不理想。第九人民医院泌尿科施行此手术 22 例，随访半年～1 年，有 2 例患者精液中已发现精子。由此可见，的确存在此类先天性异常。

第二节　细菌性睾丸炎

细菌性睾丸炎是由多种致病因素引起的睾丸炎性病变。本病原发性的比较少见，多是继发。继发者一般为感染性。其发病无明显地域性、季节性的差异，任何年龄均可发生，但以青少年多见。

细菌性睾丸炎是由化脓性致病菌引起的睾丸炎性病变，属于睾丸炎的一种类型，又称非特异性睾丸炎、急性化脓性睾丸炎，常与附睾炎、精索炎并发。临床上有急性、慢性之分。急性者主要表现为睾丸红肿疼痛、发热恶寒等；慢性者则以睾丸逐渐肿大、质地硬、疼痛轻微、日久不愈等为特点。

中医称为"子痈"，又名"外肾痈"，俗名"偏坠"。

一、临床诊断

（一）辨病诊断

1. 症状

多为一侧性，有化脓性细菌败血症、附睾炎病史或尿道内器械应用史及外伤史等。病人感觉阴囊内疼痛，轻者仅为钝痛不适，重者痛如刀割，并向腹股沟放射，伴有寒战、高热、全身酸痛不适、恶心、呕吐等全身感染症状。慢性者则觉睾丸隐隐作痛，或有下坠的感觉。

2. 体征

患侧阴囊皮肤发红，肿胀，有热感和明显压痛，睾丸、附睾增大，压痛明显，如同时有附睾炎则二者界限不清，附睾变硬，输精管增粗，可触及肿大的腹股沟淋巴结。睾丸炎症重时可形成脓肿，阴囊皮肤按之有波动感。慢性者睾丸呈慢性肿大，质硬而表面光滑，有轻触痛，失去正常的敏感度。有的睾丸会逐渐萎缩，严重者几乎摸不到，而附睾相对增大。多数病例的炎症由附睾蔓延至睾丸，从而使二者界限不清。双侧慢性睾丸炎常可造成不育。

3. 实验室检查

血常规检查可见白细胞总数升高及中性粒细胞数目明显增多，血培养可能有致病菌生长。精液分析可见精子活动力下降，死精子增多。

（二）辨证诊断

睾丸炎急性期可见睾丸肿大，痛如刀割，牵及少腹，恶寒发热等；慢性期睾丸隐痛，腰膝酸软，神疲乏力。舌质红，苔黄，或舌淡，苔薄白，脉弦数，或脉细弱等。

1. 湿热下注型

（1）临床表现：发病急，病情发展快，睾丸肿痛明显，甚则痛如刀割，痛引少腹及腹股沟，压痛明显，阴囊皮肤红肿灼热，甚或溃破流脓，伴高热寒战，头身疼痛，口干渴饮，小便黄赤。舌红，苔黄腻，脉弦滑数。

（2）辨证要点：睾丸肿痛，阴部皮肤红肿灼热，伴高热。舌红，苔黄腻，脉弦滑数。

2. 肝郁血瘀型

（1）临床表现：睾丸肿大胀痛，痛引少腹及腹股沟等处，有轻压痛，阴囊皮肤无明显红肿灼热，或有外伤史，阴囊瘀血，睾丸肿痛。舌质暗红，或有瘀点，苔薄白，脉弦涩。

（2）辨证要点：睾丸肿痛，痛引少腹及腹股沟处。舌质暗红，或有瘀点，苔薄白，脉弦涩。

3. 肝肾阴虚型

（1）临床表现：睾丸萎缩，一侧或双侧睾丸软小，偶感隐痛，头晕耳鸣，腰膝酸软，口干咽燥，潮热盗汗，五心烦热，精液减少。舌红，苔少，脉细数无力。

（2）辨证要点：睾丸萎缩，五心烦热，易怒，腰膝酸软。舌红，少苔，脉细数无力。

4. 气血亏虚型

（1）临床表现：睾丸萎缩、软小，面色不华，精神不振，倦怠乏力，胃纳不佳，夜寐多梦，心悸易惊，精液量少，或阳痿，性欲低下。舌质淡白，苔薄润，脉细弱。

（2）辨证要点：睾丸萎缩，精神不振，面色不华。舌质淡白，苔薄润，脉细弱。

二、鉴别诊断

（一）急性附睾炎

急性附睾炎以逆行途径引起感染者多见，多继发于后尿道炎、前列腺炎及精囊炎，有时做尿道器械操作或长期置留导尿管也可引起附睾炎。该病发病后常从附睾尾部开始，局部肿痛，全身症状较轻。继续发展则可蔓延至整个附睾甚至睾丸，此时两者难以鉴别，常统称为附睾－睾丸炎。病理特点为附睾管上皮出现水肿及脱屑，管腔内出现脓性分泌物，晚期有瘢痕组织形成，使附睾管腔闭塞，故双侧附睾炎常可造成不育。

（二）睾丸扭转

本病有剧烈运动或阴囊损伤的诱因。患侧精索及睾丸疼痛剧烈，甚至出现休克，体温、白细胞偶有升高。阴囊触诊检查睾丸的位置常因提睾肌痉挛及精索缩短而上移或呈横位，附睾也移位至睾丸的前面、侧面或上方，普雷恩氏征阳性，即托起阴囊可使疼痛加剧，并可触及呈麻绳状扭曲的精索。放射性核素睾丸扫描及超声多普勒检查显示扭转侧睾丸血流灌注减少，前者呈放射性冷区，后者血流声减弱甚至消失。

（三）嵌顿性斜疝

本病又称腹股沟斜疝嵌顿，可出现阴囊肿痛，但有阴囊内睾丸上方肿物可以还纳的病史，并伴有腹痛腹胀、恶心呕吐、肛门停止排气等肠梗阻症状。触诊检查局部肿块张力增高，压痛明显，而睾丸无肿胀、压痛。

（四）腮腺炎性睾丸炎

本病可出现睾丸肿痛等症状，但多有腮腺炎的病史，全身症状较轻，一般持续十天左右症状消退，常有睾丸萎缩后遗症，有时可引起不育症。血常规检查正常，在呼吸道和生殖道分泌液的微生物学检查中可查到相应的类病毒。

三、治疗

（一）提高临床疗效的思路提示

1. 明辨分期

本病以分期论治较符合临床实际，可分成急性期和慢性期两类，但两者常相互转化。急性期若失治误治，日久不愈，导致肝肾亏损，气血不足，可转为慢性期；而慢性期复感湿热之邪，也可转为急性期。睾丸外伤，络脉空虚，易感受邪毒，演变成急性期。素体阴虚、湿热或是瘀血体质，久居潮湿炎热地区也容易由急性期转变为慢性期或由慢性期演变成急性期。因而治法不可死守，当灵活施治。卧床休息，托高阴囊，局部可用冷敷（急性期）或热敷（慢性期）以减轻症状，抗生素应早期应用。

2. 详审虚实寒热

一般而言，急性子痈多属实热证，属阳；慢性子痈为本虚标实证，属阴。要明辨寒热虚实，除观察全身的情况外，还要辨局部的疼痛情况，观察脓液之稠稀有助于分辨寒热虚实。如疼痛较剧，局限于一处，伴有红肿灼热者属实症，易治；疼痛轻微，肿大缓慢，皮色不变，无热，属虚证、寒证、难愈。脓液稠厚，有腥味，说明正气充盛；脓液稀薄无味则表明气血虚衰。本病以实热证及本虚标实证多见，治疗原则以驱邪及扶正祛邪为主，同时必须注意因时、因地、因人制宜。急性期宜清利湿热，解毒消痈；已化脓者，宜清热解毒兼托毒排脓。慢性期宜调补肝肾，活血散结；已溃脓液清稀者，宜补益气血兼托脓。外伤血瘀者，宜疏肝理气，活血化瘀，复感邪毒者，宜清热解毒兼活血化瘀。

3. 综合治疗

中西医结合，内治与外治、针灸相结合，全身治疗与局部处理相结合，均可酌情选用。肿疡期以全身治疗为主，局部处理为辅；脓疡期和溃疡期，以局部处理为主，全身治疗为辅。肿疡期局部处理可外敷清热解毒、消肿止痛药；脓疡期应及时切开排脓，争取保存最多的睾丸组织；溃疡期应保持引流通畅，依次选用提脓拔毒、生肌收敛药，以期尽快愈合。

（二）中医治疗

1. 内治法

（1）湿热下注型

治法：清利湿热，解毒消痈。已化脓者宜清热解毒，托毒排脓。

方药：龙胆泻肝汤加减。

龙胆草 6g，黄芩 10g，金银花 30g，连翘 15g，生薏苡仁 30g，生地黄 15g，生甘草 10g，川楝子 12g，蒲公英 20g，丹皮 12g。

若高热、睾丸疼痛较剧者，加羚羊角粉，并加大蒲公英、川楝子的用量；若酿脓者，加皂角刺、炒穿山甲以托脓外出。

（2）肝郁血瘀型

治法：疏肝理气，活血通络。

方药：柴胡疏肝散合桃红四物汤加减。

柴胡 10g，当归 12g，白芍 12g，桃仁 12g，红花 10g，当归尾 15g，川芎 15g，川牛膝 15g，荔枝核 10g，败酱 20g

（3）肝肾阴虚型

治法：滋养肝肾。

方药：六味地黄丸加减。

熟地黄 20g，山茱萸 15g，生山药 15g，丹皮 12g，女贞子 15g，旱莲草 12g，制何首乌 20g。

若结节不散，加王不留行、穿山甲、忍冬藤以活血散结。

（4）气血亏虚型

治法：益气养血，佐以补肾填精。

方药：十全大补汤加减。

黄芪 30g，白术 15g，人参 10g，茯苓 15g，当归 15g，熟地黄 15g，白芍 15g，川芎 15g，菟丝子 30g，枸杞子 15g，仙灵脾 15g，肉苁蓉 15g。

2. 外治法

（1）针灸治疗

①体针：选穴太冲、大敦、气海、关元、三阴交、归来、曲泉、中封、合谷、三角穴（位于脐轮左右侧下方，距脐斜下约 2 寸，在四满穴与大巨穴之间微上方）。针刺均用泻法，偏寒者针刺得气后留针 15 ~ 20 分钟；偏湿热者只针不灸，隔日 1 次，6 次为 1 疗程。

②耳针：取穴外生殖器、睾丸、神阙、皮质下、肾上腺。强刺激，留针 1 小时，中间行针 3 次。7 次为 1 疗程，用于急性睾丸炎。

③足针：取穴生殖器、内太冲、拇趾里横纹。以毫针刺，每日 1 次，5 次为 1 疗程。

（2）艾灸疗法：用绿豆大艾炷置阳池穴上灸 3 柱，每日 1 次，连灸 1 周，注意保护灸疮，防止感染。

（3）药物外治

①如意金黄散 6g，用适量鸡蛋清或蜂蜜、凡士林调匀，敷于阴囊，然后用纱布包扎，每日换药 1 次。适用于急性期。

②鱼腥草 60g，水煎后趁热淋洗阴囊，每日 1 ~ 2 次，适用于急性期。

③鲜马鞭草 100g，捣烂外敷于阴囊，纱布包扎，每日换药 1 次，适用于急性期。

④小茴香 60g，大青盐 120g，炒热置布袋内热敷，用于慢性期。

⑤取艾叶、千里光各 150g 和松树叶 100g，洗净入砂罐内，加水 1000mL，煎煮 20 分钟，用消毒纱布滤渣取汁，候温湿敷患处，每次敷 20 ~ 30 分钟，早晚各 1 次。适用于急性期。

⑥取生大黄、去核大枣、去皮鲜生姜各 60g，共捣如泥，敷贴阴囊，外用布包固定，每日换药 1 次。适用于急性期。

⑦取紫金锭 2 份，参三七 1 份，共研细末，以醋调敷患处，外盖纱布，用胶布固定，每日换药 1 次。适用于急性睾丸炎。

⑧如已化脓，可穿刺抽脓或切开排脓，溃后脓多时用五五丹外敷，脓少时用九一丹药线引流，外敷生肌膏，脓水已尽，用生肌玉红膏外敷。

（4）理疗

①超短波理疗：用板状电极于患侧阴囊区前后对置，间隔 1.5～2cm，微热量 10～15 分钟，每日 1 次，15～20 次为 1 疗程。急性期、慢性期均可应用。

②频谱治疗仪、远红外线、紫外线照射、直流中药离子导入疗法、磁疗等均可酌情使用。

（5）其他：睾丸肿胀严重，可用阴囊托将阴囊托起，局部热敷以减少患处疼痛，加快炎症的吸收。

（三）西医治疗

1. 急性期的治疗

急性期可用支持疗法，补液，抗生素控制感染。如青霉素 80 万 U，肌肉注射，每日 2 次；感染严重者，可点滴抗生素。如青霉素 240 万 U 加入 5% 糖盐水 500mL 中静脉点滴，每日 1 次或 2 次；或用注射用头孢唑林钠 5g 加入 5% 葡萄糖液 500mL 内静脉点滴。高热中毒症状严重者，可用氢化可的松 100～200mg 加入 5% 葡萄糖溶液 500mL 内静脉滴注；疼痛剧烈者可用 1% 普鲁卡因 10mL 做患侧精索封闭。另外，抗菌谱更广的药物头孢菌素类，如头孢呋辛、头孢曲松以及氟喹诺酮类药物，也可作为二线抗菌药物应用，至少应用 1～2 周。治疗腮腺炎性睾丸炎应用抗生素是无效的，但可预防继发细菌感染。

2. 慢性期的治疗

慢性期应针对其病因进行治疗。由非特异性感染引起者，采取对症治疗，可做阴囊热敷、精索封闭、抗生素注射，或使用丙种球蛋白注射。已有脓肿形成者，可做切开引流以清除病灶。对睾丸梅毒可做驱梅治疗。如治疗无效，系一侧病变，可做睾丸切除术。睾丸放线菌病所致的慢性睾丸炎，可用大剂量青霉素注射，每日 200 万～500 万 U，分两次注射，维持 3 个月以上。睾丸丝虫病可做鞘膜切除外翻或全部切除术。

（四）中医专方选介

1. 柴胡疏肝散加味

柴胡、黄芩、枳壳各 9g，白芍 12g，乌药、桃仁、小茴香、橘核、败酱各

10g，炙甘草6g。日1剂，水煎服。随症加减，伴恶寒发热者加防风、荆芥；疼痛喜暖者加吴茱萸、干姜、附片；疼痛喜冷，局部红肿，热毒盛者加金银花、蒲公英；湿热重者加龙胆草、黄柏、木通；疼痛下坠较明显者加升麻、黄芪；伴腰酸者加杜仲、胡芦巴；伴便秘者加大黄、芒硝；久而不愈，睾丸坚硬，瘀血重者加昆布、三棱，7日为1疗程。治疗急性睾丸炎29例，慢性睾丸炎8例。结果经过两个疗程，治愈32例，好转4例，无效1例。总有效率为97.3%。[张宏俊，等.柴胡疏肝散加味治疗睾丸炎37例.陕西中医.1993，14（2）：54]

2. 自拟消肿汤

泽兰、大黄各15g，黄柏、黄药脂、荔枝核、延胡索、皂角刺、穿山甲各12g。2日1剂，水煎，熏洗患处，每次15分钟。10日为1疗程，治疗慢性睾丸炎21例，经过1~3个疗程。结果：痊愈17例，好转4例。[庄柏青.自拟消肿汤熏洗治疗慢性睾丸炎21例.浙江中医杂志.1995，30（8）：351]

3. 青芒散

青黛30g，芒硝60g，两药研细拌匀，加入适量面粉（使之有黏性），用开水调和，敷在洗净的肿大阴囊上。治疗睾丸炎7例，结果全部治愈。[赵昌宋.青芒散治疗睾丸炎.四川中医.1989，7（1）：30]

4. 青黛消肿散

青黛3g（分3次冲服），栀子、黄柏、柴胡、川楝子、木通、赤芍各12g，蒲公英30g，甘草6g。水煎服，日1剂。若睾丸胀痛甚加台乌药、延胡索；兼瘀加丹皮、没药；兼血尿加白茅根、大蓟、小蓟；兼小便淋沥不畅加冬葵子、石韦。外用青黛、大黄末，水调，外敷患处。治疗急性睾丸炎11例，获效较好。[曾志洪."青黛消肿散"治疗急性睾丸炎.四川中医.1990，8：31]

5. 清睾汤

龙胆草、荔枝核、川楝子、地龙各15g，车前子、海藻各30g，生地黄、昆布各20g，柴胡、橘核、枳实、五灵脂、桃仁、广木香各12g，萹草60g，大黄9g（后下）。冷敷患处。将阴囊托悬吊，卧床休息。治疗子痈60例，结果显效40例，有效16例，无效4例。[王龙生.清睾汤治疗子痈60例.贵阳中医学院学报.1990（4）：16]

第三节 病毒性睾丸炎

病毒性睾丸炎是病毒经血行侵入睾丸而引起的睾丸感染，属于睾丸特异性感染的一种，也称腮腺性睾丸炎，因为它多伴发腮腺炎。据统计，12%～20%的腮腺炎患者并发睾丸炎，但也有无腮腺炎病史者，病程一般持续7～10天。特点是患者双侧腮肿。本病病毒喜欢侵犯有活性的腺体，睾丸为男性的性腺体，活性强，所以睾丸炎为流行性腮腺炎在生殖系统的主要并发症。本病全年都可发生，但以冬春多见，散发为主，亦可引起流行。发病年龄以儿童多见，患病后可获终身免疫，一般预后较好，30%～50%的病人发生不同程度的睾丸萎缩，如为双侧受累，则易导致不育。中医称之为"卵子瘟"或"瘟睾"。

一、临床诊断

（一）辨病诊断

1. 症状

病毒性睾丸炎多有急性流行性腮腺炎病史，腮腺肿大后1周左右并发睾丸炎，常为一侧睾丸肿痛，重者如刀割，轻者仅有不适。可有恶寒、发热、恶心、呕吐等全身症状。

2. 体征

本病体征表现为阴囊红肿、睾丸肿大，但质地柔韧，对触痛敏感，精索、附睾均有疼痛，有时并有鞘膜积液现象，但睾丸不化脓。腮腺部位肿胀，腮腺管口处红肿，按压时有分泌物出现。

3. 实验室检查

白细胞计数、中性粒细胞计数可升高或不升高，血清淀粉酶测定值升高；呼吸道病毒中和试验阳性，在呼吸道和生殖道分泌液的微生物学检验中，可查到相应的腮腺炎病毒。肾功能有一定的损害，小便中可查到特种病毒。

（二）辨证诊断

热毒蕴结型

（1）临床表现：常为一侧睾丸肿痛，阴囊红肿，烦躁口渴，腮部漫肿，灼热疼痛，或伴高热头痛，咽喉红肿，恶心呕吐，食欲不振，精神倦怠，大便干结，小便短赤。舌红，苔薄腻而黄，脉滑数。

（2）辨证要点：睾丸肿痛，阴囊红肿，口渴烦躁。舌红，苔黄腻，脉滑数。

二、鉴别诊断

（一）睾丸扭转

本病症状与腮腺炎性睾丸炎相似，但发病急骤，有剧烈运动或阴囊损伤的诱因，疼痛剧烈，无腮腺炎病史，普雷恩氏征阳性，即托起阴囊可使疼痛加剧。阴囊触诊检查睾丸位置上移或呈横位，精索呈麻绳状扭曲。放射性核素睾丸扫描显示扭转侧睾丸血流灌注减少，呈放射性冷区。

（二）急性附睾炎

本病发病急，附睾肿大疼痛，有放射痛，并有发热等全身症状，可并发睾丸炎。但附睾炎多有尿道内使用器械及留置导尿管的病史，无腮腺炎病史，疼痛常可沿输精管放射至腹股沟及下腹部等处，检查时常可发现附睾尾部轻度肿大，有硬结。

（三）急性化脓性睾丸炎

本病临床表现与病毒性睾丸炎相似，但无腮腺炎病史，有化脓性细菌败血症的病史或有尿道内器械应用史，阴囊触诊发现附睾、睾丸增大，附睾处有硬结，若化脓则有波动感。血常规检查中性粒细胞明显增多，病程较长。

（四）嵌顿性斜疝

本病又称腹股沟斜疝嵌顿，临床症状与病毒性睾丸炎相似，但无腮腺炎病史，既往有阴囊内肿物可以还纳入腹腔的病史。嵌顿时腹痛症状较剧，呈持续性，阵发性加重，可伴恶心、呕吐、腹胀、肛门停止排气、发热等肠梗阻症状。局部检查可见阴囊肿胀，但睾丸及附睾扪之无异常。听诊可闻及肠鸣音，血常规检查中性粒细胞明显增多。

三、治疗

（一）提高临床疗效的思路提示

1. 本病为流行性腮腺炎的并发症，乃病毒感染所致，治以清热解毒、消肿散结，达到综合提高机体免疫能力的目的。

2. 中西医结合，各取所长，补其所短。

3. 药物治疗与理疗相结合。

（二）中医治疗

1. 内治法

热毒蕴结型

治法：清热解毒，消肿止痛。

方药：普济消毒饮或龙胆泻肝汤加减。

黄芩 12g，黄连 10g，野菊花 20g，连翘 25g，川楝子 10g，僵蚕 10g，玄参 15g，大青叶 30g，板蓝根 20g，生甘草 10g。

肝火盛者加龙胆草、夏枯草、车前子。若睾丸肿大，硬结不散者，加海藻、昆布、浙贝母、牡蛎；热毒壅盛、大便秘结者加大黄、桃仁。

2. 外治法

详见细菌性睾丸炎的相关内容。

（三）西医治疗

1. 用一般抗生素和磺胺药无效，可试用干扰素诱导剂，如聚肌胞注射液 2mL，肌肉注射，每 2～3 天 1 次。或干扰素针 300 万 U，肌肉注射，隔日 1 次，连用 7～14 天。

2. 肾上腺皮质激素可短期应用，能控制炎症反应及减轻症状。口服泼尼松，成人 20～40mg/d，分 3 次口服，连用 1～2 周。也可应用地塞米松。

3. 丙种球蛋白肌肉注射，0.15mL/kg，每月 1 次，也可试用转移因子，皮下注射 2mL，或 1～2IU，每周 1 次。

4. 己烯雌酚 1mg，每日 3 次，口服。

5. 试用腮腺炎患者康复期血清（3～4 个月内的血清为宜）。

（四）中医专方选介

龙板睾丸汤

龙胆草、延胡索、川楝子各 10g，板蓝根 25g，黄芩 12g，木通、橘核、荔枝核、柴胡各 8g，甘草 5g。便秘加大黄；热毒壅盛加川黄连、大青叶；小便短赤加车前草；睾丸红肿灼热不退加蒲公英、青皮、皂角刺。日 1 剂，水煎服。外用青黛粉调醋外敷患处。每日 4～6 次。治疗腮腺炎并睾丸炎 18 例，

结果均痊愈，疗程6～10天。［雷在彪．龙板睾丸炎汤．广西中医药杂志．1992，15（1）：27］

第四节　睾丸与附睾结核

泌尿系结核与男性生殖系结核关系密切，双侧射精管及前列腺小管均开口于后尿道。感染的尿液通过前列腺尿道时，可进入前列腺及精囊，引起感染，所以临床上常见泌尿系结核并发男性生殖系结核。中医称此病为"子痰"或"子痔"，认为是发生于肾子的疮痨性疾病。以睾丸尾部有缓慢发展之硬结，溃后流淌稀薄脓水，形成瘘管则经久不愈为临床特征。

一、临床诊断

（一）辨病诊断

1. 症状

本病多见于中青年，20～40岁居多，既往可有泌尿系统及其他系统的结核病病史，但许多病人往往无任何部位的结核病病史。一般无全身症状，病久可见低热、盗汗、全身乏力等症状。多起病缓慢，开始偶有阴囊胀感，疲劳时加重，继发非特异性感染时发生疼痛，可有尿频、尿急、尿痛、终末血尿、血精等。一般呈慢性过程，少数可急性发作。

2. 体征

本病在附睾尾部可扪及大小不等、凹凸不平之硬结，其可与阴囊皮肤粘连，形成慢性冷脓肿，溃后脓出黏腻，渐变稀薄，夹有豆腐渣样坏死组织，时发时愈，形成窦道。有时延及整个附睾，甚至侵犯睾丸，并继发睾丸鞘膜积液。输精管增粗、变硬，出现串珠状结节，前列腺和精囊扪诊可能正常或变硬，或有结节，精囊通常变硬、肿大、固定，往往病变在同侧。

3. 实验室检查

（1）血白细胞总数正常，分类淋巴细胞增高，血沉加快，结核菌素试验阳性，但在许多情况下结核菌素试验为阴性。精液检查可见精液量减少，精子计数减少，活动力降低。

（2）一部分病人多次24小时尿液沉淀涂片可查到抗酸结核菌培养阳性。前列腺结核的前列腺液中也可能查到抗酸杆菌。

4.影像学检查

尿道镜检查：常可发现前列腺尿道有三种典型变化：

（1）在精阜近侧端的前列腺尿道扩张，尿道黏膜充血、增厚；

（2）前列腺导管开口扩张，呈高尔夫球洞状；

（3）前列腺尿道黏膜呈纵形小梁改变。

近年来，取血液或前列腺、尿道分泌物、尿液进行高灵敏度的 PCR 检测结核杆菌，但在一部分病人中也会有阴性结果。

（二）辨证诊断

本病一般分为寒痰凝结、肝肾阴虚和肾虚痰湿型。寒痰凝结型相当于疾病的初期，肝肾阴虚型相当于疾病的成脓期，肾虚痰湿型相当于疾病的溃后形成瘘管期，三期之间有一定的相关性和转移性，由于体质素虚或为痰湿体质，或有失治、误治等因素，由初期容易向后期发展，而后期也可呈急性发作。

1.寒痰凝结型

（1）临床表现：初起睾丸轻度肿胀隐痛，自觉阴囊发凉，或有酸胀感，疲劳时加重，附睾尾部触及硬结，凹凸不平，大小不等，输精管增粗，常有串珠样结节，轻微压痛，附睾与睾丸分界消失，不红不热，多无全身症状。舌淡，苔薄白或白腻，脉沉缓。

（2）辨证要点：初起睾丸轻度肿胀隐痛，阴囊怕冷，附睾尾部触及硬结。舌淡，苔白腻，脉沉缓。

2.肝肾阴虚型

（1）临床表现：睾丸或附睾结核数月或数年后，肿大的附睾与阴囊粘连，附睾硬结坏死化脓，阴囊逐渐肿胀，肤色暗红，有轻度触压痛。严重者可出现全身症状，如低热盗汗、腰酸膝软、五心烦热、失眠、纳少乏力、大便干，小便有灼热感。舌红，少苔，脉细数。

（2）辨证要点：睾丸或附睾结核数月或数年后，附睾硬结坏死化脓，伴腰膝酸软，头晕耳鸣，潮热盗汗。舌红，少苔，脉细数。

3.肾虚痰湿型

（1）临床表现：附睾硬结化脓溃破，流出清稀脓液和豆渣样（干酪样）浊物，逐渐形成瘘管，日久不愈，伴面色萎黄，畏寒肢冷，体倦无力，少气懒言，自汗盗汗。舌质淡，苔薄白，脉细无力等。

（2）辨证要点：附睾硬结化脓溃破，腰膝酸软，形寒肢冷。舌质淡，苔薄白，脉细无力。

二、鉴别诊断

（一）非特异性附睾炎

本病常突然发生，附睾肿大、结节、疼痛、发热，可继发鞘膜积液，并伴有全身急性感染征象。输精管无串珠样改变，阴囊皮肤无窦道形成。血常规检查中性粒细胞明显升高。

（二）淋病性附睾炎

本病有不洁性交史，发病急，附睾疼痛，无附睾硬结与窦道，尿道分泌物较多，涂片可查出革兰阴性双球菌。

（三）阴囊内丝虫病

本病有在丝虫病流行区居住史及丝虫感染史，丝虫病结节多在附睾头及输精管附近，其结节在短期内发展或消退，变化较大，并伴有鞘膜积液或鞘膜乳糜积液、阴囊或下肢象皮肿等。夜间采血可查到微丝蚴。

（四）精液囊肿

本病有附睾结节，但为囊性感，边缘整齐光滑，多发生于近附睾头部，而附睾正常，诊断性穿刺可抽出乳白色含精子的液体。

三、治疗

（一）提高临床疗效的思路提示

1. 化学药物治疗为主

抗结核化学药物对结核病的治疗起着决定性的作用，合理的化疗可使病灶全部灭菌、痊愈。

2. 合理用药

必须坚持早期、联合、适量、规律和全程的用药原则。只有这样才能减少单个抗结核药物的剂量，减少其副作用。同时减少耐药菌的存活，保证治疗效果。

3. 分清虚实

子痰病虽由肝肾损伤、痰湿之邪乘虚而入，流结于肾子所致，但仍有虚实之分。实者，本虚而标实，以化痰为主兼益肝肾之法治之；虚者，或肝肾阴虚，或气血两虚，常用滋养肝肾或补益气血法治之。子痰病是痰湿凝结于肾子所形成的一种慢性疮疡性疾病，初期以寒证为主，随着病情的发展，逐渐出现寒热错杂、假寒真热及阴虚内热等征象。应细审寒热，把握转归，随着病情的变化及时调整治法与用药，才不致误治。应用中药，促使正气恢复，有助于对结核的治疗。

（二）中医治疗

1. 内治法

（1）寒痰凝结型

治法：温经通络，化痰散结。

方药：阳和汤加橘核、小茴香、荔枝核、川芎，兼服小金丹。

鹿角霜10g，熟地黄15g，干姜10g，肉桂6g，麻黄10g，白芥子12g，川芎12g，川牛膝20g，橘核12g，荔枝核10g，炙甘草6g，小茴香10g。

（2）肝肾阴虚型

治法：滋阴清热，除湿化痰，托里透脓。

方药：六味地黄丸加味。

生地黄、熟地黄各20g，山茱萸15g，生山药15g，茯苓15g，泽泻15g，丹皮15g，贝母10g，地骨皮15g，黄芩10g，炙穿山甲10g，皂角刺12g，知母12g。

（3）肾虚痰湿型

治法：补气益肾，化痰除湿。

方药：十全大补汤加熟附子、鹿角胶，兼服小金丹。

熟地黄20g，山茱萸15g，茯苓15g，菟丝子20g，制附子10g，鹿角霜10g，当归15g，白芍15g，川芎12g，党参15g，黄芪20g，茯苓15g，肉桂5g。

2. 外治法

（1）针灸治疗

①选三阴交、关元、照海、大敦、阿是穴。

方法：针三阴交、关元、照海，用泻法；灸大敦、隔姜灸阿是穴。适用于寒痰凝结型。每次 20～30 分钟，每日 1 次，10 次为 1 疗程。

②选太冲、阴陵泉、三阴交、急脉、中封、蠡沟穴。

方法：针上述穴位，用泻法。适用于阴虚内热型，每次 20～30 分钟，每日 1 次，10 次为 1 疗程。

③选关元、气海、中极、血海、三阴交、三角穴。

方法：针关元透气海及中极、血海、三阴交，灸三角穴。适用于溃烂而附睾、睾丸坚硬者。每次 20～30 分钟，每日 1 次，10 次为 1 疗程。

（2）药物外治法

①未溃者，用冲和膏外敷，每 2 日换药 1 次；或外敷紫金锭膏，每日换药 1 次；如有继发感染，外敷青敷膏或金黄膏。

②用葱归溻肿汤外洗，每日 2 次。

③附睾结核溃后形成窦道，可用拔毒药拌于纸捻上，插入窦道内，外用黄连油膏纱布盖贴，每日换药 1 次，或用五五丹药线提脓祛腐，脓尽后用桃花散或生肌散收口，或用柏椿膏盖贴亦有效。

（三）西医治疗

1. 全身支持疗法

与其他系统结核无区别，包括休息、适当营养、摄入丰富的维生素、日光疗法等。

2. 抗结核药物联合应用

链霉素 0.5g，肌肉注射，每日 2 次，连续用药 2 周，以后每周 2 次，每次 1g，连用 3 个月；异烟肼 0.3g/d，顿服；对氨基水杨酸钠，每日 8～12g，分 3 次口服；若并发神经炎，可予维生素 B_6 20mg，口服，每日 3 次。

上述药物应足量联合运用，不间断，一般用 12～18 个月，然后根据临床症状、体征以及前列腺液与精液化验来判断治疗效果。如效果不佳，或对链霉素有反应，可用下列药物：利福平 300mg，每日 1 次，饭前服；异烟肼同前；乙胺丁醇 0.25g，每日 3 次，联合应用，或用氨硫脲、环丝氨酸、乙硫异烟胺、吡嗪酰胺、卡那霉素等药治疗。

3. 手术治疗

若用上述各种疗法均无效，附睾结节增大、变硬，窦道久不收敛，或已有脓肿穿破阴囊或睾丸，可考虑行附睾切除术。若有皮肤瘘管，应一并切除，或穿入睾丸则可切除病变部位，尽量保留正常睾丸组织。输精管断端应放置皮外引流，如不再生育，可结扎对侧输精管，以防止交叉感染。术前应使用抗结核药至少 2 周，术后根据病情应用抗结核药物半年至 1 年。附睾切除后，前列腺、精囊结核可自行愈合，同时应用抗结核药物可促进愈合。

（四）中医专方选介

1. 寒痰凝结方

熟地黄 30g，鹿角胶 10g（烊化），肉桂 6g，炮姜 10g，麻黄 4g，白芥子 10g，荔枝核 15g，橘核 15g，甘草 8g。适用于寒痰凝结所致的结核性睾丸、附睾炎，病程长，久治不愈，除附睾上扪之有不规则硬节、轻度胀痛外，无明显全身症状，舌质红，苔白，脉沉细。[曹开镛. 中医男科选方用药初探. 北京：中国医药科技出版社，1990：35]

2. 睾丸与附睾硬结坏死化脓方

川芎 10g，当归 15g，白芍 10g，生地黄 15g，知母 10g，贝母 10g，地骨皮 15g，胡黄连 10g，泽泻 10g，银柴胡 15g，甘草 10g，黄柏 20g，制鳖甲 10g，皂角刺 10g。适用于睾丸与附睾硬结坏死化脓，睾丸与阴囊皮肤粘连，肤色暗红，低热，脉细数。[曹开镛. 中医男科选方用药初探. 北京：中国医药科技出版社，1990：35]

3. 肾虚痰湿互结方

党参 15g，白术 15g，茯苓 15g，甘草 6g，川芎 10g，白芍 10g，当归 15g，生地黄 10g，黄芪 20g，肉桂 6g，熟附子 4g，鹿角胶 10g（烊化），车前子 15g（另包），泽泻 10g，橘核 15g，陈皮 15g。适用于睾丸附睾硬结化脓，溃后流清稀脓液，形成窦道，经久不愈并伴腰酸乏力，头昏口干，面色萎黄，畏寒肢冷，脉细无力。[曹开镛. 中医男科选方用药初探. 北京：中国医药科技出版社，1990：35]

第五节　隐睾症

隐睾症是睾丸下降不正常的总称。睾丸胎儿期由腹膜后下降入阴囊，若在下降过程中停留在任何不正常的部位，如腰部、腹部、腹股沟管内环、腹股沟管或外环附近则统称为隐睾症，或称睾丸未降。睾丸正常下降后腹膜鞘状突近端闭锁，远端开放，形成睾丸鞘膜，故睾丸下降不全者多伴有先天性腹股沟疝。隐睾本身症状并不明显，但其并发症却十分严重，如不及时治疗，预后多不良。

中医称单侧隐睾为"独肾"，双侧隐睾则没有类似的名称，有的中医文献将此病归于"天宦"的范畴，论述不多。

一、临床诊断

（一）辨病诊断

1. 症状与体征

满 1 周岁及 1 周岁以上小儿正常状态下直立位，单侧或双侧阴囊内未触及睾丸，或者睾丸停留于腹股沟、阴囊根部。一般情况下，患者的阴囊均发育较差，远远小于正常人的阴囊。有部分隐睾患者会发生腹股沟斜疝。主要是因睾丸下降不全导致腹膜鞘突不能闭合所造成。隐睾的周围温度比阴囊内高 1.5℃~2.0℃，这使得睾丸生精上皮细胞萎缩，阻碍精子的发育，造成一部分成年隐睾患者以不育症前来就诊。

（1）精索扭转：可能是提睾肌收缩过强，致睾丸发育不良，睾丸移动度过大引起。据统计，有精索扭转的病人中约 50% 患隐睾症。

（2）睾丸创伤：位于腹股沟处的睾丸，因其位置表浅，且腹股沟后壁比阴囊坚硬且无弹性，缺乏缓冲性，故易受创伤。

（3）恶性变：隐睾发生恶变的机会多于正常位置的睾丸，大约多 20~50 倍。另外，单侧隐睾病人的另一侧睾丸肿瘤的发生率也高于正常人。

（4）精神创伤：阴囊内无睾丸可引起患者精神上的创伤，并有自卑感。

2. 现代仪器诊断

（1）实验室检查：血浆睾酮和尿 17 - 酮类固醇正常或降低。

（2）影像学检查：B 超及 CT 检查可确定睾丸的位置，但其可信度为 80% 左右，故有少部分隐睾患者做 B 超和 CT 不能确定睾丸的位置，做 MRI 也不能提高隐睾的发现率。

（3）HCG 试验：外源性 HCG 可引起一部分隐睾患者的睾酮升高数倍，这是鉴别睾丸是否存在的重要依据。

（二）辨证诊断

临床以肾精亏虚型最为常见。

（1）临床表现：单侧或双侧阴囊较小，阴囊内触之无睾丸，常在腹股沟处触及隐睾，或伴有不同程度的发育迟缓，智力、动作迟钝，发脱齿摇，耳鸣耳聋，健忘恍惚，腰膝酸软。舌淡，苔白，脉沉。

（2）辨证要点：单侧或双侧阴囊较小，阴囊内触之无睾丸，常伴有不同程度的发育迟缓，头晕耳鸣，腰膝酸软。舌淡，苔白，脉沉无力。

二、鉴别诊断

（一）睾丸回缩

本病由于提睾肌反射或寒冷刺激，睾丸可回缩至腹股沟，阴囊内扪不到睾丸，待腹部温暖，或局部热熨，睾丸可复出。隐睾则不受温度变化的影响。

（二）无睾丸

本病表现为阴囊发育不良，空虚无睾丸，无生殖能力，第二性征差，呈宦官型发育，如皮下脂肪丰满，皮肤细，语调高，胡须、阴毛稀少，喉结不明显。行腹部 B 型超声及手术探查均未发现睾丸。多见于遗传性疾病，染色体异常所致。

（三）腹股沟淋巴结

腹股沟淋巴结常与位于腹股沟部的隐睾相似，但淋巴结为豆形，质地较硬，大小不一，且数目较多，不活动，阴囊内有睾丸存在。

（四）男性假两性畸形

男性假两性畸形常合并有隐睾，此外，生殖器官有严重畸形，如尿道下裂，阴囊分裂，似女性外阴，但性染色体检查为 XY，B 超及手术探查可发现睾丸。

（五）肾上腺性征异常症

肾上腺性征异常症属假两性畸形，其染色体型为 46XX，但由于肾上腺皮质网状带内分泌异常，导致产生大量睾酮，使得小女孩外阴呈男性化发育，但无男性内生殖器。

三、治疗

（一）提高临床疗效的思路提示

1. 及早诊断

据目前研究资料表明，小儿睾丸 1 岁后再入阴囊者比较少见，故要注意检查新生儿阴囊内有无睾丸，若观察到 1 岁后阴囊中无睾丸，则应积极治疗。

2. 中西医结合

在采用激素或手术治疗的同时，应据患者病情，积极应用中药辨证施治。辨证应抓住先天禀赋不足、肾精亏虚的基本病机，以补肾填精为大法选方用药。

（二）中医治疗

1. 内治法

肾精亏虚型

治法：补肾益精。

方药：补肾散。

熟地黄 15g，山茱萸 12g，枸杞子 15g，怀牛膝 15g，紫河车 3g（另冲），人参 10g，仙灵脾 10g，巴戟天 10g，补骨脂 10g，仙茅 6g，蜈蚣 1 条，麝香 0.2g（另冲）。

2. 外治法

耳针疗法：取双侧内分泌、睾丸穴，留针 20 分钟，每隔 5 分钟行针 1 次，7 天为 1 疗程，两疗程之间休息 5 天。可用 3 个疗程。

（三）西医治疗

1. HCG 疗法

关于使用 HCG 的年龄、剂量，目前国内外争议较多，一般认为 2～9 岁时使用较好，2 岁前治疗无效，10 岁后垂体分泌促性腺激素开始增加，再用是无效的。以往认为 HCG 对双侧隐睾合适，但近来通过实践证明单侧隐睾也可以使用，其理由是单侧隐睾大部分也是由于内分泌失调所致。对于异位睾丸、游走睾丸，解剖异常所造成的隐睾以及假两性畸形隐睾者用 HCG 则是无效的。治疗剂量以总量 1 万～2 万 U 为宜，方法为 1500U，肌肉注射，隔日 1 次。

Canlorbe（1979）采用总量为 13500U 的 HCG 治疗 130 例 2 岁以上的隐睾患儿，结果疗效为：腹股沟管型隐睾 43%，双侧 50.8%，5 岁以后的患儿双侧为 40%，单侧为 29.5%。国内用同样的剂量和方法，其疗效为：腹股沟管外型 48.0%；腹股沟管内型 23.7%；未触及型无效。Robinson 及 Engle（1954）主张短期大剂量冲击疗法，每天注射 4000～6000U，共 3 天，有效率为 20%。亦有人根据年龄和体重计算用量，观察时间为 1 个月，如有再回缩现象，可在 3 个月后做第 2 个疗程的重复治疗。

HCG 的副作用，常见为阴茎和阴囊内容物暂时增大，阴茎经常勃起，少数可致性早熟。大剂量治疗时可出现早期骨骺闭合及曲细精管退化现象。

2. 合成 LH – RH 鼻内喷雾法

使用 LH – RH（1mg/mL）1.2mg，每天分 6 次喷鼻，一个疗程分为 4 周。共治疗 48 例，结果完全下降者占 38%，有效者占 28%，无效者占 19%。

LH – RH 鼻内喷雾疗法的优点是方法简便易行，不产生阴茎增长等副作用，对年幼儿较适用。在使用 HL – RH 治疗无效者可再用 HCG 仍可有效，故两种疗法可联合应用。

其他还有采用垂体前叶素及睾酮等治疗，但效果尚不肯定。

3. 手术治疗

（1）睾丸固定术：将睾丸固定在阴囊内，乃治疗隐睾症最主要和最有效的方法，大多数患者采用此法可获得治疗的成功。手术时机的选择十分重要，过早可能失去隐睾自行下降的机会，过晚又将影响睾丸的功能，过去主张 2 ~ 5 岁为宜，最迟不超过 6 岁。近年有学者提出宜在 2 岁前就手术治疗，理由是 2 岁后患儿的睾丸组织已经发生病理变化。手术适用于隐睾位于阴囊或腹股沟区域者。游离后将睾丸连同血管、输精管等一起拖入阴囊固定。如伴发腹股沟疝则可一并修复。1978 年，Saha 提出一种睾丸固定术的改良方法，将睾丸置入阴囊后，并不在睾丸组织上做缝合固定，以免损伤睾丸组织，而是做睾丸上方的精索固定，以防止睾丸回缩。

（2）睾丸移植：随着显微外科手术的广泛开展，用自体睾丸移植法治疗高位隐睾可获得较好效果。医生别出心裁地将整个隐睾同其血管一齐切下，"搬家"到阴囊里，再在显微镜下手术，将睾丸血管小心地吻合在腹壁下动脉、静脉上，以保证睾丸的血液循环。适用于隐睾位置较高无法下拖或者位于腹腔内或腹膜后等部位，无法拖入阴囊。这种方法 Hodges1964 年首次动物实验成功，1976 年 Silber 和 Machahon 分别成功地使用于人体，目前已较为广泛地开展。

（3）睾丸切除术：适用于隐睾已经萎缩而明显发育不良者。此类隐睾已丧失生精能力，无保留价值，为防止恶变，可施睾丸切除术。

第六节　睾丸鞘膜积液

睾丸鞘膜积液是各种原因使睾丸鞘膜的分泌、吸收功能失常，导致鞘膜囊内积蓄过量液体而形成的疾病。该病为鞘膜积液中最常见的类型，也是较常见的男性疾病。鞘膜积液按其解剖部位、形态和有无合并腹股沟疝可分为八种类型：睾丸鞘膜积液、婴儿型鞘膜积液、先天型鞘膜积液、精索鞘膜积液、疝性鞘膜积液、附睾鞘膜积液、腹腔阴囊型鞘膜积液及混合性鞘膜积液。按病程和起病情况又可分为急性和慢性两种。此外，发病时期又可分为原发性（先天性）与继发性（后天性）鞘膜积液。本节主要论述睾丸鞘膜积液。

中医把此病归于"水疝"的范畴，也有的中医书称之为"疡疮"或"偏坠"。

一、临床诊断

（一）辨病诊断

1. 症状

睾丸鞘膜积液有急性睾丸炎、附睾炎、精索炎、损伤、梅毒、结核等病史。起病缓慢，多为单侧发生，以青壮年多见，其症状据囊肿的大小、囊内压高低和有无急性感染而定。原发性鞘膜积液体积小，囊内压力不高，无感染时一般无自觉症状，囊内压力增高时可出现胀痛、牵拉或下坠感。肿块大者可影响活动、排尿及性生活。急性感染性鞘膜积液可出现局部剧痛，并可牵扯腹股沟区或下腹部疼痛，常伴有恶心、呕吐等症状。

2. 体征

本病的体征表现为阴囊内囊性肿块，呈球形或梨形，伴睾丸下降不全时，为腹股沟或耻骨旁的囊性肿块，表面光滑、柔软而有波动感，无压痛，阴囊皮肤多正常，有炎症时可有阴囊水肿和疼痛。囊内压力大时扪之张力大，有弹性。囊壁增厚，钙化时可扪及质地不均的肿块，有结节感或捻发音。肿块不能还纳，与阴囊皮肤不粘连，睾丸、附睾多因有积液包裹而不易扪出。阴囊部肿块透光试验阳性，穿刺可抽出液体。巨大鞘膜积液可使阴囊极度增大，致使阴茎内陷。

3. **实验室检查**

对穿刺液体做细菌培养，血吸虫性可查到虫卵，乳糜性可发现微丝蚴，但诊断性穿刺要慎重，急性感染性鞘膜积液不宜穿刺。若怀疑睾丸、附睾肿瘤或伴癌者，禁忌穿刺。

4. **影像学检查**

会阴部 X 线检查可确定鞘膜囊壁有无钙化。鞘膜囊穿刺抽液，注入造影剂摄片可检查囊壁是否光滑，睾丸、附睾形态是否正常，超声波和放射性核素等检查有助于确定阴囊内肿块是囊性、实性，或睾丸、附睾有无病变。

（二）辨证诊断

1. **水湿内结型**

（1）临床表现：阴囊逐渐肿大，状如水晶，不红不热，触之有囊性感，或伴情志不舒，阴囊隐痛，痛无定处。舌淡，苔薄白，脉弦。

（2）辨证要点：阴囊逐渐肿大，状如水晶，触之有囊性感，阴囊隐痛，痛无定处。舌淡，苔薄白，脉弦缓。

2. **寒湿内结型**

（1）临床表现：阴囊肿胀，坠感明显，或下腹部不适，活动不便，阴茎隐缩，或阴部寒冷，身重而冷。舌淡，苔白，脉沉滑。

（2）辨证要点：阴囊肿胀，坠感明显，阴部寒冷，身重而冷。舌淡，苔薄白，脉沉滑。

3. **湿热蕴结型**

（1）临床表现：阴囊单侧肿大，皮肤色红，灼热，潮湿，睾丸肿痛，或伴全身发热，小便短赤。舌红，苔黄厚腻，脉濡或滑数。

（2）辨证要点：阴囊单侧肿大，皮肤色红，灼热，睾丸肿痛，小便短赤。舌红，苔黄厚腻，脉濡数。

4. **肾虚水滞型**

（1）临床表现：阴囊肿胀，日久不消，阴囊及小腹冷痛，伴腰膝酸软，溲清便溏。舌淡，苔白，脉弱无力。

（2）辨证要点：阴囊肿胀，日久不消，头晕耳鸣，腰膝酸软。舌淡，苔白，脉弱无力。

5. 虫积阻络型

（1）临床表现：有丝虫病感染史，或见下肢象皮肿，阴囊肿大，皮肤增厚，表面粗糙，失去弹性及收缩力，积液呈米泔水样，面唇部有虫斑。舌淡，体胖，苔白稍腻，脉沉滑。

（2）辨证要点：有丝虫病感染史，阴囊肿大，皮肤增厚，表面粗糙，积液呈米泔水样，面唇部有虫斑。舌淡，体胖，苔白稍腻，脉沉滑。

二、鉴别诊断

（一）睾丸鞘膜积血、积糜

本病表现似睾丸鞘膜积液，但一般不透光。鞘膜积血常有急性损伤史，阴囊皮肤可出现瘀斑，局部疼痛严重。鞘膜积糜常有阴囊皮肤增厚，表面粗糙，无弹性及收缩力，阴囊增大，腹股沟淋巴结肿大，有压痛，穿刺检查乳糜积液呈乳白色，常可找到微丝蚴。

（二）精索鞘膜积液

精索鞘膜积液，体积较小，可为多囊性，沿精索的走行生长，其下方可触及正常的睾丸及附睾。下牵睾丸或精索时，肿块随之下移。

（三）先天性鞘膜积液

本病亦称交通性鞘膜积液，因腹股沟管伸入阴囊所致。积液量可随体位的改变而变化，平卧或挤压积液处，积液量可不断减少乃至消失，待直立后，积液量又可逐渐增多。

（四）婴儿型鞘膜积液

本病表现为阴囊内囊性肿块，呈梨形，在腹股沟处逐渐变细，睾丸、附睾、精索均不易触及。外环口处因积液压迫而扩大，不与腹腔相通，积液量与体位无关。

（五）腹股沟斜疝

腹股沟斜疝有阴囊内肿物，但平卧位时肿块可还纳，透光试验阴性，咳嗽时有冲击感。叩诊鼓音，偶可闻及肠鸣音，能扪清睾丸及附睾，肿块上方摸不清精索，腹股沟皮下环增大、松弛。

（六）精液囊肿

本病表现为阴囊内有囊性肿物，常位于睾丸后上方，与附睾上极相连，一般体积较小，可清楚地扪及。穿刺囊肿液呈乳白色，镜检内含精子。

（七） 睾丸肿瘤

睾丸弥漫性增大，形态可异常，触之有实性感、沉重感，质地坚硬，无弹性，透光试验阴性，查血清 AFP、HCG 常增高。

（八） 睾丸梅毒

睾丸梅毒也有阴囊内肿块，但睾丸肿大并有结节，梅毒血清试验阳性，有冶游史。

（九） 阴囊血肿

阴囊血肿有明显外伤史，肿物迅速形成，全阴囊增大，阴囊皮肤有瘀血、瘀斑，张力大，压痛明显。

（十） 阴囊皮肤水肿

阴囊皮肤水肿的患者多重病卧床，阴囊呈弥漫性肿大，液体积在阴囊皮下，睾丸、附睾正常，多有腹水及下肢水肿。

三、治疗

（一） 提高临床疗效的思路提示

1. 详查病情，明确诊断

由于阴囊肿块的病因繁多，尤其小儿在体检时不配合，造成了本病诊断上有一定的困难，这就要求医生既要有耐心，又要详细体检，以确定该病的诊断。

2. 分清寒热，明辨虚实

水疝以寒湿之邪侵犯足厥阴肝经致病者居多，故寒证、实证常见，但后期则可出现本虚标实，虚实夹杂。寒者，以寒湿之邪滞于肝脉而致阴囊坠胀、腰部发冷为特征；热者，湿热下注肝经而致，以阴囊、睾丸肿痛，全身发热为特征；虚者，因肾阳不足、脾虚失运，以畏寒，面色萎黄，倦怠，阴囊增大，状如水晶为主症；实者，因睾丸外伤、丝虫感染、肿瘤压迫、慢性炎症等导致气滞血瘀，水湿下注，聚而不散，常见阴囊肿大，皮色青紫，有触压痛，积液呈米泔水样，舌质紫暗，脉涩等。

3. 分门别类，合理治疗

诊断一旦确定，应首先考虑手术治疗，这是目前各种治疗中效果最肯定的方法。先天性交通性睾丸鞘膜积液者两岁以内可暂时不处理，腹膜鞘状突有可能自行闭锁。服用补肾益气的中药以增强体质对促进其闭锁有帮助。对继发性睾丸鞘膜积液，分清急、缓、原发病，分别治疗。积液少、发展慢，或不发展、无症状者，也可不治疗。

（二）中医治疗

1. 内治法

（1）水湿内结型

治法：疏肝理气，利水除湿。

方药：五苓散合导气汤。

猪苓 15g，泽泻 12g，泽兰 20g，桂枝 10g，荔枝核 10g，川楝子 6g，白术 12g，茯苓 15g，炙甘草 6g。

若阴囊寒冷，可加巴戟天、肉苁蓉；肿大明显，消肿缓慢，可加昆布、海藻等。

（2）寒湿内结型

治法：温肾健脾，利水散结。

方药：水须汤加减。

乌药 10g，小茴香 10g，荔枝核 10g，肉桂 6g，槟榔 10g，炒牵牛子 10g，车前子 20g，猪苓 20g，泽泻 15g，川牛膝 15g，泽兰 20g，吴茱萸 5g。

若脾虚、纳呆、面黄、乏力，加生黄芪、山药、焦山楂；阴囊肿硬加桃仁、红花；坠胀加升麻、木香。

（3）湿热蕴结型

治法：清热化湿，利水消肿。

方药：大分清饮加金银花、连翘、蒲公英。

金银花 20g，连翘 15g，蒲公英 20g，赤小豆 15g，茯苓 15g，猪苓 15g，泽泻 15g，龙胆草 6g，栀子 10g，车前子 25g（另包）。

若肿甚可酌加大腹皮、桑白皮、滑石、冬瓜皮、瞿麦等，痛甚酌加延胡索、川楝子、荔枝核、橘核等。

（4）肾虚水滞型

治法：补肾化湿，理气行水。

方药：右归丸合荔枝核汤加减。

熟地黄 15g，山茱萸 15g，菟丝子 20g，制附子 10g，杜仲 15g，鹿角胶

10g（烊化），茯苓15g，猪苓15g，荔枝核10g，橘核10g，小茴香6g，乌药10g，川牛膝15g，当归15g，海藻15g。

（5）虫积阻络型

治法：驱虫通络，化湿利水。

方药：马鞭草汤加减。

马鞭草20g，刘寄奴15g，川牛膝15g，赤芍15g，穿山甲6g，槟榔10g，小茴香10g，草薢15g，薏苡仁20g，苍术15g，茯苓15g，焦神曲10g，生甘草6g。

若血瘀症状明显，可配服大黄䗪虫丸。

2. 外治法

（1）针灸治疗

①取大敦、太冲、气海、三阴交。毫针刺，用泻法，配灸曲泉、水道。留针15～20分钟，隔日1次，10次为1疗程。

②取蠡沟穴，进针5分钟。八分深，针尖顺经脉循行方向与皮肤呈15度角刺入，用平补平泻法，隔日针刺1次，若积液吸收较慢，则加刺水道、气海。10次为1疗程。

③太冲配中极、关元配三阴交，两组穴位交替隔日针刺1次，不留针。10次为1疗程。

④取水道穴艾灸5～7壮，每日1次，7次为1疗程。

⑤灸洗并用。取水道穴、气冲穴，交替施灸20分钟左右，以局部皮肤泛红晕或温热灼手且患者能耐受为度。每天1次，1周为1疗程。同时用肉桂6g，煅龙骨15g，五倍子15g，枯矾15g，捣碎加水约500mL，放药锅内煎煮，水沸后30分钟滤出药，待冷却至与皮肤温度相近时将阴囊放入盛药液的容器内泡洗30分钟左右，药液过凉可酌加温。每日1次，每剂可用2～3次，连用5～8剂。

（2）药物外治

①生香附60g（捣碎），粗食盐60g，酒醋炒热布包，频熨患处。

②万应膏500g，内加白胡椒12g，肉桂24g，研细末调入膏药内，摊布上外贴患处，隔3天换药1次。

③枯矾10g，五倍子10g。加水300mL，煎煮半小时，待温时，将阴囊放入药液中浸泡，每日2～3次，每次20～30分钟。

④回阳玉龙膏：草乌（炒）、军姜（煨）各 150g，赤芍（炒）、白芷、南星（煨）各 30g，肉桂 25g，研成细末。热酒调敷，亦可掺于膏药内贴之。

⑤带须葱一大把，水煎后外用熏洗阴囊，每日 2~3 次。

⑥苏叶枯矾煎：苏叶、蝉蜕各 15g，枯矾、五倍子各 10g。将上药用纱布包，加水 1500mL，煎沸 10 分钟。把药液倒入盆内，趁热先熏后洗，至微温时将阴囊放入药液中浸泡，每日 2 次，每次 10~20 分钟。再次用药时，需将药液加热至微温。

⑦肉桂 6g，煅龙骨、五倍子、枯矾各 15g，上药捣碎，加水 700mL，煎煮 30 分钟，滤出药液候温，将阴囊全部放入药液中浸泡 30 分钟，每 2 日 1 剂。

⑧鲜棉花籽 100g，炒熟后加水 250mL，煮沸，候温浸洗患处，每日 2 次，7 天为 1 疗程。

⑨紫苏叶 50g，加水适量，煮沸 15 分钟后过滤，放入一小容器内趁热先熏，待冷却至皮温，将睾丸放入盛药容器内浸泡 16~20 分钟，每日 1 次，直至积液消失，一般用药 3~10 天可痊愈。

⑩取上肉桂、上冰片各等份，共研末撒于黑膏药（不宜用橡皮膏）上，贴敷患处，1 周换药 1 次。

（三）西医治疗

1. 药物治疗

外治为主，合并感染的可口服抗生素。原发性鞘膜积液病程短，积液量少，囊内张力低，无明显症状，无睾丸萎缩及男性不育者无须治疗。合并丝虫感染者采取抗丝虫治疗。

2. 手术治疗

（1）穿刺注射术：可通过药物刺激使鞘膜脏层和壁层黏着而闭塞鞘膜腔或抑制鞘膜过度渗出，以此达到治疗目的。常用的药物有奎宁乌拉坦溶液（盐酸奎宁 12.5g，乌拉坦 6.25g，盐酸普鲁卡因 0.5g，稀盐酸适量，加注射用水至 100mL，pH 值为 5）、5% 鱼肝油酸钠、95% 乙醇、乙醚、苯甲醇、碘、明矾、氯仿、酚、升汞、福尔马林以及高渗葡萄糖等，也有的用四环素溶液及 654-2 溶液，奎宁乌拉坦溶液和 5% 鱼肝油酸钠药物刺激反应较小。适应证：①原发性鞘膜积液，积液量较少，囊壁薄者；②炎症性鞘膜积液近 1 年内无发作史；③丝虫病或血吸虫病性鞘膜积液；④年老体弱不能耐受手术或不愿接受手术者。禁忌证为交通型、疝型鞘膜积液以及肿瘤、结核、梅毒引起的鞘膜积液及鞘膜血肿。

穿刺注射疗法可每隔1~2周注射1次，方法简单，痛苦小和费用少为其优点，但复发率较高（约为6.1%~25%），且有发热、药物过敏、局部红肿、急性精索炎及睾丸炎等并发症。故注射前一定要明确积液原因，严格无菌操作，注射后应严密观察。

（2）鞘膜翻转术：为最常用的手术方法。对较大的鞘膜积液应将大部分鞘膜切除后翻转至睾丸和精索的后方，鞘膜浆膜面朝外，缝合精索部鞘膜时不能过紧，以免阻碍血液循环发生睾丸萎缩，合并腹股沟疝者应一并修补。

（3）鞘膜开窗术：鞘膜不做过多的游离，只切除鞘膜前壁的大部。手术简单，创伤小，适用于较少而壁厚的鞘膜积液，但窗口有时会被增生的纤维组织堵塞而导致复发。

（4）鞘膜切除手术：几乎全部鞘膜被切除，复发机会少。

手术治疗效果肯定，根治率达99%以上，但有一定的术后并发症。常见的有切口感染、出血、阴囊水肿、精索睾丸损伤、睾丸萎缩等，故手术时应精心操作，严格止血，仔细分离，尽量减少周围组织的损伤，保护精索和睾丸。术中若发现其他病变，应予以适当的处理。

（四）中医专方选介

1. 肉桂（挫细）、冰片各等份，共研细末，撒于黑膏药（香油、黄丹熬成）上，贴敷患处，1周换药1次，以治愈为度。适用于各类型的睾丸鞘膜积液。

2. 丁香、肉桂、干姜、橘核、当归、青盐各20g，小茴香30g，炒热，装小布袋，外敷于神阙穴，昼夜更换（注意不要烫伤皮肤）。同时，用小茴香、橘核、萆薢、茯苓、车前子各30g，桂枝、干姜、防己各20g，水煎后洗阴囊，每日1剂，早晚各洗1次，每次25分钟。适用于小儿睾丸鞘膜积液。

3. 苏叶、蝉蜕各15g，枯矾、五倍子各10g。将上药布包后，加水1500mL，煎沸10分钟，药液倒入盆中，趁热先熏后洗，凉至微温时，将阴囊放入药液中浸泡，每天2次，每次10~30分钟，下次再用药时，将药加热至微温。每3天用药1剂，连用3剂为1疗程，治小儿鞘膜积液。

4. 丁香40g，研末过筛备用。患儿脐部及周围洗净、擦干后，在脐部放入本品约2g，盖敷料，用胶布固定，隔2小时换药1次，20天为1疗程。未愈者隔 5~10 天再行下一疗程。适用于治疗小儿鞘膜积液。

5. 威灵仙 15~25g，加水 1000mL，文火煎至 500mL，待温度降至皮温时泡洗患处。每日 2~4 次，每剂可用 2 天，适用于治疗小儿鞘膜积液。

第七节 睾丸外伤

睾丸在外界因素的作用下发生损伤，称为睾丸外伤，也叫睾丸损伤。睾丸体积小，深藏于阴囊内，活动度大，表面又有坚韧的白膜保护，还受躯干、肢体保护，故损伤机会很少。交通事故、工农业劳动中的撞击、运动场上的竞技，以及玩耍或斗殴时踢伤等直接暴力，可将睾丸挤于耻骨联合、耻骨弓或大腿内侧而造成损伤，此外，枪击及手术不慎也可造成睾丸损伤。按损伤程度分为睾丸挫伤、破裂或脱位，亦偶见睾丸刺伤、贯通伤、切伤及咬伤等。

睾丸损伤常伴阴囊或邻近组织损伤，属中医的"跌打损伤"。

一、临床诊断

（一）辨病诊断

1. 症状与体征

（1）挫伤：多由直接踢、挤或高处坠落和骑跨伤造成。常有恶心、剧痛，疼痛向股部和腹部放射，并可引起痛性休克。多有阴囊瘀血斑、睾丸肿胀。因坚固的白膜限制、内压过高，可加重睾丸的损害，疼痛剧烈。体检可触及坚硬的睾丸，压痛明显。

（2）开放性损伤：由挤压、子弹、弹片等直接损伤所致，可造成部分睾丸组织缺损，最严重的是伤及睾丸的主要动脉，引起活动性出血或巨大血肿，导致睾丸萎缩或坏死，可能遗留阳痿、性功能障碍等并发症。

（3）睾丸破裂：一般为开放性损伤所致，睾丸组织外露。钝性损伤导致睾丸破裂较少。Wesson 认为若使睾丸破裂，需 50kg 的外力。当睾丸有肿瘤时，外力较轻亦能引起破裂。主要表现是伤后剧痛，甚至发生昏厥、呕吐，随即阴囊瘀血、肿胀，检查时阴囊触痛明显，并可触及肿块，睾丸轮廓不清。

（4）睾丸脱位：外伤性睾丸脱位是指睾丸被挤压到阴囊以外的部位，常由会阴部钝性外力挤压所致。睾丸脱位所在位置取决于暴力的大小、方向、性质及局部解剖薄弱环节等情况。内脱位可以到腹股沟管、股管、会阴部等处的皮下。临床表现为外伤后会阴部剧痛，检查发现阴囊空虚，而在脱位睾丸处有触痛，并可扪及睾丸状的肿物。

（5）睾丸扭转：除致伤因素外，睾丸扭转还可能与解剖学畸形有关，如过分宽大的睾丸鞘膜囊、睾丸下降不全等。扭转以下部分首先发生充血和出血性梗死。由于提睾肌痉挛紧张，睾丸被牵拉回缩，外伤后睾丸扭转起病突然，有时暴力并不严重而疼痛剧烈，局部迅速水肿，睾丸可以被牵引提高到腹股沟管皮下环处。局部肿胀，有明显压痛，可触及睾丸状肿物，有助于诊断。本病需与绞窄性腹股沟疝鉴别。

2. 影像学检查

一般睾丸外伤依靠外伤史、局部压痛、阴囊睾丸肿胀即可明确诊断，但对睾丸破裂则诊断较困难。有人提出可用直接睾丸造影法，即用76%泛影葡胺3mL作为缓和造影剂注入，若注入时疼痛，可与利多卡因2mL混合后向患侧睾丸实质内注入2mL，注入时间为15秒，而后直接造影，可得100%睾丸破裂的明确诊断。国外学者报道用同位素扫描也可发现睾丸破裂。此外，阴囊睾丸B超对诊断也很有价值。

3. 实验室检查

若开放性损伤引起感染，可见体温升高，血常规检查白细胞总数与中性粒细胞均升高。

（二）辨证诊断

1. 络伤血溢型（初期）

（1）临床表现：阴囊肿胀疼痛，皮肤有青紫瘀血，睾丸肿大坚硬，疼痛剧烈，或伴恶心、呕吐、发热等症状。舌质紫暗或有瘀斑，脉弦涩。

（2）辨证要点：阴囊肿胀疼痛，皮肤青紫，疼痛剧烈。舌质紫暗，脉弦涩。

2. 血脉瘀滞型（晚期）

（1）临床表现：睾丸肿硬，疼痛不剧，阴囊肿胀减轻，囊壁增厚，内有肿块形成时有隐痛，会阴部不适。舌质紫暗或有瘀斑，脉涩。

（2）辨证要点：阴囊肿硬，疼痛不剧，阴囊肿胀减轻，囊壁增厚。舌质紫暗或有瘀斑，脉涩。

二、鉴别诊断

（一）精索损伤

本病有外伤及手术史，局部疼痛剧烈，可放射到下腹部、会阴部及腰部等，阴囊坠胀不适，精索增粗，触痛明显，睾丸正常，一般没有触痛，但后期可有睾丸萎缩或男性不育。超声多普勒显示患侧睾丸血流声减少或放射性核素扫描显示伤侧睾丸血流灌注减少。

（二）阴囊损伤

本病也有外伤及手术史，但阴囊症状严重，皮肤青紫，胀痛伴触痛，行走时有坠痛感。阴囊迅速肿大，形成肿块，大小不一，光滑，开始为囊性感，如形成血肿，则张力增大，血肿机化后可形成硬块。睾丸正常，但如果阴囊损伤严重也可引起睾丸损伤。

三、治疗

（一）提高临床疗效的思路提示

1. 正确治疗

睾丸外伤程度不同，治疗方法也各异。严重的睾丸外伤必须立即手术，否则会贻误治疗时机，造成严重的后果。

2. 及时诊疗

治疗方式一旦确定，应迅速实施，因为某些情况下病人的一般状况较差，要尽快给予一些辅助治疗，改善患者的全身状况，为下一阶段的治疗奠定基础。

3. 中西医结合

根据患者的具体情况适当配以活血通络、止痛散结的中药外敷或内服，中西医互补可提高疗效。

（二）中医治疗

1. 内治法

本病早期因出血、肿胀明显，故治以止血化瘀、消肿止痛为主，常用药有三七、蒲黄、花蕊石、大蓟、小蓟、侧柏叶、茜草、乳香、没药、延胡索、川楝子等；晚期因瘀血不消、血肿机化、形成肿块，故以活血化瘀、通络散结为主，常用桃仁、红花、当归、赤芍、穿山甲、落得打、丹皮、刘寄奴、牡蛎等药。

本病主要分早、晚两期分型论治。

（1）络伤血溢型（早期）

治法：止血化瘀，消肿止痛。

方药：常用十灰散合花蕊石散加减。

花蕊石15g，生蒲黄、炒蒲黄各10g，三七5g（另冲），茜草根15g，血余炭15g，大蓟、小蓟各15g，大黄10g，醋延胡索20g，川楝子10g，侧柏叶12g。

若有化热趋势者，可加蒲公英、金银花、黄柏、生地黄以清热凉血；若出血已止，可去大蓟、小蓟、侧柏叶、血余炭等药，加当归、赤芍、川芎、红花等，以增加活血化瘀之力。

（2）血脉瘀滞型（晚期）

治法：活血化瘀，通络散结。

方药：复元活血汤合桃红四物汤加减。

当归尾15g，丹参30g，赤芍15g，桃仁12g，川芎10g，炒穿山甲10g，泽兰30g，川牛膝15g，柴胡6g，王不留行20g，牡蛎30g。

若气虚明显，可加黄芪、党参等益气之品；阴囊觉冷加小茴香、肉桂、乌药等以温经散寒。

2. 外治法

（1）药物外治

①治伤散或三七粉适量，冷开水调匀后敷患处，每日换药2次。适用于治疗睾丸外伤初中期。

②云南白药适量，掺撒伤口或用冷开水调匀后敷患处，每日1～2次。适用于治疗睾丸损伤初期。

③落得打、红花、生半夏、骨碎补各10g，甘草6g，葱须15g，以水1000mL煮沸，加醋100mL，再煎煮，熏洗患处，每日2～3次，每次10～15分钟。适用于治疗睾丸血肿机化期。

（2）理疗：超短波、频谱治疗仪、紫外线、远红外线等方法均可酌情使用。

（三）西医治疗

1. 药物治疗

（1）损伤严重伴有休克者，应先按休克处理。

（2）口服止痛剂，如索米痛片，每次 1 片，每日 3 次；或肌肉注射镇痛剂，如罗通定，60mg，肌注，每日 2～3 次。

（3）应用抗生素，以防止继发感染。如口服头孢氨苄胶囊，每次 0.5g，每日 3～4 次；或肌肉注射青霉素，每次 80 万 U，每日 2 次。

2. 手术治疗

开放性损伤需及时行清创缝合术，当有较大的阴囊血肿或鞘膜积血时，应尽早进行手术探查。据国外学者报道，在睾丸钝性损伤中，睾丸破裂的发生率为 48%，用保守疗法处理睾丸挫伤或破裂的失败率为 45%。在晚期的手术探查中，有 45% 要做睾丸切除，而在早期做探查手术，则仅有 9% 要做睾丸切除，并可较快地恢复睾丸的正常功能，减少术后睾丸萎缩。因此，多数学者主张，不论何种外伤所致的阴囊血肿，都应手术探查睾丸是否破裂，应尽可能保存损伤的睾丸。若不及时处理，由于血肿压迫，很容易导致睾丸萎缩，并可能成为睾丸肿瘤的诱因。手术中必须清除坏死组织，将脱出的有活力的睾丸组织纳入睾丸内，并用 0/3 铬制肠线将睾丸白膜裂口缝合。如睾丸白膜部分缺损，不能直接缝合者，可用游离的睾丸鞘膜予以覆盖。若睾丸血运已丧失而无法保留，则可将睾丸移植于腹直肌内。若遇睾丸脱位，则应手术复位，做睾丸固定。因手法复位效果不够满意，故应以手术复位为主。睾丸已发生萎缩而继发男性性腺分泌不足时，可用激素治疗。附睾损伤常与睾丸损伤合并发生，除手术探查外，很难做出正确诊断，处理与睾丸损伤基本相同。

第八节　睾丸萎缩

睾丸萎缩是受先天遗传因素的影响，或某些疾病损伤睾丸，致使睾丸发育不良的疾病。有先天性和继发性之分，先天性较少见，如某些遗传性疾病、染色体异常、先天性畸形等；后天性较多见，如睾丸外伤、扭转、炎症、肿瘤，放射线照射、流行性腮腺炎及脑垂体病变等均可引起睾丸萎缩。

中医没有类似病名与疾病的记载。睾丸俗称"卵子""肾子"，睾丸萎缩既是病名，又是临床症状，故今称之为"子萎"。

一、临床诊断

（一）辨病诊断

1. 症状

睾丸萎缩既为病名，又为临床症状，一般没有明显的其他症状，有的患者睾丸轻度胀痛或有性功能障碍。

2. 体征

本病见于成年男子，可见一侧或两侧睾丸萎缩，形小质软，亦可质地偏硬，有轻微压痛，或伴有阴茎短小、阴毛稀少等第二性征发育不良的体征。

3. 实验室及影像学检查

精液化验少精、弱精或无精，睾丸活检可见曲细精管退行性变，上皮细胞萎缩。染色体检查、B超检查、性激素测定或CT检查可见异常。

（二）辨证诊断

1. 肾精不足型

（1）临床表现：有遗传病史或内分泌异常病史。症见睾丸萎缩，精液稀薄或量少，身材矮小，毛发早白，或发脱齿摇，健忘恍惚，耳鸣耳聋，或阳痿。舌质淡红，苔白，脉沉弱。

（2）辨证要点：睾丸萎缩，精液稀薄或量少，毛发早白，头晕耳鸣，腰膝酸软。舌质淡红，苔白，脉沉弱。

2. 气阴两伤型

（1）临床表现：有睾丸炎或腮腺炎性睾丸炎病史。症见睾丸萎缩，心悸易汗，口渴喜饮，气短懒言，不思饮食。舌质红，舌体胖，边有齿痕，苔白，脉细数无力。

（2）辨证要点：睾丸萎缩，口渴，心悸易汗，神疲乏力，气短懒言。舌质红，舌体胖，边有齿痕，脉细数无力。

3. 瘀血阻络型

（1）临床表现：有睾丸外伤、扭转或手术史。症见睾丸萎缩，阴囊皮肤紫暗，小腹坠痛，阴部发凉，口淡不渴。舌质紫暗或有瘀点、瘀斑，脉沉涩。

（2）辨证要点：睾丸萎缩，阴囊皮肤紫暗，少腹疼痛，阴部发凉。舌质紫暗或有瘀点、瘀斑，脉沉涩。

4. 肝郁气滞型

（1）临床表现：有肝病史或精索静脉曲张病史。症见睾丸萎缩，阴囊皮肤颜色晦暗，或隐痛作胀，胸闷不舒，胁肋胀痛。舌质淡红，苔薄白，脉沉弦。

（2）辨证要点：睾丸萎缩，少腹或睾丸坠胀疼痛，胁肋胀痛，常叹息。舌淡，苔薄白，脉沉弦。

二、鉴别诊断

本病主要与某些遗传性疾病相鉴别，这些疾病也是导致睾丸萎缩的原因之一，可参考相关章节。

三、治疗

（一）提高临床疗效的思路提示

1. 全面体检，确定病因

睾丸萎缩不是一个独立的疾病，而是许多疾病所导致的共同临床表现，因而不能以偏概全，先入为主。应该详细询问发病经过，对病人进行全面的体格检查以及收集完备的实验室资料来确定发病原因，以便采取针对性治疗。

2. 权衡利弊，因人施治

许多睾丸萎缩是由先天性疾病和内分泌失调所引起，可谓牵一发而动全身，应综合考虑各种因素的相互影响，慎重施治，千万不可为治疗睾丸萎缩而造成其他方面的损伤或者仅有一时作用而又破坏了内分泌的稳定。

3. 病证结合，中西医互补

睾丸萎缩不外虚、实两端，虚者为肾精亏损，气阴两伤；实者为瘀血内阻、肝气郁滞。临证当详辨，才能正确施治。针对不同病因所致的病理改变，加减中药，或并用西药施治。如因精索静脉曲张所致者应加活血通络之品，或配以手术；内分泌因素所致者，当加用补肾之品，或配以激素治疗，中西医互补以提高疗效。

（二）中医治疗

1. 内治法

（1）肾精不足型

治法：补肾益精。

方药：五子衍宗丸加味。

菟丝子 25g，枸杞子 15g，覆盆子 15g，车前子 15g（另包），鹿角胶 10g（烊化），熟地黄 20g，山茱萸 15g，仙灵脾 15g，巴戟天 12g，仙茅 10g，丹参 20g，蛇床子 15g。

（2）气阴两伤型

治法：益气养阴，补肾填精。

方药：生脉饮加味。

太子参 20g，麦冬 15g，五味子 15g，黄芪 20g，菟丝子 20g，鹿角胶 19g（烊化），熟地黄 15g，生山药 15g，紫河车 3g（另冲），山茱萸 15g。

（3）瘀血阻络型

治法：活血化瘀，温经补肾。

方药：少腹逐瘀汤加减。

当归尾 15g，桃仁 12g，红花 15g，乌药 6g，地龙 12g，菟丝子 20g，枸杞子 15g，仙灵脾 15g，鹿角胶 10g（烊化），肉桂 6g，丹参 20g，川牛膝 15g。

（4）肝郁气滞型

治法：疏肝解郁，活血通络，补肾益精。

方药：柴胡疏肝散合桃红四物汤加减。

柴胡 10g，当归尾 15g，白芍 15g，茯苓 15g，炒白术 12g，红花 12g，菟丝子 20g，栀子 15g，紫河车 3g（另冲），巴戟天 15g。

2. 外治法

针灸治疗：选穴足三里、三阴交、血海。用毫针，平补加灸，10 次为 1 疗程。

（三）西医治疗

1. 药物治疗

（1）激素治疗

①人绒毛膜促性腺激素（HCG）1000～2000IU，每周 1 次，肌肉注射，连续 8 次。

②人绝经期促性腺激素（HMG）150IU，肌肉注射，每周 3 次。

③妊娠母马血清促性腺激素（PMSG）200～300IU，每周 2～3 次，肌肉注射，3 个月为 1 疗程。

④口服十一酸睾酮胶丸，40mg，每日 3 次，或用甲睾酮 5mg，每日 3 次，

口服，连续 2 周。

（2）维生素治疗：维生素 A2.5 万 U，每日 3 次，口服；复合维生素 B，2 片，每日 3 次，口服；维生素 C100～200mg，每日 3 次，口服；维生素 E 50mg，每日 2 次，口服。

（3）精氨酸 1g，每日 1 次，口服，2～3 个月为 1 疗程。

（4）谷氨酸 2～4g，每日 1 次，口服。

2. 手术治疗

如经内科治疗无效，萎缩睾丸有恶变趋势者，应予以手术切除。

第九节　睾丸肿瘤

睾丸肿瘤较少见，大多数为恶性。其发病率约占男性所有恶性肿瘤的 1％，占男性泌尿生殖系肿瘤的 9.5％。发病年龄多在 20～40 岁，正值性功能最活跃的时期，因其恶性程度高，为男性青壮年因癌致死的主要原因之一。

睾丸肿瘤以单侧多见，可分为原发性和继发性两大类。原发性睾丸肿瘤包括起源于睾丸组织本身和睾丸鞘膜的肿瘤。由睾丸本身发生的肿瘤可分为睾丸生殖细胞性肿瘤和非生殖细胞性肿瘤两类，其中以睾丸生殖细胞性肿瘤多见，约占全部睾丸肿瘤的 95％ 以上，非生殖细胞性肿瘤较少见，占全部睾丸肿瘤的 5％ 左右，继发性睾丸肿瘤则罕见，多在恶性肿瘤广泛扩散而死亡的尸解中发现，多由恶性淋巴瘤、前列腺癌、肺癌、恶性黑色素瘤转移而来。本节主要论述原发性睾丸肿瘤。

中医没有类似病名或疾病的记载，根据中医把肿瘤均称为"岩"的习惯，有的学者撰名为"子岩"。

一、临床诊断

（一）辨病诊断

1. 症状

睾丸肿瘤的症状千差万别，有时十分明显，有时难以察觉，有时颇为奇特，给早期诊断带来了困难。有人曾将睾丸肿瘤的临床症状归纳为四种类型：①隐匿型：起病隐匿，发展缓慢，无明显临床症状；②急进型：起病急，进展快，迅速发展，症状明显；③缓急型：起病后发展缓慢，而后突然迅速发展；④不显著类型：睾丸原发灶无症状，首先发现转移灶的症状。主要症状有以下几种。

（1）睾丸肿大：多在洗澡或睾丸部轻度受伤后才发现，一般不伴疼痛，有的可有疼痛，多为隐痛。随着睾丸逐渐增大，患者会有阴囊坠胀感及病侧睾丸沉重感，用手托之似有托起石块的感觉。当行路过多、站立过久或增加腹压时坠胀和疼痛加重。发生率为 74% ~91%。

（2）急性睾丸疼痛：比较少见，是由于睾丸肿瘤发生出血、坏死或缺血栓塞所致，其症状表现为睾丸急性疼痛，睾丸增大，局部肿胀，阴囊皮肤发红，伴寒战、发热，酷似急性附睾睾丸炎。因而有 10% ~20% 的病人最初被误诊为附睾睾丸炎。发生率为 13% ~49%。

（3）急性腹痛：位于腹腔内的隐睾发生睾丸肿瘤，若同时伴发隐睾扭转，最初的症状即表现为急性疼痛。

（4）男性乳房发育症：这是由于肿瘤中分化较好的滋养层细胞产生大量人绒毛膜促性腺激素所致，据统计，发生率为 10% 左右。

（5）男性不育：因睾丸肿瘤造成曲细精管破坏不能生精所致，发生率约为 2.5%，双侧睾丸肿瘤的发生率更高些。

（6）转移症状：原发病灶无症状，首先出现转移症状，如转移到腹膜后淋巴结，可以引起腹痛、背痛；转移到骨骼会出现骨痛；转移到腹股沟淋巴结会引起该处淋巴结肿大和隐痛；转移到眼眶内容物会引起视觉障碍；转移到肝会出现肝区疼痛、肝脏肿大、压痛等症，后期出现黄疸、腹水；转移到肺和胸膜腔则会出现咳嗽、咯血、胸痛等症状；转移到脑则可出现癫痫、视力障碍、感觉运动异常及颅内压增高等症状。转移症状发生率为 5% ~10%。

2. 体征

较小的睾丸肿瘤外观无明显异常，肿瘤较大时可见阴囊下垂、皮肤紧张、发亮，晚期偶见皮肤水肿，颜色鲜红或暗红。触诊睾丸肿大，表面可以光滑，但有时也可扪及结节或分叶状的形态，压痛不明显，质地偏硬，有时坚如石块，手托睾丸有明显沉重感为睾丸肿瘤的特点。病睾不具有囊性感觉，阴囊透光试验阴性。病变早期，附睾形态多正常，当附睾被睾丸肿瘤浸润后则失去正常形态并与睾丸不能分离。输精管和精索多正常。一般不提倡对睾丸肿块做活检，宁可手术探查，以免损伤性影响和刺激肿瘤，诱发扩散与转移，影响疗效。

3. 肿瘤分期

准确的分期对了解病情、治疗、估计预后、积累科研资料有重大意义。分期的方法有两大类，一是 TNM 分类法，即按肿瘤、淋巴结与转移分类，另一种睾丸癌的临床分期，即根据病人在就诊、治疗或随访期中检查所见划分，一般分三期：Ⅰ期病变局限在睾丸；Ⅱ期肿瘤转移至腹膜后；Ⅲ期有远处转移。具体介绍如表 6－1。

表 6－1 睾丸肿瘤 TNM 分期（按国际抗癌联盟分期）

T	原发肿瘤	N	区域性或邻区淋巴结	M	远处转移
T_x	未做睾丸切除	N_x	未做 LAG 或 IVP	M_x	未做胸片或生化检查，未确定
T_0	未见原发肿瘤	N_0	无区域性淋巴结受侵	M_0	无远处转移
T_1	肿瘤局限于睾丸体部	N_1	同侧单个淋巴结受侵	M_1	有远处转移
T_2	肿瘤扩展超过鞘膜	N_2	对侧双侧或多区域淋巴结受侵	M_{1a}	潜在转移
T_3	肿瘤侵及睾丸网或附睾	N_3	腹部可触及肿块	M_{1b}	某一器官单个转移
T_4	肿瘤侵及精索	N_4	邻区淋巴结受侵	M_{1c}	某一器官多个转移
T_{4a}	肿瘤侵及精索全部			M_{1d}	多个器官转移
T_{4b}	肿瘤侵及阴囊壁				

睾丸肿瘤的临床病理分期：

Ⅰ期：无转移。

Ⅰ$_A$：肿瘤局限于睾丸及附睾（相当于 TNM 分期的 T_1、T_2、T_3）。

Ⅰ$_B$：肿瘤侵及精索（T_{4a}）或肿瘤发生于未降睾丸。

Ⅰ$_C$：肿瘤侵及阴囊壁（T_{4b}）或腹股沟及阴囊，手术后发现。

Ⅰ$_X$：原发肿瘤的侵犯范围不能确定。

Ⅱ期：仅有膈以下的淋巴结转移。

Ⅱ$_A$：转移的淋巴结均 <2cm。

Ⅱ$_B$：至少一个淋巴结在 2～5cm 之间。

Ⅱ$_C$：腹膜后淋巴结 >5cm。

Ⅱ$_D$：腹部可扪及肿块或腹股沟淋巴结固定（N_3）。

据病理分期可确定手术病人淋巴结转移的数目和部位，确定是否有包膜外侵犯及静脉瘤栓。

Ⅲ期：纵隔和锁骨上淋巴结转移和远处转移。

Ⅲ$_A$：有纵隔或/和锁骨上淋巴结转移，但无远处转移（N$_4$）。

Ⅲ$_B$：远处转移仅限于肺。

"少量肺转移"每侧肺转移的数目 <5，病灶直径 <2cm。

"晚期肺转移"每侧肺转移的数目 >5，或病灶直径 <2cm，或有胸腔积液。

Ⅲ$_C$：任何肺以外的血行转移。

Ⅲ$_D$：根治性手术后，无明确的残存病灶，但肿瘤标记物阳性。

Ⅰ期、Ⅱ$_A$和Ⅱ$_B$为早期；Ⅱc、Ⅱ$_D$、Ⅲ期为晚期。

4. **实验室检查**

（1）一般化验：在病变晚期可出现贫血、血沉增快、肝功能异常、肾功能损害等表现。

（2）尿促性腺激素测定：当发生睾丸肿瘤时，可引起 FSH 和 LH 的升高。

（3）血清乳酸脱氢酶测定：恶性肿瘤时，血清乳酸脱氢酶（LDH）活动常见增加，这是由于部分肿瘤组织坏死所致。

（4）血清或尿癌胚抗原（CEA）测定：有学者发现，睾丸肿瘤，尤其是睾丸畸胎癌病人，约有 80% 显示血清或尿中 CEA 增高，可协助睾丸肿瘤的诊断。

（5）甲胎蛋白（AFP）测定：主要用于胚胎癌和畸胎癌的诊断，对精原细胞瘤、畸胎瘤及绒毛膜上皮癌不敏感。

5. **影像学检查**

（1）放射性核素扫描：显示睾丸增大，血流丰富，也可显示腹腔等处的肿瘤转移灶，骨扫描可见骨质破坏现象。

（2）X 线检查：胸部 X 线可以发现肺及胸廓的肿瘤转移灶，排泄性尿路造影可观察腹主动脉旁及肾周围淋巴结的转移灶，双侧足部淋巴造影可观察盆腔及腰部淋巴结的转移情况。此外，下腔静脉造影、选择性肾动脉造影和骨骼摄片等检查也可判断转移情况并指导治疗。

（3）计算机 X 线断层扫描（CT）：具有灵敏度高、无损害等优点。睾丸局部检查能发现临床触诊不能扪及的微小肿瘤，鉴别睾丸肿块是实性还是囊性，并能区别肿瘤中心坏死、液化与囊肿。腹部检查可识别腹膜后和肝、肾、胰等有无转移及转移范围，有转移时可确定与下腔静脉、腹主动脉的关系。

扫描不仅使睾丸肿瘤的分期更加准确，而且还有助于选择治疗方法。

（4）B型超声波检查：也是一种安全可靠的检查方法，能直接而准确地测定睾丸大小、形态，正确地鉴别阴囊内肿块为实性还是囊性，确定睾丸内肿瘤与睾丸外病变，并能估计病变的性质，也能探测腹膜后肿块及肾蒂附近有无转移性淋巴结，腹腔脏器有无转移灶等情况。

（二）辨证诊断

1. 热毒瘀结型

（1）临床表现：相当于肿瘤早期，有隐睾或睾丸外伤史。自觉睾丸沉重，质地坚硬如石，局部硬结，阴囊坠胀不适，轻微疼痛，小便黄，大便干，无明显的全身症状。舌红，苔薄白，脉涩或脉数。

（2）辨证要点：自感睾丸沉重，质地坚硬如石，局部有硬结，阴囊坠胀不适。舌质红，苔薄白或黄，脉涩或数。

2. 阴虚火旺型

（1）临床表现：相当于睾丸肿瘤的中期。自觉睾丸沉重、肿大，发展迅速，局部硬结明显，隐隐作痛，偶有睾丸剧烈疼痛，局部肿胀，阴囊皮肤发红，出现全身症状，如午后低热，面色潮红，头晕，耳鸣，腰酸足软。舌红，少苔，脉细数。

（2）辨证要点：睾丸沉重肿大，发展较快，局部硬结明显，午后低热，腰膝酸软。舌红，少苔，脉细数。

3. 气血两虚型

（1）临床表现：属肿瘤晚期。睾丸肿大坚硬，正常感觉消失，表面凹凸不平，并可出现全身转移症状，形体消瘦，面色苍白，心悸少寐，神疲懒言，纳呆，腹胀，或见腹痛背疼，骨痛胸痛，咳嗽咯血等症。舌淡，苔薄，脉细无力。

（2）辨证要点：睾丸肿大坚硬，表面凸凹不平，神疲乏力，心悸少寐，面色苍白，可有全身转移症状。舌淡，苔薄白，脉细弱无力。

二、鉴别诊断

（一）急性化脓性睾丸炎

睾丸肿大并有鞘膜积液时与睾丸肿瘤甚相似，但伴有寒战、发热、阴囊内疼痛，触痛明显。血化验检查中性粒细胞明显升高。用抗生素治疗有效。超声多普勒及放射性核素扫描有助于鉴别诊断。

（二） 睾丸鞘膜积液

积液有囊性感，质韧，有弹性，透光试验阳性。B超和CT有助于鉴别诊断。

（三） 睾丸梅毒

本病表现为睾丸肿大，呈球形，或有硬结，类似睾丸肿瘤，但其结节较小且较轻，尤其是睾丸感觉消失，触痛不敏感，并有冶游史，梅毒血清试验阳性及梅毒螺旋体检查阳性。

（四） 腹股沟疝

睾丸肿瘤的6.4%可被误诊为腹股沟疝。此病也有阴囊肿物，但平卧位时肿块可还纳，咳嗽时有冲击感，透光试验阴性，能扪清睾丸及附睾，肿块上方扪不清精索，但腹股沟皮下环增大。

（五） 精液囊肿

位于睾丸的精液囊肿易与睾丸肿瘤混淆。精液囊肿病史长，发展慢，体积小，肿块有囊性感，睾丸可清楚扪及，透光试验阳性，穿刺囊肿液呈乳白色，镜检内含精子。

（六） 急性附睾炎

本病可与发病突然的睾丸肿瘤混淆。但本病有高热，畏寒，局部疼痛并向周围放射，压痛明显，常累及输精管，血常规检查中性粒细胞明显升高。

（七） 精索和附睾肿瘤

本病可见阴囊肿大、坠胀，也可伴有鞘膜积液，但临床十分少见，经检查睾丸正常，如附睾肿瘤累及睾丸或与睾丸肿瘤同时发生，则要经组织活检才能证实。

（八） 附睾结核

当附睾结核累及睾丸产生结节时与睾丸肿瘤相似，但结核病变常累及输精管，形成串珠状结节，附睾尾部的浸润与硬结可与阴囊粘连，形成窦道，直肠指诊可触及前列腺、精囊有浸润与硬结，而睾丸肿瘤不会累及上述部位。

（九） 白血病

白血病是异常的白细胞增生与浸润，发生于睾丸组织时可引起阴囊肿大和鞘膜积液，与睾丸肿瘤相似。但该病有发热、全身疼痛、进行性贫血、显著出血倾向、淋巴结肿大及肝脾肿大等表现，周围血象及骨髓象检查可发现幼稚型白细胞异常增生。

（十）睾丸扭转

睾丸扭转与急进型睾丸肿瘤相似，但本病有剧烈运动或阴囊损伤的诱因，疼痛剧烈，普雷恩氏征阳性，睾丸上移或呈横位，可触及精索，呈麻绳状扭曲，多普勒超声及放射性核素扫描显示睾丸血流明显减少或消失。

（十一）睾丸血肿

睾丸血肿多有阴囊外伤史，皮肤青紫瘀血，睾丸大而坚硬，触痛明显，阴囊沉重，穿刺可见鲜血或褐色陈旧血。

三、治疗

（一）提高临床疗效的思路提示

1. 分清虚实，注重分期

本病早期一般以实证为主，中期则虚实夹杂，晚期多出现气血两虚的证候，但也有一发现便出现转移的情况，表现为虚证或虚实夹杂证。化疗方案的选择更重视肿瘤的分期，以确定不同的方案。

2. 早期发现，及时治疗

本病较少见，早期症状不明显，故容易漏诊或误诊。由于该病转移较早，疗效较差，因此必须高度重视，争取早发现，早治疗。

3. 把握病机改变

本病的基本病理变化是一个由实向虚的转化过程，治疗原则先以祛邪为主，后以扶正为主。具体治法早期宜清热解毒，破瘀散结；中期宜滋阴降火，解毒散结；晚期则宜补益气血，柔肝止痛。

近年来，在肿瘤的治疗上，化疗、放疗、热疗的疗效有了很大提高，在精原细胞瘤的治疗上已获得了很高的治愈率。因而，根据不同的病理分型，合理选择互补的治疗方式将大大提高睾丸肿瘤的治愈率。

（二）中医治疗

1. 热毒瘀结型

治法：清热解毒，抗癌散结。

方药：复元活血汤加马鞭草、山慈菇、白花蛇舌草、三棱、莪术。

当归12g，桃仁10g，赤芍10g，马鞭草25g，山慈菇12g，莪术10g，三棱10g，白花蛇舌草25g，半枝莲15g，炒穿山甲6g，天花粉10g，大黄10g，当归尾12g，柴胡10g，红花10g，生甘草6g。

2. 阴虚火旺型

治法：滋阴降火，解毒散结。

方药：知柏地黄汤加减。

熟地黄15g，泽泻12g，山茱萸10g，生山药15g，丹皮12g，黄柏10g，知母6g，土茯苓20g，茯苓15g，半枝莲20g，炙鳖甲10g，天葵子12g，山慈菇10g。

若睾丸疼痛剧烈，可加川楝子、延胡索、荔枝核、蒲公英以清热止痛；肿胀明显加车前子、乳香、没药、穿山甲以活血化瘀，消肿止痛。

3. 气血两虚型

治法：补益气血，柔肝止痛。

方药：人参养荣汤加味。

黄芪30g，当归10g，白芍15g，熟地黄12g，川芎10g，炒白术12g，茯苓15g，人参10g，鸡血藤20g，制何首乌30g，白花蛇舌草30g，山慈菇10g，半枝莲15g。

若疼痛较甚，可酌加延胡索、郁金、香附、川楝子以行气止痛；偏阳虚的加鹿角胶、冬虫夏草、肉苁蓉、杜仲以温肾壮阳；偏阴虚的加枸杞子、女贞子、龟甲、沙参等以滋阴养血。

（三）西医治疗

1. 药物治疗

睾丸肿瘤的化疗效果好，国内外都积累了不少经验。一般认为化疗对精原细胞瘤的疗效较好，对胚胎癌和绒毛膜上皮癌也有效，尤其是几种药物联合使用，效果更好。对胚胎瘤效果较差。对于晚期或复发病例用化疗也有一定作用。

（1）单药治疗

①顺铂（DDP）：是治疗睾丸肿瘤较理想的药物，属细胞周期非特异性药，有强烈的抑制肿瘤作用，有效率达70%，其与DNA结合，引起交叉联合，破坏DNA功能。有人认为是通过膜板的灭活作用抑制DNA的合成。顺

铂的用药剂量，成人 $30mg/m^2$ 溶于生理盐水 30mL 中静脉注射，或溶于 5% 葡萄糖液 250mL 中静脉滴注，连用 5 天，一般间隔 3~4 周可再用药，第二疗程 20mg/d，连用 5 天，可间断用药 4~5 个疗程。

②环磷酰胺（CTX）或异环磷酰胺（IFO）：环磷酰胺在体外无抗肿瘤活性，进入体内后，被肝脏或肿瘤组织内存在的磷酰胺酶水解，释放出氯芥基，因而起抑制肿瘤生长的作用。属细胞周期非特异性药物，抗瘤谱较氮芥广，毒性低于氮芥。静脉注射 200~500mg/d，连续用药，总量一般以 8g 左右为 1 疗程。每次 90~150mg/kg 为大剂量给药，每 2~3 周注射 1 次。有效率为 86%。

③放线菌素 D（ACT-D）：本品能抑制 RNA 的合成，作用于 mRNA，干扰细胞的转录过程，对各种睾丸肿瘤如胚胎瘤、畸胎瘤和绒毛膜上皮癌有效。静脉应用剂量为 6~8mg/（kg·d）（成人 300~400mg/d），溶于 5% 葡萄糖液 500mL 中，10 天为 1 疗程，两疗程间隔 2 周，有效率为 33%。

④普卡霉素（MTH）：对多种肿瘤有抑制作用，与 DNA 结合抑制 RNA 的合成。临床用于治疗胚胎癌、精原细胞瘤和绒毛膜上皮癌。静脉注射：一般 3~6mg 溶于 5%~25% 葡萄糖中，每日或隔日 1 次，10~30 次为 1 疗程，有效率为 35%。

⑤氮甲（NlF）：本品是中国创制的一种新型抗肿瘤药，对精原细胞瘤有较突出的疗效。成人每日剂量为 150~200mg（3~4mg/kg），分 3~4 次或睡前 1 次口服，与氯丙嗪或异丙嗪在睡前同服，可减轻副作用，6~8g 为 1 疗程。

其他对睾丸肿瘤有效的药物还有长春碱（VLB）、阿霉素（ADM）、氨甲蝶呤（MTX）、博莱霉素（BLM），依托泊苷（VP16）等。

（2）联合化疗方案

①ALM 方案

放线菌素 D（ACT）：0.5mg，静滴，第 3~7 天，12~16 天，21~25 天。

苯丁酸氮芥（CBI348）：10mg，每日口服 1 次，第 16~35 天。

氨甲蝶呤（mLTx）：5mg，每日口服 1 次，第 16~25 天。

②PVB 方案

顺铂（DDP）：$20mg/m^2$，静脉注射，连用 5 天，3 周 1 次。

长春碱（VLB）：0.3mg/kg，静脉注射，连用 2 天，2~3 周 1 次。

博莱霉素（BLM）：30mg，静脉注射，每周 1 次，共用 12 周。

③VPⅡ方案

博莱霉素（BLM）：0.5mg/kg，连续静滴，第1~7天。

长春碱（VLP）：0.4mg/kg，静脉冲入，第1天。

放线菌素D（ACT）：0.02mg/kg，静脉冲入，第1天。

顺铂（DDP）：1mg/kg，静脉冲入，第1天，3周1次。

④BEP方案

博莱霉素（BLM）：20mg/m²，第1、2、9、16天静脉注射。

依托泊苷（VP16）：100mg/m²，第1~5天静脉注射。

顺铂（DDP）：20mg/m²，第1~5天静脉注射。

本方案用于二期睾丸癌。

⑤PEBA方案

顺铂（DDP）：40mg/m²，静脉注射，连用5天。

鬼臼乙叉苷（VP16）：100mg/m²，静脉注射，连用5天。

博莱霉素（BLM）：20mg/m²，静脉注射，每周1次，连用3周。

阿霉素（ADM）：40mg/m²，静脉注射，每周期第1天用药。3周为1周期，4周为1疗程，共12周，用于治疗晚期睾丸癌。

2. 手术治疗

对睾丸肿瘤，不论是生殖性的还是非生殖性的，都应首先施行根治性睾丸切除术，先控制精索血流，再分别结扎输精管和精索，并根据肿瘤性质决定是否做腹膜后淋巴结清扫。然后再选用放疗或化疗、中药等方法治疗。非精原细胞瘤的治疗，应根据肿瘤的病理组织类型及就诊时的临床分期而定，由于肿瘤的恶性度较高，常需要更积极的综合治疗。

手术治疗Ⅰ期及Ⅱ期病人，非精原细胞瘤的恶性度较高，Ⅰ期病人中有15%发生腹膜后转移，故在根治性睾丸切除术之后，多主张立即进行腹膜后淋巴结清除术（RPLND）；Ⅱ期病人，不论其腹膜后转移灶属小体积还是大体积，都应进行RPLND，但对于大的肿块，有时可先化疗或放疗，使其缩小，然后再行手术。晚期病人如为孤立性转移灶，经过治疗后3个月中没有扩大或新病灶，也应争取切除。

传统的RPLND是采用腹壁旁中长切口，并切开肠系膜根部及后腹膜，清除的范围为：上起肾上腺，下至腹股沟内环，对左右输尿管界内的淋巴结缔组织做整块切除，包括患者的精索、血管也一并切除。

RPLND 属较大手术，一般需要 3~6 小时，并可能发生并发症，如伤口感染、肺不张、肠梗阻、淋巴管囊肿、乳糜腹、静脉炎、伤口裂开、胰腺炎、肠瘘、血管损伤等。另一缺点是术后影响射精功能，导致不育，这一并发症可高达 75%，此因胸腰交感神经（$T_{12}~L_5$）及腹下神经丛于手术时受损，引起射精障碍。为了避免这一并发症，许多学者从事以下三项有意义的研究工作：其一，画出阳性淋巴结所在区，在手术标本上详细注明摘除部位，并做病理切片，标出阳性肿瘤转移区。现知右侧睾丸肿瘤的转移淋巴结主要分布在右肾动脉之下，腹主动脉与下腔静脉之间的淋巴结，相当于 3、8 区；左侧睾丸肿瘤则分布于左肾动脉下方，腹主动脉与左输尿管之间的淋巴结，相当于 5、10 区。其二，用翻卷分离术代替过去的大块清除，即只分离出淋巴管与淋巴结，尽量不损伤腹下神经丛。其三，规定左、右清除范围，右侧清除区为：2、3、4、6、7、8、11 等区，左侧清除区为 4、5、10。经过这样的改进之后，82%~90% 病人的射精功能可以保留，而且并未影响手术效果或增加肿瘤复发率。

3. 放射治疗

精原细胞瘤对放射线极度敏感。其适应证是 I 期病人在睾丸切除后，作为预防性放疗；II 期病人行腹膜后淋巴清除术后，唯恐有残留的淋巴病灶，作为术后辅助性治疗；也有 I 期病人，做 RPLND 之前，转移灶较大，先行放射疗法，使肿块缩小，便于手术；I 期或术后复发者，也可使用放疗。

照射野的放置，如为预防性放疗，采用二野法，即局部野和下腹野。局部野包括肿瘤部位及腹股沟区，下界在阴茎根部下 2cm，上界在耻骨联合上缘上 8cm，同侧距中线 8cm，对测距中线 2cm，面积为 10cm×10cm 左右；下腹野长 15cm，宽 10cm，如为左侧睾丸肿瘤，则左侧野宽为 2/3，右侧为 1/3，如在右侧，则距中线各半，也可加用三野法，即加一上腹野，在上腹部居中，加 10cm×10cm 之放射野，用于预防腹膜后转移。对于 II 期病人，行 RPLND 术后做辅助性放疗，可采用五野法，除上述三野外，另加 2 个腹背部对称野（与下腹野、上腹野对称）。至于 III 期病例，有纵隔或锁骨上淋巴结转移时，可在病灶处行附加野。照射剂量一般预防放疗可用 25~30Gy（2500~3000rad）/2 周，II 期已有转移的辅助放疗则给 30~35Gy（3000~3500rad）/3~4 周，敏感度较低的病例可略提高剂量。

第十节 睾丸扭转

睾丸扭转也称精索扭转，是由于剧烈运动或暴力损伤阴囊时，螺旋状附着于精索上的提睾肌强烈收缩，导致睾丸精索扭转的一种疾病。睾丸扭转是随着精索扭转同时发生的，它是青少年阴囊急性肿痛的重要原因，也是急性阴囊症中最严重的疾病，是一种精索与睾丸的血管意外，常导致睾丸的血液循环障碍，引起睾丸缺血或坏死。本病多见于新生儿和青少年，早期诊断有一定困难，一旦延误可发生睾丸坏死。

中医没有类似病名和病症的记载，根据中医称睾丸为肾子，有中医学者将其撰名为"子扭"。

一、临床诊断

1. 症状

睾丸扭转常有剧烈运动或阴囊部损伤史，表现为突发性阴囊部剧烈疼痛，可向下腹部或股内侧放射，伴恶心、呕吐等症状。

鞘膜内型睾丸扭转的典型症状是突然发生一侧阴囊内睾丸疼痛，呈持续性，可加剧并放射到腹股沟及下腹部，伴恶心、呕吐。阴囊红肿，或在外伤后皮肤有出血点，局部有压痛，开始时可触及睾丸和位置异常的附睾，但几小时后即不能区分阴囊内结构。由于提睾肌痉挛及精索扭转缩短，睾丸向上移位或在该位。患者平卧后由于睾丸向上提起而致局部疼痛加重，此体征可作为诊断的佐证。一般无泌尿系症状。阴囊透光试验阴性。

鞘膜外型睾丸扭转是鞘膜及其内容物全部扭转。临床表现主要是患儿哭闹，半侧阴囊红肿，阴囊内肿块可比正常睾丸大数倍，不透光，不能触及正常睾丸。在新生儿表现为阴囊肿硬、疼痛和压痛。

2. 体征

本病体征表现为阴囊肿大，皮肤红肿，睾丸肿大、上移，呈横位，触痛明显，精索呈麻绳状扭曲并缩短，有时伴有鞘膜积液。普雷恩氏征阳性，即托起阴囊或睾丸时疼痛加重；罗希氏征阳性，即因精索扭转而缺血，使睾丸、附睾均肿大，界限不清，难以辨别。

3. 实验室及影像学检查

本病患者体温和白细胞偶有升高，超声多普勒显示病侧血流减少或消失，放射性核素扫描显示扭转侧睾丸血流灌注减少，呈放射性冷区。另外，彩色B超检查也有助于诊断。必要时可切开阴囊探查。

二、鉴别诊断

睾丸扭转的诊断比较困难，容易被误诊为急性睾丸炎、腹股沟斜疝嵌顿、睾丸附件扭转、输尿管结石等。

（一）急性睾丸炎

本病可有睾丸疼痛等症状，但多见于成年人，发病较缓，疼痛较轻，睾丸及附睾在正常位置，伴有恶寒发热，血常规检查示中性粒细胞明显升高。普雷恩氏征及罗希氏征阴性，放射性核素扫描及多普勒血流计检查显示患侧血流增加。

（一）腹股沟斜疝嵌顿

本病也有阴囊部剧烈疼痛等症状，但一般有可复性疝囊或腹股沟部肿物的病史，伴有腹部疼痛、恶心呕吐、肛门停止排气排便、肠鸣音亢进等肠梗阻的症状，触诊检查肿物与睾丸有一定界限，睾丸形态正常，无触痛，普雷恩氏征和罗希氏征阴性。

（三）睾丸附件扭转

本病表现为突然发生的睾丸疼痛，但不太剧烈，全身症状亦较轻，睾丸的位置及与精索的关系正常，睾丸的上极常可摸到一痛性肿块，透光试验可显示该区域有黑色的小体，睾丸的血流量测定示患侧正常或稍增多。

（四）输尿管结石

本病表现为突发性腰腹部绞痛，并可放射至股部、会阴部及阴囊，也可伴恶心、呕吐等症状，尿常规检查可见红细胞，腹部X线摄片可见结石阴影，泌尿系B超检查可助鉴别。阴囊及其内容物均无异常。

三、治疗

（一）提高临床疗效的思路提示

1. 全面考虑，重点检查

睾丸（或精索）扭转发病率较低，容易被遗忘而误诊，这就要求在阴囊急症中仔细检查阴囊内容物，正确做好阴囊抬举试验以确定或排除睾丸扭转。

2. 确立诊断，迅速手术

一旦确诊应尽早手术，缩短睾丸缺血时间是保留睾丸的关键，因此即使诊断可疑时也应行探查手术。

（二）西医治疗

睾丸扭转的唯一治疗方法是尽快手术复位并加以固定。一旦诊断明确，应立即手术，争取复位，挽救睾丸。如不能确诊，只要临床症状较剧，有睾丸扭转可能者，也应以急性阴囊症对待，要进行探查，不可延误时机，酿成睾丸坏死。一般扭转在 10 小时以内复位者，睾丸可以存活，无严重不良后果。24 小时内复位者约半数可恢复睾丸功能，超过 24 小时者多不可避免地发生睾丸坏死和萎缩。但有报道发病已 3 ~ 4 天者，在手术复位后睾丸色泽仍可恢复。如睾丸色泽不能恢复，则可考虑行睾丸和附睾切除。少数病例在手术中可见睾丸已自动复位，可能是在麻醉后提睾肌痉挛消除之故。此时可见睾丸、附睾、精索等组织仍有水肿。由于解剖学异常或睾丸扭转的诱发因素多为双侧，故在手术时应同时进行对侧睾丸固定术。

第十一节　睾丸附件扭转

睾丸附件的概念并非指睾丸附件一种，还应包括附睾附件、睾丸旁体或旁睾及迷管或输精管附件。睾丸附件是位于睾丸上端的囊状小体，为中肾管的遗迹，其内容物为胶状物或结缔组织；附睾附件位于附睾头部，为一有蒂的囊状小体，囊内含有水样液体，为中肾小管残留物；睾丸旁体为扁平的白色小体，由一些独立的或群集迂曲的小管构成，出现在精索下端前方，也是中肾小管的残迹；迷管为退化性的迂曲小管，一端是盲管，另一端与睾丸网或附睾管相通，位于附睾头部或附睾尾部，为中肾退化的残留物。据报道，在 100 例尸解中发现有附件者高达 92%，绝大多数为睾丸附件，其直径为 0.1 ~ 1cm，临床所见之附件扭转也绝大多数为睾丸附件（占 92%），有的占 98.1%，其次为附睾附件，后两者较少见。睾丸附件扭转对人体影响不大，经手术或抗感染治疗后，一般能很快痊愈，没有后遗症，预后良好。

一、临床诊断

1. 症状

本病起病缓慢，阴囊部疼痛，钝痛为主，偶呈绞痛，行走或下蹲时加剧，可放射至下腹部，或伴有恶心、呕吐等症状。

2. 体征

本病体征表现为阴囊皮肤轻度红肿，睾丸位于正常位置，睾丸上可扪及触痛性结节或透过阴囊皮肤可见暗蓝色小结，有时并发少量睾丸鞘膜积液，多为血性液体，透光试验阳性。

3. 实验室检查

本病患者可有血白细胞增多。

二、鉴别诊断

本病诊断困难，误诊率比睾丸扭转还要高，极易被误诊为睾丸扭转、急性睾丸附睾炎、嵌顿性疝和急性阑尾炎等。

（一）睾丸扭转

本病具有阴囊内疼痛、恶心、呕吐等症状，但常有剧烈运动或阴囊部损伤史，疼痛剧烈，全身症状较重，检查时睾丸上移或呈横位，精索呈麻绳状扭曲，普雷恩氏征和罗希氏征阳性，放射性核素阴囊扫描和超声多普勒测定显示患侧睾丸血流减少或消失。

（二）急性睾丸、附睾炎

本病儿童较少见，常有感染、尿道内应用器械或留置导尿管等病史，检查睾丸、附睾肿胀，触痛明显，但精索、睾丸位置正常，抬高阴囊后症状减轻，血象化验示中性粒细胞明显升高。

（三）嵌顿性疝

本病有阴囊内肿物可以还纳的病史，出现腹部疼痛、恶心、呕吐、腹胀、肛门停止排气、排便等肠梗阻症状，肠鸣音亢进，有气过水声，睾丸、附睾检查正常。

（四）急性阑尾炎

本病有下腹部疼痛、恶心、呕吐等症状，特点为转移性右下腹痛，具有压痛、反跳痛及肌紧张等腹膜刺激征，麦氏点压痛明显，腰大肌试验阳性，而阴囊部无疼痛，内容物正常。

三、治疗

主要是手术治疗，将坏死的附件切除，并行鞘膜切除或翻转术，以预防术后鞘膜积液的形成。

第十二节　睾丸痉挛

睾丸痉挛是因各种原因导致睾丸收缩甚至疼痛为主症的一种病症，也称睾丸疼痛。本病既是一个症状，也是一个病名，常见于急慢性睾丸附睾炎、睾丸外伤、睾丸扭转、睾丸附件扭转、精索静脉曲张、附睾郁积症等病中，但也有一些不明原因性疼痛，本节主要论述不明原因性睾丸疼痛，属中医学"疝痛""癫疝""子痛"的范畴。

一、临床诊断

（一）辨病诊断

本病主要以不明原因的睾丸疼痛为主症，多为一侧疼痛，或兼阴囊、睾丸、小腹冰冷发硬，腰酸肢冷，阳痿遗精，溲清便溏等症；或表现为睾丸灼热胀痛，口干，烦躁，溲黄便干等症；或为睾丸一侧坠胀疼痛，牵引少腹及两胁，胸闷，善太息，口苦心烦等；或见睾丸久痛不愈，触压痛重，舌质青，或有瘀点、瘀斑，脉弦涩等症。睾丸大小、形态及质地一般正常，实验室检查无异常。

（二）辨证诊断

本病以辨证论治为主，一般可分寒湿子痛、湿热子痛、气滞子痛、气滞血瘀子痛与肝肾亏损子痛等五型论治。各型之间具有一定的相关性和转移性，也可混合出现。

1. 寒湿凝结型

（1）临床表现：睾丸痉挛、疼痛，遇寒冷加剧，得热痛减，自觉阴囊、睾丸发冷、发硬，或伴畏寒喜暖，面色苍白，四肢欠温，口淡多涎，小便清长。舌淡，苔白润，脉迟或紧。

（2）辨证要点：睾丸痉挛、疼痛，遇寒加剧，得热痛减，自感阴囊、睾丸发冷。舌淡，苔白润，脉迟紧。

2. 湿热下注型

（1）临床表现：睾丸痉挛疼痛，伴发胀灼热感，触压痛重，口干，喜冷饮，小便黄赤，大便干结。舌红，苔黄腻，脉弦或弦数。

（2）辨证要点：睾丸疼痛，局部有灼热感，压痛明显，阴囊潮湿。舌红，苔黄腻，脉濡数或滑数。

3. 肝气郁滞型

（1）临床表现：睾丸痉挛，坠胀疼痛，牵引少腹及两胁，伴胸闷，善太息，口苦，心烦。舌苔薄黄，脉弦或弦细。

（2）辨证要点：睾丸痉挛，坠胀疼痛，牵引少腹及两胁，胸闷，善太息。舌淡，苔薄白，脉弦。

4. 气滞血瘀型

（1）临床表现：睾丸痉挛，久痛不愈，触压痛重，或见睾丸硬结，面色黧黑，肌肤甲错。舌质紫暗或有瘀点、瘀斑，苔白，脉弦涩。

（2）辨证要点：睾丸疼痛，多呈针刺样，压痛明显。舌质紫暗或有瘀斑，脉涩。

5. 肝肾阴虚型

（1）临床表现：睾丸痉挛，绵绵作痛，或空痛喜按，可伴头晕目眩，耳鸣健忘，失眠多梦，腰酸膝软，遗精盗汗。舌红，少苔，脉细数。

（2）辨证要点：睾丸隐隐作痛，或空痛喜按，头晕耳鸣，腰膝酸软，五心烦热。舌红，少苔，脉细数。

二、鉴别诊断

（一）子痈

本病有睾丸疼痛，但急性子痈起病急，常伴发热、恶寒、口渴喜饮、溲黄、便干等全身症状，睾丸肿大坚硬，甚或破溃流脓，炎症波及阴囊时，则阴囊红肿，皮肤光亮，压痛明显。血常规检查中性粒细胞明显升高。慢性子痈多由急性子痈转变而来，也有一发即成慢性者，表现为睾丸逐渐肿大，质地较硬，疼痛轻微，坠胀不适，日久不愈，皮色可转为暗红，甚至形成脓肿，溃后流出清薄脓液，无味，收口较慢，舌苔薄白，脉沉细。

（二）睾丸外伤

本病有明显外伤史，睾丸肿大疼痛，触痛明显，阴囊皮肤青紫或有瘀斑，穿刺可抽出暗褐色血液。

（三）睾丸扭转

本病多有剧烈运动或外伤史，表现为睾丸突然疼痛剧烈，并向下腹部、会阴等处放射，可伴恶心、呕吐等全身症状。检查可见阴囊、睾丸肿胀，精索呈麻绳状扭曲，普雷恩氏征和罗希氏征阳性。超声多普勒及放射性核素阴囊扫描显示患侧睾丸血流减少或消失。

（四）睾丸附件扭转

本病临床少见，睾丸疼痛，多呈钝痛，偶呈绞痛，睾丸上极可扪及一痛性结节，透光试验阴性，并可见一豆大的蓝黑色小体。

（五）精索静脉曲张

轻度精索静脉曲张一般无症状，较重者有阴囊坠胀不适感，睾丸或少腹部抽痛，站立过久或行走时间过长可使症状加重。检查可见阴囊胀大、下垂，皮肤松弛，静脉丛扩张、弯曲和伸长，或可扪及蚯蚓状曲张静脉团。

（六）嵌顿疝

腹股沟斜疝嵌顿时，也可出现睾丸疼痛，但有阴囊内肿物可复性病史，并可出现腹胀，腹痛，恶心，呕吐，肛门停止排气、排便等肠梗阻症状。

（七）附睾郁积症

阴囊、睾丸坠胀疼痛，有输精管结扎病史，性生活及劳累后症状加重，附睾肿大，质硬，触痛明显，或可见远端和近端输精管增粗、变硬。

三、治疗

（一）提高临床疗效的思路提示

1. 明辨病因

六淫之邪、情志不畅虽可致本病，但病因不同，病理变化、治法亦异。所以应详细询问病因，以助及时准确地辨证论治。

2. 详审寒热虚实

因于寒者，疼痛较甚，遇寒则剧，得热则舒。因于热者，疼痛多感灼热。

因于气滞者，多为胀痛。因于瘀者，呈针刺样痛，这些均属实证。虚证多为隐痛。临证当予详审。

（二）中医治疗

1. 内治法

（1）寒湿凝结型

治法：温经散寒除湿，缓急止痛。

方药：暖肝煎加减。

乌药 10g，小茴香 10g，肉桂 10g，沉香 6g，当归 12g，枸杞子 20g，川芎 10g，吴茱萸 5g，荔枝核 10g。

若睾丸痛甚者，可加川楝子、橘核、延胡索等药；寒甚者，加熟附子、干姜、巴戟天、阳起石等药。

（2）湿热下注型

治法：清利湿热，缓急止痛。

方药：常用龙胆泻肝汤加白芍、川楝子、延胡索、橘核等。

龙胆草 6g，栀子 12g，黄芩 10g，柴胡 12g，生地黄 15g，生薏苡仁 20g，车前子 25g，白芍 12g，川楝子 10g，延胡索 20g，橘核 10g。

若睾丸红肿、疼痛者，可加金银花、野菊花、蒲公英、黄连、连翘等药以清热解毒；肿硬，有压痛者，加桃仁、穿山甲、红花、川牛膝等药以活血化瘀消肿。

（3）肝气郁滞型

治法：疏肝理气，缓急止痛。

方药：柴胡疏肝散加川楝子、延胡索、橘核。

柴胡 10g，香附 10g，川楝子 10g，橘核 12g，枳壳 10g，当归 12g，白芍 12g，甘草 6g，醋延胡索 20g。

若口干溲黄明显者，加栀子、黄芩、车前草等药；伴畏寒肢冷者，加小茴香、乌药、肉桂等药。

（4）气滞血瘀型

治法：活血化瘀，缓急止痛。

方药：复元活血汤加赤芍、川楝子、延胡索、荔枝核、橘核。

当归 12g，柴胡 10g，桃仁 10g，红花 12g，炒穿山甲 10g，生大黄 10g，天花粉 12g，川楝子 10g，延胡索 20g，荔枝核 10g，橘核 6g，赤芍 10g。

若有睾丸硬结，可加昆布、海藻、玄参、牡蛎等药以软坚散结。

（5）肝肾阴虚型

治法：滋补肝肾，缓急止痛。

方药：杞菊地黄丸加川楝子、白芍、甘草、延胡索、荔枝核、橘核。

枸杞子15g，菊花15g，山茱萸10g，生山药15g，丹皮12g，茯苓12g，泽泻12g，熟地黄20g，白芍15g，甘草10g，延胡索10g，荔枝核10g，橘核10g。

若肝肾亏损严重者，可酌加女贞子、何首乌、黄精、紫河车、五味子、沙苑子等药；阴虚内热明显者加龟甲、鳖甲、知母、黄柏等药以增加滋阴降火之力。

2. 外治法

（1）针灸治疗：取关元、行间、三阴交、足三里、阴陵泉、曲骨，配中极、阳陵泉、悬钟、归来、大敦。毫针刺，用泻法。每次取3~5穴，交替使用。

（2）药物外治

①小茴香和大粒食盐炒热，装入布袋内，外熨阴囊、睾丸。每日1~2次，每次2小时。适用于寒型子痛。

②生香附100g，食盐100g。炒热后加酒、醋适量，用布包后频熨患处。适用于寒性和气滞型子痛。

③七叶一枝花60g，红花10g，制乳香、制没药各15g。水煎后外用熏洗患处，每日2次。适用于湿热型子痛。

④老生姜用水洗净，切成约0.2cm厚的片状，每次用6~10片，外敷于患侧阴囊，并盖上纱布，兜起阴囊，每日或隔日更换1次，直到痊愈为止。适用于各种类型的子痛。

（3）理疗：超短波、蜡疗、旋磁、频谱治疗仪、远红外线等理疗方法均可酌情使用。具体应用参照各说明书。

（三）西医治疗

对症治疗，给予镇痛剂，如罗通定60mg，肌肉注射或口服；索米痛片1片，口服，每日2~3次；如有炎症则给予抗生素治疗。

第十三节 睾丸硬结

睾丸硬结是由于各种原因导致睾丸或附睾发生硬化及结节的病症。本病以中老年人多见,一般预后良好,不影响性功能和生育能力,若合并其他病变,则有可能影响性功能和生育能力。中医学无此病的记载,笔者认为可归入"疝证"的范畴。

一、临床诊断

(一) 辨病诊断

临床主要以睾丸或附睾硬度增加,表面出现结节为主症,或伴有阴囊不适、疼痛等。实验室检查无异常发现。

(二) 辨证诊断

1. 肝郁痰结型

(1) 临床表现:睾丸或附睾硬结,或局部胀痛不适,牵引少腹,痛无定处,兼见胸闷、善太息、烦躁易怒等症。舌淡,苔薄白,脉弦。

(2) 辨证要点:睾丸、附睾硬结,局部胀痛不适,痛无定处,胸闷,善太息。舌淡,苔薄白,脉弦。

2. 脾虚痰凝型

(1) 临床表现:多见于形体肥胖之人,睾丸、附睾硬结,阴囊下坠不适,或见体倦身困,纳呆食少,口中黏腻。舌淡,苔腻,脉沉滑。

(2) 辨证要点:睾丸、附睾硬结,形体肥胖。舌淡,苔腻,脉滑。

3. 脉络瘀滞型

(1) 临床表现:睾丸、附睾硬结,可能有轻度多次损伤史,或伴局部刺痛,痛处固定。舌质青紫或见瘀点、瘀斑,苔白,脉涩。

(2) 辨证要点:睾丸、附睾硬结,或局部刺痛,痛无定处。舌暗或有瘀点、瘀斑,脉涩。

二、鉴别诊断

睾丸硬结既可以是一种疾病,也可以是一个症状,常见于睾丸及附睾结核、睾丸梅毒、慢性睾丸及附睾炎、睾丸及附睾放线菌病、睾丸及附睾肿瘤、阴囊内丝虫病等疾病中，故临床上须与这些疾病相鉴别。

（一）睾丸、附睾结核

本病可出现睾丸、附睾硬结，但有泌尿系或身体其他部位的结核病史。硬结常与阴囊粘连，形成窦道，经久不愈。输精管增粗、变硬，呈串珠样改变，可并发睾丸鞘膜积液，分泌物涂片染色或结核杆菌培养可以发现结核杆菌，血沉增快，结核菌素试验阳性。

（二）睾丸梅毒

本病表现为睾丸硬化缩小或呈球状肿大，表面平滑或有硬结，触痛不明显。有不洁性交史，急性期症状明显，表现为睾丸疼痛，从轻度不适到刀割样疼痛，可伴恶寒、发热、恶心、呕吐等全身症状，晚期症状不明显。检查除睾丸硬结外，还常伴有鞘膜积液、附睾肿大，阴囊皮肤常形成溃疡，表面有渗液，腹股沟淋巴结可肿大。梅毒血清试验阳性，渗出液做暗视野检查可以发现螺旋体。

（三）慢性睾丸、附睾炎

本病可有睾丸、附睾硬结，但多由急性睾丸、附睾炎转变而来，或为慢性前列腺炎、精索炎的并发症，常伴阴囊内坠胀不适，疼痛可向下腹部及股部放射。尿常规检查可见红细胞、白细胞，或前列腺液常规检查白细胞每高倍视野超过 10 个，而卵磷脂小体减少。

（四）睾丸、附睾放线菌病

本病表现为睾丸、附睾浸润性硬结，有放牧史或其他部位的放线菌感染史，见于牧民或农民，临床罕见。检查可见阴囊肿胀、皮肤溃疡，或有窦道形成，按压时有少量分泌物，镜检可见灰黄色的菌落颗粒，即"硫黄颗粒"，睾丸、附睾有轻度触痛。

（五）睾丸与附睾肿瘤

本病可出现睾丸或附睾硬结，但检查睾丸多呈球形肿大，质地坚硬，用手托之有沉重感，表面可不平，晚期则可出现转移症状。附睾检查肿块多发生在附睾尾部，良性者表面光滑，界限清楚，呈球形或卵圆形，较小，有弹性；恶性肿瘤则表面不光滑，呈结节状，界限不清，质地硬。肿块行病理检查可以发现肿瘤细胞，放射及免疫检查、淋巴造影、B 超、放射性核素扫描、

CT、核磁共振成像等检查可发现病灶。

（六）阴囊内丝虫病

本病可伴发睾丸、附睾硬结，但有居住在丝虫病流行地区的历史。精索增厚，阴囊部钝痛，坠感，睾丸肿大，有压痛，附睾与输精管附近有浸润性硬结，阴囊皮肤增厚、粗糙。外周血液嗜酸粒细胞增多，夜间采血能找到微丝蚴。

三、治疗

（一）提高临床疗效的思路提示

1. 明确病位，把握病机

本病病位在睾丸，但与肝、脾二脏关系密切，痰湿、瘀血为其主要病理因素。情志伤肝，气机郁滞而为胀痛；瘀阻经络而为刺痛；脾虚痰浊内生，阻于经络者，多见于形体肥胖之人。要结合局部和全身症状，辨证施治。

2. 中西医结合，内外施治

要依据病情，采用中西医结合的疗法，如痛甚者，在辨证用药的同时，可配合各种理疗措施以提高疗效。

（二）中医治疗

1. 内治法

（1）肝郁痰结型

治法：疏肝理气，化痰散结。

方药：柴胡疏肝散去甘草加味。

柴胡10g，香附12g，枳壳12g，郁金12g，当归尾15g，川芎10g，昆布15g，炒白芍12g，浙贝母10g，夏枯草15g，生牡蛎30g，延胡索20g，路路通20g。

若硬结坚硬不消者，可加炮穿山甲、王不留行、橘核以通络软坚；兼寒滞厥阴者，加桂枝、附子、当归、乌药、小茴香、鸡血藤以温经散寒；肝郁化热者，加丹皮，栀子。

（2）脾虚痰凝型

治法：健脾除湿，化痰散结。

方药：常用五苓散合二陈汤加减。

茯苓 15g，猪苓 12g，泽泻 15g，炒白术 12g，桂枝 10g，陈皮 10g，制胆南星 6g，党参 12g，炒薏苡仁 20g，川芎 15g，当归尾 15g，川牛膝 15g。

兼肾阳不足，形寒肢冷的，可加巴戟天、淫羊霍、菟丝子、小茴香、附子等药以温肾壮阳；痰湿郁久化热者，加龙胆草、夏枯草、车前子、黄柏、玄参等药以清利湿热。

（3）脉络瘀滞型

治法：活血化瘀，通络散结。

方药：桃红四物汤加味。

当归尾 20g，川芎 15g，赤芍 15g，生地黄 15g，桃仁 10g，红花 15g，炒穿山甲 10g，王不留行 20g，荔枝核 15g，橘核 10g，蜈蚣 2 条，地鳖 10g。

若疼痛较甚者，加乳香、没药、三棱、莪术、延胡索以散结止痛；若瘀血化热，灼伤肾阴者，可加龟甲、鳖甲、玄参、怀牛膝、白芍以滋阴散结。体质不虚者，可配服大黄䗪虫丸。

2. 外治法

（1）针灸治疗

选穴：曲骨、中极、三阴交（双）、关元、大赫、鱼际、太冲、大敦。

方法：毫针泻法，留针 10 分钟，灸 10 分钟，6 次为 1 疗程。

（2）药物外治

①化核膏：温热化开，贴于患处，每 3 ~ 5 天换药 1 次。

②红灵丹：外敷阴囊，用胶布盖贴，隔日一换。

（3）理疗：可选用中药离子导入、超短波、频谱治疗仪、磁疗等方法治疗。

（三）西医治疗

主要为对症治疗，疼痛甚者予镇痛剂，伴感染者予抗生素治疗。

1. 双氯芬酸片，每次 25 ~ 50mg，每日 3 次，口服。

2. 吲哚美辛片，每次 25 ~ 50mg，每日 3 次，口服。

第十四节　附睾炎

附睾炎是致病菌侵入附睾而引起的炎症，是阴囊最常见的感染性疾病。临床按其发病特点有急性、慢性之分；按其感染性质的不同有非特异性与特异性（如附睾结核等）之别。本节主要讨论非特异性附睾炎。

本病多见于 20 ~ 40 岁的中青年，常继发于前列腺炎、精囊炎或尿道炎，容易伴发睾丸炎。由于附睾炎和睾丸炎常同时发病，不易区分，临床上又统称为睾丸、附睾炎。

中医称睾丸、附睾为"肾子"。附睾炎属于中医学"子痈"的范畴。

一、临床诊断

（一）辨病诊断

1. 急性附睾炎

（1）临床表现：附睾炎常于某次剧烈运动或性交后发生，有下尿路手术导尿史及局部感染病史，突发阴囊内肿痛，疼痛剧烈，立位时加重，可放射至腹股沟、下腹部甚至腰部。附睾非常敏感，局部迅速肿大，有时在 3 ~ 4 小时内肿大 1 倍，伴寒战、发热等全身症状及膀胱激惹症状。

（2）体征：患侧阴囊皮肤红肿，附睾肿大，有明显压痛，有时伴鞘膜积液，重者精索增粗，有压痛。如炎症浸润范围较广，蔓延至睾丸时，睾丸与附睾界限不清，局部肿硬显著，为附睾、睾丸炎。若有脓肿形成，则局部有波动感，可自行穿破，形成漏管。有时尿道有分泌物，前列腺有相应的炎性改变。

（3）实验室及影像学检查：血常规检查示中性粒细胞计数明显增高，若有尿道分泌物，做涂片检查可发现相应的细菌，小便常规检查可异常或正常。B 超检查可发现附睾增大。

2. 慢性附睾炎

（1）临床表现：有慢性前列腺炎、精囊炎或急性附睾炎病史，阴囊内疼痛、坠胀不适，疼痛放射至下腹部及股部，有时可急性发作。

（2）体征：附睾轻度肿大、变硬，并有硬结，局部有轻压痛，同侧输精管增粗。

（3）实验室及影像学检查：并发慢性前列腺炎时，尿常规可见红细胞、白细胞，前列腺液常规检查白细胞每高倍视野超过 5 ~ 10 个，卵磷脂小体减少。对附睾行 B 超检查有助于诊断。

（二）辨证诊断

1. 热毒蕴结型

（1）临床表现：附睾肿胀疼痛，恶寒，发热，口干，口苦，小便短赤，大便秘结，心烦。舌质红，苔黄，脉洪数。

（2）辨证要点：附睾肿胀疼痛，恶寒，发热，小便短赤，大便秘结。舌质红，苔黄，脉滑数。

2. 湿热下注型

（1）临床表现：睾丸肿胀、疼痛，阴囊潮湿，大便不畅，胸脘痞闷。舌质红，苔黄腻，脉濡数。

（2）辨证要点：睾丸肿胀、疼痛，阴囊潮湿。舌质红，苔黄腻，脉濡数。

3. 寒湿凝滞型

（1）临床表现：睾丸疼痛，遇寒加重，得热则减，形寒肢冷，腰膝酸软。舌质淡，苔白腻，脉紧。

（2）辨证要点：睾丸疼痛，遇寒加重，得热则减。舌淡，苔白，脉紧。

4. 气滞血瘀型

（1）临床表现：睾丸疼痛，牵及少腹，每遇情志刺激而加重，伴胸胁疼痛，善太息。舌淡，苔白，脉弦。

（2）辨证要点：睾丸疼痛，每遇情志刺激而加重。舌淡，苔白，脉弦。

二、鉴别诊断

（一）睾丸扭转

本病多发生于儿童，有剧烈活动等诱因，疼痛剧烈，精索呈麻绳状扭曲。扪诊附睾不在正常位置，而在睾丸的前面、侧面或上方。放射性核素睾丸扫描显示扭转侧血流灌注降低。

（二）急性淋菌性睾丸炎

本病有不洁性交史及急性淋病的临床表现，如尿频、尿急、尿痛及较多尿道分泌物，尿道脓液涂片染色检查可发现多核白细胞中有革兰阴性双球菌。

（三）附睾结核

附睾结核即附睾结核，有结核病史及结核病症状，如低热、盗汗等，多为慢性，附睾逐渐增大，压痛不明显，病灶常与阴囊壁层粘连，或有脓肿、窦道形成，输精管增粗或形成串珠状结节，前列腺及精囊也有结核病灶，无菌性脓尿及结核菌浓缩检查和培养阳性均可确诊。

（四）阴囊内丝虫病

本病表现为阴囊局部疼痛且附睾肿胀，有结节，有居住于丝虫流行区及丝虫感染史，精索增厚，迂曲扩张，可并发鞘膜积液，夜间采血可查到微丝蚴。

（五）睾丸肿瘤

发病突然的睾丸肿瘤亦有阴囊内疼痛，但肿瘤侧睾丸肿大，质地坚硬如石，沉重感明显，正常睾丸感觉消失，常不易摸到附睾，透光试验阴性。淋巴管造影术可能见到腹股沟淋巴结直至腹主动脉旁淋巴结出现充盈缺损，胸部 X 线摄片可见肺内有数目不等、大小不一的"棉花球"样阴影。

（六）睾丸外伤

本病有明显外伤史，局部疼痛剧烈，可放射到下腹部、腰部或上腹部，重者可发生痛性休克。检查可见阴囊肿胀，皮肤青紫瘀血，睾丸肿大坚硬，触痛明显，阴囊沉重，透光试验阴性，穿刺可见鲜血或褐色陈旧血。

（七）流行性腮腺炎性睾丸炎

本病有流行性腮腺炎病史，一般无尿路症状，小便检查无脓球和细菌。

三、治疗

（一）提高临床疗效的思路提示

1. 及早使用抗生素

诊断一旦明确，尤其对急性附睾炎，应遵循及时、足量、敏感的原则。合理使用抗生素，可有效缩短病程，防止出现附睾结节。

2. 明辨虚实寒热

一般而言，急性子痈多属热证、实证，慢性子痈多属本虚标实。辨证时除观察全身情况外，更要重视局部情况，辨局部的疼痛情况，观察脓液的状况。如疼痛较剧，局限于一处，伴有红肿灼热者属实证、热证；疼痛轻微，肿大缓慢，皮色不变，属虚证、寒证。脓液稠厚，有腥味，表明正气盛；脓液稀薄无味，则表明气血亏虚。

3. 注重外治

本病发病部位表浅，外治疗法可直接作用于患处，起效迅速。《理瀹骈文》曰:"外治之理即内治之理,外治之药即内治之药。"本病的外治亦应符合辨证论治的原则。急性期多为湿热瘀阻致病,外治药物可选用大黄、黄柏、苦参、白花蛇舌草、蒲公英、败酱、冰片、丹参、赤芍、血竭、桃仁、红花等单味药以及四黄膏、金黄膏、如意金黄散等复方药物,通过外敷、外洗、中药离子导入等方法作用于患处,可迅速改善症状,缓解红肿疼痛。慢性期有附睾结节形成,中医认为多为寒湿痰凝所致,可选用小茴香、肉桂、吴茱萸、军姜、胡椒等单味药及冲和膏、阳和膏、回阳玉龙膏等复方药通过热敷、外洗、坐浴等方法,以温经散结、化瘀止痛,不但对于附睾结节疼痛者有明显的止痛效果,而且对于结节本身的消散、吸收亦有较好的作用。

4. 重视并发症的处理

男性生殖系统与泌尿系统在解剖学及功能学上是密切相关的两个系统,泌尿系感染与生殖系统感染常同时并存,互为因果,同时生殖系统各器官之间的联系亦非常紧密,病原体可以顺着精道和尿道在各器官之间互相传播,这些均成为感染迁延不愈的原因。本病常和精囊炎、尿道炎和前列腺炎等病同时存在,故治疗上在针对主病的同时亦需兼顾他病。

(二) 中医治疗

1. 内治法

(1) 热毒蕴结型

治法:清热解毒,消肿散结。

方药:仙方活命饮加减。

金银花30g,炒穿山甲6g,皂角刺10g,连翘30g,浙贝母10g,蒲公英20g,土茯苓20g,生大黄10g,野菊花30g,天花粉12g,赤芍10g,生甘草6g。

(2) 湿热下注型

治法:清利湿热,解毒散结。

方药:龙胆泻肝汤加减。

龙胆草10g,栀子10g,黄芩12g,车前子30g,生地黄15g,生薏苡仁30g,滑石30g,泽泻12g,金银花20g,连翘15g。

(3) 寒湿凝滞型

治法:温经散寒,除湿止痛。

方药:天台乌药散加减。

乌药 10g，小茴香 6g，吴茱萸 5g，荔枝核 10g，醋延胡索 15g，青皮 6g，当归尾 15g，川芎 10g。

（4）气滞血瘀型

治法：疏肝理气，化瘀止痛。

方药：化瘀煎加失笑散。

川牛膝 10g，三棱 10g，莪术 15g，丹参 15g，当归 10g，黄芪 20g，三七 5g，五灵脂 10g，蒲黄 10g。

2. 外治法

（1）药物外治

①急性附睾炎

A. 脓未成者，用金黄膏外敷，也可用马鞭草叶捣烂，和蜜糖适量，调匀后敷贴患处；脓成者可切开排脓，并用八二丹或九一丹药线引流，以金黄膏贴盖；脓已尽者用生肌散或生肌白玉膏外敷。

B. 用玉枢丹 2 份，田七 1 份，共研细末，用醋调敷患处。每日换药 1 次，以清热解毒消肿。

C. 青黛、大黄末调水外敷患处以清热解毒。

D. 生大黄、大枣（去核）、鲜生姜（去皮）各 60g，共捣如泥，敷贴阴囊。每日换一次，可解毒消肿。

E. 青黛 30g，芒硝 60g，两药研细、拌匀，加适量面粉，用开水调和，敷在肿大的阴囊上以解毒消肿。

②慢性附睾炎

A. 冲和膏外敷以温经通络散结。

B. 睾丸冷痛者，用小茴香 60g、荔枝核 15g、大青盐 60g 炒热，置布袋内，局部热敷，以温经散寒止痛。

C. 小茴香 30g，干姜 30g，四季葱 60g，净黄土 120g，大曲酒 45mL。先将小茴香和干姜碾成细末，四季葱捣烂、绞汁，再将黄土入锅内炒至褐色时，倒入小茴香、干姜细末同炒，待闻到香气扑鼻时，倒入葱汁和酒，拌炒片刻即取出备用。用纱布 4 层托药，对准痛处先熏片刻，待不烫时敷于阴囊外面，静卧勿动，待不痛时则去掉敷药。有温经散寒止痛的功效。

D. 胡椒 7~11 粒研末，加面粉调成糊状，敷于患处。每日或隔日外敷 1 次，5 次为 1 疗程，可温经止痛。

（2）坐浴疗法

①橘叶 15g，红花 10g。煎汤待温坐浴，每日 1~2 次，每次 15~20 分钟。

②鱼腥草 60g，水煎后趁温淋洗阴部，每日 1 次。

（3）泉水浴法：取单纯温泉或氡泉，水温为 39℃，坐浴，每日 1 次，20 次为 1 疗程。用于慢性附睾炎。

（4）针灸治疗

①针灸：针刺三阴交、足三里、关元、曲骨、行间以清热、解毒、止痛，均用泻法。或取患侧阳池穴，上置绿豆大艾炷，连灸 3 壮，每日 1 次，7 次为 1 个疗程。

②耳针取穴：外生殖器、肾、肝、上屏间。强刺激，留针 30~60 分钟，间歇运针，每天针 1~2 次以通络止痛。

③电针：取穴中极、曲骨、归来、肾俞、足三里、八髎、三阴交、大敦、行间。

针法：躯干用脉冲电流，四肢用感应电流，每日 1 次，每次 30~40 分钟。用于急、慢性附睾炎。

（三）西医治疗

1. 药物治疗

（1）急性附睾炎

①复方新诺明片：每次 2 片，每日 2 次，口服。

②诺氟沙星片：每次 200mg，每日 3 次，口服。

③环丙沙星：每次 500mg，每日 2 次，口服；或每次 200mg，静脉滴注，每日 2 次。

④氧氟沙星：每次 0.2g，每日 2~3 次；或每次 200mg，静脉滴注，每日 2 次。

⑤庆大霉素注射液：肌肉注射，每次 8 万 U，每日 2 次。

⑥头孢氨苄胶囊：每次 500mg，每日 3~4 次。

⑦头孢唑啉钠注射液：4~6g，静脉滴注，每日 1 次。

⑧头孢拉定：每次 2g，静脉注射，每日 2 次。

如局部肿痛剧烈或合并高热不退者，可短时间使用激素，一般不超过 3 天，能较快地缓解病情，并对防止附睾结节的出现有一定帮助。常用地塞米松 5~10mg，氢化可的松 100~200mg 加入液体中静滴。

（2）慢性附睾炎：可适当使用抗生素，但效果不明显。慢性附睾炎多同时伴见慢性前列腺炎，可采用治疗慢性前列腺炎的方法，如口服米诺环素，每次 0.1g，每日 2 次；多西环素，每次 0.1g，每日 2 次，连服 7 天。再结合热水坐浴、前列腺按摩。对于附睾局部也可做小檗碱或新霉素离子透入，如果慢性附睾炎多次反复发作，可考虑做附睾切除以彻底治疗。

2. 理疗

（1）小檗碱离子导入法。病人大便后用 1% 小檗碱 20mL 灌肠，然后以此药浸湿纱布置于会阴部，并连接在直流理疗器的阳极上，阴极敷于耻骨上，每次 20 分钟，每日 1 次，每 10 次为 1 个疗程。

（2）超短波疗法。板状电极于患侧阴囊前后对置，间隙 1.5～2cm，微热量，10～15 分钟，每日 1 次，10～20 次为 1 疗程。急、慢性均可应用。

（3）频谱治疗仪、远红外线、紫外线照射、磁疗等均可酌情选用。

3. 手术治疗

附睾炎多采用药物治疗，但急性附睾炎可累及睾丸或影响血运，部分导致睾丸缺血、萎缩，甚至以后影响生育。所以，部分患者应及时配合手术治疗。

（1）手术指征：急性附睾炎的手术指征可分为绝对指征和相对指征。绝对指征包括脓肿已形成或严重附睾炎引起的睾丸缺血，尤其对单睾患者，如阴囊固定，或疼痛剧烈伴有高热，表示已经化脓或有化脓趋势，应立即手术。相对性指征为急性附睾炎经有效药物治疗 48 小时后病情仍然恶化，且炎性肿块持续时间较长，经 B 超、多普勒检查和同位素扫描发现附睾肿大和睾丸缺血等并发症。

（2）手术方法：急性附睾炎常选择下列两种手术方法：

①附睾、精索外膜切开术：是控制症状、降低附睾及精索内压力和保护睾丸血运的基本方法。在局部或脊髓腔内麻醉下做阴囊切口，深达睾丸壁层鞘膜。切开后，在鞘膜腔内常可见纤维蛋白性渗出液，这时可将附睾外膜从头端到尾部纵行切开，不要切得太深，以免伤及附睾管，也可每隔 0.5cm 做一横切口，多处切开。精索粗硬者应将其外膜全层切开达正常处。

②睾丸、附睾切除术：属于破坏性手术，只有在睾丸已经坏死或化脓，形成经久不愈的皮肤瘘时才施行。对于慢性附睾炎反复发作形成的硬结，如患者没有生育要求，可行附睾结节切除术。

（四）中医专方选介

1. 神圣代针散

当归 12g，川芎、白芷、红花、连翘各 10g，防风、甘草、细辛，没药、乳香各 6g。水煎 200mL，分 3 次口服。治疗 9 例急性附睾炎及 2 例睾丸炎，症状均迅速好转，一般用药 1~2 天体温即下降，红肿、疼痛缓解，3~5 天痊愈，没有发生化脓及睾丸萎缩的病例。［殷慕道，等. 神圣代针散治疗急性附睾炎和睾丸炎 11 例报道. 中医杂志. 1960（1）：32］

2. 加味枸橘汤

柴胡、赤芍、川楝子、龙胆草各 10g，荔枝核、广橘核、泽泻各 12g，茵陈 20g，秦艽、车前子各 15g，生甘草 6g。急性期加知母、黄柏各 12g；慢性期去龙胆草、车前子、泽泻，加三棱 12g，小茴香 10g，瓦楞子 30g。水煎服，每日 1 剂。治疗附睾炎 16 例，结果：痊愈 9 例，有效 7 例。［祝柏芳. 加味枸橘汤治疗附睾炎 16 例. 湖北中医杂志. 1988（6）：22］

3. 大补阴丸加味

黄柏、熟地黄各 15g，知母、龟甲各 12g，猪脊髓 1 匙（蒸熟兑服），金银花 30g，荔枝核 20g。睾丸肿大而痛者，加玄参 30g，海藻 15g，丹皮 5g；胀痛甚者加橘核 15g，微痛者加赤芍 12g，生甘草 6g；少腹痛者，加川楝子、延胡索各 6g；肿痛硬结者，加海藻 15g，川楝子 20g；发热者加败酱 30g。治疗附睾炎 18 例，全部治愈（临床症状消失，双侧附睾睾丸大小正常），疗程 5~35 天。［周剑平. 大补阴丸加味治疗附睾炎 18 例. 浙江中医杂志. 1985（11）：495］

第十五节　附睾肿瘤

附睾肿瘤临床少见，据统计，只占男性生殖系肿瘤的 2.5%。绝大多数为原发性，继发性可为精索肿瘤和睾丸及其鞘膜肿瘤的直接浸润、前列腺癌的逆行转移、恶性淋巴瘤、肝癌、肺癌、肾癌等的全身性扩散。原发性附睾肿瘤多为良性，恶性占 20%~30%。多数为单侧病变，好发于 20~50 岁性功能活跃时期，良性的多在 40 岁以下，恶性的多在 50 岁以上。常见的附睾良性肿瘤有间皮瘤（又称腺样瘤）和平滑肌瘤，一般预后良好。附睾恶性肿瘤常见的有附睾癌及平滑肌肉瘤，恶性程度很高。早期中医没有类似病名和病症的记载，和睾丸肿瘤一样，有的学者拟名为"子岩"。

一、临床诊断

（一）辨病诊断

1. 症状

本病一般无明显临床症状，肿瘤过大时可引起阴囊坠胀疼痛，晚期恶性肿瘤发生转移时可出现腰痛、腹痛、胃肠道梗阻、咳嗽等。

2. 体征

附睾肿块多发生于附睾尾部，属良性病变，生长缓慢，肿瘤直径多在2cm以下。表面光滑，界限清楚，呈球形或卵圆形，质硬，实体，有弹性，无粘连和压痛，也可质地柔软，有囊性感，部分病人可伴有鞘膜积液。

恶性肿瘤可发生在附睾的任何部位，与睾丸分界不清，生长迅速，表面结节状，不光滑，质硬，精索多被累及，与附睾界限也不清，有半数合并鞘膜积液。积液量少，张力不高，多为血性胶冻样液体，透光试验阴性。病侧阴囊可增大、下垂，皮肤可有轻度肿胀，浅表静脉扩张，附睾肿块直径多在3cm以上，甚至达小儿头大小，累及整个附睾、睾丸或精索。

3. 实验室及影像学检查

（1）附睾肿块病理组织学检查可以发现肿瘤细胞。

（2）淋巴造影可见腹膜后淋巴结有充盈缺损征象。

（3）B超、CT、核磁共振成像可以发现肿块。

（二）辨证诊断

参看"睾丸肿瘤"部分。

二、鉴别诊断

（一）附睾结核

本病表现为附睾肿胀，有结节，无疼痛，但结核结节局部不规则，质硬，有触痛，输精管增厚、变硬，成串珠样，阴囊部也可有窦道形成，分泌物镜检、培养或动物接种结核杆菌可为阳性。

（二）慢性附睾炎

本病表现为附睾增大，有硬结，伴输精管增粗，常并发慢性前列腺炎，触诊附睾尾部轻度肿大，呈正常形态，有时尿常规及前列腺液常规检查可发现较多的白细胞或脓细胞，病理检查见小管上皮肿胀，管腔内有渗出物，间质内有炎细胞浸润。

（三）精液囊肿

本病附睾处无痛性结节，为位于附睾头部的球形肿块，表面光滑，波动感明显。B超检查附睾头部有圆形透声区，其大小一般在 1 ~ 2cm 之间，诊断性穿刺可抽出乳白色液体，镜检可见精子。

（四）睾丸鞘膜积液

本病表现为阴囊内肿块，呈球形或梨形，表面光滑，囊性，有波动感，透光试验阳性。诊断性穿刺后，睾丸、附睾触诊正常。

三、治疗

（一）提高临床疗效的思路提示

参阅"睾丸肿瘤"部分。

（二）中医治疗

1. 内治法

参看"睾丸肿瘤"部分。

2. 外治法

参看"睾丸肿瘤"部分。

（三）西医治疗

1. 药物治疗

参看"睾丸肿瘤"部分。

2. 手术治疗

附睾良性肿瘤主要为手术治疗，行单纯肿瘤切除术。边界不清楚者术中应行快速组织学检查，根据病变性质确定切除范围。组织细胞分化差者术后应定期随访。

附睾恶性肿瘤则应早期施行根治性睾丸切除术，并根据组织学类型选择进一步的治疗措施。其中，以淋巴转移为主的肿瘤，如腺癌，应施以腹膜后淋巴结清除术，术后可辅以化学治疗；肉瘤以联合化学治疗为主，可辅以放射治疗；未分化癌对放射治疗较敏感，应以放射治疗为主，必要时辅以化学治疗，具体方法可参照睾丸肿瘤的治疗。

第十六节　精液囊肿

精液囊肿是睾丸或附睾部出现含有精子成分的囊性肿块，为较常见的阴囊内囊性疾病，多发生于中年人，临床症状轻微。中医文献中没有类似病名、病症的记载，有的学者称之为阴囊内"痰包"。

一、临床诊断

（一）辨病诊断

1. 症状

本病多发生于 30～40 岁的青壮年，老年人偶有发生。一般无症状，如精液囊肿较大者，可出现阴囊部位的疼痛及下坠感。

2. 体征

本病睾丸或附睾部可触到边缘光滑，质软而有囊性感的圆形肿块，小的刚可扪及，大的达鸡蛋大小，酷似睾丸，多发于附睾头部，囊肿透光试验阳性。

3. 实验室检查

囊肿穿刺液中可发现不活动的精子、脂肪小体、上皮细胞及淋巴细胞。

（二）辨证诊断

1. 气滞痰凝型

（1）临床表现：睾丸或附睾部可触及质地柔软的圆形肿物，边缘光滑，有波动感，肿块小者可无明显不适，较大者可有阴囊坠胀疼痛感。多伴有情志抑郁，胸胁胀满，纳呆腹胀，大便溏薄等症。舌质淡，苔白，脉弦。

（2）辨证要点：睾丸或附睾部可触及质地柔软的圆形肿物，边缘光滑，有波动感，胸胁胀满，情志抑郁。舌淡，苔白腻，脉弦滑。

2. 阴虚痰阻型

（1）临床表现：精液囊肿，伴性欲亢进，潮热盗汗，腰膝酸软，阳强易举，性交不射精，或有性交痛。舌质红，苔薄黄，脉细数。

（2）辨证要点：精液囊肿，伴潮热盗汗，腰膝酸软。舌红，少苔，或苔黄腻，脉滑数。

二、鉴别诊断

（一） 睾丸鞘膜积液

本病肿块多呈球形或梨形，表面光滑，柔软而有波动感，无压痛，睾丸与附睾不易扪清，肿块穿刺液中不含精子，多呈透明无色液体。

（二） 附睾结核

本病肿物呈结节状，可与皮肤粘连，甚至破溃，形成慢性窦道，输精管常呈串珠状，透光试验阴性，结核菌素试验呈阳性，血沉常增快。肿物多位于附睾尾部。

（三） 睾丸附件囊肿、睾旁囊肿

本病表现为阴囊内囊性肿块，但较少见，囊肿多在睾丸上极，囊肿内容物镜检不含精子。

（四） 精索鞘膜积液

阴囊内囊性肿块，位于精索部位，为卵圆形或柱形，体积较精液囊肿为大。牵拉睾丸或精索时，肿块随之下移。B超探查精索部位出现透声区。

三、治疗

（一） 提高临床疗效的思路提示

1. 明辨病位

本病病变部位在阴囊内睾丸及附睾旁，若是其他位置的囊性肿块则非本病。本病的发生主要与肝、脾、肾功能失调有关，其侧重不同，或以肝失疏泄为主，或以脾失健运为主，或以肾阴亏虚为主。故临证时须结合全身情况及患者体质查明病变的主要脏腑进行辨证施治，方能收到较好疗效。

2. 细审寒热

本病有因肝郁脾虚、痰湿内阻而致精液囊肿，也有因阴虚火旺、炼液成痰而致的精液囊肿。故在临证时须细审寒热，分清属性，用药才能有的放矢，切中病机。

3. 综合治疗

在辨证用药的同时，应结合具体病情，积极配合其他疗法，以综合施治，提高疗效。

（二）中医治疗

1. 内治法

（1）气滞痰凝型

治法：疏肝理气，化湿消痰。

方药：柴胡疏肝散合五苓散加减。

柴胡 10g，当归 12g，白芍 15g，茯苓 15g，猪苓 12g，泽兰 25g，川牛膝 15g，片姜黄 10g，白僵蚕 12g，陈皮 10g，制半夏 10g，昆布 20g，海藻 20g，王不留行 15g。

（2）阴虚痰阻型

治法：滋阴降火，化痰散结

方药：大补阴丸合消瘰丸加减。

熟地黄 20g，黄柏 10g，龟甲 15g，昆布 20g，海藻 20g，夏枯草 20g，白僵蚕 12g，川牛膝 15g，陈皮 10g，制半夏 15g。

2. 外治法

用玉枢丹拌醋调成糊状外敷患处，每日换一次。

（三）西医治疗

1. 药物治疗

一般不需内服药物，可用穿刺注射法治疗，即穿刺囊肿，抽出积液后注入硬化剂，如无水酒精、奎宁乌拉坦溶液、654－2 溶液、5% 鱼肝油酸钠等。适用于较小的囊肿，但复发率较高，且易感染，目前多不主张应用。

2. X 线照射

X 线照射睾丸可抑制睾丸曲细精管的分泌，从而使囊肿不再出现。适用于老年人或已有子女者。照射剂量为 6～8Gy/6～8d 内，不会影响性欲，偶有睾丸萎缩。

3. 手术治疗

囊肿较大，影响活动时，可行囊肿切除术，这是本病较有效的治疗方法，即经阴囊切口显露游离囊肿，钳夹狭细的颈部，完整切除，颈部残端用肠线结扎。最好施行睾丸鞘膜翻转术，以防止鞘膜积液的再生。

第七章 精索与输精管疾病

第一节 精索与输精管道先天性异常

精索及输精管道的先天性异常比较罕见，临床上偶见输精管先天性异常的报道，主要有以下三类畸形。

一、输精管异位

1978 年，Kaplan 曾报道 8 例病人，年龄从出生到 30 岁，有一侧或双侧输精管异位，位置偏离精索或开口异常。其中有 6 例还合并有其他泌尿生殖器官畸形，有 3 例伴先天性肛门闭锁。

二、输精管缺如

输精管缺如相对多见。1973 年，有人报道 5 例，其中 4 例是双侧性缺如，1 例是单侧性缺如。4 例双侧缺如者年龄为 26～33 岁，因治疗不育症经手术探查发现。1 例单侧缺如者 36 岁，在做绝育手术时发现左侧输精管并不存在。Kaplan 等在 28 年内从 2300 例含有膀胱纤维变性病例中发现有 25 例输精管缺如。一般认为，先天性膀胱纤维变性或另一些泌尿生殖器官畸形常可伴发输精管缺如。上海第二医科大学附属第九人民医院泌尿科于 1986～1988 年对 36 例梗阻性无精症病例在手术探查时发现，单侧或双侧输精管缺如者有 11 例，占 33.3% 左右。足见国内此类病例的发生率亦甚高。

三、输精管发育不全

输精管发育不全虽说输精管存在，但发育不良，不是全部或部分长得纤细，便是内腔闭锁不通。病理切片检查并不存在炎症、肿瘤等病变，仅表现为输精管的严重纤维化以及组织结构的发育不良，这类病人往往因不育症诊治而被发现。

输精管有先天性异常时，并非睾丸一定也有畸形，因为胚胎发育时睾丸从生殖嵴上发生，输精管由中肾管萌出，而附睾、精囊射精管也由中肾管发生。因此，当附睾、精囊等存在先天性畸形，或者肾与输尿管出现畸形时，往往会伴有上述输精管的先天性异常。双侧输精管先天性畸形者一般没有生育能力。

第二节　精索静脉曲张

精索静脉曲张是由于精索静脉蔓状丛伸长、扩张、迂曲，继而引起一系列临床症状的疾病。本病在男性青春期前即可发生，青春期后，随着年龄的增长，发病率逐渐增多。多见于 18～30 岁的青年男子，发病率各家报道极不一致，约占男性人群的 8%～23%，而在男性不育症患者中则高达 21%～42%，超过其他各种病因。传统观点认为，本病绝大多数发生在左侧，右侧或双侧少见。经精索静脉造影证实，精索静脉曲张发生在左侧的占 80%～98%，双侧者可高达 20%～58%。临床上本病有原发和继发之分，继发者多为后腹膜后病变，如肾肿瘤、肾积水等阻碍精索内静脉血液回流所致。

中医文献中无此病名，根据其临床表现，属中医学的"筋瘤""筋疝"等范畴。

一、临床诊断

（一）辨病诊断

1. 症状

轻度精索静脉曲张一般无明显症状。病情较重者常有患侧阴囊肿大、坠胀感，或钝性隐痛，同侧睾丸、少腹有抽痛、坠胀不适感，站立过久或行走时间过长或重体力劳动可使症状加重，同时可伴有失眠多梦、乏力、头晕等神经衰弱症状，甚者出现阳痿、早泄等性功能障碍。据统计，真正因症状而来就诊的精索静脉曲张患者不足 35%，多因不育就诊检查时才发现。

2. 体征

典型的精索静脉曲张患者在阴囊皮肤浅表可见扩张并扭曲的呈浅蓝色的蔓状血管丛，触诊可感觉到这种曲张静脉呈蚯蚓团状，平卧或按压后便消失，站立时复现。不典型病例需采用 Valsalva's 方法检查,被检者取站立位,检查者用手按压被检者腹部以加大腹压,并请病人屏气,用力加大腹压以配合,再触摸阴囊内精索静脉,可发现轻度的精索静脉曲张。

根据以上检查,临床上将精索静脉曲张分为如下四级:

Ⅲ级:精索静脉曲张大而可见,容易摸到。

Ⅱ级:精索静脉曲张可以摸到,但不能看见。

Ⅰ级:精索静脉不能摸到,但 Valsalva's 试验时可出现。

0级:无精索静脉曲张的症状,Valsalva's 试验也不能出现。

3. 实验室及影像学检查

(1) 红外线测温检查:由于精索静脉曲张时,患侧阴囊的温度,尤其是静脉曲张部位的温度会升高,采用红外线照相机对被检查阴囊摄片,再分析精索静脉曲张的程度。另外,也有人采用一般测温方法,记录阴囊各部位的温度来判断精索静脉曲张是否存在。

(2) 超声波检查:采用多普勒超声听诊技术,可以判断精索内静脉中血液反流的情况。Hirsh 采用此法将精索内静脉反流现象分为三级:Ⅰ级表示精索内静脉血液瘀滞,但无自发性静脉反流;Ⅱ级表示精索静脉发生间歇性反流;Ⅲ级表示精索内静脉发生持续性反流。另外,彩色 B 超检查对本病的诊断也具有重要意义。

(3) 静脉造影检查:由于精索静脉曲张时常有左肾血液逆流入左精索内静脉的特点,可进行左肾静脉或左精索内静脉造影,以观察精索静脉曲张的情况。一般采用经由大隐静脉或股静脉逆行插管通过股静脉、下腔静脉到左肾静脉,或再进入左侧精索内静脉注入造影剂。正常情况下,造影剂不应逆流充盈精索内静脉,如有精索内静脉曲张时,则发生逆流以及充盈精索内静脉,显示出静脉扩张的程度。若仅部分充盈,为轻度;若全部扩张、充盈,则为重度。

(4) 精液常规:可见精子计数低,活动力下降,精子形态学上不成熟,尖头精子增多等。

(二) 辨证诊断

1. 湿热瘀阻型

(1) 临床表现:阴囊坠胀,灼热疼痛或红肿,蚯蚓状团块较大,伴身重倦怠,脘腹痞闷,口中黏腻,恶心。舌红,苔黄腻,脉弦滑。

（2）辨证要点：阴囊坠胀或疼痛，甚者呈蚯蚓状团块，阴囊潮湿，身重体倦。舌红，苔黄腻，脉滑数。

2. 寒湿阻络型

（1）临床表现：阴囊坠胀发凉，睾丸疼痛，牵及少腹、会阴，甚至阳缩，局部青筋暴露，状若蚯蚓，久行、久立加重，平卧休息时减轻，腰膝酸痛，精液清冷，形寒肢冷。舌淡，苔白，脉沉细。

（2）辨证要点：阴囊坠胀怕冷，睾丸疼痛，牵及少腹，甚者阴部青筋暴露，精液清稀，形寒肢冷。舌淡，苔白厚，脉弦。

3. 瘀血阻络型

（1）临床表现：阴囊青筋暴露，盘曲成团，状若蚯蚓，睾丸胀痛较甚，或伴面色晦暗，精液异常，少精。舌质暗，或有瘀斑、瘀点，苔白，脉弦涩。

（2）辨证要点：阴囊青筋暴露，睾丸坠胀疼痛。舌质暗，或有瘀斑、瘀点，脉弦涩。

4. 肝肾亏虚型

（1）临床表现：阴囊、睾丸坠胀不适，时有隐痛，阴囊青筋显露，伴头晕、目眩，腰膝酸软，失眠多梦，阳痿，不育。舌淡，苔白，脉沉细无力。

（2）辨证要点：阴囊、睾丸坠胀不适，时有隐痛，头晕目眩，耳鸣，腰膝酸软。舌淡，苔薄白，脉沉细无力。

二、鉴别诊断

（一）阴囊血肿

阴囊血肿之肿胀伴有皮色紫暗或瘀斑，压痛明显，日久有阴囊皮肤增厚，多有外伤或手术史，与体位变化无关，穿刺可有血液。

（二）鞘膜积液

阴囊肿胀，有波动感，与阴囊皮肤不粘连，睾丸不易摸到，透光试验阳性，穿刺可抽出液体。

（三）精索囊肿

一般局部症状不明显，仅限于阴囊内有圆形或半月形囊肿，界限清楚，透光试验阳性。

（四） 丝虫性精索淋巴管扩张

精索迂曲、扩张、增厚，外观表现酷似精索静脉曲张，但有丝虫性精索炎史，可伴有鞘膜积液，入睡后外周血液可查到微丝蚴。

三、治疗

（一） 提高临床疗效的思路提示

1. 明确诊断

要详问病史，结合体检，以明确诊断。因为有些患者有类似的症状，而体检未触及曲张的静脉。相反，另外一些人体检可在局部触及严重的蚯蚓状曲张的静脉，而患者却无明显的主观症状，对这些病人，诊断及治疗方法的选择应该很慎重，对高度怀疑者，要及时进行相关现代仪器诊断。

2. 明辨虚实

精索静脉曲张的基本病机为肝肾亏虚，瘀血内阻。临证时既要抓住这一特点，又要结合其他病理，肾阴虚者，补肾养阴；阳虚者当温肾助阳；因于寒者，当温经散寒；因于湿热者，当清利湿热，以谨守病机，选方用药。

3. 中西医贯通

对明确诊断，又有明显症状或者引起不育者，当尽快手术。不育者，手术后应尽可能辨证采用中药和西药，以尽快改善精液质量。现许多研究已证实，中药加手术，其疗效明显优于单用中药或手术。

（二） 中医治疗

1. 内治法

（1） 湿热瘀阻型

治法：清热利湿，化瘀通络。

方药：防己泽兰汤加减。

萆薢 20g，茵陈 30g，车前子 30g（另包），泽兰 25g，赤芍 15g，丹皮 15g，丹参 30g，川楝子 12g，青皮 12g，柴胡 10g，怀牛膝 20g，菟丝子 20g，路路通 20g，王不留行 20g。

若湿邪较重，厌食，加苍术、麦芽；阴囊肿物明显，加乳香、夏枯草。

（2） 寒湿阻络型

治法：温经散寒，除湿通络。

方药：当归四逆汤合良附丸加减。

当归尾 15g，制附子 10g，茯苓 15g，猪苓 20g，泽泻 15g，泽兰 20g，荔枝核 12g，橘核 12g，怀牛膝 20g，桂枝 10g，仙灵脾 15g，巴戟天 12g，乌药 6g，路路通 15g，王不留行 12g，丹参 25g。

（3）瘀血阻络型

治法：活血化瘀，通络止痛。

方药：少腹逐瘀汤加减。

当归 12g，川芎 15g，赤芍 15g，川牛膝 20g，炒穿山甲 10g，王不留行 20g，路路通 15g，水蛭 5g（研末冲服），菟丝子 20g，巴戟天 10g，红花 20g，丹参 30g，黄芪 15g。

若团块状肿物较大，加皂角刺、荔枝核；痛甚，加三七、川楝子。

（4）肝肾亏虚型

治法：补益肝肾，佐以通络。

方药：左归丸加减。

熟地黄 20g，鹿角霜 10g（烊化），菟丝子 20g，枸杞子 20g，山茱萸 15g，丹参 20g，川芎 15g，仙灵脾 10g，当归 15g，王不留行 15g，路路通 15g。

偏阳虚者，加巴戟天 12g，仙茅 10g，兼瘀者，加鸡血藤 20g，炒穿山甲 10g。

2. 外治法

（1）药物外治法

①当归 15g，红花 15g，丹参 15g。水煎候温，用毛巾浸湿，外敷患处。适用于轻度精索静脉曲张。

②黄芪 30g，丹参 30g，鸡血藤 30g，小茴香 10g，红花 10g，羌活 10g。水煎，熏洗患处，每次 30 分钟，日 2 次。每剂药可用 2～3 天。（对未生育者不宜使用）

（2）穴位注射疗法：取阴廉泉，用当归注射液或丹参注射液，或经络通注射液 2～4mL，穴位注射，每日 1 次，左右穴位交替使用，15 天为 1 疗程，一般 1～4 个疗程。适用于轻、中度精索静脉曲张患者。

（3）按摩疗法：每晚睡前平卧，以右手食指和拇指缓慢按摩阴囊，以促进精索静脉血液回流。每次 20～30 分钟，每晚 1 次。

（三） 西医治疗

1. 手术治疗

重度精索静脉曲张有明显症状，或曲张引起不育者，当尽快手术。目前，多主张做精索内静脉高位结扎术，或精索曲张静脉与大隐静脉或腹壁下静脉吻合术。精索内静脉高位结扎术通常采用经腹股沟途径和经腹膜后途径。

2. 栓塞疗法

栓塞疗法即经过股静脉或颈静脉插管至精索内静脉，注射硬化剂，如50%葡萄糖或复方五倍子注射液，每次 5 ~ 10mL，使之硬化，或用可脱离的气囊或金属丝线圈等栓塞。

3. 外治法

症状较轻，静脉曲张不甚明显者，可用阴囊托带将阴囊托起，并进行局部冷敷。如精索静脉曲张明显者，无论症状轻重，为预防睾丸萎缩及其生精功能发生障碍，须行手术治疗。

4. 药物治疗

对精索静脉曲张合并不育、精子活力差、精子计数少者，可配合西药治疗。

（1）丙酸睾酮：50mg，肌肉注射，每周 3 次，共 3 个月。适用于血清睾酮偏低，掌握精子"反跳现象"时机可能有助于生育。

（2）克罗米酚：每日 50mg，口服，连服 3 个月。具有促进精子发生的作用。或太膜克芬，20 ~ 30mg，口服，每日 1 次，连续服用 2 ~ 24 个月。

（3）人绒毛膜促性腺激素（HCG）：1000U，肌肉注射，每周 2 次，共 3 个月。有激发睾丸分泌睾酮和促进生精的作用。

（4）其他药物：锌制剂、维生素 E 等，可能对改善精子质量也有一定作用，可配合应用。

（四） 中医专方选介

1. 精索静脉曲张方

黄芪 30g，路路通 20g，仙茅 18g，皂角刺 12g，乌药 12g，炮穿山甲 10g，九香虫 10g，蜈蚣 2 条。具有温肾健脾，行气活血之效。适用于脾肾两虚，气滞血瘀之精索静脉曲张患者。[李国栋，等. 中医外科临床手册. 北京：人民卫生出版社，1996：211]

2. 行气活血曲张方

柴胡 10g，木香 10g，丹参 15g，橘核 15g，乌药 10g，牛膝 15g，小茴香 10g，延胡索 10g，王不留行 15g。具有行气活血之效。适用于肝郁气滞型精索静脉曲张。［戚广崇．实用中医男科手册．上海：知识出版社，1995：253］

3. 育嗣汤

仙茅 15g，淫羊藿 15g，菟丝子 15g，制何首乌 24g，熟地黄 15g，巴戟天 15g，五味子 10g，鹿角霜 15g，冬葵子 10g，覆盆子 15g，熟附子 6g，肉苁蓉 15g。具有温肾填精之效。用于精索静脉曲张并不育，属肾阳虚者，手术前后均可服用。有热象者，去制附子，加知母、黄柏；寒象明显者，加肉桂、小茴香、姜黄；头晕目眩者，加枸杞子、桑椹；腰膝酸软者，加续断、杜仲、狗脊；食少神疲者，加黄芪、黄精、党参、白术；睾丸坠痛者，加橘核、荔枝核、川楝子；心悸不寐者，加柏子仁、远志。［北京中医院，等．名老中医经验全编（下）．北京：北京出版社，1994：605］

4. 神通赞育汤

当归、生地黄、川芎、丹参、通草、王不留行、路路通各 15g，枸杞子、淫羊藿各 30g。寒凝血瘀加小茴香、肉桂、吴茱萸；气滞者，加枳实、白芍、郁金；阴虚者，加女贞子、盐黄柏、麦冬；气虚者，加黄芪、山茱萸、蛇床子；湿热者，加龙胆草、薏苡仁、车前子。王均贵以该方治疗 80 例，结果有效 66 例，无效 14 例，总有效率为 82.5%［王均贵．通法为主治疗精索静脉曲张合并不育．附：神通赞育汤治疗 80 例疗效观察．北京中医．1999，18（1）：46］

5. 液化开精汤

牡丹皮、地骨皮、赤芍、白芍、山茱萸、连翘、夏枯草、柴胡、竹叶、茯苓各 9g，丹参、麦冬各 15g，玄参、浙贝母、枸杞子、淫羊藿各 12g，生牡蛎 30g，金银花 18g。具有滋阴清热化瘀之效。用于精索静脉曲张并不育的精液不液化者。［李郑生，等．男科病良方 1500 首．北京：中国中医药出版社，1998：73］

第三节　精索鞘膜积液

精索鞘膜积液是鞘膜积液的一种。正常情况下，精索部鞘状突在出生前或出生后短期内自行闭锁，形成纤维索。由于精索鞘状突部分未闭而形成囊性腔隙，当鞘膜本身或邻近器官出现病变时，形成囊性积液。本病属中医学"水疝"的范畴。

一、临床诊断

（一）辨病诊断

1. 症状

精索鞘膜积液一般无明显不适。当积液量多，囊肿增大，张力高时，可有阴囊坠胀感或牵扯痛，巨大的精索鞘膜积液可影响行动、排尿及性生活。

2. 体征

检查时可在精索上扪及囊性肿块，光滑，柔软，触之有波动感；当囊内张力较大时，肿块较硬，但活动度大，牵拉睾丸或精索时肿块随之下移。可为多囊性，张力大，沿精索走向生长，其下方可触及正常的睾丸、附睾。透光试验阳性。诊断性穿刺抽液可立即诊断，但对疑为精索肿瘤或伴有疝者，禁忌穿刺。

3. 影像学检查

阴囊部 B 超有助于诊断。

（二）辨证诊断

1. 寒湿凝结型

（1）临床表现：阴囊肿胀，重坠明显，状如水晶，或小腹部不适，按之有水声，阴部冷湿，腰部发凉。舌淡，苔白腻，脉沉滑。

（2）辨证要点：阴囊肿胀，重坠明显，阴部湿冷，腰部发凉。舌淡，苔白腻，脉沉滑。

2. 湿热下注型

（1）临床表现：阴囊肿痛、灼热，甚至皮肤溃破，滋生黄水，胸脘痞闷，小便短赤，大便黏腻不爽。舌苔黄腻，脉弦滑数。

（2）辨证要点：阴囊肿痛、灼热，潮湿。舌苔黄腻，脉弦滑数。

二、鉴别诊断

（一）精索囊肿

精索囊肿常位于睾丸后上方，与附睾头贴近，一般呈圆形或椭圆形，体积不大，豆状至花生米大小，如穿刺可获得乳白色或清亮、透明的液体，大多张力较大。

（二）精索血肿

本病有外伤或手术史，阴囊皮肤出现瘀血，有弹性感。由于凝血块常使肿物欠光滑，透光试验阴性。穿刺液为鲜血、褐色陈旧血液或血块。

（三）精索肿瘤

本病起病缓慢，病程长。肿物托起时有沉重性实质感，无弹性，透光试验阴性。活组织病理学检查有助于鉴别。

（四）睾丸鞘膜积液

本病同属于鞘膜积液，但精索鞘膜积液发生在精索，睾丸鞘膜积液发生在睾丸，较易分辨。

三、治疗

（一）提高临床疗效的思路提示

1. 明确辨证

本病为有形之病，常为寒湿或湿热之邪客居足厥阴肝经而成。病性有寒、热、虚、实之别。虚者，多为肾气亏虚；实者，常为水湿停聚，气滞血瘀；寒者，以寒湿凝滞肝脉多见；热者，多为湿热下注肝脉。治疗当以疏肝理气为大法。寒湿者，宜散寒除湿，活血通络；湿热者，当清利湿热；兼虚者，当温补肝肾。

2. 中西医汇通

对轻度精索鞘膜积液，采用中医药或局部注药治疗，一般可获较好的效果，对保守治疗无效或积液较重者，宜及时手术。

（二）中医治疗

精索鞘膜积液如果不多且无症状者，可不做治疗。婴幼儿患者部分可自愈。

1. 内治法

（1）寒湿凝结型

治法：温散寒湿，化气行水，佐以活血。

方药：五苓散合导气汤加减。

吴茱萸3g，茯苓15g，猪苓20g，泽兰30g，白术12g，乌药10g，小茴香10g，荔枝核10g，橘核10g，泽泻15g，桂枝12g，川芎10g。

若腰部冷痛者，加狗脊15g、仙茅10g；阴囊肿硬者，加桃仁、红花；坠胀明显者，加升麻、丝瓜络。

（2）湿热下注型

治法：清利湿热。

方药：龙胆泻肝汤加金银花、连翘、蒲公英。

龙胆草10g，栀子10g，黄芩10g，柴胡10g，车前子25g（另包），泽兰20g，泽泻20g，木通10g，甘草6g，当归10g，生地黄10g，蒲公英15g，金银花20g，连翘15g。

小便短赤者，加淡竹叶、滑石；大便黏滞不畅、肛门灼热者，加大黄、厚朴。

2. 外治法

（1）药物外治

①消肿散瘀膏：大黄、干姜各12g，官桂、白及、血竭、赤芍各6g，麻黄、红花、半夏各3g，赤小豆9g。共研细末，凡士林加温溶化，以2∶1的比例搅拌均匀，待温外敷患处。

②艾叶30g，防风15g，萆薢15g，丹参15g，蜈蚣2条。水煎，外洗或热敷患处，每次30分钟，每日2次。每剂药可用2～3天。

③五倍子，枯矾各10g。加水约300mL，煎煮半小时，取汁，放置微温后，将阴囊放入药液中浸洗，并用纱布湿敷患处，每日2～3次，每次20～30分钟。注意用药前先以温水洗净外阴部。下次药液加温后再用。

④金银花、蝉蜕各30g，紫苏叶15g。将上药煎水2次，取汁混合。

用法：用纱布蘸药液外洗或热敷患处，每次30分钟，每日2～3次，每剂药用2～3天。用于治疗小儿鞘膜积液。

⑤八角茴香、大枣各适量，蜂蜜少许。将八角茴香、大枣共研细末，用蜂蜜调成药饼备用。用法：取药饼敷于肚脐上，再用小茴香、老尘土装入布袋，热敷于阴囊上，每次20分钟。

（2）针灸治疗：取大敦、横骨、阴廉、曲泉、三阴交、关元、气海穴。每次选2～3穴，采用补法，还可灸关元、气海。

（3）按摩：沿精索走向进行局部按摩，有助于积液吸收。

（4）理疗：可选用磁疗或热敷局部。

（三）西医治疗

1. 药物治疗

对轻度精索鞘膜积液，可先将囊液抽净，然后以奎宁乌拉坦溶液（含盐酸奎宁12.5g，乌拉坦6.25g，盐酸普鲁卡因0.5g，稀盐酸适量，加注射用水100mL，pH值为5）注入囊腔。剂量：婴儿0.3~1.0mL，儿童0.5~2.0mL，成人4mL。注射后轻轻按摩阴囊，使药液分布均匀。1周后如积液复发，可重复注射1~2次。严格无菌操作，防止感染。

Levine（1988）对25例睾丸鞘膜积液患者（积液量在20~780mL）在鞘膜内抽液后注入四环素治疗。结果满意，成功率达93%。一次成功率达75%，个别病例需治疗2~3次。平均随访5个月未见复发。合并血肿及附睾炎各1例。

治疗方法为穿刺前常规行阴囊超声检查，明确睾丸及附睾无病变存在，再行精索阻滞麻醉或阴囊皮肤局部麻醉，穿刺抽出液体后注入四环素溶液。小于50mL的积液注入5mL四环素溶液，大于50mL的积液则注入10mL。一般肿块可缩小90%以上。四环素溶液配方为：四环素10%，利多卡因2%。

交通性鞘膜积液不能使用此法，以避免四环素溶液流入腹腔而出现严重的并发症。Odell（1979）认为，使用四环素或其他硬化剂可能阻断附睾，有的病人伴有术后疼痛等并发症，并可出现积液复发。而且，复发的鞘膜积液为多房性，给手术治疗带来很大困难。

2. 手术治疗

药物治疗无效时可考虑手术切除鞘膜囊。较大的鞘膜积液且伴有明显症状者，以及超声检查或扪及睾丸肿块者，均为手术治疗的指征。手术入路可分为经腹股沟途径和经阴囊途径两种。

（1）经腹股沟途径：如睾丸或附睾在B超下显示有肿块存在，或体检时可扪及阴囊内有实质性肿块，手术入路应选择经腹股沟途径，以利于行根治性睾丸切除术。改良的Chevassu's法（1983）为：先游离精索，再用双道橡皮套控制精索血流。自阴囊切口放出积液，降低睾丸温度以保护睾丸组织，取病变组织送活组织检查。如病理学诊断并非恶性病变，则按一般鞘膜积液手术方式处理，不行睾丸切除。否则应行根治性睾丸切除术。

（2）经阴囊途径：超声波显示睾丸及附睾正常，且年龄较大，可采用经阴囊途径。一般采用横切口，并将切口选择在阴囊皱褶处和静脉间，也可采用中缝切口，这样不仅出血少，而且术后不易见到疤痕，术中应将积液留作培养或行细胞学检查。

对于鞘膜的手术方法，可根据鞘膜的病变情况采用单纯切除、鞘膜翻转术、内膜折叠术等。国内以鞘膜翻转术最常用，其手术要点为切除多余的鞘膜壁层，将切开缘翻转，缝合于精索后面。术中须仔细止血，以防止血肿形成。精索鞘膜积液应将鞘膜囊切除；交通性鞘膜积液应在腹股沟部分离出并切断腹膜鞘突，在内环口处予以高位结扎。

血肿形成是手术治疗中最常见的并发症，因此切口的选择及仔细止血均是预防血肿形成的重要措施。此外，对于今后要生育者，手术的危险性是损伤附睾及其血运。某些较大的鞘膜积液，附睾的解剖关系并不清晰，因此，无论切口途径的选择如何，均应注意避免损伤附睾的血液供应，特别是鞘膜上纤曲的血管。

第四节　精索囊肿

精索囊肿是指在精索上形成的囊性肿物，常位于睾丸的后上方，与附睾相近。中医文献无此病名。主要因肝郁脾虚、痰湿内阻所致，多见于青壮年。

一、临床诊断

（一）辨病诊断

精索囊肿小者可无明显不适，较大者有阴囊坠胀或疼痛，或伴有胸胁胀满、纳呆、腹胀、便溏等症状。检查时可在睾丸后上方近附睾处的精索触及质地柔软的圆形肿物，触之有波动感，肿物透光试验阳性。若做囊肿穿刺，穿刺液中可见精子。

（二）辨证诊断

肝郁脾虚证

（1）临床表现：睾丸后上方近附睾处的精索可触到质地柔软的囊性肿物，触之有波动感。囊肿小者可无明显不适，较大者可有阴囊坠胀及疼痛感。情志抑郁，胸胁胀满，纳呆，腹胀，大便溏薄。舌淡，苔薄白，脉弦。

（2）辨证要点：睾丸后上方近附睾处的精索可触及柔软的囊性肿物。胸胁胀满，精神抑郁，纳差，腹胀，便溏。舌淡，苔薄白，脉弦。

二、鉴别诊断

本病应与精索鞘膜积液加以鉴别。精索囊肿穿刺液内多含精子，而精索鞘膜积液内无精子，可以此鉴别。

三、治疗

（一）提高临床疗效的思路提示

1. 明确诊断

详细询问病史，仔细检查阴囊局部情况，精索囊肿为一囊性肿物，质软，触之有波动感。必要时可行局部穿刺，以穿刺液中有不活动的精子为诊断依据。

2. 正确辨证

本病以肝郁脾虚型为常见，治疗以疏肝理气、化湿消痰为原则。由于气滞常兼血瘀，无湿则无以生痰，所以又可根据其不同兼证，或佐以活血化瘀，或重在健脾燥湿，皆可变通。

（二）中医治疗

1. 内治法

肝郁脾虚型

治法：疏肝健脾，除湿，佐以化瘀通络。

方药：逍遥散加减。

柴胡 10g，当归尾 15g，白芍 12g，白术 10g，茯苓 15g，猪苓 15g，桂枝 10g，甘草 6g，昆布 20g，海藻 20g，川牛膝 20g，王不留行 15g，炮穿山甲 6g。

2. 外治法

（1）阴囊托治疗：囊肿较大、坠胀疼痛严重者，可用阴囊托将阴囊托起，以减轻其痛苦。

（2）按摩治疗：沿精索走行按压囊肿，均匀用力，以达到活血消肿的目的。

（3）X 线照射：老年病人无须生育者，可做小剂量 X 线局部照射，一般可连续照射 3~6 天，总剂量为 600~800 伦琴，可促使囊肿萎缩。

（三）西医治疗

1. 药物疗法

反复穿刺抽液或注入硬化剂。

2. 手术切除

囊肿较大，服药无效时，可考虑手术治疗。

第五节　精索淋巴结核

精索淋巴结核系结核杆菌侵犯精索的淋巴管引起的疾病，其特点是精索部位出现硬结，严重者还可破溃，流出稀薄脓水，病程缠绵难愈。中医虽无此病名，但临床可参考"子痰"进行辨证治疗。

一、临床诊断

（一）辨病诊断

1. 临床诊断

精索淋巴结核主要表现为精索部肿胀痛，或不疼痛，阴囊部不适或坠胀，日久可出现精索与阴囊皮肤粘连，或形成溃破流脓，并伴有低热、盗汗、消瘦、面色潮红等症。查体时可于精索部触及结节性硬结，精索往往增粗、变硬，呈串珠状。多有泌尿系统及其他系统结核病史。

2. 实验室检查

实验室检查之结核菌素试验阳性，近年来也发现一些患者的结核菌素试验呈阴性。一般会出现血沉增快。破溃脓液结核杆菌培养多为阳性。

（二）辨证诊断

1. 寒湿凝结型

（1）临床表现：精索上扪及不规则硬结，呈串珠状，隐痛伴阴囊部坠胀，阴囊湿冷。舌淡，苔白，脉濡细。本型常见于疾病早期。

（2）辨证要点：精索上扪及不规则硬结，呈串珠状，阴囊湿冷。舌淡，苔白，脉濡细。

2. 肝肾阴虚型

（1）临床表现：精索增粗，硬结肿大化脓，与阴囊皮肤粘连，局部发红，伴低热、盗汗、消瘦、面色潮红。舌红，少苔，脉细数。

（2）辨证要点：精索增粗，硬结肿大，化脓，伴潮热盗汗，腰膝酸软。舌红，少苔，脉细数。

3. 气血亏虚型

（1）临床表现：精索硬结日久化脓，脓液清稀，经久不愈，面色萎黄，畏寒肢冷。舌质淡，苔薄白，脉细或虚大。

（2）辨证要点：精索硬结日久化脓，破溃，脓液清稀，久不愈合，神疲乏力，面色不华。舌淡，苔薄白，脉细弱。

二、鉴别诊断

（一）精索肿瘤

起病缓慢，肿物逐渐增大，易与本病相混。但精索淋巴结核患者，结核菌素试验呈强阳性，脓液培养可发现结核杆菌，病理检查为炎症表现，可资鉴别。

（二）精索囊肿

精索囊肿表现为精索上的一囊性肿物，较柔软，穿刺抽液为乳白色液体，可资鉴别。

（三）精索鞘膜积液

精索鞘膜积液表现为一囊性肿物，有波动感，穿刺抽液为淡黄色液体，透光试验阳性。

（四）精索血肿

精索血肿多为外伤后引起，有明显疼痛，穿刺抽液为暗红色血液，可资鉴别。

（五）精索炎

精索炎是由细菌感染引起的整个精索组织的炎症，表现为沿精索走向的疼痛，并向阴囊、阴茎与会阴部放射，而精索淋巴结核一般疼痛轻微或无疼痛。对于一些特殊的病原体感染引起的精索炎，出现精索增粗、变硬、结节形成时，易与精索淋巴结核相混淆，临床鉴别较困难，应努力查找病原体，才能最后确诊。

三、治疗

（一）提高临床疗效的思路提示

1. 分清虚实

本病多由肝肾亏虚，痨虫、痰湿之邪趁虚侵袭肝脉，痰湿凝结于肝脉所致，属本虚标实之证。治疗当以抗结核杀虫、补益化痰为大法，临床根据虚实偏重不同，进行辨证施治。初期以化痰为主，兼补益肝肾；后期虚象明显者常用滋阴或补益气血之法。分清标本缓急、虚实乃辨证的关键。

2. 中西医汇通

西药抗结核杀虫的疗效肯定，只要按疗程坚持使用，多能达到预期效果；中医辨证用药针对性强，虽杀虫之力不足，但可增加机体免疫能力。中西医联合，取长补短，疗效更好。

（二）中医治疗

1. 内治法

（1）寒湿凝结型

治法：温阳通络，化痰散结。

方药：阳和汤加味。

熟地黄 15g，鹿角霜 10g（烊化），炮姜 6g，肉桂 10g，麻黄 10g，白芥子 10g，百部 20g，荔枝核 10g，橘核 10g，当归尾 10g，乌药 10g。

（2）肝肾阴虚型

治法：滋阴清热，化痰透脓。

方药：杞菊地黄丸加减。

生地黄、熟地黄各 15g，山茱萸 12g，生山药 15g，枸杞子 20g，菊花 10g，丹皮 10g，穿山甲 10g，黄芪 30g，皂角刺 10g，制乳香、制没药各 6g，泽泻 10g。

（3）气血亏虚型

治法：补益气血，托毒透脓。

方药：八珍汤加减。

党参 15g，白术 12g，茯苓 15g，炙甘草 6g，全当归 15g，熟地黄 20g，川芎 10g，白芍 15g，黄芪 30g，白芷 10g，肉桂 3g（后下），皂角刺 10g，制何首乌 25g。

2. 外治法

（1）针灸治疗：取关元、大敦、太冲、行间、三阴交。毫针刺，用泻法。每日 1 次，留针 30 分钟。

（2）药物外治

①未溃者，用冲和膏外敷，每 2 日换药 1 次。

②葱归溻肿汤外洗，即当归 30g，葱白适量，水煎外洗，每日 2 次。

③溃后先以五五丹或七三丹药线提脓祛腐，直至脓液消失，每日换药 1 次。脓液已尽，疮口肉芽新鲜者，可用生肌散收口，外盖生肌玉红膏，至伤口愈合。

（三）西医治疗

抗结核治疗，多采用联合用药，强化治疗 3 个月，巩固治疗 9～15 个月。异烟肼 0.3g，顿服；链霉素 0.5g，每天分 2 次肌注；乙胺丁醇 1.0g，分 3 次口服；或用异烟肼、利福平、乙胺丁醇三药合用。治疗期间注意定期复查肝功能。

第六节　精索扭转

精索扭转又称睾丸扭转，是一种精索与睾丸的血管意外，牵涉到阴囊内容物，最终导致睾丸梗死或坏死的一种急症病变。发病并不少见，从新生儿至 70 岁老年人均可发生。国内发病年龄为 2～52 岁，以 20 岁以内者为多，12～18 岁者占 65%。病以左侧多于右侧。扭转方向多由外侧向中线扭转，即右侧顺时针方向，左侧逆时针方向。中医文献无此病名，可参考"子痛""疝痛"进行辨治。

一、临床诊断

（一）辨病诊断

1. 症状

精索扭转发病急骤，来势凶猛。主要表现为睾丸疼痛，常在睡眠中突然痛醒。初起为局限在阴囊的隐痛，继而加剧，并变为持续性剧烈疼痛，可向腹股沟韧带和下腹部放射，同时伴恶心、呕吐、发热。

2. 体征

阴囊部位会出现红肿、压痛，附睾不能清楚地摸到，随着病程的发展，阴囊内容物会逐渐肿胀，并在鞘膜囊内出现积液，最终睾丸、附睾或部分精索会缺血、坏死和发黑。有时不完全性的梗死和缺血，扭转几天后疼痛会逐渐消失，睾丸和附睾也会逐渐萎缩而失去功能。有的病人会间歇发作，每次发作持续时间很短，用手推摸或体位改变后又能自行复位，可反复发作，但睾丸会逐渐变小，失去功能。

3. 现代仪器诊断

检查时患侧睾丸明显肿胀并提高，呈横位。阴囊抬高试验即普雷恩氏征阳性，即抬高阴囊时，睾丸疼痛加剧。Levy 等提出采用放射性同位素^{99m}Tc 做阴囊、睾丸扫描，可诊断急性精索扭转。

对阴囊内睾丸缺如的急腹症患者，要高度怀疑有隐睾扭转的可能。

（二）辨证诊断

肝脉瘀阻证

临床表现：阴囊部位突发剧烈疼痛，向腹股沟和下腹部放射，阴囊红肿、压痛，伴有恶心、呕吐或发热，或疼痛呈间歇性，反复发作。

辨证要点：阴囊部突发剧烈疼痛，并向腹股沟和下腹部放射。舌质紫暗，脉涩。

二、鉴别诊断

（一）急性附睾炎

急性附睾炎也表现为阴囊部位突发疼痛，可沿精索放射到腰部，疼痛程度比较剧烈，易与精索扭转混淆。急性附睾炎多见于成年男子，精索扭转多见于青少年。前者多伴有血象增高。急性附睾炎时能比较清楚地触及肿大的附睾轮廓，而精索扭转时，睾丸和附睾界限不清楚。做普雷恩氏征检查，将阴囊轻柔地托起到耻骨联合部位，如果疼痛症状消失，则是急性附睾炎；相反，如果阴囊托起后疼痛反而加剧，则提示为精索扭转。

（二）嵌顿性疝

嵌顿性疝可有突发腹痛及阴囊肿大、疼痛。常发生在重体力劳动或排便等腹内压力骤增时，腹股沟及阴囊突然肿大，还可伴有恶心、呕吐、便秘、腹胀等机械性肠梗阻的征象。病前多有腹股沟处疝内容物突入阴囊，用手托起或取平卧位可消失。精索扭转则无内容物突入阴囊。

（三）输尿管结石

输尿管结石常有腰部及两侧小腹部的剧烈阵发性绞痛，向外生殖器放射，易与精索扭转相混淆，但前者 X 线尿路平片或造影可发现结石，尿中可有红细胞、白细胞以资鉴别。

（四）急性阑尾炎

急性阑尾炎有转移性右下腹痛，伴恶心、呕吐、发热，麦氏点压痛阳性。检查血象白细胞增高，同时可见腹膜刺激征。精索扭转则无。

三、治疗

（一）提高临床疗效的思路提示

本病的病机关键是气血逆乱，血脉不通，病位在肝经、睾系，抓住该病的基本特征以尽早确诊，据病情当立即手术或保守治疗，或采用中西医结合疗法。

（二）中医治疗

1. 内治法

肝脉瘀阻型

治法：活血通络，理气止痛。

方药：复元活血汤加减。

柴胡 10g，红花 12g，穿山甲 10g，桃仁 12g，醋延胡索 20g，蜈蚣 2 条，川楝子 10g，荔枝核 10g，川牛膝 20g，天花粉 10g，赤芍、白芍各 15g，炙甘草 5g。

2. 外治法

（1）体针：选大敦、太冲、行间、阳陵泉、足临泣、三阴交，毫针刺，用泻法。

（2）耳针：选外生殖器、肝、肾、交感、小肠，强刺激，每次 2 ~ 3 穴，留针 20 ~ 30 分钟。日 1 次，10 次为 1 疗程。

（三）西医治疗

精索扭转一旦明确诊断后，应立即手术治疗，对于扭转发病在 3 ~ 4 小时以内者，通过复位和精索固定术，均能解除精索绞痛症状，恢复睾丸、附睾的血液供应。相反，扭转时间超过 3~4 小时以上，睾丸梗死，或已经发生坏死，属不可逆转，需将它们切除。对于反复发作，每次时间较短或能自行复位的病例，可采用中西医结合治疗，但为了防止睾丸萎缩而丧失功能，应该尽早施行精索固定术。

第七节　精索血肿

精索血肿即发生于精索部位的瘀血、肿块，多由外伤或手术后引起，表现为精索肿物，伴阴囊部坠胀疼痛。中医学无此病名，一般认为可归为"血疝"的范畴。

一、临床诊断

（一）辨病诊断

1. 症状与体征

外伤或手术后于精索部位发现一圆形或椭圆形肿物，局部有压痛，肿物质地中等，有阴囊部坠胀不适感，病久还可因肿物阻塞导致不育。

2. 实验室及影像学检查

肿块穿刺有暗红色血液，B 超检查及同位素扫描等有助于诊断。

（二）辨证诊断

1. 初期

（1）临床表现：精索瘀血肿胀，伴阴囊坠胀疼痛，穿刺可抽出暗红色血液，瘀血化热可使疼痛加重，局部有灼热感。

（2）辨证要点：精索部位瘀血肿胀，阴囊坠胀疼痛明显。舌红，质紫暗，脉弦。

2. 中后期

（1）临床表现：精索部位血肿形成日久，肿块变硬，疼痛减轻，仍有坠胀不适，甚则睾丸萎缩，导致不育。

（2）辨证要点：精索部位血肿形成日久，肿块变硬，疼痛减轻，甚则睾丸萎缩。舌质暗，脉涩。

二、鉴别诊断

（一）精索鞘膜积液

精索鞘膜积液为一囊性肿物，有波动感，穿刺抽液为黄色液体。精索血肿则是外伤或手术后引起的肿块，质地中等，压痛明显，穿刺为血性液体。

（二）精索肿瘤

精索血肿日久，肿块易与精索肿瘤相混淆，可根据病史、体征、组织活检进行鉴别。一般精索血肿发生于外伤之后，发病较突然，精索肿瘤发病较缓。确切诊断需做病理组织活检。

（三）精索囊肿

精索囊肿也易与精索血肿相混。精索囊肿穿刺抽液为乳白色液体，而精索血肿穿刺液为血性液体。

三、治疗

（一）提高临床疗效的思路提示

首先要明确诊断，积极采用中西医结合疗法。据发病时间及疼痛性质、轻重，详辨虚实。一般早期多为实证，当化瘀止血，消肿止痛。后期常为虚实夹杂，当通络散结，扶正。可配合理疗措施以提高疗效，早日康复。

（二）中医治疗

1. 内治法

（1）初期

治法：化瘀止血，消肿定痛。

方药：十灰散合花蕊石散加减。

大蓟、小蓟各 10g，仙鹤草 30g，生蒲黄、炒蒲黄各 10g，花蕊石 20g，旱莲草 20g，茜草根 15g，三七 3g（冲服），川楝子 12g，侧柏叶 15g，制乳香、制没药各 6g。

（2）中后期

治法：化瘀散结，活血通络。

方药：复方活血汤加减。

柴胡 10g，当归 12g，炒穿山甲 10g，生牡蛎 30g，荔枝核 10g，丹参 30g，桃仁 10g，红花 12g，川牛膝 20g，水蛭 3g（研末冲服）。

气虚者，加黄芪；阴虚者，加制何首乌、熟地黄；阳虚者，加仙灵脾、菟丝子。

2. 外治法

（1）药物外治法

①用红花加酒精外搽患处。

②桃仁、红花、丹参、乳香、没药、大黄各等份。水煎，熏洗患处。

③苏木 40g，红花 30g，生大黄 30g。水煎，洗患处。

（2）按摩治疗：精索血肿日久成块者，可用食指与拇指沿精索走向均匀用力推按，促其消散，每天做 4 次，每次 10 分钟。

（3）阴囊托治疗：精索血肿较大，阴囊坠胀明显，可用阴囊托抬高阴囊，减轻症状。

（三）西医治疗

1. 药物治疗

（1）疼痛剧烈者可选用止痛药物，如吲哚美辛 25mg，每日 3 次，口服；双氯芬酸片 25mg，每日 3 次，口服。

（2）止血药可选用卡巴克洛片，每次 2.5～5mg，每日 3 次，口服；维生素 K_3 片，每次 4mg，每日 3 次，口服。

2. 手术治疗

对精索血肿日久，肿块较大者，可行手术切除。

第八节　精索肿瘤

精索肿瘤是阴囊内睾丸外肿瘤中最常见者，有良性和恶性之分，发病率各占半数。中医文献中无此病名。

一、临床诊断

（一）辨病诊断

1. 症状

（1）精索良性肿瘤：一般病程较长，有的可达 10～15 年。双侧的良性肿瘤则十分罕见，大多数精索肿瘤，尤其是脂肪瘤，以左侧发病更为多见。发病率较高的为脂肪瘤、纤维瘤、皮样囊肿，其次为淋巴瘤、黏液瘤、平滑肌瘤、血管瘤、畸胎瘤等。临床上病人主要表现为阴囊部胀闷不适，瘤体大时可有坠胀疼痛，检查可发现阴囊部肿物。脂肪瘤是最常见的精索良性肿瘤，约占 42%，发病年龄多在 50 岁左右，绝大多数为单侧单发，少数为单侧多发，偶见双侧。脂肪瘤一般较小，生长缓慢。精索脂肪瘤血液供应源于精索血管，表面有完整的鞘膜覆盖，围绕精索生长，向上可延伸至腹股沟管，向下可至附睾或睾丸。由于肿瘤扩张至腹股沟管，重力牵拉可使腹膜呈漏斗状，易发生腹股沟斜疝或脂肪性疝。低位精索脂肪瘤可被误认为鞘膜积液或睾丸肿瘤。纤维瘤亦是精索良性肿瘤之一，约占 28%，可发生于任何年龄，多单侧发病，好发于近附睾部精索，可为纯纤维瘤或混合性纤维瘤，以前者多见，且形体较小，圆形，表面光滑，质硬。

（2）精索恶性肿瘤：发生于精索的恶性肿瘤一般起病迅速，发展很快，但偶尔也有病程较长者，双侧发病十分罕见。精索肉瘤是最常见的精索恶性肿瘤，肉瘤不仅发病率高，而且常与脂肪瘤一起发生，一部分脂肪瘤也会恶化成恶性瘤，而且脂肪瘤往往又是最为常见的精索肿瘤。精索肉瘤的种类繁多，例如纤维肉瘤、黏液肉瘤、平滑肌肉瘤、脂肪黏液纤维肉瘤、脂肪骨纤维肉瘤、淋巴肉瘤和网状肉瘤等。有不少精索恶性肿瘤，开始可以是一种良性肿瘤，病程迁延，一旦恶变，发展骤然加速，具有很高的死亡率。精索恶性肿瘤的淋巴转移途径主要是沿着腹主动脉及下腔静脉进入腹膜后的腰部淋巴结，也可侵及腹股沟淋巴结以及继发性地侵犯邻近皮肤。

精索恶性肿瘤一般初期可无明显症状，随着病情的进展可有多种临床症状，如阴囊坠胀疼痛，严重者腹股沟及阴囊部溃烂、淋巴结肿大等。

2. 体征

阴囊内触及肿块，与精索相连，精索增粗，若肿块质地较硬且较大时，托起阴囊有沉重感。

3. 实验室及影像学检查

（1）血常规检查：精索良性肿瘤晚期出现轻度贫血，恶性肿瘤呈进行性血红蛋白降低，血沉加快。

（2）B 超检查：阴囊内有囊性或实性肿块，透光试验囊性肿块为阳性，实性肿块为阴性。

（3）CT 扫描：可鉴别肿块是囊性还是实性，准确率达 90% ～ 100% ，并可区分肿瘤中心液化与囊肿。

（4）病理组织学检查：可区分良性和恶性，并能确定癌的组织学分类。

（二）辨证诊断

1. 痰瘀交阻型

（1）临床表现：精索上扪及不规则肿块，质硬，无痛或微痛，全身症状不明显，或伴胸胁痞闷不舒，少腹不适。舌暗，苔白，脉弦涩。

（2）辨证要点：精索上触及不规则肿瘤，质硬。舌暗，苔白腻，脉涩。

2. 热毒蕴结型

（1）临床表现：精索肿块增大，质硬，阴囊坠胀疼痛，无全身症状，或有低热，小便黄，大便干。舌红，苔黄，脉弦数。

（2）辨证要点：精索肿块增大、质硬，阴囊坠胀疼痛。舌质红，苔黄，脉弦数。

3. 阴虚火旺型

（1）临床表现：精索肿物硬结明显，隐隐作痛，伴午后低热，头晕，耳鸣，腰膝酸软，身体消瘦，或有遗精、血精。舌红，少苔，脉细数。

（2）辨证要点：精索肿物明显，质硬，潮热，盗汗，腰膝酸软。舌红，少苔，脉细数。

4. 气血两虚型

（1）临床表现：精索有肿块、硬结，伴见形体消瘦，面色无华，神疲倦怠。舌淡，苔少，脉细弱无力。

（2）辨证要点：精索有肿块、硬结，神疲乏力，面色不华。舌淡，少苔，脉细弱无力。

二、鉴别诊断

（一）腹股沟斜疝

本病可见阴囊部有坠胀疼痛，阴囊肿物在站立、行走、咳嗽或劳动时出现，病人平卧位或用手可将突入阴囊的内容物回纳入腹腔，而肿瘤则不能。

（二）精索囊肿

本病易与肿瘤混淆，前者为一囊性肿物，质地柔软，触之有波动感，穿刺液体呈淡黄色或乳白色。肿瘤多为实性肿物，或肿物内有烂组织，质地硬，不规则，无压痛，活动度小。

（三）精索鞘膜积液

精索鞘膜积液较软，抽出液体为淡黄色，透光试验阳性。肿瘤多较硬或有溃烂组织，透光试验阴性。

三、治疗

（一）提高临床疗效的思路提示

1. 明确诊断

若阴囊内或精索部位出现无痛性肿块，肿块不活动，质地坚硬或囊性，肿块与精索相连，托起阴囊有沉重感，即应考虑本病，并借助现代检查技术尽快确诊。

2. 辨清虚实

本病为肝肾亏虚、痰湿瘀毒内侵所致，证有虚实之分。一般早期多为实证，或痰瘀交阻，或热毒蕴结，晚期多为本虚标实证或虚证。如肝肾阴虚、气血虚弱等。当谨守病机，辨证治疗。

3. 中西医贯通

精索恶性肿瘤一经确诊，当立即手术或放化疗；若同时配用中药，可提高机体免疫力，降低毒性反应，提高临床疗效，改善患者生存质量。

（二）中医治疗

1. 内治法

（1）痰瘀交阻型

治法：除痰化瘀，软坚散结。

方药：橘核汤加减。

陈皮 10g，制半夏 10g，茯苓 15g，昆布 20g，海藻 12g，橘核 10g，当归尾 15g，半枝莲 20g，山慈菇 12g，荔枝核 10g。

（2）热毒蕴结型

治法：清热解毒，化瘀散结。

方药：桃仁四物汤合五味消毒饮加减。

桃仁 10g，赤芍 12g，丹皮 10g，当归 10g，白花蛇舌草 30g，金银花 20g，蒲公英 20g，紫花地丁 20g，野菊花 25g，半枝莲 30g，七叶一枝花 15g。

（3）阴虚火旺型

治法：滋阴降火，解毒散结。

方药：知柏地黄汤加减。

生地黄、熟地黄各 15g，生山药 15g，山茱萸 15g，太子参 20g，知母 10g，黄柏 10g，白花蛇舌草 20g，半枝莲 15g，山慈菇 12g，泽泻 10g，泽兰 15g。

（4）气血两虚型

治法：补益气血，佐以解毒。

方药：人参养荣汤加减。

黄芪 30g，党参 12g，白术 15g，当归 15g，熟地黄 15g，白芍 15g，川芎 15g，阿胶 10g（烊化），制何首乌 20g，半枝莲 15g，白花蛇舌草 30g，山慈菇 12g。

2. 外治法

（1）药物外治法

①有溃烂者可用艾叶 30g，防风 30g，苦参 30g。水煎，熏洗患处。

②用红灵丹或消肿散瘀膏外敷患处，隔日一换。适用于较小的精索肿瘤。

③落得打 30g。煎煮取汁，熏洗患处，每日 1 剂。

（2）针灸治疗：取大敦、气海、太冲、三阴交、太溪、丰隆、足三里，毫针刺，用补法。耳针选外生殖器、肝、脾、肾、交感，强刺激，留针 10 ~ 20 分钟，10 天为 1 疗程。

（三）西医治疗

1. 精索恶性肿瘤

（1）手术治疗：早期诊断与手术切除是治疗成功的关键，精索肉瘤需做根治性睾丸切除术，精索在内环口处切断并切除；有淋巴转移者还需做经腹根治性淋巴结清扫术，并加用化疗、放疗或中药治疗。

（2）放射治疗：宜在精索恶性肿瘤根治性睾丸切除术伤口愈合后即开始。施行腹膜淋巴结清除术的病人应在术后 2 ~ 3 周，患者伤口愈合、全身情况好转时即可开始。以小剂量"五野照射法"治疗，五野是：①耻骨上野 10cm × 10cm，包括腹股沟及髂血管淋巴结，下界达阴茎根部，内侧越中线 2cm；②下腹部野 10cm × 15cm；③上腹部野 10cm × 10cm；④、⑤野应与②、③野相称。双侧性肿瘤患者照射两侧耻骨上区。

照射顺序由下向上，照射采用 ^{60}Co，行高电压照射法、超高电压照射法等，后者并发症的发生率较低。近年来采用多固定野照射法、旋转照射法（240°~360°），对腹部照射可使肾脏和脊柱的接受剂量大为减少。照射剂量取决于肿瘤的组织学类型，照射时间取决于治疗剂量和病人的耐受性。精索恶性肿瘤以肉瘤为主，不伴有转移病灶者，做预防性腹部照射治疗，3~4周内照射 2500~3000 拉德。有转移者，4周内照射 3000~5000 拉德。照射点为已知的转移区和易发生的区域。

（3）化学治疗：肉瘤对放化疗效果较差，宜联合应用。化疗以联合化疗方案为佳，选长春新碱、放线菌素等。

①长春新碱：对各类型的生殖肿瘤均有效，以畸胎瘤和胚胎瘤效果最好，成人 $1.2mg/m^2$，静脉注射，每周 1 次，共 12 次。

②放线菌素 D：对横纹肌肉瘤、胚胎瘤等的有效率为 52%。多用于综合治疗。300~400mg，静脉注射，每日 1 次，连用 5 天，第 12 周重复使用。

③环磷酰胺：成人每日每公斤体重 10mg，静脉注射，每日 1 次，共 7 次。第 13 周重复使用。

④阿霉素：对恶性淋巴肉芽肿、淋巴瘤等有效。每次 20mg，静脉注射，隔日 1 次，总量达 100mg 后改为每周 1~2 次。

2. 精索良性肿瘤

以手术切除为主，对不宜手术者，可采用中西医结合疗法。

第九节 精索炎

精索炎是精索中除输精管以外的组织感染，包括血管、淋巴管和结缔组织等，绝大部分是急性发作，病原体多为葡萄球菌、链球菌，也可由结核杆菌、血丝虫、淋球菌等感染引起。细菌等病原体侵入淋巴管而累及整个精索组织，表现为精索走向的疼痛，并向阴囊、阴茎与会阴放射。全身可伴有发热、畏寒等。中医文献无此病名，临证常以"囊痈"施治。

一、临床诊断

（一）辨病诊断

1. 症状

急性精索炎多表现为患侧部位的肿胀、疼痛，疼痛放射到阴囊、阴茎、会阴及下腹部、阴囊部，坠胀疼痛，每因劳累或站立过久而加重，平卧则减轻。可伴有恶寒、发热。慢性者，少腹、睾丸呈牵引样坠胀疼痛，精索肿硬，皮色不变。

2. 体征

本病体检表现为患侧精索肿胀，触诊精索变硬、变粗。性病性精索炎患处可有肿块；结核性者，输精管可触及多处硬结，呈串珠状，严重者可溃破而形成窦道。丝虫性者精索变硬，伴有下肢象皮肿。

3. 实验室检查

血常规检查白细胞数增高。结核性精索炎经精液检测可查出抗酸杆菌，选择性尿道造影可明确诊断。丝虫性精索炎的病变组织或血液中可查出成虫或幼虫。性病性精索炎常在分泌液中找到病原体。

（二）辨证诊断

1. 热毒蕴结型

（1）临床表现：精索部位疼痛，并向阴囊、阴茎与会阴部放射，局部灼热、红肿，伴恶寒、发热、口渴、小便短赤、大便干。舌质红，苔黄，脉洪数。

（2）辨证要点：精索部位红肿疼痛，心烦，小便短赤，大便秘结。舌红，苔黄，脉洪数。

2. 湿热下注型

（1）临床表现：阴囊部肿胀疼痛，并向阴茎、少腹部放射，胸脘痞满，口苦，纳呆，小便短赤，大便不爽。舌红，苔黄腻，脉濡数。

（2）辨证要点：阴囊部肿胀疼痛，口苦，尿赤。舌红，苔黄腻，脉濡数。

3. 痰瘀交阻型

（1）临床表现：阴囊胀痛，牵及少腹、会阴等处，精索区肿硬，可触及结节包块。舌暗，苔白，脉涩。

（2）辨证要点：阴囊精索部坠胀疼痛，精索变粗、增厚、变硬，有结节包块，压痛明显。舌暗，苔白，脉涩。

二、鉴别诊断

精索炎有时需与急、慢性附睾炎相鉴别。精索炎是沿精索走向的疼痛，可向阴囊、阴茎、会阴部放射，可为刺痛、灼痛或抽痛或隐痛。急性附睾炎一般呈急性发作，表现为阴囊部位突发性疼痛，疼痛可由精索放射到腰部，较剧烈。检查附睾明显肿胀，有压痛，表面皮肤微红。精索炎时睾丸及附睾无明显增大，无压痛及腹部压痛。慢性附睾炎可有类似精索炎的疼痛，一般为隐痛，可见附睾呈硬块状，有轻度压痛与不适，可伴有精索和输精管直径增粗的现象。

三、治疗

（一）提高临床疗效的思路提示

1. 明确诊断

明确诊断是采用正确治疗的关键。要详问病史，认真体检，仔细鉴别。一般而言，地方性精索炎，有地方流行的特点，是一种类似蜂窝组织炎的急性精索感染，病因未明，可能是链球菌的流行感染。结核性精索炎常有原发性结核病灶。丝虫性者有象皮肿，血中可找到微丝蚴。性病性精索炎有性病史。

2. 详辨虚实

本病为肝肾亏损，湿热毒邪内侵所致。证有虚实之别。早期多为实证，后期多为虚实夹杂。当谨守病机，辨证施治。

（二）中医治疗

1. 内治法

（1）热毒蕴结型

治法：清热解毒，凉血散结。

方药：五味消毒饮加味。

金银花 30g，连翘 25g，蒲公英 20g，紫花地丁 30g，生大黄 10g，栀子 10g，丹皮 15g，生牡蛎 30g，生甘草 10g，天花粉 10g。

（2）湿热下注型

治法：清利湿热，佐以解毒散结。

方药：龙胆泻肝汤加减。

龙胆草 10g，栀子 10g，黄芩 6g，柴胡 6g，川楝子 12g，生地黄 15g，丹皮 12g，泽泻 12g，赤芍 15g，金银花 20g，连翘 15g，生牡蛎 20g。

（3）痰瘀交阻型

治法：活血化瘀，除痰散结。

方药：血府逐瘀汤加减。

桃仁 12g，丹参 25g，红花 15g，当归 15g，川牛膝 20g，荔枝核 10g，陈皮 10g，制半夏 10g，茯苓 15g，生牡蛎 25g，川芎 19g。

若气虚者，加黄芪、党参；肝肾亏虚者，加狗脊、川续断、杜仲、桑寄生；精索增粗、变硬者加昆布、海藻。

2. 外治法

（1）外洗疗法：制乳香、制没药各 15g，七叶一枝花 60g，羌活 15g，小茴香 10g，丹参 30g。水煎，熏洗局部，每次 20 分钟，日 2 次。

（2）针灸疗法：取穴行间、阴陵泉、阳陵泉、悬钟、大敦，毫针刺，用泻法；三阴交、关元、中极，用补法，每日 1 次。

（3）理疗：可选用磁疗及热敷，或配用其他理疗设备。

（三）西医治疗

1. 药物治疗

（1）急性精索炎：首选青霉素钠针 80 万～120 万 U，肌肉注射，每天 2 次，7 天为 1 疗程，或 800 万 U，静脉滴注，7 天为 1 疗程；或红霉素片 0.5g，每日 4 次，口服，7～14 天为 1 疗程。也可据药敏试验选择抗生素。

（2）性病性精索炎：要根据性病病原体的种类选择抗生素（参照性传播疾病有关内容）。

（3）结核性精索炎：首选抗结核药物，一般联合应用。链霉素针 0.75g，每日 1 次，肌注；异烟肼 0.3g，晨起顿服；利福平 0.3g，每日 1 次，晨起顿服。一般 3 个月为 1 疗程。用药期间注意定期复查肝功能。

（4）丝虫性精索炎：口服卡巴胂 0.5g，加枸橼酸乙胺嗪 50mg，每日 2 次，7～10 天为 1 疗程。

2. 其他疗法

可用布带或阴囊托托起阴囊，或平卧休息。

第十节　输精管炎

输精管炎即感染局限在输精管，常是一种输精管的节段性感染，包括睾丸段、精索段、盆腔段输精管的感染。急性发作时表现为输精管的明显疼痛和触痛；亚急性或慢性发作者则表现为输精管变粗、变硬，呈纤维化和结节般串珠状肿大。输精管炎多合并有附睾炎、睾丸炎、前列腺炎等。中医文献无此病名，可归属于"子痛"的范畴。

一、临床诊断

1. 症状

急性输精管炎：患侧阴囊坠胀疼痛，皮肤红肿，疼痛牵及腹部及同侧大腿根部，伴恶寒、发热，输精管周围可形成化脓性病灶。

慢性输精管炎：患侧阴囊坠胀疼痛，起病缓慢，有反复发作史。

肉芽肿性输精管炎：多发生于输精管损伤和结扎术后，可见输精管有一无痛性肿块。

2. 体征

本病体征表现为阴囊红肿、触痛，可触及阴囊段输精管增粗、变硬，如伴有附睾炎时可有附睾肿大，触痛明显。

3. 实验室检查

血常规化验白细胞数增高。精液常规检查可出现异常红细胞或白细胞。

（二）辨证诊断

1. 热毒蕴结型

（1）临床表现：阴囊坠胀疼痛，牵及少腹及大腿，痛处拒按，局部灼热、红肿，可伴恶寒、发热。舌红，苔黄，脉数。

（2）辨证要点：阴囊坠胀，疼痛，局部红肿、灼热。舌红，苔黄，脉数。

2. 瘀阻脉络型

（1）临床表现：阴囊坠胀疼痛较轻，压痛不显著，精索增粗、变硬。舌暗，有瘀点、瘀斑，脉涩。

（2）辨证要点：阴囊内精索增粗、变硬，坠胀不舒。舌暗，有瘀点、瘀斑，脉涩。

二、鉴别诊断

（一）急性睾丸炎

本病表现为睾丸疼痛，伴高热，检查睾丸局部压痛、红肿，阴囊部皮肤发红。输精管炎为输精管疼痛及触痛，无睾丸压痛及红肿。

（二） 附睾炎

急性附睾炎表现为阴囊部突发性疼痛，沿精索放射到腰部。输精管炎表现为输精管部位的疼痛和触痛。慢性附睾炎时可见附睾呈硬块状，有轻度压痛，有时可致输精管增粗。单纯输精管炎时无附睾压痛及变硬。

（三） 精索炎

精索炎表现为沿精索走向的疼痛，并向阴囊、阴茎、会阴部放射，还可有精索的增粗、变硬，而输精管炎为输精管的疼痛，可见输精管的触痛与增粗、变硬，以资鉴别。

（四） 附睾结核

附睾结核往往合并有慢性输精管炎，但附睾结核可扪及附睾有结核结节，质硬。同时输精管上可扪及串珠状结节。

三、治疗

（一） 提高临床疗效的思路提示

1. 详查病情，明确诊断

由于精索肿块的病因繁多，造成了本病在诊断上有一定的困难，这就要求医生用丰富的临床经验和细致的临床检查确诊该病。

2. 中西医结合，综合治疗

对急性者，应积极抗感染治疗，对亚急性和慢性者，应中西医结合施治，以提高疗效。

（二） 中医治疗

1. 内治法

（1） 热毒蕴结型

治法：清热解毒，消肿散结。

方药：仙方活命饮加减。

金银花 20g，连翘 20g，蒲公英 20g，紫花地丁 15g，皂角刺 10g，野菊花 20g，丹皮 15g，生甘草 10g，生薏苡仁 30g，白芷 10g。

若湿热较甚者，加龙胆草、车前子；睾丸坠胀疼痛明显者，加川楝子、荔枝核；化脓者，加冬瓜仁、败酱。

（2）瘀阻脉络型

治法：化瘀通络，解毒散结。

方药：桃红四物汤加减。

桃仁12g，红花15g，当归10g，川芎10g，金银花20g，连翘20g，炒穿山甲10g，王不留行15g，川牛膝20g，丹参20g，荔枝核12g。

输精管有痛性结节且肿硬者，加蒲黄、生牡蛎，以散结消肿；肝肾亏虚者，加桑寄生、狗脊、熟地黄等。

2. 外治法

（1）药物外治法

①急性期输精管有明显疼痛及触痛、红肿者，可用如意金黄散外敷，用蛋清或凡士林调敷，以清热解毒。慢性期输精管增粗、变硬者，可用乳香、五倍子、没药、大黄共研细末，调敷患处。

②用50%芒硝溶液湿敷阴囊。对慢性炎症也可用马齿苋、芒硝、红花各适量，水煎，熏洗患处，每日2次，每次15分钟。

③白矾60g，雄黄30g，生甘草15g。水煎，熏洗患处，每日1~2次。

（2）针灸治疗：取太冲、行间、大敦、悬钟、阳陵泉、足三里，用毫针针刺，施泻法，以清利肝经湿热。肝肾亏虚者加三阴交、太溪，还可配合耳针治疗，选取外生殖器、肝、肾、脾，强刺激，留针10~20分钟。

（三）西医治疗

1. 急性输精管炎患者应卧床休息，用阴囊托兜起阴囊以减轻痛苦。

2. 疼痛严重者，用吲哚美辛50mg，每日3次，口服；或双氯芬酸片25mg，每日3次，口服；或用1%普鲁卡因10mL，做精索封闭，每周1次。

3. 抗生素的应用。青霉素钠针80万~120万U，肌肉注射；或青霉素钠针800万U，配液体静脉滴注；或根据药敏试验选用。

4. 肉芽肿性输精管炎，宜激素与抗生素联合应用。

5. 切开引流。若已化脓者，应及时切开引流。

6. 手术治疗。慢性输精管炎输精管增粗、变硬，症状明显、肿块较大者可以手术切除。

第八章　前列腺疾病

第一节　前列腺先天性异常

前列腺先天性异常主要包括前列腺缺如、前列腺前叶存留、前列腺囊肿。中医学无该方面的记载，中医对该类疾病缺乏有效的治疗手段。了解这些病变可减少对由上述先天异常引起的不育及其他病变治疗的盲目性。

一、前列腺缺如

先天性前列腺缺如常在进入青春期后才被发现，或婚后进行不育检查时被发现。肛诊未能触及前列腺，而在前列腺位置触及坚硬的耻骨。尿道造影发现常态下前列腺段尿道的收缩状态会消失，这是因为该处不存在前列腺收缩。临床表现可由于不分泌前列腺液使射精量明显减少，或射出的精液长时间不液化；有的因伴有睾丸发育不全，可致性功能紊乱，出现性功能减退；有的因 5α – 还原酶缺乏，致外阴呈女性型，但由于体内存在睾丸，青春期后睾酮分泌增多，故第二性征发育正常，唯外阴呈女性型，阴蒂较正常稍增大。

另外，还有部分前列腺缺如，输精管单侧缺如时，同侧前列腺也可能缺如。

二、前列腺前叶存留

前列腺前叶为两侧叶于尿道之前的肌肉纤维组织，临床上无重要性。正常情况下，前列腺前叶在胎儿期退化，仅残存少部分。如前叶不退化，至成年可增生、肥大，达豌豆大小或更大，压迫前列腺尿道而出现尿频、尿急、排尿困难、尿线变细等症状，依其增大程度，症状或轻或重。临床治疗可经尿道镜电凝切除。

三、前列腺囊肿

前列腺腺体由于先天性或后天性原因发生囊性病变，称为前列腺囊肿。本节主要阐述前列腺先天性囊肿。先天性囊肿发生于中肾管或副中肾管系统残余部分，又称前列腺小囊。囊肿壁由纤维肌组成，常位于前列腺上方、膀胱后面的正中线，体积较大，可同时伴有尿道下裂、隐睾、肾发育不良等先天性畸形。

先天性前列腺囊肿的诊断：

1. 尿频，尿急，尿线变细，排尿困难，有残余尿或发生尿潴留。

2. 常伴有尿道下裂、隐睾、肾发育不全或不发育。

3. 直肠指检时在前列腺上可触及囊肿。

4. B超检查显示前列腺（上方）有囊性肿物。

5. 膀胱镜检查示膀胱颈部有半圆形或蒂圆形透明肿物。

治疗：

1. 较小的囊肿可经会阴或直肠穿刺抽吸。注意其易感染和复发。

2. 较大的囊肿经耻骨后或会阴径路手术切除。术中注意防止损伤邻近精囊及输尿管。

3. 如囊肿突入膀胱，可经膀胱手术切除或经尿道电切，去除大部囊肿顶部，使其充分引流。

第二节　急性细菌性前列腺炎

急性细菌性前列腺炎是指细菌侵犯腺体后，引起腺体急性充血、肿胀、化脓等改变，临床以突然发热、恶寒、尿频、尿急、尿痛以及会阴、肛门部疼痛为特征。

中医学无此病名，但属于中医的"淋证""淋浊"范畴，若形成脓肿则称"悬痈""穿裆发"。

一、临床诊断

（一）辨病诊断

1. 症状

本病起病急，症状明显，可表现为全身或局部的症状。

（1）全身症状：高热恶寒，食欲不振，全身酸痛，甚者有明显的毒血症。

（2）局部症状：尿频，尿急，尿痛，尿余沥不尽，终末血尿，甚者尿闭。肛门、会阴部坠胀疼痛，常放射到小腹或大腿根部。急性细菌性前列腺炎若在发病 1 周后病情未缓解，易形成前列腺脓肿。

2. 体征

肛门指诊前列腺触痛明显，且明显肿大，有灼热感，若有波动感，则提示前列腺脓肿形成。

3. 实验室及影像学检查

（1）血常规检查，白细胞明显升高，可达 $20 \times 10^9 / L$ 以上。

（2）尿常规检查可见大量脓细胞、红细胞等。

（3）尿道分泌物镜检，有大量成堆的白细胞。

（4）尿道分泌物细菌培养阳性。

（5）前列腺 B 超有助于本病的诊断和鉴别诊断。

（二）辨证诊断

患者常恶寒、发热、尿频、尿急，肛门、会阴部坠胀疼痛，呈痛苦面容。舌质红，苔黄腻，脉濡数或滑数。

1. 湿热蕴结型

（1）临床表现：尿频，尿急，尿痛，排尿困难，小便黄，尿道灼热，甚者尿道口有分泌物，肛门、会阴部坠胀疼痛或不适，口干，口苦。舌红，苔黄腻，脉濡数或滑数。

（2）辨证要点：尿频，尿急，尿痛，肛门、会阴部坠胀疼痛或不适，口苦，黏腻。舌质红，苔黄腻，脉濡数。

2. 热毒壅盛型

（1）临床表现：恶寒、发热持续难退，尿频，尿急，尿痛，排尿困难，肛门、会阴部坠胀疼痛，甚则腹股沟、耻骨亦疼痛，小便短赤，大便秘结。舌红，苔黄，脉弦滑数。

（2）辨证要点：恶寒、发热持续难退，尿频，尿急，尿痛，排尿困难。舌红，苔黄，脉弦滑数。

二、鉴别诊断

急性细菌性前列腺炎应与以下几种疾病相鉴别。

（一）急性充血性前列腺炎

本病为非细菌性前列腺炎，主要是因前列腺液排泄不畅，致前列腺充血、水肿，表现为尿道有分泌物溢出，会阴部、腰脊及睾丸疼痛等。本病与急性细菌性前列腺炎比较，无发热、膀胱刺激征和全身症状。肛诊前列腺肿大，有轻压痛，抗生素治疗无效。

（二）急性膀胱炎

本病表现为尿频、尿急、尿痛或伴恶寒、发热，但前列腺肛诊不肿大，无压痛。前列腺液常规检查无白细胞。

（三）急性淋病

尿道口有脓性分泌物，尿频、尿急、尿痛，极少恶寒、发热。肛诊示前列腺正常，尿道分泌物涂片或培养等检查可查出革兰阴性淋病双球菌，可资鉴别。

（四）急性肾盂肾炎

本病也可表现为恶寒、发热、膀胱刺激征，以及腰骶疼痛等症状，但肛诊前列腺正常。通过尿液以及双肾 B 超等检查可助鉴别。

三、治疗

（一）提高临床疗效的思路提示

1. 详查病机

要详问病史，结合症状、体征和实验室检查以明确病因、病机。热毒壅盛证常先出现恶寒、发热；湿热蕴结证全身症状和局部症状常同时出现，热毒症状多较重。

2. 及时正确应用抗生素

由于前列腺的特殊解剖结构，一般抗生素难以透过被膜而起治疗作用，故抗生素的选择要遵守敏感、高效、弱碱性、解离系数在血浆中呈非离子化的原则，目前常使用喹诺酮类。

3. 注意生活调理

急性期要卧床休息，禁食辛辣，多饮温开水，保持大便通畅，这对提高临床效果大有裨益。

（二）中医治疗

1. 内治法

（1）湿热蕴结型

治法：清利湿热，佐以解毒散结。

方药：龙胆泻肝汤加减。

龙胆草 10g，草薢 20g，车前子 30g（另包），生薏苡仁 25g，黄连 10g，金银花 20g，生地黄 20g，栀子 10g，黄芩 10g，皂角刺 10g，连翘 20g，生大黄 10g。

血尿者加白茅根、大蓟、小蓟、旱莲草、茜草、琥珀等。

（2）热毒壅盛

治法：清热解毒，凉血活血。

方药：仙方活命饮加减。

金银花 20g，皂角刺 12g，野菊花 25g，紫花地丁 20g，紫背天葵 15g，蒲公英 20g，川贝母 10g，天花粉 12g，生大黄 10g，生薏苡仁 30g，赤芍 10g。

2. 外治法

（1）药液坐浴：取生大黄 30g，黄柏 20g，蒲公英 30g，败酱 30g，冰片 1g。先将诸药混合（冰片除外），加适量水煎煮，取汁后入冰片溶化，水温控制在 45℃ 左右，坐浴，每日 2 次，每次 15~20 分钟。对缓解局部充血、促使炎症消退具有一定的作用。

（2）野菊花栓：每天早晚各 1 次塞肛，可减轻肛门灼热疼痛。

（3）灌肠疗法：取金黄散 15~30g，山薯粉或藕粉适量，加水 200mL，调成糊状，待凉后保留灌肠，每日 1 剂，手法务必要轻柔。

（三）西医治疗

1. 药物治疗

（1）抗感染首选喹诺酮类抗生素，如天方罗欣片 0.2g，每日 1 次，口服，连用 7 天为 1 疗程；或天方罗欣注射液 0.3g，静脉滴注，10 天为 1 疗程；或选洛菲针、氧氟沙星，或环丙沙星。毒血症状明显者，可配合使用头孢曲松针 2g，或头孢噻肟钠针 2g，加入生理盐水中静脉滴注，也可选用氨苄西林等。

（2）膀胱刺激征明显者，可予解痉剂，如溴丙胺太林片，每次 30mg，每日 3 次，口服。

(3) 大便干结者，可口服果导片，每次 3 片，每日 1 次。疼痛剧烈者，用吲哚美辛片 50mg，每日 3 次，口服，或用双氯芬酸片 50mg，每日 3 次，口服。

2. 其他疗法

本病的治疗还可配合温水坐浴和一些理疗措施，如超声、微波等也可根据情况选择使用。若伴有急性尿潴留，当试行导尿，必要时做膀胱穿刺。

第三节　慢性前列腺炎

慢性前列腺炎是青壮年男性的一种常见病，好发于 20～50 岁之间，据有关资料统计其发生率为 10%。本病起病缓慢，临床表现复杂且无特异性。

中医文献中无此病名，但据其表现，可归属于中医学的"肾虚腰痛""淋浊""癃闭"等范畴。

一、临床诊断

（一）辨病诊断

要详问病史，急性前列腺炎迁延未愈，可转为慢性，但大多数慢性前列腺炎患者并无急性感染的过程。

1. 症状

本病常表现为尿频、尿急、尿痛、尿余沥不尽、尿等待等。会阴部、肛门或少腹部、腹股沟部、睾丸坠胀疼痛或不适。尿道口有滴白，常在小便末或大便后发生。有时可表现为尿道灼热。生殖系症状主要为性欲下降、勃起障碍，甚至有血精等。全身症状可表现为精神抑郁、失眠多梦、神疲乏力、腰膝酸软等。

2. 体征

本病肛诊前列腺可有轻度压痛，前列腺大小不等，质地各异，表面可有小结节。前列腺大者，质地较软；前列腺小者，质地较硬，也有大小、质地均正常者。

3. 实验室及影像学检查

（1）前列腺液检查：取前列腺液经镜检，若白细胞≥10/HP 或白细胞有成堆现象，即可诊断；卵磷脂小体减少或消失。

（2）前列腺液培养：对慢性前列腺炎的诊断，尤其对慢性细菌性前列腺炎和非细菌性前列腺炎的鉴别诊断，具有重要参考价值。

（3）细菌学定位检查（四段培养）：可将前列腺炎、尿道炎或尿路感染加以区别。方法是消毒尿道口并留初尿 10mL，做标本（VB_1）代表尿道标本；排尿 200mL，弃去，再留中段尿 10mL（VB_2）代表膀胱标本；然后取前列腺液做标本（EPS）；前列腺按摩后立即排尿 10mL 做标本（VB_3）代表前列腺及后尿道标本。所有标本均做细菌培养加计数及药敏试验，若 VB_2 细菌较多并超过 1000 个菌落数/毫升，为膀胱炎；VB_1 细菌最高，污染值为 100 个菌落数/毫升，当 VB_2 无菌时，VB_1 菌数明显超过 EPS 或 VB_3，可诊断为尿道炎；若 VB_1 及 VB_2 阴性或 < 3000 个菌落数/毫升，而 EPS 或 VB_3 超过 5000 个菌落数/毫升，即 VB_3 超过 VB_1 2 倍时，可诊断为细菌性前列腺炎；若 VB_1 等四个标本均无菌时，即可诊断为无菌性前列腺炎。

（4）前列腺液 pH 值测定：一般认为，在正常情况下，前列腺液的 pH 值为 6.5 左右。慢性前列腺炎时，pH 值则明显升高。前列腺液 pH 值的测定不仅可作为该病诊断的参考，也可作为疗效判定的一个指标。

（5）前列腺液免疫球蛋白的测定：在慢性前列腺炎的前列腺液中，三种免疫球蛋白均有不同程度的增加，其中 IgA 最明显，其次为 IgG，而且这种增加在慢性细菌性前列腺炎更为明显。

（6）前列腺 B 超测定：对慢性前列腺炎的诊断具有重要参考价值。

（7）前列腺穿刺活检：对慢性前列腺炎的诊断有决定性意义，但对区分细菌性或非细菌性前列腺炎价值不大，再加上具有一定的创伤，故临床较少应用。

（二）辨证诊断

慢性前列腺炎患者常伴有尿频，尿急，尿余沥不尽，精神抑郁，腰膝酸软，神疲乏力，头晕耳鸣，少腹、会阴、睾丸等处坠胀疼痛，舌质红，苔黄腻，或舌淡，苔薄白，舌质暗，有瘀点、瘀斑，脉濡数，或沉细，或涩等。

1. 湿热下注型

（1）临床表现：尿频，尿急，尿痛，尿余沥不尽，尿道有灼热感，小便黄，或尿道口滴白，睾丸、会阴、少腹等处坠胀疼痛，阴囊潮湿，口苦，口干黏腻。舌质红，苔黄腻，脉滑数或濡数。

（2）辨证要点：尿频，尿急，尿余沥不尽，尿道灼热，睾丸、会阴、少腹等处坠胀疼痛，尿道口滴白，阴囊潮湿。舌质红，苔黄腻，脉濡数。

2. 阴虚火旺型

（1）临床表现：尿频，尿急，尿道口灼热，会阴及少腹隐痛，失眠多梦，阳事易举，腰膝酸软，头晕耳鸣，潮热，盗汗，小便短少。舌红，少苔，脉细数。

（2）辨证要点：尿频，尿急，尿道口灼热，会阴及睾丸、少腹隐痛，腰膝酸软，头晕耳鸣，五心烦热，盗汗。舌红，少苔，脉细数。

3. 脾肾两虚型

（1）临床表现：尿频，尿急，尿余沥不尽，排尿困难，尿等待，少腹、睾丸坠胀不适，尿道口滴白，纳差，腹胀，腰膝酸软，神疲乏力，形寒肢冷，性欲下降。舌淡，苔白，脉沉细。

（2）辨证要点：尿频，尿急，尿余沥不尽，尿等待，少腹、睾丸坠胀不适，甚则疼痛，尿道口滴白，腰膝酸软，形寒肢冷，纳差，腹胀，神疲乏力。舌淡，苔白，脉沉细。

4. 气滞血瘀型

（1）临床表现：尿频，尿余沥不尽，尿等待，会阴及小腹、睾丸胀痛或刺痛，前列腺指诊质地较硬或有结节。舌质暗，有瘀点、瘀斑，脉涩。

（2）辨证要点：尿频，尿余沥不尽，尿等待，会阴及小腹、睾丸胀痛或刺痛。舌质暗，脉涩。

二、鉴别诊断

（一）前列腺痛

本病会阴部和耻骨上区疼痛或有压痛，有排尿异常等症状，但前列腺触诊正常，前列腺液培养无菌。

（二）精囊炎

本病多同时合并慢性前列腺炎，临床表现相似，血精是精囊炎的主要特征，B超或CT检查可发现精囊增大，呈炎性改变。

（三）肉芽肿性前列腺炎

本病可有尿频、尿急、尿痛、发热、会阴部疼痛不适等症状，但病情发展较快，可迅速发生尿潴留。经前列腺穿刺活检、组织学检查表现为肉芽肿性反应。

（四） 前列腺增生症

本病多发生于 50 岁以上的老年男性，以夜尿频多、排尿困难为主要临床表现。肛诊或 B 超、CT 检查可助鉴别。

（五） 前列腺癌

本病晚期可出现尿频、尿痛、排尿困难等症状，但全身情况较差。肛诊前列腺质地坚硬，表面高低不平。前列腺特异性抗原（PSA）增高，前列腺穿刺活组织检查可以发现癌细胞。B 超或 CT 检查可资鉴别。

（六） 前列腺结石

本病可出现腰骶部、会阴部疼痛等症状。骨盆 X 线平片或前列腺 B 超检查可助鉴别。

（七） 前列腺结核

本病症状与前列腺炎相似，但具有泌尿系结核及其他部位结核病灶的病史。肛诊前列腺呈不规则结节状。附睾肿大、变硬，输精管有串珠状硬结。精液直接涂片或结核杆菌培养可以查到结核杆菌。前列腺活组织检查可见结核结节或干酪样坏死。

三、治疗

（一） 提高临床疗效的思路提示

1. 明确诊断

慢性前列腺炎尽管病因复杂，但目前一般分为细菌性前列腺炎和非细菌性前列腺炎两类，在条件许可的情况下，应尽可能予以区分，这对采取针对性治疗、提高临床疗效十分重要。

2. 分清寒热虚实

本病有寒热之别，寒者为寒凝血脉，阳虚内寒，血脉瘀阻；热者为湿热下注，阴虚内热；或以虚为主，或以实为主，或虚实夹杂。临证当详细区分，以防犯虚虚实实之戒。

3. 结合局部辨证

在治疗时，除全身整体辨证外，应结合前列腺指诊和各种理化检查的局部辨证。湿热下注证，肛诊前列腺多肿大，压痛明显，可有灼热感；前列腺液常规检查白细胞多成堆；脾肾虚弱证，前列腺虽肿大，但质地较软，前列腺液易按出，白细胞并不多，卵磷脂小体明显减少；瘀血内阻证，前列腺质地偏硬，可有结节但结节表面光滑，前列腺液按出困难，卵磷脂小体减少明显。另外，应根据慢性前列腺炎的基本病理特点，无论何种证型均应适当加入一些活血化瘀、通络散结、消肿之品，如炒穿山甲、王不留行、路路通、蜈蚣、水蛭、地鳖等。

4. 综合施治

由于对慢性前列腺炎目前尚无较好的疗法，每一种治法均有一定的优势和不足，故应两种或两种以上疗法综合应用，以取长补短。如中西医结合治疗，内服药物与外用药物相结合，各种理疗器械的运用等，以提高疗效。

（二）中医治疗

1. 内治法

（1）湿热下注型

治法：清热利湿，解毒排浊。

方药：程氏萆薢分清饮合八正散加减。

萆薢 20g，滑石 30g，黄柏 10g，瞿麦 15g，萹蓄 12g，车前子 25g（另包），虎杖 20g，败酱 20g，红藤 15g，石菖蒲 10g，赤芍 15g，丹参 20g，王不留行 15g，路路通 15g。

大便干者，加生大黄；湿热较重者，加龙胆草、生薏苡仁。

（2）阴虚火旺型

治法：滋阴清热，利湿导浊。

方药：知柏地黄汤加减。

知母 10g，黄柏 6g，生地黄、熟地黄各 20g，生山药 15g，山茱萸 15g，丹皮 15g，泽泻 15g，川楝子 10g，泽兰 10g，赤芍 15g，女贞子 15g，旱莲草 12g。

尿道滴白者，加萆薢。

（3）脾肾两虚型

治法：补脾益肾。

方药：补中益气汤加减。

黄芪 18g，炙甘草 9g，人参 6g，当归 3g，橘皮 6g，升麻 6g，柴胡 6g，白术9g。

（4）气滞血瘀型

治法：活血化瘀，行气导滞。

方药：少腹逐瘀汤加减。

桃仁12g，红花15g，当归12g，川芎10g，丹参20g，荔枝核10g，柴胡10g，青皮6g，炒穿山甲10g，红藤15g，败酱25g，白花蛇舌草20g。

前列腺质地较硬，有结节者，加三棱、莪术；会阴、睾丸等处疼痛较甚者，加三七、醋延胡索；尿道刺痛者，加琥珀粉。

2. 外治法

（1）体针疗法

①取肾俞、膀胱俞、关元、三阴交、中极，针刺用平补平泻手法，每日或隔日1次，10～15次为1疗程。

②取腰阳关、关元、气海、中极、肾俞、命门、志室、三阴交、足三里，以上穴位分组交替使用，每日或隔日1次，采用中弱刺激，可配合艾灸法。

③前列腺穴（位于会阴穴与肛门之中点），采用提插捻转手法，重刺激，不留针。

④取两组穴：会阴、肾俞；次髎、关元。二组交替使用，每日1次，采用捻转手法，留针30分钟，每隔10分钟行针1次。

（2）耳针疗法

①选肾、膀胱、尿道、盆腔，强刺激，每日或隔日1次，10～15次为1疗程。

②取前列腺内分泌、皮质下，针刺用中等刺激，每日1次，留针20分钟，或贴耳穴。

（3）穴位注射疗法

取穴：会阴、命门，或肾俞、关元、三阴交。

方法：用复方丹参注射液2mL或当归注射液2mL，与2%盐酸利多卡因2mL混合，每穴注射1～2mL，隔日注射1次，7次为1疗程。

（4）推拿疗法

取穴：背部取肾俞、膀胱俞、八髎、长强。腹部取中极、关元、气海、神阙、居髎。下肢取阴陵泉、阳陵泉、三阴交。

方法：腰骶部以滚法或按揉法施术3分钟；肾俞、膀胱俞、八髎及长强各穴点揉 1 分钟，以酸胀为度；以一指禅推中极、气海各 3 分钟；双手叠掌顺时针摩气海穴周围 5 分钟，手法柔和且有渗透力，以下腹部温暖舒适为度，再用右手掌以顺时针方向摩震关元处约 5 分钟，摩法频率为 120 次/分，震法频率约为 600 次/分。接着术者以两手拇指分别按于气海穴，嘱患者做深呼吸，呼气时稍用力往下按，吸气时随之轻轻上提，但拇指掌面不可离开施术部位。第 5 次当患者呼气到极限时，术者突然提起两手拇指，使患者腹部随之向外反弹，共做 5 ~ 10 遍，然后以右手的掌面用疏法从神阙、气海、关元穴顺着往下疏，共做 3 ~ 5 遍。点按左右居髎穴 1 分钟，以拇指或中指点按下肢穴位各 1 分钟，术毕。用以上手法治疗，隔日 1 次，每次 30 分钟，15 次为 1 疗程。

（5）栓剂塞肛疗法

①前列闭尔通栓：每次 1 枚，每日早、晚塞肛，15 天为 1 疗程。

②前列安栓：每日早、晚各 1 枚塞肛，15 天为 1 疗程。

（6）中药坐浴疗法

①红藤 40g，生大黄 30g，苏木 40g，红花 30g，败酱 30g，川楝子 15g。加水适量，煎煮取汁，放入大盆中，先熏后坐浴，每次 20 ~ 30 分钟，每日 1 ~ 2 次。适用于湿热兼瘀型慢性前列腺炎。

②苦参 30g，金银花 30g，蒲公英 30g，黄柏 20g，赤芍 30g，红花 20g。加适量水，煎煮取汁，先熏洗，后坐浴，每次 15 ~ 30 分钟，每日 1 ~ 2 次。适用于湿热型慢性前列腺炎。

（7）中药外敷疗法

①白胡椒 7 粒，麝香 0.15g。先将白胡椒研为细末，备用。用法：先将白胡椒粉盖在上面，再用胶布固定，每隔 7 天换药 1 次，连用 10 天为 1 疗程。该方具有清热止痛、通利小便之功能。可用于各型慢性前列腺炎。

②乳香、没药各 30g，血竭 2g，冰片 0.5g。先将乳香、没药提纯，干燥，后入血竭混匀，备用。用法：取适量药粉以老陈醋调和，并加入冰片，拌匀后外敷神阙、关元、会阴穴，外用胶布固定。用于瘀血内阻型慢性前列腺炎。

（8）中药保留灌肠疗法

①黄柏 15g，毛冬青 30g，赤芍 30g，三棱 15g，莪术 15g，红藤 30g，生甘草 15g，野菊花 30g。加适量水，煎煮取汁 150mL，温度控制在 40℃左右，保留灌肠 1 ~ 2 小时，每天 1 次，10 天为 1 疗程。

②制乳香、制没药各 15g，苏木 30g，红花 30g，川楝子 20g，金银花 20g，

蒲公英 20g。加适量水，煎煮取汁 150mL，温度控制在 40℃左右，保留灌肠 1~2 小时，每天 1 次，10 天为 1 疗程。

（9）中药离子导入法

①用前列腺灌肠液、黄柏液或毛冬青灌肠液，使用直流感应电流机等电子定向流动原理的离子导入仪器，在负极套垫上浸泡药液，输入电流，每次治疗时间为 20 分钟，隔日 1 次，10 次为 1 疗程。套垫于腹侧，覆盖于耻骨联合及部分小腹，包括关元、中极、曲骨、横骨（双）、大赫（双）等穴位，背侧覆盖于骶骨及次髎（双）、中髎（双）、膀胱俞（双）、中膂（双）等穴位。其治疗原理为通电流使电极板下浸有中药药液的纱布垫释放中药离子，根据经络传变的原理直接或间接导入病变部位。

②用三棱 15g，莪术 15g，黄柏 20g，败酱 30g，穿山甲 15g，皂角刺 15g，制成药液 100mL，温度约 40℃，吸取 50mL 保留灌肠。灌肠后在体表腰骶部耻骨联合部分别放置直流感应电疗机的两个电极，主极放在腰骶部，辅极放在耻骨联合部，接通直流电。主辅极极性交替使用，电流强度以病人能耐受为度。通电时间每次 25 分钟，每日或隔日 1 次，10 次为 1 疗程。

（三）西医治疗

1. 抗生素的应用

选用一些能够透过前列腺包膜，在前列腺组织内浓度较高的抗生素，目前常选用喹诺酮类，如环丙沙星片，每次 0.2g，每日 4 次，口服，或天方罗欣片，每次 0.2g，每日 1 次，口服，连用 15 天为 1 疗程。根据情况也可选用大环内酯类，如红霉素，或四环素，或增效联磺片等。治疗时间应足够长，一般为 2~3 个月。

2. 输精管中注射药物

用针头穿刺阴囊皮下浅部的输精管，然后注入抗菌药物如 1% 的新霉素、1% 的卡那霉素，或其他敏感抗生素，每次 4~6mL，每周 1~2 次，4 次为 1 疗程。

3. 前列腺局部注射抗菌药物

选用头孢曲松、头孢噻肟、庆大霉素、卡那霉素等单独或联合应用，经会阴或直肠做前列腺两侧叶注射，每次注入 2mL，每周 1~2 次，10 次为 1 疗程，两侧叶可交替注射。具体方法：患者取截石位，臀部垫高，常规消毒，用 18 号腰麻针或 8 号心内注射针，取 1% 普鲁卡因 4~6mL，于肛门前方 12

点位置上 1cm 处局麻后直刺入 5 ~ 6cm，可用左手食指行直肠引导而注入。自觉有落空松弛感，则针已进入前列腺内，抽吸无回血，更换有抗生素的注射器，注入药物。

4. 前列腺周围药物注射

以四环素 0.25g，0.25% 普鲁卡因 20mL，经会阴注入前列腺周围。若前列腺有纤维化表现，可改用四环素 0.1g，0.25% 普鲁卡因 20mL，可的松 10mg，每周注射 1 ~ 2 次。

5. 理疗

可在前列腺局部采用 5% 新霉素溶液 2mL 加 0.5% 醋酸泼尼松 1mL 做离子透入，每次 20 分钟，隔日 1 次，10 次为 1 疗程，或直肠内超声波透入抗生素、氦 - 氖激光会阴穴照射、磁疗等均可配合应用。抗生素一般仅用于慢性细菌性前列腺炎，对非细菌性前列腺炎原则上不予应用。

6. 前列腺按摩

每周按摩前列腺 1 次，对畅通腺管，改善局部微循环，促使疾病早日康复有一定帮助，但务必做到手法"轻、柔、缓"。

7. 适当应用抗胆碱药物

尿频、尿急、尿痛明显者，可用溴丙胺太林片 30mg，每日 3 次，口服。疼痛较重者，可用吲哚美辛 25mg，或双氯芬酸 25mg，口服，可缓解疼痛。

8. 试用 α - 受体阻滞剂

（1）哈乐胶囊：每次 0.2mg，每晚 1 次，口服。

（2）特拉唑嗪片：每次 2mg，每日 1 ~ 2 次，口服。

（3）酚苄明片：每次 5mg，每日 1 ~ 2 次，口服。

（四）中医专方选介

1. 前列散外敷神阙

药物组成：黄芪 5 份，附子 4 份，川芎 3 份，大黄、黄柏各 2 份，马钱子、冰片各 1 份。按以上比例配制，烘干研末，密闭备用。方法：常规消毒脐部及四周皮肤，然后取前列散 10g，用 75% 酒精调匀，填入脐孔，外用麝香止痛膏固定，24 小时后取下，隔日治疗 1 次，10 次为 1 疗程。高翔等用上法治疗慢性前列腺炎 81 例（连用 3 个疗程），并以利福平 300mg，氧氟沙星 100mg，每日分早、晚 2 次服用，20 日为 1 疗程，每疗程间隔 7 天为对照，结

果：治疗组痊愈 22 例，好转 54 例，有效率为 93.83%，优于对照组（$P <$
0.01）。[高翔，等.中药脐敷治疗慢性前列腺炎 81 例观察.新中医.1999，
31（3）：14~15]

2. 青冰膏合中药坐浴方

中药坐浴方：生大黄 30g，红花 10g，苍术、黄柏、栀子各 15g，苦参、
黄芩、蒲公英、赤芍、蛇床子、紫苏各 20g。上药加水煮沸 20 分钟，将药液
倒入脸盆，待温度降至 42℃~43℃时，患者即可坐浴。每次 15 分钟，上午与
下午各 1 次。青黛膏即青黛 5g，冰片 1g。青黛膏盛于碗中，以生姜汁和凡士
林适量，频频调搅至膏呈糊状，晚间涂敷于患者会阴部，外盖纱布，再用胶
布固定，隔日 1 次。上述两种外治法可同步施行，10 天为 1 疗程，一般应坚
持 2 个疗程以上。治疗慢性前列腺炎 50 例，结果：显效 24 例（临床症状基
本消失，前列腺触诊恢复正常，无压痛和硬结。EPS 镜检：WBC 每高倍视野
在 10 个以下，或较治疗前下降 70% 以上，B 超检查提示正常）；有效 19 例
（症状好转，前列腺触诊较治疗前缩小，轻压痛，硬结软化。EPS 镜检：WBC
和脓细胞数每高倍镜视野为 10~30 个，或较治疗前下降 50%~60%，其他检
查提示体征改善）。[陈全寿，等.中药外治慢性前列腺炎 50 例疗效观察.浙
江中医杂志.1999（6）：50]

3. 通瘀泄浊汤

三七末 1g，水蛭粉 3g，王不留行 15g，苦参 20g，石菖蒲 10g，土茯苓
15g，夏枯草 10g，荔枝核 15g，瞿麦 10g。治疗慢性前列腺炎 126 例，总有效
率为 93.65%。[李胜春，等.通瘀泄浊汤治疗慢性前列腺炎 126 例.江苏中
医.1995，16（7）：13]

4. 桂枝茯苓丸加减

桂枝 15g，茯苓 15g，牡丹皮 15g，桃仁 15g，赤芍 15g，穿山甲 15g，牡
蛎 30g，白芷 20g，炙延胡索 20g，浙贝母 20g，王不留行 30g，夏枯草 20g，
荔枝核 30g，川楝子 20g。治疗慢性前列腺炎 36 例，结果 35 例痊愈。[梅进
才.桂枝茯苓丸化裁治疗慢性前列腺炎 36 例.云南中医学院学报.1998，21
（3）：23~24]

5. 升清降浊汤

柴胡 6g，升麻 6g，桔梗 6g，茯苓 10g，猪苓 10g，泽泻 10g，木通 10g，
海金沙 10g，王不留行 10g，黄柏 10g，丹参 10g，生甘草 8g。治疗前列腺炎

31 例，总有效率为 96.8%。［洪广槐，等．升清降浊汤与前列康治疗前列腺炎各 31 例临床对照小结．江西中医药．1996，27（4）：15］

第四节　前列腺增生症

前列腺增生症（BPH）是老年男性常见疾病之一，是前列腺的良性增生，增生的前列腺压迫前列腺部尿道或膀胱尿道口而致梗阻，出现尿频、夜尿多、排尿困难甚则尿液无法排出的一类病症。其发病年龄一般自 50 岁左右开始。发病率为 30%～50%，60～70 岁发病率达 75%，80 岁时达 85%，90 岁时达 100%。

前列腺增生症属中医"癃闭"的范畴。排尿困难、点滴而下、余沥不尽、小便不利者称为"癃"，病势较缓；小便不得出、病势较急者称为"闭"。

一、临床诊断

（一）辨病诊断

1. 症状与体征

有些前列腺增生症患者平素毫无症状，常因过度饮酒，过度性生活，或服用抗胆碱类药，如阿托品、溴丙胺太林等而突然发生急性尿潴留，这时去医院检查才发现患有前列腺增生症。另外，老年人患有疝、脱肛、痔核时也应注意检查前列腺。

BPH 前列腺体积大小与临床症状并不成正比。关键看增生发生的部位，是双侧叶、中叶，还是其他部位。所以老年人在健康体检时，发现前列腺体积增大，但若无临床症状，也大可不必紧张。

BPH 的症状主要是由于前列腺部尿道弯曲、延长、变窄，尿道阻力增加，膀胱逼尿肌代偿性增厚和失代偿，致下尿路梗阻，且症状常因感染而加重。常见症状为：

（1）尿频：夜尿次数增多，是下尿路梗阻最早期的症状，随着梗阻加重，白天也出现尿频。

（2）排尿困难：最初表现为排尿起始延长，尤其是起床第 1 次小便时尤为明显，随着膀胱颈变窄，逼尿肌收缩力减退，导致尿细如线、无力，并逐渐出现尿潴留。

（3）尿失禁：患者尚未自己排尿，小便即点滴而出，这是由于随着逼尿肌收缩无力，膀胱残余尿量增加，使膀胱内压升高，有效容量减少，以致从肾脏排到膀胱的尿液仅数十毫升即达膀胱的最大容量，从而出现尿频或充盈性尿失禁。

（4）血尿：增生的前列腺腺体表面静脉血管曲张，前列腺尿道及膀胱颈黏膜下毛细血管充血，且受到增大的腺体牵拉，当膀胱收缩时，毛细血管破裂出血而见肉眼血尿或镜下血尿，但多为一时性的。若同时并发膀胱炎或膀胱结石，则血尿常可出现。

（5）急性尿潴留：BPH 发展到一定程度，尿液排出困难，若遇寒冷、疲劳、饮酒等诱发因素，可导致膀胱出口突然阻塞而发生急性尿潴留。

（6）尿毒症：BPH 引起下尿路梗阻又未进行正确治疗，继发肾积水，致晚期肾功能不全，出现纳差、贫血、血压升高，或意识模糊，甚则昏迷等一系列尿毒症症状。

指诊是 BPH 最简便和最先可察觉的检查方法。检查时需注意前列腺的大小、质地以及中央沟是否变浅，是否有结节。一般将增生的前列腺分为 3 度。即Ⅰ°增生似鸡蛋状，中央沟变浅；Ⅱ°增生似鸭蛋状，中央沟可能消失；Ⅲ°增生似鹅蛋状，中央沟消失。

2. 实验室检查及影像学检查

（1）B 超检查：操作简便，且无创伤，可测出前列腺的形态、大小、突入膀胱的情况，还可了解膀胱内病变，如肿瘤、结石或憩室等。其检查途径主要有经直肠和经腹两种，另外还有经会阴等。目前多采用经直肠检测。经腹部 B 超检查时膀胱必须充盈，还可测定膀胱残余尿量，可了解有无肾积水存在。前列腺体积 = 0.52 × 左右径 × 上下径 × 前后径，简化公式计算前列腺的体积（mL）约等于前列腺的重量（g）。

（2）膀胱镜检查：观察膀胱颈部以判断何叶增生及增生的程度。膀胱颈的形态随各叶增生的程度而改变，如侧叶增生，颈部两侧受压，则正常凹面消失而呈"Λ"型；中叶增生时，膀胱底部凹陷，平坦的颈部后缘会明显隆起，并可发现膀胱继发性改变，如输尿管间嵴肥厚，小梁及憩室形成等。但需要指出的是，由于该检查有一定的创伤和痛苦，故只有在其他检查不能明确或伴随血尿需进一步查清病因时方可选用。

（3）残余尿测定：排尿后及时测定膀胱内的残余尿量，可经腹部 B 超测定，残余尿容积 $V = \frac{3}{4}\pi R^3$，R 为膀胱内残余尿的上下径和左右径的平均值（cm），也可采用导尿法，但有一定的痛苦。

（4）下尿路尿流动力学检查：可以判断下尿路有无梗阻及梗阻程度。常用的方法：

①尿流率测定：有专用的尿流率计测定尿流率各项参数，即最大尿流率（MFR）、平均尿流率（AFR）、排尿时间（T）、尿量（V）等，其中 MFR 是最简便且比较可靠的参数。当尿量≥200mL 时，MFR 较准确，此时 MFR≤10mL/s 则提示下尿路有梗阻。对于尿流率不正常者，可同时进行膀胱、尿道测压，它能准确反映是否存在梗阻、梗阻部位及膀胱功能。最大尿流率时，如膀胱内压大于 9.81kpa（100cmH₂O），不论 MFR 正常与否均应诊断为下尿路梗阻。

②充盈性膀胱测压：连续记录膀胱容量与压力相互关系和膀胱感觉功能，以判定逼尿肌功能。正常储尿期，膀胱受容性舒张，膀胱内压≤15cmH₂O，无异常收缩，膀胱感觉正常。若出现无抑制性收缩，膀胱内压过高或膀胱尿容量过小，分别称为不稳定膀胱、低顺应性膀胱和膀胱感觉过敏。正常排尿期，逼尿期应呈持续有力的收缩，若逼尿肌收缩压始终≤15cmH₂O，则可能为膀胱无力。

③压力/流率同步检查：同步记录膀胱压和尿流率，以判定梗阻及其程度。该检查是反映有无梗阻的最佳方法。常用的参数为计算尿道阻力及逼尿肌的收缩功能。尿道阻力：最小尿道阻力是常用指标之一，是指最大尿流率时的尿道阻力。膀胱压力高或/和尿流率低，尿道阻力均升高，表明存在梗阻。

④尿道压力图：连续记录储尿期后尿道的长度及后尿道各段压力分布以判定 BPH 梗阻及其程度。从图像上可取得膀胱颈压、膀胱颈长、前列腺压及前列腺近部长（相当于精阜部压力和精阜至膀胱颈的长度）、前列腺长、最大尿道压（相当于膜部尿道压力）及尿道关闭面积等，图像形状可分为坡型、梯形、鞍形三种。坡型主要见于前列腺较小者，鞍形则主要见于 BPH。

（5）X 线检查：泌尿系平片可发现有无肾、输尿管、膀胱及前列腺结石等；静脉尿路造影可明确是否存在下尿路梗阻引起的肾盂、输尿管扩张及肾功能情况；膀胱造影可观察膀胱颈部及底部受压变形的情况；尿路造影可显示前列腺尿道段的狭窄；前列腺造影可确定前列腺的大小、密度及病变性质等。

（6）肾功能检查：由于长时间尿潴留而影响肾功能，血肌酐、尿素氮都有可能升高。

（7）核磁共振（MRI）和CT检查：对前列腺增生的诊断一般不做该检查，只有当怀疑前列腺肿瘤或前列腺癌时，方做此项检查。

（二）辨证诊断

1. 湿热蕴结型

（1）临床表现：小便频数短涩，或点滴不通，量少尿赤，少腹胀满，口苦。舌质红，苔黄腻，脉滑数。

（2）辨证要点：小便频数，短涩而痛，或点滴不通。舌质红，苔黄腻，脉滑数。

2. 脾肾气虚型

（1）临床表现：尿频，尿等待，排尿无力，小便困难，欲出不能，少腹坠胀，纳差，乏力，腰膝酸软，头晕耳鸣。舌淡，苔薄白，脉细弱。

（2）辨证要点：尿频，尿等待，排尿无力，少腹坠胀，腰膝酸软，神疲乏力。舌淡，苔薄白，脉沉细弱。

3. 气滞血瘀型

（1）临床表现：小便排出不畅，尿细如线，或小便阻塞不通，会阴憋胀，小腹胀满隐痛。舌质暗，或有瘀斑，脉弦或细涩。

（2）辨证要点：小便排出不畅，尿细如线，少腹或会阴部坠胀疼痛或刺痛。舌质暗或有瘀点、瘀斑，脉弦涩或细涩。

4. 气阴两虚型

（1）临床表现：尿细如线，缓而无力，余沥不畅，时欲小便而量不多，时发时止，遇劳即发，乏力，潮热，头晕耳鸣，腰膝酸软。舌淡，苔薄白或薄黄，脉细数。

（2）辨证要点：尿细如线，余沥不畅，尿量少，神疲乏力，潮热盗汗，心烦口干。舌淡，苔薄黄，脉细数无力。

5. 肾阳不足型

（1）临床表现：小便频数，余沥不尽，畏寒肢冷，腰膝酸软。舌淡胖，有齿痕，脉沉细。

（2）辨证要点：小便频数，余沥不尽，夜尿多，腰膝酸软，形寒肢冷。舌淡胖，有齿痕，脉沉细。

二、鉴别诊断

（一）慢性前列腺炎

青壮年为高发期，前列腺体积可增大，前列腺液检查可见成堆脓细胞或每高倍视野超过 10 个白细胞。

（二）尿道狭窄

本病症状表现为尿流如线，排尿不畅，无力，甚则出现急性或慢性尿潴留。常有骨盆、会阴部、尿道器械操作损伤史和尿道外伤史。一般经尿道探查或尿路造影即可明确。

（三）神经源性膀胱

本病常有脊髓或周围神经外伤史，肿瘤、糖尿病、脊椎疾病、多发性硬化症等病史，以及药物损伤史，如长期应用抗胆碱、降压、抗组织胺药，均可导致膀胱、尿道功能失调，引起下尿路梗阻。一般通过神经系统检查和肌电图、脑电图检查等即可鉴别。

（四）膀胱颈纤维化

本病继发于炎症病变，呈慢性进行性排尿困难。发病年龄较轻，病史长。30 岁左右开始轻度排尿困难，但不被患者所重视；40～50 岁时，排尿困难逐渐加重，但肛诊前列腺不大。膀胱镜检查是最可靠的鉴别诊断方法，一般表现为前列腺不大，膀胱颈较紧，后唇升高，或有细小的小梁形成。

（五）前列腺肉瘤

本病主要表现是排尿困难、急性尿潴留等膀胱颈部梗阻症状，呈进行性加重。好发于小儿，特别是 10 岁以下儿童，也见于青年。肉瘤生长较快，并充满前列腺，突入膀胱。肛诊前列腺高度增大，软如囊性。

（六）前列腺结核

本病常并见泌尿系统其他器官结核，可出现血精、精液减少、射精疼痛等，甚则阴囊或会阴部有结核窦道形成。肛诊前列腺呈结节状，表面不规则，质地较硬，轻度压痛。在精液或前列腺液中查出结核杆菌即可明确鉴别。

（七）前列腺癌

本病发病年龄、早期症状与 BPH 相似，并可同时存在。但前列腺癌病程短，进展快，呈进行性排尿困难。肛诊示前列腺常不对称，可触及不规则结节，质地较硬，表面不光滑，界限不清。通过血清前列腺特异性抗原（PSA）检测以及 CT 等检查可助鉴别。必要时进行前列腺组织活检。

（八）膀胱肿瘤

本病虽然可引起排尿困难或尿潴留，但大多数病人以血尿为第一症状，且多为无痛性血尿，少数为镜下血尿。通过膀胱镜检查、CT 检查即可鉴别。

三、治疗

（一）提高临床疗效的思路提示

1. 明确诊断

本病多发于 50 岁以上的老年人，凡遇年逾半百，出现夜尿频多，尿余沥不尽，或突然发生急性尿潴留等，均应考虑有本病的可能，以便采取措施，及时治疗。

2. 详加辨证

本病有寒热虚实之别，临证当详加辨析。虚者多为肾阴虚或肾阳虚或脾肾两虚，实者多为湿热、瘀血、痰浊，临床多表现为虚实夹杂证。一般而言，BPH 合并感染者，多为湿热下注；平素怕冷，前列腺大而软者，属肾阳虚证；体质较瘦，前列腺增生明显，小便排出困难出现较迟者，属气阴两虚的虚热证；素体气虚，排尿困难，前列腺增生不明显者，为脾肾气虚证。

3. 中西医结合

前列腺增生发生急性尿潴留时，当及时采取导尿术，或配合针灸、理疗，或应用 α-受体阻滞剂，起效较快，但有一定的副作用，不能使前列腺体积缩小。中药辨证施治虽起效较慢，但能较好地改善全身症状，长期服用可使前列腺体积缩小。故对前列腺增生症患者，要积极采用中西医结合方案，以提高疗效。

（二）中医治疗

1. 内治法

（1）湿热蕴结型

治法：清利湿热，消瘀散结。

方药：八正散、龙胆泻肝汤加减。

龙胆草 10g，车前子 20g（包），通草 10g，滑石 30g，瞿麦 10g，萹蓄 10g，栀子 10g，王不留行 10g，丹皮 12g，赤芍 12g。

大便秘结者，加大黄以通腑泄热；血尿者，加大蓟、小蓟、琥珀以凉血止血，清热通淋。

（2）脾肾气虚型

治法：补中益气，升清降浊。

方药：补中益气汤加减。

黄芪 30g，白术 12g，党参 15g，柴胡 10g，升麻 10g，王不留行 10g，当归 10g，桔梗 10g，桂枝 12g，茯苓 15g，炒薏苡仁 20g。

前列腺增大明显者，加莪术、水蛭、地龙以破瘀散结。

（3）气滞血瘀型

治法：活血通络，散结利水。

方药：桂枝茯苓丸加减。

桂枝 10g，茯苓 15g，桃仁 12g，红花 15g，赤芍 15g，川牛膝 15g，泽兰 20g，车前子 20g（包），炒穿山甲 10g（先煎），琥珀 3g（研末冲服），通草 10g。

可加入莪术、水蛭破瘀散结，海藻、昆布软坚散结。

（4）气阴两虚型

治法：益气养阴，温阳行水。

方药：六味地黄汤合黄芪甘草汤加减。

黄芪 20g，熟地黄 15g，怀山药 12g，山茱萸 10g，泽泻 12g，茯苓 15g，丹皮 15g，王不留行 12g，丹参 20g，赤芍 20g，陈皮 12g。

若口干咽燥，潮热盗汗明显者，加知母、黄柏、天花粉以滋阴清热，生津。

（5）肾阳不足型

治法：温肾助阳，化气行水。

方药：金匮肾气丸加减。

肉桂 6g，附子 3g，山茱萸 15g，生山药 15g，熟地黄 15g，茯苓 12g，泽泻 12g，丹皮 12g，川牛膝 15g。

肾阳不足者，前列腺增生多大而软，加海藻、昆布、牡蛎以化痰散结；若质地偏硬，加莪术、水蛭破瘀散结，或合用桂枝茯苓丸消瘀散结。

2. 外治法

（1）针灸疗法

①体针

虚证：取阴谷、肾俞、三焦俞、气海、委阳、脾俞。针用补法，或用灸法。

实证：取三阴交、阴陵泉、膀胱俞、中极。针用泻法，不灸。

②耳针：取膀胱、肾、尿道、三焦。中等刺激。每次选 1～2 穴，留针 40～60 分钟，每 10～15 分钟捻针 1 次。

③电针：针双侧维道，沿皮刺，针尖向曲骨透刺，约 2～3 寸，通电 15～30 分钟。

④灸法：以艾条于三焦俞、小肠俞、中极、中封、太冲穴上灸 10～30 分钟。

⑤其他：用火针点刺曲骨、会阴穴。

（2）药物外敷疗法

①白矾、生盐各 7.5g，共研末，以纸圈围脐，填药在其中，滴冷水于药上，其小便即通。

②独头蒜 1 个，栀子 3 枚，盐少许，捣烂，摊纸贴脐部，以通为度。

③葱白 50g，捣碎，入麝香少许，拌匀，分两包，先置脐上 1 包，热熨 15 分钟，再换 1 包，用冰熨 15 分钟，交替使用，以通为度。

④男康灵前列腺脐贴：贴于神阙穴，每贴用 5 日，每用一贴后停用 2～3 天，5 贴为 1 疗程。

⑤醋制甘遂 1～2g，烘干，研细末，用醋调膏，纱布包裹，敷于神阙及脐下 1.3 寸处，外用胶布固定，1 周换药 1 次。

⑥艾叶 60g，石菖蒲 30g，炒热，以布包之，热熨脐部（神阙），冷则去之。

⑦甘遂 9g，冰片 6g，研极细末，加适量面粉，用温水调制成糊状，外敷于脐下中极穴。

⑧食盐 500g，切碎的生葱 250g，与食盐同炒热，以布包之，待温度适宜时，熨暖小腹部，冷则易之。

（3）直肠用药疗法

①前列闭尔通：剂型为栓剂。睡前和晨起排便后塞肛，每次 1 枚，每日 2

次，18 天为 1 疗程，可连续应用数疗程。

②野菊花栓：睡前和晨起排便后塞肛，每次 1 枚，每日 2 次，15 天为 1 疗程。

③前列安栓：该方具有活血通络、清热散结之功能。用法：睡前和晨起排便后塞肛，每次 1 枚，每日 2 次，20 天为 1 疗程。

3. 中西医结合疗法

曹清峰等以化瘀补肾利水汤（当归、红花、海藻、昆布、川牛膝、山茱萸、山药、升麻、桂枝、夏枯草、杜仲、党参、黄芪、车前子）随症加减，同时服用己烯雌酚并配以针刺。排尿困难取关元、中极、阴陵泉，配三阴交、气海。对急性尿潴留针刺无效时，酌情间歇性导尿，留置导管及耻骨上膀胱造瘘。治疗 BPH，取得了满意疗效。[曹清峰，等．中西医结合治疗前列腺增生 63 例．河南中医．1997，17（1）：35]

（三）西医治疗

BPH 前列腺体积大小并不表明增生腺体对尿道的压迫程度，即病情轻重，为了根据病情轻重采取相应的治疗措施，医生常把 BPH 分成三期。第一期：表现为排尿困难，尿频，尿急，尿余沥不尽，夜尿多，尿等待等，但膀胱尚未出现残余尿，表明病情较轻，治疗上可采用药物等保守疗法。第二期：由于长时间排尿困难，膀胱逼尿肌开始代偿不全而产生残余尿，若残余尿在 60mL 以上，表明病情较重，根据情况当考虑手术；若在 60mL 以下，仍可保守治疗。第三期：症状更为严重，小便点滴而下，甚则尿潴留，肾功能不全，此期当考虑手术。

1. 药物治疗

（1）黄体酮类药物：近年使用较广泛，在用药期间能使前列腺缩小，解除机械性梗阻，停药后前列腺又可增大，远期效果欠佳。常用药有：甲基氯地黄体酮 50mg，口服，每日 1 次。羟基黄体素己酸 3g，肌注，每周 1 次。甲羟孕酮片 20mg，口服，每日 2 次。

（2）5α - 还原酶抑制剂：可使前列腺内的双氢睾酮下降，上皮退化，体积缩小，但起效较慢，一般需服用 3 ~ 6 个月。常用保列治，每片 5mg，每日 1 次，连用 3 ~ 6 个月。

（3）α - 受体阻滞剂：前列腺基质内平滑肌含有丰富的 α - 肾上腺素能受体，使用 α - 受体阻滞剂可使前列腺及膀胱颈部的平滑肌松弛，从而改善梗阻症状，这类药物常用的有：

①特拉唑嗪：选择性长效 α–受体阻滞剂，起效较快。每次 2mg，每晚 1 次，睡觉时口服。

②哈乐胶囊：选择性长效 α–受体阻滞剂，起效快。每次 0.2mg，每晚 1 次，口服。

③哌唑嗪：选择性 α–受体阻滞剂，每次 2mg，每日 2 次，口服。

④酚苄明：非选择性 α–受体阻滞剂，副作用较大，作用较慢。每次 5 ~ 10mg，每晚 1 次，口服。这类药物常见的副作用有头晕、头痛、心悸、鼻塞、体位性低血压等，停药后即消失。

（4）降胆固醇药：前列腺增生是由于胆固醇、雄激素、雌激素在前列腺腺泡内沉着量增加，且增生的前列腺腺体内胆固醇为正常含量的 2 倍，故改变胆固醇代谢、降低其肠道吸收可影响前列腺增大的发生，可用以治疗 BPH。常用的有美帕曲星，每次 3 片，每日 1 次，30 ~ 60 日为 1 疗程。

（5）生长因子抑制剂：通尿灵片，每次 2 片，每日 3 次，口服。

（6）护前列片：可作用于多个位点，既可阻断 α–肾上腺素能受体，降低平滑肌张力，又可抑制 5α–还原酶活性，使前列腺体积缩小，减少梗阻因素。每次 2 片，每日 2 次，口服。

（7）泌尿灵片（黄酮哌酯）：为直接平滑肌松弛剂，它和 α–受体阻断剂作用相似。每次 2 片，每日 2 次，口服。

（8）花粉制剂：这类药物作用缓慢，但无明显的毒副作用，适于长期服用。

①舍尼通：每次 2 片，每日 1 次，口服，3 ~ 6 个月为 1 疗程。

②前列康：每次 3 片，每日 3 次，口服。

③花粉口服液：每次 10mL，每日 3 次，口服。

2. 手术治疗

手术治疗仍是 BPH 的重要治疗方法，适用于 BPH 的第三期以及多次发生尿潴留、尿路感染、肉眼血尿或并发膀胱结石和已引起上尿路积水和肾功能损害者。

（1）开放性前列腺摘除术：常用的手术方法有耻骨上经膀胱前列腺摘除术以及耻骨后前列腺摘除术，后者适用于体积大的前列腺，能直接处理前列腺窝和膀胱颈。

（2）经尿道前列腺电切术（TURP）：适用于Ⅰ度～Ⅱ度BPH，且要求手术在1小时内完成，否则易造成出血过多或水中毒（TURP综合征）。

经尿道膀胱颈切开术系TURP的改良术式，其方法是用电切镜在膀胱颈4点及8点处切除增生腺体直至包膜，止血后再切开包膜达包膜外脂肪。适用于膀胱颈梗阻明显而前列腺较小的患者。

（3）单纯耻骨上膀胱造口：对于感染明显、肾功能损害严重，以及心肺功能障碍、凝血机制差的患者，可采取暂时性或永久性耻骨上造口。

3. 其他疗法

（1）前列腺扩张疗法：适用于有排尿困难或尿潴留且增生发生在两侧叶、高龄体弱且畏惧手术者，对中叶增生无效。常用的扩张方法有球囊导管扩张及自动定位前列腺扩张器扩张两种。

（2）前列腺支架管置入：仅适用于高危病人，主要限用于有尿潴留或严重梗阻症状，且处于高危的患者，或拒绝其他介入性治疗者。支架种类较多。国内目前常用的有两种：即钛镍形态记忆合金支架和不锈钢支架。置入方法：X线监视下或内窥镜监视下置入，也可在B超引导下置入。

（3）射频治疗：适用于以夜尿次数增多，并有排尿困难或拒绝手术的中轻度BPH患者。射频电极一般经尿道置入。利用射频产生的热效应，对前列腺组织产生凝固作用，使局部坏死、脱落，继而解除梗阻。

（4）微波治疗：微波是一种高频电磁波，照射在生物组织时，产生热效应。通常微波加温到38℃～43℃时，正常组织氧分压提高，血流量增加，白细胞及淋巴细胞浸润，提高了生物组织的免疫力，常用来理疗以促进病变康复。温度超过60℃时即可发生组织蛋白凝固。微波加电切治疗BPH即利用热凝固的原理，使蛋白凝固及血管闭塞，减少电切时出血。

（5）激光治疗：激光对软组织具有凝固、焦化和气化作用，止血效果好，镜下视野清晰，不必频繁冲洗，避免水中毒的发生。前列腺激光治疗有接触式及非接触式两种。适用于高龄体弱不能耐受开放性手术、尿道电切术、严重心血管疾病以及前列腺较大不宜经尿道电切者。

（四）中医专方选介

1. 补肾益元法

肉苁蓉、锁阳、淫羊藿或菟丝子各15g，党参、黄芪各20～30g，枳壳10g，益母草30g，炮穿山甲15g，王不留行15g。并随症加减，连用2～3个月。治疗 34 例 BPH，结果不仅能使排尿困难的症状得到缓解，而且膀胱残余尿及前列腺体积均较治疗前减少和缩小。[谢嘉之，等．补肾益元法与化瘀散结法治疗前列腺肥大症的临床研究．中国中西医结合杂志．1994，14（9）：519]

2. 黄芪甘草通癃汤

黄芪 120g，牡蛎 30～60g，海底柏、甘草各 30g，琥珀、沉香各 6g，枇杷叶 15g，山慈菇、白芥子、猫爪草各 10g，肉桂 3g（服），炮穿山甲 12g，三棱、莪术各 12g。治疗 BPH 致尿道梗阻患者 24 例，结果 21 例经治后能恢复正常排尿，3 例无效。[陈伟刚，等．黄芪甘草通癃汤治疗前列腺肥大致尿道梗阻．新中医．1994（7）：30]

3. 益肾祛瘀方

菟丝子、覆盆子、山茱萸、王不留行、牛膝、黄柏、牡蛎、肉桂。治疗 BPH82 例，近期疗效显效 55 例，有效 22 例，无效 5 例，总有效率为 94%；远期疗效显效 56 例，随访 1.6 年，76% 的患者无须经常服药。[陈志强，等．补肾祛瘀法治疗前列腺增生症 82 例．新中医．1995，27（2）：19]

4. 培元活血方

何首乌 15g，煅牡蛎 20g，桂枝、地鳖各 5g，补骨脂、桑螵蛸、车前子（另包）、川牛膝、生大黄、桃仁各 10g。每日 1 剂，水煎，分 2 次服用。治疗 36 例 BPH，并设前列康对照组 36 例。结果两组总有效率分别为 94.44%，52.78%，疗效比较有显著性差异（$P < 0.01$）。[李建生，谢有良．培元活血方治疗老年人前列腺增生临床观察．中医研究．1994（6）：24]

第五节　前列腺癌

前列腺癌是前列腺肿瘤的主要类型，发病年龄多在 50 岁以上，常发生于已萎缩的前列腺后叶腺泡内。本病是欧美等国家最常见的泌尿系统恶性肿瘤之一，发病率在男性恶性肿瘤之前列。近年来，前列腺癌的发病率在我国也日渐增高，已引起有关方面的高度重视。由于本病症状隐匿，易与其他疾病相混淆，故常不能获得及时诊治。

根据其临床表现，本病可归属于中医学的"癃闭""淋证""血证"等范畴。

一、临床诊断

（一）辨病诊断

1. 症状

早期可无明显症状，但随着病情发展，可出现尿频、尿急、排尿困难、尿流变细、尿流缓慢、夜尿增多等。若合并感染可出现尿频、尿急、尿痛等膀胱刺激征。

早期前列腺癌即可转移，约5%的患者因转移而出现症状就诊。常见的移行症状为腰骶部疼痛，并向髋、腰部放射。骨转移引起局部骨骼疼痛。肺转移可见咳嗽、胸痛、胸腔积液等。肝转移右上腹部可扪及肿块。淋巴结转移常在骨上触及肿块等。淋巴结转移最常见，其次是骨转移，但骨转移在诊断上尤具价值。

后期出现全身症状，如消瘦、乏力、贫血、肾功能损害、血尿等。

2. 体征

肛诊是该病的重要检查方法，但早期未必能及时发现，病变发展到一定程度，可触摸到多个大小不等的结节，或结节大如鸡蛋，质地坚硬如石，高低不平，邻近的精囊也可变大、变硬。

3. 实验室检查及影像学检查

（1）血清酸性磷酸酶（ACP）测定：前列腺酸性磷酸酶（PAP）是由前列腺上皮细胞分泌的一种酸性磷酸酶，前列腺癌组织也能分泌，由于癌肿阻塞腺管及向远处转移，使 PAP 无法排出而直接渗入血液，故 ACP 升高。约 $50\% \sim 70\%$ 的患者可增高，正常值为 $ACP < 2.5\mu g/L$，可作为前列腺癌的辅助诊断。值得注意的是，在测定 ACP 前 24 小时内严禁按摩前列腺。

（2）前列腺特异性抗原（PSA）测定：PSA 是目前前列腺癌最敏感的标记物，可用于前列腺癌的早期诊断，但前列腺受到挤压后，PSA 值会出现假阳性，因而需做 PSA 测定时，禁忌前列腺肛诊 2 周。

（3）B 超检查：有助于早期发现前列腺癌。前列腺包膜反射不连续、不光滑，内部回声不均匀，左右对比不对称。CT 诊断率不如 B 超。

（4）同位素扫描：^{87m}Sr、^{99m}Tc 等放射性同位素骨骼扫描能早期正确发现骨转移病灶。

（5）前列腺活组织检查：是确诊前列腺癌的绝对依据。常用的活检方式有以下几种：①经直肠前列腺穿刺活检：该法准确、可靠，是最常用的一种方式。②经会阴穿刺活检：准确性较差，阳性率低，在 B 超引导下穿刺，可提高准确性。③前列腺细针抽吸细胞学检查：可采取经直肠前列腺细针抽吸后行细胞学检查，优点是准确、痛苦小。缺点是不易区分良性非典型细胞与分化较好的前列腺癌细胞。

4. 分期

前列腺癌目前常用的分期方法有 Whitmore – Tewett 分期和国际抗癌协会（UICC）的 TNM 分期。

（1）Whitmore – Tewett 分期

A 期：不能准确触及肿物，前列腺增生症手术或筛选时被发现。A_1 为局灶癌；A_2 为弥漫癌。

B 期：直肠指诊触及肿瘤。B_1 为结节 $\leq 1.5cm$，或 $\leq 2.5\%$ 一叶；B_2 为结节 $>1.5cm$。

C 期：肿瘤穿出前列腺包膜。C_1 为包膜外小肿瘤；C_2 为肿瘤侵及膀胱颈或精囊。

D 期：肿瘤转移。D_1 为骨盆淋巴结转移；D_2 为骨远处淋巴、器官软组织转移；D_3 为内分泌治疗无反应。

（2）TNM 分期

T_0：未触及肿物。T_{0a}肿瘤$\leq 3HP$ 或穿刺一叶（+）；T_{0b}肿瘤 $>3HP$ 或双侧穿刺（+）。

T_1：可触及肿瘤结节。T_{1b}肿瘤 $1cm$；$T_{1b}>1cm$；T_{1c}两侧叶均有。

T_2：肿瘤侵犯包膜，未穿破。

T_3：肿瘤穿破包膜 ± 精囊。

T_4：肿瘤固定，侵及周围组织。

N：淋巴转移，N_1 为单个一侧；N_2 为多个和/或两侧；N_3 为团块；N_4 为广泛。

M：远外转移。

（二）辨证诊断

患者早期常无症状，随着病情发展，会出现排尿困难、潮热盗汗、神疲乏力、腰膝酸软等症状。舌暗，苔薄，脉细数，或脉细涩。常见证型如下。

1. 气滞血瘀型

（1）临床表现：初期无明显症状，肛诊可触及前列腺结节坚硬如石，或尿频、尿急、尿等待，少腹胀痛。舌质暗，有瘀点，脉涩。

（2）辨证要点：尿频，尿急，尿细如线，尿等待，少腹胀痛。肛诊可触及前列腺结节，坚硬如石。舌暗，有瘀点，脉涩。

2. 湿热下注型

（1）临床表现：尿频，尿急，尿痛，小便淋沥不畅，短赤，口苦烦躁。舌质红，苔黄腻，脉濡数或滑数。

（2）辨证要点：尿频，尿急，尿痛，小便淋沥不畅。舌质红，苔黄腻，脉濡数或滑数。

3. 肾阴亏虚型

（1）临床表现：小便滴沥不畅，或伴血尿，潮热盗汗，腰膝酸软，五心烦热，口干咽燥。肛诊可触及前列腺结节或肿块。舌红，少苔，脉细数。

（2）辨证要点：小便滴沥不畅，潮热盗汗，腰膝酸软，头晕耳鸣。舌红，少苔，脉细数。

4. 肾阳虚衰型

（1）临床表现：小便不能或滴沥不爽，尿频，排出无力，腰膝酸软，头晕耳鸣，形寒肢冷。肛诊可触及肿大的前列腺。舌淡，苔薄白，边有齿痕，脉细弱无力。

（2）辨证要点：尿频，尿急，排尿困难，甚者尿闭不通，形寒肢冷，腰膝酸软，头晕耳鸣，乏力。舌淡，苔薄白，边有齿痕，脉沉细无力。

5. 气血亏虚型

（1）临床表现：尿闭不通，神疲乏力，形体消瘦，面色㿠白，纳差，下肢浮肿。肛诊前列腺肿大、坚硬。舌淡，苔薄白，脉细弱无力。此型多见于疾病晚期，或前列腺癌术后。

（2）辨证要点：排尿困难较重，甚者尿闭不通，形体消瘦，神疲乏力，面色不华。舌淡，苔薄白，脉细弱无力。

二、鉴别诊断

本病当与慢性前列腺炎、前列腺增生、前列腺结核、前列腺结石、前列腺肉瘤、膀胱肿瘤等相鉴别。

三、治疗

（一）提高临床疗效的思路提示

1. 及早诊断

前列腺癌早期常无症状，且可发生转移，这就为及时诊断和治疗带来了困难。凡年龄在 50 岁以上，无论有无排尿异常或其他症状，都应定期进行前列腺检查，如肛诊、前列腺 B 超、PSA 测定等。对高度怀疑者，应进行前列腺组织穿刺活检，以明确诊断，及早采取治疗措施。

2. 详辨虚实

在明确诊断，辨病治疗的同时，尚应根据患者的具体情况辨证用药。初期：正气未衰，邪气较盛，多属实证；中期：前列腺癌肿增大，排尿困难明显，属虚实夹杂；后期：属虚证。初期当以祛邪为主，中期攻补兼施，后期以补益为主。

3. 中西医汇通

前列腺癌一经确诊，常采取手术切除或放、化疗。这些疗法尽管可切除病灶，或杀死、杀伤癌细胞，但同时又有许多副反应，使正气大虚，生存质量较差。若辨证使用中药，一方面可增效减毒，另一方面又可增强机体的免疫能力，改善患者的生存质量。

（二）中医治疗

1. 内治法

（1）气滞血瘀型

治法：化瘀散结，理气通络，佐以解毒。

方药：桃红四物汤加减。

桃仁 12g，红花 15g，当归 15g，赤芍 15g，郁金 15g，柴胡 10g，荔枝核 10g，水蛭 5g（另研末冲服），半枝莲 30g，白花蛇舌草 30g，七叶一枝花 30g，猪苓 15g，泽兰 15g，黄芪 30g，甘草 6g。

（2）湿热下注型

治法：清利湿热，解毒散结。

方药：八正散合五味消毒饮加减。

滑石 30g，萹蓄 12g，瞿麦 12g，车前子 25g（另包），大黄 10g，金银花

30g，山慈菇 10g，蒲公英 20g，紫花地丁 20g，七叶一枝花 15g，白花蛇舌草 30g，半枝莲 25g，生薏苡仁 30g，莪术 15g，甘草 10g。

（3）肾阴亏虚型

治法：滋阴清热，解毒散结。

方药：知柏地黄汤加味。

熟地黄 15g，山茱萸 15g，生山药 20g，丹皮 12g，泽泻 15g，茯苓 15g，太子参 25g，七叶一枝花 15g，半枝莲 25g，山慈菇 10g，莪术 10g，赤芍 15g，知母 10g，黄柏 12g。

（4）肾阳虚衰型

治法：温肾助阳，解毒散结。

方药：济生肾气丸加减。

熟地黄 15g，山茱萸 15g，山药 15g，制附子 6g，肉桂 10g（后下），牛膝 15g，车前子 20g（另包），半枝莲 30g，七叶一枝花 30g，黄芪 30g，当归 10g，莪术 15g。

（5）气血亏虚型

治法：补益气血，佐以解毒。

方药：十全大补汤加减。

黄芪 30g，人参 10g，白术 12g，茯苓 15g，当归 15g，制何首乌 30g，熟地黄 10g，白芍 15g，太子参 30g，阿胶 10g（烊化），山慈菇 10g，白花蛇舌草 20g。

2. 外治法

（1）针灸疗法

①针刺足三里、中极、三阴交、阴陵泉等穴，反复捻转提插，强刺激，体虚者可灸关元、气海，并可采用少腹膀胱区按摩。

②刺环跳、肾俞、夹脊、昆仑等穴，寒湿配风府、腰阳关，肾虚配命门、志室、太溪。实证用泻法，虚证用补法，或补泻兼施。

（2）外敷疗法

①独头蒜 1 个，栀子 3 枚，盐少许。捣烂，摊纸，贴脐部，良久可通。用于前列腺癌所致的急性尿潴留。

②葱白 1 斤，捣碎，入麝香少许，拌匀，分成 2 包，先置脐上 1 包，热熨约 15 分钟，再换一包，以冰亦熨 15 分钟，交替使用，以通为度。用于前列

腺癌所致的急性尿潴留。

（3）膏药外贴

①癌敌膏：由莪术、露蜂房、蛇莓、白英、龙葵、白花蛇舌草等药配制而成。把膏药烤热后，贴于神阙穴、阿是穴，每2日更换1次，12次为1疗程（中间间歇6天）。如有剩余，膏药黏在皮肤上，可将膏药袋撕开，用内面黏下残留在皮肤上的膏药。（《新兴膏药应用指南》）

②阿魏膏：由独活、羌活、玄参、官桂、赤芍、穿山甲、生地黄、雄鼠矢、大黄、白芷、天麻各15g，红花15g，土木鳖20个。制法：用麻油1斤煎，去渣，下黄丹6两5钱，再煎，入芒硝、阿魏、乳香、没药各15g，再入苏合油15g，麝香9g，调匀成膏。取药膏适量，贴痞块上，用热熨斗熨之。（《中国膏药药膏掺药全书》）

（4）全息足疗法

新兴癌敌足疗液：白花蛇舌草60g，半枝莲30g，鳖甲10g，七叶一枝花15g，山慈菇30g，王不留行15g，炮穿山甲10g，露蜂房30g，龙葵30g，水红花子10g，斑蝥10g，木鳖10g，蜈蚣8条，生姜黄15g，马钱子60g，桃仁15g，红花10g，川芎10g，皂角刺15g，丹参30g，石见穿30g，急性子10g，玉蝴蝶20g，蚂蚁10g，白花蛇1条，生南星15g，土贝母10g，连翘30g，金银花90g，瓦楞子15g，三棱15g，莪术15g，海藻30g，鸡血藤6g，蛇莓15g，冰片15g（后下），乳香50g（后下），没药50g（后下），土茯苓30g，黄芪120g，墨旱莲15g，灵芝30g，皂角刺15g，人参3g，黄精15g，薏苡仁30g。本品可减毒增效，抑制肿瘤。用于治疗前列腺癌。

使用方法：取本品25mL，加入40℃左右的水中，双足交互搓洗30分钟。据病情可加大用量和延长浸泡时间。先倒水，后放药，切忌用开水冲药。水不宜过多，浸过脚面即可，水凉后补加些热水。放火上加热时，温度不能过高，以免破坏某些有效成分。一般40天为1疗程，使用1周后开始显效。癌症的病灶处、肿块处、疼痛处在泡脚前可用一小毛巾浸药液热敷10分钟左右，在泡脚前也将手浸泡15分钟（手疗），效果更佳。（邱天道．男性病外治独特新疗法．北京．军事医学科学出版社，2000：56~57）

（三）西医治疗

1. 内分泌治疗

前列腺癌细胞的生长多依赖于雄性激素，内分泌疗法可直接去除雄激素，可抑制前列腺癌细胞生长。分化好的前列腺癌对雄性激素依赖更明显，而未分化癌及导管癌常不依赖雄激素，内分泌治疗则无效。故在采取内分泌治疗时，应了解前列腺癌细胞分化程度及癌细胞类型。

（1）抗雄激素治疗：甲基氯地黄体酮，10mg，每日 3 次，口服；醋酸氯地黄体酮 50mg，每日 2 次，口服；醋酸甲地黄体酮，250mg，肌肉注射，每周 2 次；氟化胺 250mg，每日 3 次，口服；氨鲁米特 250mg，每日 3 次，口服。

（2）雌激素：可根据具体病情选择使用己烯雌酚片，每日 1~3mg，或己烷雌酚，每天 30~90mg。单纯使用时，有转移者 5 年生存率为 9.7%，加睾丸切除者生存率可达 20%。

（3）促黄体素释放激素（LHRH）促效剂：是一种肽类激素，其竞争性地同垂体前叶 LHRH 受体结合，从而抑制 LH 分泌，阻断睾酮的产生。亮丙瑞林 3.75mg，皮下注射，每 4 周 1 次。Zoladex3.6mg，皮下注射，每 4 周 1 次。

（4）睾丸切除：双侧睾丸切除术可直接减少睾酮的生成，使雄激素依赖性前列腺癌生长缓慢或消退。

2. 放射疗法

适用于前列腺癌局部不易切除，且未发现远处转移的病例，也可作为 TURP 手术的辅助治疗。

（1）体外照射：利用直线加速器或钴 60，在前列腺部位行体外照射，剂量于 6~8 周内用到 65~70Gy。A、B 期局部照射，C 期除局部照射外加照盆腔淋巴结至腰 4~5 平面。

（2）间质内照射：用放射性同位素^{198}金、^{222}镭或^{125}碘等，通过耻骨后、会阴或直肠等途径，以手术方式直接置于肿瘤部位照射。

（3）全身照射：用^{32}磷或^{89}锶等做全身照射，可有效缓解骨转移性疼痛。适用于 C 期病例，是有效的放射治疗。

3. 化学疗法

一般作为手术后的辅助治疗，以延长术后病人的生存期；当内分泌治疗和放射治疗失败后，也可采用化疗。

（1）单剂量化疗：雌莫司汀 300mg，静脉注射，1 次/周。顺铂 1mg/kg，静脉滴注，1 次/周，共 3 次，然后每 3 周 1 次，共 4 次。阿霉素 70~90mg/m^2，静脉注射，每 3 周 1 次，共 3 次。

（2）联合化疗：①阿霉素加顺铂：阿霉素 $50mg/m^2$，静脉注射，第 1 天。顺铂 $50mg/m^2$，静脉注射，第 3 天。每 3~4 周重复 1 次，共 3~4 次。②阿霉素、丝裂霉素加 5 - 氟尿嘧啶：阿霉素 $50mg/m^2$，静脉注射，第 1 天，丝裂霉素 $10mg/m^2$，静脉注射，第 1 天，5 - Fu$750mg/m^2$，静脉注射，第 4 天。每 3 周重复 1 次，共 3~4 次。

（3）血流变更术 + 前列腺动脉化疗：由于全身化疗受病人年龄、身体状况及化疗药物毒副作用的限制，1988 年日本首次采用该方法。其机理是根据前列腺动脉血供是由成对的髂内动脉分支构成，单侧髂内动脉分支的血供范围为整个前列腺的 1/2，栓塞患侧臀上动脉及对侧髂内动脉，以单侧血管维持整个前列腺的血供。经股动脉插管，导管留置于患侧髂内动脉，大腿部安置皮下埋藏注射器，行间歇性或持续性动脉内化疗，使前列腺内有高浓度的抗癌药物。一般用阿霉素、雌二醇氮芥及顺铂。

最后需要指出的是，前列腺癌同多数癌肿一样，在化疗初期很敏感，但很快产生耐药，耐药的主要原因是细胞内含有一种蛋白（P_{170}），是药物排出的一个泵，能将药物迅速排出细胞。目前已发现某些药物可抑制 P_{170} 的作用，常用药物为维拉帕米，可与 P_{170} 结合而降低其排药作用。

4. 手术治疗

手术治疗为前列腺癌的首选方法，常用的手术方式有以下几种：

（1）根治性前列腺切除术：主要适用于 A 期及 B 期的前列腺癌。手术途径有耻骨后及会阴部，切除范围应包括前列腺、前列腺包膜、精囊及膀胱颈。如有盆腔淋巴结转移，应予淋巴结清扫。膜部尿道直接与膀胱吻合。该手术的并发症有勃起障碍、尿失禁、直肠损伤。

（2）扩大的根治性前列腺切除术：适用于 C 期前列腺癌，应与间质照射治疗联合应用，能缓解肿瘤所致的下尿路梗阻或输尿管梗阻等并发症。手术途径以腹、会阴联合切口较为方便，其范围除根治性切除范围外，膀胱基底部、精囊、输精管残端部分及膀胱后方的筋膜、围绕尿道膜部周围的尿生殖膈等一并切除。

5. 冰冻治疗

利用液氮使前列腺局部温度达 - 160℃ 的低温以破坏肿瘤组织，疗效良好。

第六节　前列腺脓肿

前列腺脓肿多继发于急性细菌性前列腺炎，其临床表现较急性细菌性前列腺炎更为严重，排尿梗阻症状明显，常发生尿潴留，有时尿道外口流出脓性分泌物。由于抗生素的广泛应用，急性前列腺炎多能及时被控制，因此前列腺脓肿的发病率较低。多发生于成年人，且糖尿病患者更易发生。

前列腺脓肿相当于中医学之"悬痈""穿裆毒"。

一、临床诊断

（一）辨病诊断

1. 症状

本病症状与急性细菌性前列腺炎相似，但全身和局部症状更加严重。持续高热，会阴、肛门剧烈胀痛，排尿梗阻更加明显，常出现尿潴留，有时尿道有脓性分泌物流出，血尿，以及腰背疼痛等症状。

2. 体征

直肠指诊前列腺肿大明显，质地软，有波动感，触痛十分明显。

3. 实验室检查及影像学检查

（1）血常规化验：血白细胞多在 $20 \times 10^9/L$ 以上，尿常规有脓细胞或红细胞，尿道流出的分泌物中脓细胞满视野，大量成堆，且可见红细胞。

（2）B超、CT、MRI检查：超声下可见前列腺内有不规则无回声区，超声引导下穿刺吸脓、活组织检查具有重要价值。CT显示前列腺内有单个或多个散在不规则的低密度区，CT值为 $-10 \sim 20HU$，增强检查呈边缘强化，而液体区不强。MRI检查脓液在 T_1 加权为低信号或高信号，T_2 加权出现界线分明的分叶状、团状高信号。

（二）辨证诊断

临床辨证根据前列腺脓肿的病情发展，可分为成脓期、溃破期和恢复期。

1. 成脓期

（1）临床表现：持续高热，阵寒，全身酸痛，会阴部、肛门剧烈胀痛，疼痛常波及睾丸、腹股沟、小腹部，尿频，尿急，尿痛，排尿困难，梗阻症状明显，甚则尿点滴全无，伴尿道灼热感，尿道流出脓性分泌物，口干喜饮，易出汗，食欲不振，恶心，腹胀，大便干。肛诊前列腺肿大灼热，触痛剧烈，有波动感。舌质红，苔黄或黄腻，脉弦滑数。

（2）辨证要点：持续高热，阵寒，尿频，尿急，尿痛，排尿困难，尿道灼热，尿道口有脓性分泌物流出。肛诊前列腺触痛、波动感明显。舌红，苔黄或黄腻，脉弦滑数。

2. 溃破期

（1）临床表现：突然尿道流出大量脓性分泌物，或脓性分泌物从会阴部流出，或溃破于直肠、坐骨直肠凹，体温渐降，症状明显减轻。肛诊肿大的前列腺缩小，稍有触痛，波动感消失。舌质红，苔薄黄，脉数。

（2）辨证要点：突然尿道流出大量脓性分泌物，或脓性分泌物从会阴部流出，体温渐降，症状明显减轻。肛诊肿大的前列腺缩小，稍有触痛，波动感消失。舌红，苔薄黄，脉数。

3. 恢复期

（1）临床表现：精神转佳，纳食好转，神疲乏力，口苦，潮热，盗汗，尿道口时流分泌物，或会阴部瘘口不愈，时有分泌物流出。肛诊前列腺大小正常，或有压痛。舌质红或淡红，苔薄黄，脉细或细数。

（2）辨证要点：精神好转，神疲乏力，尿道口时流分泌物。肛诊前列腺大小正常，或有压痛。舌质红，苔薄黄，脉细或细数。

二、鉴别诊断

（一）急性淋病

急性淋病尿道口流脓性分泌物，尿频，尿急，尿痛，龟头红赤，严重者有寒战、发热，多有不洁性交史。肛诊前列腺可正常或有压痛，分泌物可查出淋球菌。前列腺脓肿虽亦可有尿道口脓性分泌物，但肛诊前列腺肿大，压痛明显，有波动感。一般来说，急性淋病的脓性分泌物来源于尿道，而前列腺脓肿的脓性分泌物来源于前列腺。

（二）肛管直肠周围脓肿

肛管直肠周围脓肿可有发热、寒战、会阴及肛门、直肠不适等症状，严重时可影响排尿，但在其发病初期，于肛门周围可触及疼痛性小肿块，随病情进展，局部症状加重，表现为局部红、肿、热、痛以及包块增大，有直肠刺激症状，大便时疼痛加重。直肠指诊在肛管和直肠周围有明显的局部压痛、波动感和较硬的包块。脓腔穿刺如抽得脓液，则诊断成立。B超检查以判断有无脓液的形成及其部位。

三、治疗

（一）提高临床疗效的思路提示

1. 明确诊断

本病多继发于急性细菌性前列腺炎，若急性细菌性前列腺炎持续1周或1周以上高热，白细胞总数明显增高，全身和局部症状继续加重，应考虑有脓肿形成。急性尿潴留或肛诊前列腺肿大，触痛明显，有波动感，提示前列腺有脓肿形成。

2. 中西医结合

由于前列腺脓肿多继发于急性细菌性前列腺炎，根据药敏试验选择合适的抗生素可针对性地治疗本病。当脓肿成熟后适时切开引流，方不致变生他症。

（二）中医治疗

1. 内治法

（1）成脓期

治法：清热解毒，消肿散结。

方药：五味消毒饮合仙方活命饮加减。

金银花30g，野菊花15g，蒲公英30g，紫花地丁15g，天葵子12g，防风10g，当归15g，陈皮15g，甘草6g，赤芍15g，穿山甲10g，浙贝母15g，天花粉15g，制乳香、制没药各10g，皂角刺15g，土茯苓20g。

（2）溃破期

治法：排脓解毒。

方药：排脓汤和薏苡附子败酱散。

桔梗30g，薏苡仁30g，败酱30g，制附子6g，甘草10g，冬瓜仁15g，桃仁10g，芦根20g。

（3）恢复期

治法：益气养阴。

方药：黄芪甘草汤合知柏地黄汤加减。

黄芪 30g，甘草 10g，茯苓 15g，山药 15g，知母 12g，生地黄 20g，丹皮 15g，黄柏 12g。

若尿道口或溃破处时流分泌物，加薏苡仁、冬瓜仁。

2. 外治法

（1）直肠塞药：野菊花栓，每次 1 枚，每日 2 次。

（2）蒲公英 30g，败酱 30g，丹参 30g，赤芍 15g，香附 15g，生大黄 15g。水煎灌肠。每次取 30mL，灌肠后保留 30~60 分钟，每日 2 次。

（三）西医治疗

1. 药物治疗

（1）抗菌药物：诺氟沙星 0.2g，每日 4 次，口服；天方罗欣片 0.2g，日 1 次，口服；或复方新诺明片，首次剂量 2g，以后每次 1g，每日 2 次，口服。毒血症明显者，可给予静脉点滴氨苄西林等。

（2）解痉剂：对膀胱刺激征明显者，可选用 654-2 片 5mg，日 3 次，口服。疼痛剧烈者，可用普鲁苯辛片 15mg，日 2 次，口服。

2. 手术治疗

一旦脓肿形成，首先行外科切开引流，可行直肠或会阴部切开引流；若脓肿局限在腺体内，则经尿道用电切镜切开脓肿壁排脓。

第七节　前列腺结石

前列腺结石分真性结石与假性结石两类。真性结石是在前列腺组织内或腺泡内形成的结石；假性结石是指停留在前列腺部尿道内或在后尿道囊性扩张中形成的小结石，实属于尿道结石。本节主要讨论真性结石，真性结石较少见，多发生于老年人，都伴有前列腺增生或慢性前列腺炎。前列腺结石一般无症状，若结石较大、较多，或伴感染，可出现尿频、尿急、尿痛、血尿、排尿困难等症状。

根据临床表现，中医将其归属于"淋证"的范畴。

一、临床诊断

（一）辨病诊断

1. 症状

多数患者无症状，称为"静石"。若同时伴有前列腺增生、尿道狭窄或慢性前列腺炎等，可有尿频，尿急，尿痛，终末血尿，排尿困难，腰骶部、会阴部不适以及性功能障碍等相应的症状。如有前列腺结石酿成前列腺脓肿时，可出现严重的会阴、直肠和下背部疼痛，大便时加重，伴有寒战，体温也上升。另外，有些小的结石可随尿排出。

2. 体征

直肠指检示多数病人前列腺均肿大，局部可触及小结石。少数病人可触到小结石移动引起的摩擦感或听到触摸时引起的捻发音。有的病人前列腺硬度增加，可扪及结节，甚至坚硬如石。

3. 实验室检查及影像学检查

（1）EPS 镜检可见红细胞或少量白细胞，若与慢性前列腺炎同见，白细胞≥10 个/HP 或成堆，卵磷脂小体减少。

（2）X 线检查常可见到 3 种前列腺结石的 X 线表现。弥散型：多发性小前列腺结石，弥散地分布于前列腺内；环型：结石圆形，并可清楚地辨认出结石的中心部分；马蹄型：结石存在于前列腺的两侧，呈马蹄状。

（3）尿道镜检查有时可窥见突出于尿道的结石。

（4）膀胱镜检查见前列腺尿道部肿胀，精阜表面不光滑，呈慢性炎症表现，偶尔在膀胱镜通过尿道时有结石样摩擦感。

（5）超声图像表现前列腺实质内有点块状强回声，可单个或多个，大小约 0.2～0.8cm，成串的结石多位于内外腺交界包膜处，呈弧形排列。结石可伴或不伴声影。合并前列腺癌、良性前列腺增生症或前列腺炎时，可分别伴有相应病变的声像图。

（二）辨证诊断

1. 结石内阻型

（1）临床表现：突然出现下腹部、会阴部疼痛，血尿，尿频，尿急，尿痛，排尿困难，伴尿道灼热感，口苦，口干，小便黄赤，大便干。肛诊前列腺肿大，有结石感。舌质红，苔黄腻，脉弦数。

（2）辨证要点：突然出现下腹部、会阴部疼痛，血尿，尿痛。肛诊前列腺肿大，有结石感。舌质红，苔黄腻，脉弦数。

2. 湿热蕴结型

（1）临床表现：尿频，尿急，尿痛，尿道有灼热感，会阴部胀痛不适，阴囊潮湿，口苦，口干，小便黄赤，脘腹痞闷，大便溏而不爽。肛诊前列腺可有结石摩擦感。舌质红，苔腻，脉濡数。

（2）辨证要点：尿频，尿急，尿痛，尿道灼热，阴囊潮湿。肛诊前列腺可有结石摩擦感。舌质红，苔黄腻，脉濡数。

二、鉴别诊断

（一）真性与假性前列腺结石相鉴别

假性前列腺结石实属尿道结石，通过尿道镜检查可被发现，并可和突出于尿道的真性前列腺结石区别开来。

（二）前列腺结石与前列腺癌相鉴别

前列腺癌 B 超示有不规则团块状回声，通过 X 线检查常可区别是否为结石。前列腺癌可根据 PSA 和前列腺活体组织检查确诊。

三、治疗

（一）提高临床疗效的思路提示

1. 谨查病机

本病的病因是过食辛辣厚味导致湿热注于下焦，属实证、热证。

2. 分清标本缓急

前列腺结石是因湿热之邪长期蕴积而成，而前列腺结石又可使湿热之邪留恋不去。若湿热之证为主要表现时，当以清热利湿为主，佐以排石；若结石阻滞为主要表现时，当以解痉排石为主，佐以清热利湿。

（二）中医治疗

1. 结石内阻型

治法：清热利湿，解痉排石。
方药：芍药甘草汤合蒲灰散加减。

芍药 30g，甘草 30g，蒲黄 15g，滑石 30g，鸡内金 15g，海金沙 30g，金钱草 30g，丹参 30g，郁金 15g。

2. 湿热蕴结型

治法：清热利湿。

方药：程氏萆薢分清饮加味。

萆薢 30g，石菖蒲 30g，茯苓 15g，白术 15g，莲子心 10g，丹参 30g，车前子 15g，黄柏 12g，金钱草 30g。

（三）西医治疗

对于无症状的前列腺结石，可临床观察，不进行特殊处理。如果伴有良性前列腺增生症，需行前列腺切除术时，结石的存在不会干扰手术步骤，当结石不能完全去除时，也不会增加前列腺切除的后遗症。

若前列腺结石伴有感染，则应该积极治疗，因为它类似于感染性肾结石，可成为一个泌尿系反复感染的病灶。用抗生素一般不会消灭感染结石中的致病菌，即使合理用药使尿液及前列腺液变为无菌状态，一旦停药，结石内的致病菌会再使尿液及前列腺液感染。所以，目前治愈此类感染性前列腺结石的办法是通过外科手术的途径将所有感染性结石切除。手术摘除有 3 种方法：

1. 经尿道切除前列腺及取出结石。

2. 结石伴发前列腺增生，采用耻骨上前列腺及结石摘除术。

3. 前列腺深部结石及多发结石，可经会阴行全前列腺切除术。全前列腺切除术是有效的方法之一，但它可伴有多种手术并发症，如阳痿、尿失禁等，使其受到很大限制。

目前，经尿道前列腺电切是最常用的方法，特别是对于那些存在于前列腺腺管内的微小结石疗效甚好，此方法多用于年轻患者，因其很少出现性功能障碍，对老年人也适用，缺点是结石往往不能去除干净，易复发。另外，在此种手术过程中要先预防性地使用抗生素，以防止菌血症的发生，术后维持用药至少 24 小时。

第八节　前列腺肉瘤

前列腺肉瘤包括横纹肌肉瘤、平滑肌肉瘤、纤维肉瘤、梭形细胞肉瘤、脂肪肉瘤、神经源性肉瘤、淋巴肉瘤、黏液肉瘤、血管肉瘤、软骨肉瘤等，其中以横纹肌肉瘤多见。前列腺肉瘤的发病率很低，常见于小儿，亦见于青年，尤好发于 10 岁以下的儿童（约占 1/3）。

一、临床诊断

1. 症状

本病症状为排尿困难，尿频，尿痛，血尿，或排便困难伴下肢疼痛、咳嗽、咯血等。

2. 体征

直肠指诊示前列腺高度增大，呈球形，质地柔韧，表面光滑，有囊性感，但有时较硬，亦可呈分叶或结节状。

3. 实验室检查及影像学检查

（1）骨骼及胸部 X 线检查显示骨骼被破坏，无骨膜反应；肺部可见"棉花团"状阴影。

（2）膀胱尿道造影显示膀胱底部抬高，后尿道移位。

（3）B 型超声检查示前列腺体积增大，向膀胱腔突出，包膜回声不整齐，高低不平，或有缺损，内部光点不均匀，高回声和低回声交错存在。

（4）CT 检查表现为非均匀性囊性病变，常浸润邻近组织，可见膀胱及盆腔肌肉和直肠受累。肿瘤坏死可导致孤立的低密度区。

（5）膀胱镜检查可见膀胱外肿块压迫，膀胱容量减少。

（6）经尿道电切或穿刺活检，可发现肿瘤细胞。

二、鉴别诊断

（一）前列腺囊肿

前列腺囊肿存在尿频、尿急、排尿困难等症状。直肠指诊示前列腺增大，有囊性感。穿刺可抽出囊液，内含精子。B 超检查有圆形或椭圆形的透声区，边界整齐。

（二）前列腺脓肿

前列腺脓肿有尿频、尿急、排尿不畅、排便痛，症状与前列腺肉瘤相似，但前列腺脓肿全身症状明显，如发热、寒战、恶心、呕吐、乏力、厌食等。直肠指诊检查前列腺压痛明显。前列腺液镜检有较多脓细胞，做培养可发现致病菌。B 超检查示前列腺区出现边界不整齐的透声区或内部低回声区。

三、治疗

（一）中医治疗

本着扶正祛邪的原则，施以清热解毒、破瘀散结、调和气血之法。参照前列腺癌的有关内容。

（二）西医治疗

1. 肿瘤无明显转移时可行根治性膀胱前列腺切除术，并做尿流改道。

2. 放射或化学治疗对部分前列腺肉瘤有效。参考前列腺癌的有关内容。

第九节　前列腺结核

前列腺结核为泌尿系结核或身体其他原发结核病灶的继发病变，属男性生殖系结核。其发病年龄以 20～40 岁的青壮年为多见。与精囊结核同时发生的比例几乎可达 100%。

前列腺结核属中医"痰核"的范畴，其在阴部或阴囊形成的结核窦道则类似中医的"穿裆漏"或"阴囊漏"。

一、临床诊断

（一）辨病诊断

前列腺结核多见于 20～40 岁的性成熟期青壮年。

1. 病史

前列腺结核有泌尿系结核或身体其他原发结核灶的病史。

2. 症状

早期前列腺结核的临床表现多不明显，一般表现为类似慢性前列腺炎的症状，伴有会阴部不适及轻微直肠部疼痛，病变可继续发展。

（1）血精或射精疼痛：精液呈粉红色，带有血丝，严重时精液呈血液状。射精时，由于前列腺收缩可加重溃疡出血，出现射精疼痛或由于腺体导管阻塞，尤其是射精管开口部位的阻塞，射精时亦可发生疼痛。如伴有附睾结核，则射精疼痛的症状更加明显。

（2）精液量减少：前列腺因结核被破坏而分泌减少，或导致前列腺导管、射精管排泄不畅，引起精液量减少，如同时伴有附睾结核，精子数量也会减少，且活力下降。

（3）泌尿系症状：前列腺因结核感染而肿大，可压迫前列腺尿道而出现排尿困难或尿潴留。若结核感染影响膀胱、尿道，可出现尿频、尿急、尿痛、尿混浊、排尿痛或终末血尿。

（4）窦道的形成：前列腺结核形成的冷脓肿可向会阴部或阴囊溃破，形成结核性窦道，经久不愈，可排出黄绿色脓液。

（5）性功能障碍：前列腺结核可出现性欲减退、阳痿、早泄、痛性异常勃起等性功能障碍的表现。

（6）全身症状：如消瘦、乏力、盗汗、低热等。

3. 体征

直肠指检早期病变前列腺外形可正常，有浸润和硬结。严重者腺体肿大，呈不规则结节状，质地偏硬，有轻度压痛，亦可纤维化，成为坚硬的肿块。病变亦可向前列腺周围溃破，在会阴部形成窦道。附睾受累时，肿大变硬，呈不规则结节状。阴囊检查应注意附睾有无肿大、变硬，输精管有无串珠状硬结。

4. 实验室检查及影像学检查

（1）前列腺液、精液镜检可见红细胞及白细胞。尿液检查可有蛋白、红细胞、白细胞。

（2）尿道、前列腺液、精液、结核杆菌直接涂片或做结核杆菌培养可以发现结核杆菌。PCR 试验可明显提高结核的诊断率。

（3）前列腺活组织检查：镜下可见多个结核结节，有干酪样坏死及巨细胞浸润，前列腺细胞、导管上皮细胞被破坏或消失。

（4）X 线检查：前列腺后尿道区平片可见钙化阴影。前列腺部尿道造影示狭窄、僵直、管壁不规则、膀胱颈部挛缩、脓肿，可见空洞与尿道相通。

（5）B 超检查：其边界回声不整齐，内部光点不均匀，也可有边界不整齐的透声区及内部的低回声，为前列腺脓肿或空洞的佐证。

（二）辨证诊断

1. 初期

（1）临床表现：一般无临床表现，或仅见会阴部、直肠区有不适感。肛诊检查前列腺外形正常，可触及结节。舌质淡，苔白，脉弦细。

（2）辨证要点：一般无临床表现，如有身体其他部位的结核病史，出现会阴不适可考虑为本病初期。

2. 溃疡期

（1）临床表现：血精，射精疼痛，伴会阴部疼痛不适、性欲减退、阳痿、早泄或痛性阴茎勃起等性功能障碍。肛诊前列腺有压痛，呈结节状，质地偏硬。舌质暗，苔薄黄，稍腻，脉弦细，稍数。

（2）辨证要点：血精，射精疼痛，伴性功能下降。肛诊前列腺呈结节状，质地偏硬。舌质暗，苔薄黄，稍腻，脉弦细，稍数。

3. 脓成期

（1）临床表现：血精明显，射精疼痛较重，精液量少，潮热，盗汗，全身乏力，腰膝酸软，会阴部疼痛加重，伴尿频、尿急、尿痛、排尿困难，甚则点滴不出。肛诊前列腺肿大，结节呈不规则状，有压痛。舌质红，苔少，脉细数。

（2）辨证要点：血精明显，射精痛较重，精液量少，腰膝酸软，潮热，盗汗。舌红，苔少，脉细数。

4. 溃破期

（1）临床表现：会阴部或阴囊部出现窦道，经久不愈者流出黄绿色脓液，伴面色萎黄，体倦乏力，低热自汗，畏寒肢冷。肛诊前列腺质地坚硬。舌质淡，苔薄白，脉细无力。

（2）辨证要点：会阴部或阴囊部出现窦道，经久不愈的流出黄绿色脓液。舌质淡，苔薄白，脉细无力。

二、鉴别诊断

（一）慢性细菌性前列腺炎

慢性细菌性前列腺炎在前列腺可出现大小不等的硬结，或腺体变硬以及前列腺液镜检红细胞、白细胞增多，尿道分泌物涂片染色检查及细菌培养可发现致病菌，或尿液分段定位检查前列腺液（EPS）的细菌量可以超过5000/mL，病人无结核病史，精液、前列腺液结核杆菌涂片或培养均为阴性。经会阴穿刺、前列腺活组织检查可见腺体充血、水肿，腺管及周围间质组织中有炎性细胞浸润。

（二）非特异性肉芽肿性前列腺炎

本病为前列腺组织对其间质内郁滞的精液、前列腺液、细菌产物的异物反应或自体免疫反应，致组织损伤、坏死，向间质突出，形成肉芽肿性改变，或为继发于全身的免疫反应。具有前列腺肿大、硬结及有尿频、尿痛、血尿、排精痛、腰骶部、会阴部痛等症状。但多发生于老年人，硬结一般生长较快，且较大，呈山峰样突起，有弹性，不规则，质地不均。常在上述尿路症状之间或之后出现。可迅速出现梗阻症状而发生尿潴留。尿液、血液中嗜酸性粒细胞明显增多，前列腺镜检无明显异常。

（三）前列腺结石

前列腺结石亦具有尿频、排尿困难、腰骶部或会阴部疼痛的症状，也可出现性功能障碍，如阳痿、早泄、射精疼痛、血精等。但直肠指检可触及结石或有结石摩擦感；骨盆前列腺区 X 线平片可发现阳性结石影；超声检查可出现强光带，并伴有明显声影。

（四）前列腺癌

前列腺癌晚期也可出现尿路刺激症状，如尿频、尿痛以及排尿困难等，但直肠指诊前列腺增大，表面高低不平，肿块坚硬。血清酸性磷酸酶增高；血清 PSA 升高；前列腺液涂片或活组织检查可发现癌细胞。

三、治疗

（一）提高临床疗效的思路提示

1. 抓住本质

本病的发生一方面是素体肝肾阴亏，一方面是感染"痨虫"。

2. 分清寒热虚实

本病初起为痰浊凝结不散，形成结节，属寒证、实证；久之痰浊渐蕴而化热，损伤血络而见血精，属寒热错杂，以实证为主；痰浊不去，蕴热不除，酿生脓肿，损伤阴血，属虚热证；脓肿溃后，形成窦道，经久不愈，耗伤气血，属虚寒证。

（二）中医治疗

1. 内治法

（1）初期

治法：温化痰浊，软坚散结。

方药：阳和汤加减。

鹿角胶（烊化）20g，肉桂6g，熟地黄20g，白芥子10g，麻黄9g，干姜20g，甘草10g。

（2）溃疡期

治法：止血活血，化痰清热。

方药：补络补管汤加减。

牡蛎30g，龙骨30g，山茱萸15g，三七粉3g（冲），浙贝母12g，海藻20g，昆布20g，茜草12g。

（3）脓成期

治法：透脓散结，养阴清热。

方药：透脓散加减。

黄芪30g，当归15g，川芎10g，穿山甲10g，皂角刺12g，夏枯草30g，浙贝母15g，柴胡12g，黄芩12g，生地黄20g，丹皮15g，甘草6g。

（4）溃破期

治法：补益气血，排脓散结。

方药：八珍汤加味。

党参10g，白术10g，茯苓15g，甘草10g，当归15g，白芍15g，川芎10g，熟地黄20g，黄芪30g，桔梗12g。

2. 外治法

会阴部、阴囊部有窦道，可用千金散药线去腐生肌，或用五五丹药线提脓祛腐，脓尽用生肌散收口。

（三）西医治疗

1. 药物治疗

治疗原则与肾结核相同。前列腺结核用药物治疗效果较好，宜联合用药。

（1）链霉素针：每次0.75g，日1次，肌肉注射，连用2周；以后每周肌注2次，每次1g，连用2个月。

（2）异烟肼片：每日 0.3g，顿服。

（3）利福平胶囊：每日 0.45 ~ 0.6g，空腹 1 次顿服。

（4）维生素 B_6 片：每次 5 ~ 10mg，日 1 次，口服。可防止用异烟肼后神经方面的反应。

上述药物应足量应用而不间断，一般连用 3 ~ 6 个月，然后根据临床症状与体征以及前列腺液和精液化验来估计治疗效果。

2. 手术治疗

前列腺结核一般不行手术治疗，若抗结核药无法控制，症状严重，空洞较大，窦道经久不愈，可行病灶清除术，切除病变的前列腺或将窦道切除。

第十节 精阜炎

精阜炎是精阜非特异性感染引起的急慢性炎症。临床有不同程度的尿道激惹症状，或仅有少量的血尿或前段血尿为主要临床表现。

本病相当于中医学之"血淋"。

一、临床诊断

（一）辨病诊断

1. 症状与体征

少量血尿，尿频，尿急，尿痛，排尿不适，尿道有灼热感，或仅有少量尿道出血或前段血尿。

2. 影像学检查

膀胱尿道镜检查示精阜充血、水肿、胀大，但表面光滑，边界清楚。

（二）辨证诊断

由于本病以膀胱湿热证为主要临床表现，其病位在下焦，属实证、热证。亦有虚火灼络而致本病，属虚证、热证。

1. 急性期

（1）临床表现：少量血尿或前段血尿，尿频，尿急，尿痛，排尿不适，尿道有烧灼感，伴发热，口干，口苦，小便黄赤，大便秘结，阴囊潮湿。舌红，苔黄腻，脉濡数。

（2）辨证要点：少量血尿或前段血尿，尿频，尿急，尿痛，阴囊潮湿。舌红，苔黄腻，脉濡数。

2. 慢性期

（1）临床表现：少量血尿，反复不愈，伴尿道刺痛不适，或有灼热感，口干咽燥，潮热，盗汗，大便干，小便黄。舌质紫暗，有瘀斑、瘀点，苔薄黄，稍腻，脉弦细或细数。

（2）辨证要点：少量血尿，反复不愈，伴尿道刺痛。舌质紫暗，苔薄黄，稍腻，脉弦细或细数。

二、鉴别诊断

本病应与后尿道肿瘤相鉴别。

后尿道肿瘤亦可出现与精阜炎相似的症状，如少量尿道出血或前段血尿。活组织检查可资鉴别。

三、治疗

（一）提高临床疗效的思路提示

1. 明确诊断

本病无特异征象，只有通过膀胱尿道镜检查方可确诊。

2. 分清虚实

本病起病急者，尿路刺激征明显，多为湿热下注所致，为实证。慢性者，症状不明显，有少量血尿，反复发作，多为阴虚火旺之虚证或夹有瘀血之虚实错杂证。

（二）中医治疗

（1）急性期

治法：清热利湿，凉血止血。

方药：小蓟饮子加减。

小蓟 15g，生地黄 20g，当归 15g，山栀 12g，甘草 6g。

（2）慢性期

治法：活血止血。

方药：桃红四物汤加味。

桃仁 10g，红花 15g，当归 15g，川芎 10g，赤芍 15g，生地黄 20g，蒲黄 15g。

若阴虚症状明显者加旱莲草、女贞子。

（三）西医治疗

1. 药物治疗

（1）抗生素：如诺氟沙星 0.2g，日 4 次，口服；环丙沙星 0.4g，日 3 次，口服；红霉素片 0.5g，日 4 次，口服。

（2）膀胱刺激征明显者可选用解痉剂，如普鲁苯辛片 15mg，日 3 次，口服。

2. 局部治疗

本病的局部治疗可经膀胱尿道镜行高频电灼或药物烧灼，亦可行电烙切除。

第九章　精囊疾病

第一节　精囊的先天性异常

精囊的先天性异常发病率极低，有先天缺如、先天发育不良及先天囊肿等。先天性缺如、先天发育不良可引起男性不育，并常伴有其他泌尿生殖系异常，或出现第二性征发育不全，或外阴呈女性型。

根据精囊先天性异常表现，本病似属中医"五不男"的范畴。

一、临床诊断

（一）精囊腺先天缺如或发育不良

本病患者精囊单侧缺如或发育不良，可不出现临床症状；双侧缺如或发育不良，可致精液量很少（＜1mL），且引起男子不育。肛诊示未触及精囊腺或精囊腺大小异常。输精管造影或射精管插管可明确诊断。B超提示未见精囊腺回声。

（二）精囊囊肿

1. 症状

本病因囊肿压迫膀胱出口及尿道致尿路梗阻，出现尿频，尿急，尿线变细，排尿困难，甚则肾积水，引起肾功能损害。

2. 体征

本病肛诊可在前列腺上方精囊位置扪及囊肿。

3. 实验室检查及影像学检查

本病经囊肿穿刺抽吸出血性液体并有精虫存在。输精管插管或造影可协助诊断。B超扫描可显示囊肿大小、位置及囊壁的情况。

二、鉴别诊断

（一）与精囊缺如引起不育的鉴别

精囊腺缺如表现为无精子症或少精子症，应与睾丸功能低下引起者相鉴别。前者睾丸发育正常，内分泌激素水平测定多在正常范围，后者睾丸较小，质软，或为隐睾，激素水平常异常。精囊缺如常伴有输精管缺如，触诊无输精管索状结构。

（二）先天性精囊囊肿与继发因素所致的囊肿相鉴别

先天性精囊囊肿发生于幼儿，青少年时代症状明显，表现为尿道压迫症状。成年人所患精囊囊肿常因炎症致精囊出口或射精管闭塞、狭窄，亦可对尿道或局部有压迫症状，根据其发病原因及时间可资鉴别。

三、治疗

先天性精囊囊肿一旦确诊，可根据情况行精囊切除术，单纯穿刺抽液不能解决问题。精囊缺如尚缺乏有效的治疗手段。

第二节　精囊炎

精囊炎是男性生殖系统常见的感染性疾病之一。临床可分急性精囊炎与慢性精囊炎两类，后者较多见。发病年龄常在 20～40 岁之间。其临床主要特征是"血精"，即精液里混有不同程度的血液，可伴有尿频、尿急、尿痛、射精疼痛、会阴不适等症状，因其与前列腺炎在病因和感染途径方面相同，故常与前列腺炎同时发生，且是复发性附睾炎的病因。

根据其临床表现，精囊炎属中医"血证"的范畴，与中医学之"血精症"相似。

一、临床诊断

（一）辨病诊断

1. 症状

本病多见于成年男性，主要症状为血精。急性精囊炎与急性前列腺炎的症状表现相似，可见尿频、尿急、尿痛、会阴部及肛门胀痛，伴有寒战、高热，甚则出现终末血尿及排尿困难，性交时由于射精剧烈疼痛而出现暂时性射精抑制，精液呈红色或带血块。慢性精囊炎的主要特点为间歇性血精，精液呈粉红色、暗红色或有血块，这种情况可持续较长时间；耻骨上区隐痛，并伴会阴部不适。其次有性欲减退、早泄、遗精和射精疼痛，射精时疼痛尤剧。

2. 体征

急性精囊炎时肛诊可触及肿大的精囊腺，压痛明显，下腹部、会阴部亦可有压痛；慢性者精囊常无增大，但按压前列腺附近可有轻压痛。

3. 实验室检查及影像学检查

（1）血常规：急性者可见白细胞总数升高。

（2）精液常规：精液检查可出现许多红细胞、白细胞，急性者尤为明显；精子活动率、活力可下降。

（3）精液细菌培养：常可培养出致病菌。

（4）经直肠B超或CT检查：常提示精囊腺体积增大，囊壁增厚，边缘粗糙，囊内透声差。

（5）精囊造影检查：主要适用于慢性精囊炎。方法是经射精管口插管逆行造影，或穿刺输精管注入造影剂后摄片，可见精囊形态不规则，边缘欠光滑。

（二）辨证诊断

精囊炎有急性和慢性之分，临床表现错综复杂，故临证当分清缓急，辨明虚实。实证一般病程较短，精液鲜红，量多，并伴射精疼痛、尿频、尿黄、尿道灼热感；虚证病程较长，精液量少，色淡，并伴腰膝酸软、四肢乏力等症状。

1. 湿热下注型

（1）临床表现：病程较短，精液色鲜红，量多，射精疼痛，早泄，尿痛，尿黄，阴囊潮湿，口苦咽干，会阴、小腹部疼痛。舌质红，苔黄腻，脉弦滑而数。

（2）辨证要点：血精，阴囊潮湿，会阴及小腹部疼痛。舌质红，苔黄腻，脉弦滑数。

2. 阴虚火旺型

（1）临床表现：精液量少，色红，痛性射精，早泄，腰膝酸软，头晕，耳鸣，五心烦热，潮热，盗汗，便干溲黄，会阴部隐痛。舌红，有裂纹，苔少，脉细数。

（2）辨证要点：精液带血，量少，腰膝酸软，头晕，耳鸣，潮热，盗汗。舌红，苔少，脉细数。

3. 脾肾两虚型

（1）临床表现：精液色淡红，神疲肢倦，腰膝酸软，畏寒，性欲减退或阳痿，失眠多梦。舌淡，苔薄白，脉沉弱无力。

（2）辨证要点：精液色淡红，神疲肢倦，腰膝酸软。舌淡，苔薄白，脉沉弱无力。

4. 瘀血阻滞型

（1）临床表现：精液色暗红或有血块，会阴部刺痛，或有阴部外伤史。舌质暗，有瘀斑、瘀点，脉涩。

（2）辨证要点：精液色暗红，或有血块。舌质暗，有瘀斑、瘀点，脉涩。

二、鉴别诊断

（一）前列腺精囊结核

本病与精囊炎相比，发生时间较晚，精液量减少，呈粉红色，带有血丝，精子计数减少，甚则无精子。直肠、会阴部疼痛，射精疼痛较明显，排尿困难。精液镜检见红细胞、脓细胞。肛诊前列腺及精囊有浸润及硬结。X线摄片精囊区有钙化影。造影见精囊轮廓不规则，扩张或破坏。结核菌素试验有助于鉴别。

（二）精囊囊肿

该病发生时间较晚，精液呈淡红色，精子计数及精液量略减少，无射精痛，囊肿较大，压迫周围组织时可见腹部、腰部疼痛，排尿困难，可影响生育，肛诊时常可触及。

（三）精囊癌

本病精液呈鲜红色，精液量及精子数目均下降，无射精疼痛，腹股沟及睾丸疼痛，有尿频、尿痛及血尿。肛诊可触及精囊不规则硬结。造影精囊轮廓不清，有破坏。发病年龄较精囊炎为高。

（四）前列腺结石、精囊结石

前列腺结石、精囊结石患者可见精液量减少，色暗红，精子计数下降，射精痛存在，合并感染时会阴部放射痛，阴茎疼痛明显，排尿困难常存在，但不影响生育。肛诊可见局部增大，有压痛。B超可了解结石情况，但应注意与钙化影的区别。发病年龄常大于40岁。

（五）淋病性精囊炎

该病患者有不洁性交史或与其他传染源有接触史，精液色红，镜检可查到淋球菌。肛诊触痛明显。青年人发病率高。

三、治疗

（一）提高临床疗效的思路提示

1. 明确诊断

血精是该病的主要特征。要抓住这一特征，并结合病史和相关实验室检查进行鉴别，从而做出正确诊断。

2. 详辨虚实

血精有虚实之别，虚者阴血亏虚，脾肾亏损；实者湿热下注，瘀阻精道。临证当详查，以防犯虚虚实实之戒。

3. 中西医汇通

急性期当及时应用敏感抗生素，尽快控制病情。对于急、慢性精囊炎，在使用抗生素的同时，均可辨证使用中药，以中西医结合，优势互补。同时也可积极辅以理疗措施以提高疗效。

4. 积极治疗并发症

精囊炎常合并前列腺炎等邻近器官的病变，故在治疗精囊炎的同时还应积极治疗并发症，同时应注意生活调理以提高疗效。

（二）中医治疗

1. 内治法

（1）湿热下注型

治法：清热利湿，凉血止血。

方药：龙胆草 12g，栀子 15g，黄芩 12g，柴胡 12g，生地黄 20g，车前子 20g（另包），泽泻 12g，木通 6g，生甘草 5g，当归 15g。

尿痛较重者加竹叶 12g，灯心草 6g。阴囊潮湿明显者加萆薢 20g。

（2）阴虚火旺型

治法：滋阴降火止血。

方药：大补阴丸加减。

熟地黄 20g，知母 20g，黄柏 12g，龟甲 10g，大蓟、小蓟各 30g，仙鹤草 30g。

可加入川牛膝、牡丹皮、棕榈炭、琥珀等凉血、止血、和血之品。

（3）脾肾两虚型

治法：健脾益肾，固涩止血。

方药：归脾汤合二至丸加减。

党参 15g，炒白术 20g，黄芪 25g，当归 15g，茯苓 15g，木香 6g，龙眼肉 10g，甘草 5g，旱莲草 20g，女贞子 15g，仙鹤草 30g。

气虚下陷者加柴胡 6g，升麻 3g；头晕耳鸣、记忆力减退者加紫河车 5g（冲服）。

（4）瘀血阻滞型

治法：活血化瘀，行气止血。

方药：桃红四物汤加减。

桃仁 10g，红花 15g，当归 15g，赤芍 12g，川芎 10g，生地黄 20g，生蒲黄、炒蒲黄各 10g。

血精色暗明显者加三七粉 3g（冲）；血瘀夹湿热者加龙胆草 10g。

2. 外治法

（1）药物灌肠：取清热解毒、活血化瘀类中药（金黄散等）适量，加水 200mL，调煮成稀糊状。温度适宜时，做保留灌肠 30 分钟，后取臀部抬高位卧床 1 小时，每日 1 次。

（2）体针治疗：取会阴、肾俞。采用泻法，重刺激，不留针，每日或隔日 1 次，10 次为 1 疗程。阴虚火旺型加太冲、照海、太溪、曲骨穴，平补平泻；湿热下注型加阴陵泉、三阴交、太冲、行间、中极穴，用泻法；外伤血瘀型加次髎、委中、照海、中极穴，用泻法；脾肾气虚型加肾俞、脾俞、三阴交、太溪、足三里、气海穴，用补法。

（3）耳针治疗：取外生殖器、肾、神门等穴。用王不留行籽贴敷穴位，时时按压，加强穴位刺激，每3天换1次。

（4）梅花针疗法：取华佗夹脊穴叩刺，以少量出血为度。可凉血活血。

（5）穴位注射疗法：以复方丹参注射液2mL，或小檗碱注射液2mL，在中极穴或阿是穴刺入，得气后推注药液，日1次。

（6）气功疗法。

①姿势：枕高13cm，仰卧于床，两腿屈膝，小腿外翻，两脚心相合；左手中指轻抵会阴穴，右掌心劳宫穴贴在神阙穴（肚脐）上。

②吐纳：用"单吸不呼"吸提法，即鼻吸气时要深、长、柔、缓，将气从丹田提至"膻中"处，最高不过"玉堂"处，同时提吸前阴、后阴，但不可用力去提，只依靠吸气时的自然收缩为准。

③鼻呼：呼气时要自由呼，将气沉下，送至丹田，同时放松前阴、后阴。以锻炼至36息为度。

注意：吐纳时不可用顺呼吸法，否则会将气息逼紧在丹田而引起胸闷、气短、头胀。

④意念：意守会阴穴。

⑤功后导引：双掌摩擦，贴于丹田或腰眼50~300次，以多为佳。

（三）西医治疗

急性精囊炎应注意休息，暂停房事，保持大便通畅。慢性者可定期做前列腺按摩，有助于精囊液的排出与引流，利于疾病的康复。对精囊形成脓肿者，要经直肠或会阴切开引流。对于血精伴明显全身症状的急性炎症，当以敏感的抗生素治疗为主。如血精症状较明显，可适当选用止血药物。

1. 抗生素的应用

对细菌培养阳性者，可根据药敏结果选用敏感性高的药物。常用药物有大环内酯类、喹诺酮类、磺胺类及头孢菌素类等。当感染了可疑致病菌，但细菌培养阴性者，应考虑有衣原体、类杆菌感染的可能，可予多西环素、四环素、甲硝唑等治疗。抗生素的应用当足量、按疗程用药方可收到理想效果。

（1）复方新诺明片：每次2片，每日2次，口服，首次加倍。

（2）诺氟沙星胶囊：每次300mg，每日3次，口服。

（3）环丙沙星：每次500mg，每日2次，口服，或每日200mg，静脉点滴，每日2次。

（4）罗红霉素片：每次 150mg，每日 2 次，口服。

（5）头孢拉定：每次 0.5g，每日 4 次，口服；或每次 2g，静脉滴注，日 2 次。

除全身应用敏感抗生素治疗外，尚可局部用药。方法为通过手术先置入输精管导管，再选用适当的抗生素，通过导管注入药物，使局部药物浓度增高，以起到较快的治疗效果。

2. 止血药物的选用

（1）卡巴克洛：每次 5mg，每日 3 次，口服；或每日 10mg，肌肉注射。

（2）维生素 K_3：每次 4mg，每日 3 次，口服；或每日 8mg，肌肉注射。

（3）酚磺乙胺针：每次 $0.25 \sim 0.75g$，静脉注射或肌肉注射，每日 2 次。

3. 精囊、前列腺按摩

精囊、前列腺按摩，每周 $1 \sim 2$ 次，持续 4 周。适用于慢性精囊炎郁积较明显的患者。适当延长按摩时间有利于精囊液的排空。对于急性者或合并急性前列腺炎者禁用。

4. 离子导入法

病人排空大便后用 1‰小檗碱溶液 20mL 灌肠，然后用药液浸湿纱布垫置于会阴部位，将浸湿的纱布与直流电理疗器的阳极相连接，阴极置于耻骨上，电流 $8 \sim 20mA$，每次透入 20 分钟，每日 1 次，10 次为 1 疗程。

5. 导管引流术

导管引流术是在尿道镜下用导管进行射精管口扩张，并通入约 $2 \sim 2.5cm$，以利于引流。适用于慢性精囊炎顽固不愈者。

6. 手术治疗

精囊炎通常不需行手术治疗，但有部分患者可伴有精液潴留或精囊腺脓肿，病人自觉会阴胀痛，直肠指诊发现精囊肿大，有波动感和压痛，B 超及 CT 等检查发现精囊有积液或积脓，需经会阴穿刺抽液减压，或从直肠或会阴部切开引流。

7. 常见并发症及处理

（1）前列腺炎：精囊腺和前列腺位置毗邻，易相互感染，故往往将精囊炎与前列腺炎同时治疗。前列腺炎的处理见有关章节。

（2）尿道炎：精囊腺通过射精管开口于后尿道，故尿道和精囊腺的炎症亦可互相影响。尿道炎位置表浅，临床较易处理；精囊腺位置较深，病情复杂，疗效较尿道炎慢。二者除了药物治疗外，均需多饮水以增加尿量，使细菌排出体外，还要注意个人卫生，保持会阴部清洁，防止病菌上行感染。

（四）中医专方选介

1. 清精理血汤

白花蛇舌草、金银花、连翘、萆薢、生地榆、生茜草、虎杖、金钱草、白茅根、车前子、赤芍、丹皮、知母、黄柏、三七粉、生甘草。随症加减。每日 1 剂，水煎服。治疗本症 26 例，结果痊愈 21 例，有效 5 例。[郑东利.清精理血汤治疗血精症 26 例. 江苏中医. 1991，18（8）：354]

2. 银翘地黄二至汤

旱莲草 15g，女贞子 15g，金银花 12g，连翘 12g，生地黄 12g，白芍 12g，丹皮 10g。随症加减。治疗本病 12 例，总有效率为 83%。[李寿彭. 银翘地黄二至汤治疗血精 12 例. 成都中医学院学报. 1991，14（3）：21～22]

3. 清肾汤

知母 15g，黄柏 15g，白芍 12g，乌贼骨 12g，茜草 12g，龙骨 30g，牡蛎 30g，泽泻 30g，山药 30g，女贞子 30g，旱莲草 30g，茯苓 30g。治疗本症 34 例，痊愈 30 例，好转 4 例。[袁福茹，等. 清肾汤加味治疗血精 34 例临床观察. 湖北中医杂志. 1995，17（6）：16～17]

4. 解炎煎

黄芪 20g，黄柏 20g，栀子 10g，车前子 10g，旱莲草 15g，茜草 15g，蒲公英 15g，败酱 15g，熟地黄 15g，龟甲 15g，丹参 15g，生甘草 6g。加减治疗精囊炎性血精 21 例，显效 14 例，有效 6 例，无效 1 例。[杨伟文，等. 精囊炎性血精症中西医结合治疗临床分析. 新中医. 1994，26（11）：38～39]

第三节　精囊肿瘤

原发性精囊肿瘤包括实质性肿瘤，如乳头状瘤、癌和囊肿。继发性精囊肿瘤是由邻近组织肿瘤如前列腺癌、膀胱癌、直肠癌等直接蔓延而来，也可由其他肿瘤转移播散所致。单纯性囊肿并不少见，常合并其他生殖泌尿系统的异常。临床以精囊恶性肿瘤及精囊囊肿较为常见。

精囊肿瘤症状较为复杂，根据临床特征，常归属于中医学"血精""癃闭""淋证"等范畴。

一、临床诊断

（一）辨病诊断

1. 精囊恶性肿瘤

可有邻近部位的肿瘤或其他原发性肿瘤的病史。

（1）临床表现：有血精或排精障碍，亦可出现尿频、尿急、血尿、排尿困难及盆腔深部或腹股沟处疼痛，可牵涉到睾丸等处，后期有消瘦、乏力、排便困难等症状。

（2）体征：直肠指诊可在前列腺上方触到精囊部不规则的硬结，甚至累及整个精囊。

（3）实验室检查及影像学检查

①膀胱镜检查：可发现膀胱颈部及底部隆起，严重时可见膀胱壁和输尿管下端有肿瘤浸润。

②精囊造影：可见精囊轮廓有不规则扩张，有破坏征象，与周围组织界限不清楚。

③B 型超声检查：可显示扩大的精囊和肿块。

④CT 和 MRI 检查：可见精囊边缘呈不规则分叶状，较大肿瘤精囊区可见软组织块影，坏死区是低密度灶，有时可见钙化点。该检查有助于肿瘤分期。

⑤经会阴部穿刺活组织检查可以发现癌细胞。

2. 精囊囊肿

（1）临床表现：下腹部或腰部疼痛，会阴、睾丸或直肠等部位不适，可见尿频、脓尿、排尿困难、血精及血尿等。

（2）指诊：可在前列腺侧边扪及单发、大小不等的囊性肿物，其边缘光滑、完整，质韧，有弹性。

（3）实验室检查及影像学检查

①囊肿液检查：精囊本身有囊肿，其囊液内含精子。

②精囊造影：经同侧输精管逆行造影，或经会阴直接穿刺造影，可见精囊受压、充盈缺损及囊肿圆形阴影。

③B 型超声检查：提示精囊区有液性暗区的精囊占位性病变。

④膀胱镜检查：可见膀胱三角区及膀胱后壁高起。

⑤静脉尿路造影检查：显示肾、输尿管是否有先天性发育异常。

（二）辨证诊断

精囊肿瘤的症状多种多样，确切的诊断要靠现代医学设备。良性精囊肿瘤无症状者常不需治疗，对于恶性精囊肿瘤不耐手术者，可以用保守疗法治疗。分期如下：

1. 早期

（1）临床表现：一般无症状，肛检可触及硬结。舌脉正常。

（2）辨证要点：临床无症状，肛诊在前列腺上方扪及精囊部有不规则硬结。舌脉正常。

2. 中期

（1）临床表现：可见血精，排尿困难，直肠痛，尿痛，便秘，血尿，尿潴留等。肛诊前列腺顶端可触及不规则肿物，质硬，通常无触痛。舌质暗，苔薄黄，脉弦细，稍数。

（2）辨证要点：血精，排尿困难，直肠痛。肛诊触及前列腺上方有不规则、质硬、无触痛之肿物。舌质暗，苔薄黄，脉弦细，稍数。

3. 后期

（1）临床表现：面色萎黄，形体消瘦，周身乏力，转移症状明显，排尿梗阻症状进一步加重，甚至出现尿潴留。伴心悸气短，畏寒怕冷，失眠多梦。肛诊查精囊肿瘤明显，质地坚硬如石，十分牢固。舌质暗淡，苔薄白，脉沉细。

（2）辨证要点：面黄，乏力，小便排出困难，心悸，畏寒肢冷。肛诊精囊质硬如石。舌质暗淡，苔薄白，脉沉细。

二、鉴别诊断

精囊恶性肿瘤当与前列腺癌相鉴别。前列腺癌晚期可以侵及精囊，可有排尿困难。但直肠指诊检查前列腺有坚硬的肿块，表面不平。血清酸性磷酸酶、PSA、碱性磷酸酶升高。B型超声检查见前列腺腺体增大，边界回声不整齐或有缺损，内部光点不均匀。癌肿侵及精囊时，所在部位有较亮光点或光团。前列腺活组织检查可以发现癌细胞。

三、治疗

（一）中医治疗

1. 内治法

（1）早期

治法：清热解毒，活络化瘀。

方药：五神汤加减。

金银花 25g，紫花地丁 20g，牛膝 15g，车前子（包）30g，茯苓 15g，白花蛇舌草 20g，七叶一枝花 25g，生薏苡仁 30g，莪术 15g。

（2）中期

治法：化痰软坚，祛瘀散结。

方药：散肿溃坚汤加减。

昆布 20g，三棱 15g，黄芩 12g，黄连 6g，黄柏 12g，龙胆草 12g，天花粉 30g，柴胡 12g，白芍 15g，当归 15g，甘草 6g，桔梗 12g，葛根 30g，木香 10g，七叶一枝花 20g，山慈菇 20g。

若体质尚实，加犀黄丸口服，以增强清热解毒、化瘀软坚、祛痰散结之力。

（3）后期

治法：补益气血阴阳。

方药：人参养荣汤加味。

人参 12g，白芍 15，当归 12g，陈皮 15g，黄芪 30g，桂心 6g，白术 15g，炙甘草 5g，熟地黄 20g，五味子 15g，茯苓 15g，远志 12g，生姜 3 片，大枣 3 枚。

加茜草根活血化瘀，白芥子化痰；加龟甲、阿胶等血肉有情之品益精血，补阴阳。

2. 外治法

（1）良性病变以中极、关元、会阴穴为主按摩或针灸。对于恶性病变，早期以祛邪为主，选穴丰隆、石门针刺，用泻法；中、晚期患者身体虚弱者，可在足三里、血海等穴针刺以补正气，并在丰隆等祛邪作用较强的穴位上针刺。

（2）其他外治疗法，可参阅"精囊炎"一节。

（二）西医治疗

1. 精囊囊肿

（1）抗生素的应用：适用于精囊良性病变合并感染的患者。可用 β - 内酰胺类抗生素，或根据药敏结果选用其他抗生素。

（2）止血药物：如出现血精，可予卡巴克洛、维生素 K_3 等药物。

（3）手术治疗：症状明显，精囊囊肿较大，直径大于 2.5cm，可考虑手术治疗。首选方法是在 TRUS 引导下，经会阴或应用内窥镜经膀胱穿刺抽吸囊肿内容物。如果抽吸后复发，还可以反复抽吸治疗。也有报道向抽吸后的囊肿内注入硬化剂，可防止复发。

精囊囊肿与前列腺紧密相邻，如囊肿不位于精囊的中部或远端，可经尿道行内窥镜囊肿去除术。

开放手术切除囊肿有几种外科径路，有经会阴、耻骨上，经膀胱入路，膀胱侧入路、膀胱后入路、经骶骨等方式。一般情况下，小的精囊囊肿经会阴入路较好，与经会阴前列腺切除术相似。本术式出血少，易切除，术后恢复快。

与经会阴入路相比，经膀胱入路可以切除较大的囊肿，但出血较多，易损伤输尿管，尤其是异位输尿管，但很少损伤直肠。经膀胱侧入路一般用于儿童，或位于膀胱外侧上方的一侧大囊肿；切除一侧精囊囊肿的同时，还可以切除同侧的肾脏和输尿管。经膀胱后入路用于切除双侧精囊囊肿。

患者极难保持膀胱截石位或平卧位时，或患者有多次耻骨上或会阴手术史，最好选用经骶骨入路。

如发现精囊孤立性肿物，无局部播散证据，穿刺或组织病理检查为良性，又无症状，可密切随访观察。如果肿瘤肿大，或可引发症状，可考虑单纯精囊切除，开放手术切除是首选的治疗方法。无症状的精囊淀粉样变性，可不予治疗。

2. 精囊恶性肿瘤

（1）化学治疗：常在药物治疗、放射治疗失败后采用，常用的药物有阿霉素、雌莫司汀、环磷酰胺、5 - 氟尿嘧啶等，同大多数癌肿一样，精囊恶性肿瘤在化疗初期很敏感，但很快产生耐药，耐药的主要原因是细胞内含有一种蛋白（P_{170}），能将药物迅速排出细胞，是药物排出的一个泵。目前已发现某些药物可抑制 P_{170} 的作用，常用药物为维拉帕米，可与 P_{170} 结合而降低排药作用。

（2）放射治疗：适用于手术无法根治而远处转移不明显者。放射治疗对本病早期疗效好。临床的放射治疗分体外、间质内、全身照射3种方法。

（3）手术治疗：适用于肿瘤病变较局限，尚未扩散至周围组织、器官者。对于腺癌，一般主张如肿瘤较大，可考虑行双侧精囊连同膀胱、前列腺、直肠根治性切除术。多数病例发现时就已有扩散，难以切除肿瘤。腺癌化疗一般无效。精囊肉瘤病情进展极为迅速，预后较差。

第四节　精囊结石

精囊结石是临床上罕见的一种男科疾病，指精囊腺腔内出现结石，可单发，也可多发，结石呈圆形，直径 1～2cm，表面光滑，质硬，呈棕色。相对而言，老年人较青年人多见。本病很少有临床症状，偶见血精、射精疼痛或会阴不适。

因本病症状有精液色红的表现，中医学将其归于"血精"的范畴。

一、临床诊断

（一）辨病诊断

多发于老年人。

1. 症状

精囊结石很少出现症状，偶见腹股沟部疼痛，可放射至睾丸及会阴。结石停留于射精管中阻碍精液排出时可引起绞痛。阴茎勃起射精时，症状加重，可有血性精液。

2. 体征

肛诊在前列腺外上缘可触及肿大、变硬的精囊腺，有压痛，或扪及光滑的结石，推动时有摩擦感。

3. 实验室检查及影像学检查

（1）精液镜检：可见红细胞。

（2）X线摄片及CT摄片：可见精囊内有单发或多发的结石阴影。

（3）超声检查：可发现精囊腔内有强回声光团，伴声影，精囊形态、大小正常。

（二）辨证诊断

该病发病原因多为火邪旺盛，根据其症状可分成下列两型：

1. 结石阻滞型

（1）临床表现：血精，射精疼痛，会阴或肛门部不适，射精疼痛，有时向腹股沟、会阴部或阴茎放射，疼痛剧烈，出现暂时性射精抑制，性活动减少，精神不振，烦躁。舌脉正常。

（2）辨证要点：血精，射精疼痛剧烈，疼痛放射至腹股沟及阴茎、会阴、肛门部。舌脉正常。

2. 湿热内蕴型

（1）临床表现：血精，射精疼痛，阴囊潮湿，早泄，口苦。舌红，苔黄腻，脉濡数。

（2）辨证要点：血精，射精疼痛。舌质红，苔黄腻，脉濡数。

3. 肝肾阴虚型

（1）临床表现：腰膝酸软，头晕，耳鸣，失眠多梦，目涩。射精可见精液呈红色或粉红色，或夹有血块。舌质红，苔少，有裂纹，脉细数。

（3）辨证要点：血精，头晕、耳鸣，腰膝酸软，潮热，盗汗。舌红，苔少，脉细数。

二、鉴别诊断

（一）前列腺结石

二者虽都存在血精、射精疼痛，但精囊结石在阴茎勃起时亦可见疼痛，且疼痛可自会阴部放射到阴茎，结石较大时有尿频、尿急、排尿困难。前列腺结石一般不痛，如合并感染，可出现尿道、会阴部疼痛，常有排尿困难。超声检查可资鉴别。

（二）前列腺炎

精囊结石偶可见血精、射精痛及会阴不适，B超示精囊内有强回声光斑。前列腺炎常无血精症状而有会阴、小腹不适及尿频、尿不尽等表现，B超示前列腺被膜、回声、大小异常。

（三）输尿管结石

输尿管结石引起的绞痛，常与精囊结石在排出过程中阻塞射精管而阻碍精液排出引起的下腹部、腹股沟处疼痛相似，但输尿管结石的疼痛与射精无关，腹部 X 线平片及尿路造影在输尿管径路上可发现不透光阴影。

（四）精囊结核

精囊结核钙化阴影与精囊结石在 X 线平片上表现相似。精囊结核具有泌尿系及身体其他部位结核灶的病史，病变可向前列腺周围溃破，在会阴部形成窦道。附睾常受累及，肿大变硬，有不规则结节。输精管呈串珠状硬结改变。前列腺精囊液或精液涂片或结核杆菌培养可发现结核分枝杆菌。前列腺活组织检查可见典型的结核病变。

三、治疗

（一）提高临床疗效的思路提示

1. 明确诊断

由于本病临床较少见，易被误诊和漏诊，故要依据症状和体征进行详细检查以明确诊断。

2. 正确处理

精囊结石临床表现差异较大。对无症状者无须处理；若合并感染者，当采用抗感染治疗；对精囊结石较大、症状严重、血精明显者，应及早手术。也可配合中药治疗以提高疗效。

（二）中医治疗

1. 内治法

（1）结石阻滞型

治法：缓急止痛。

方药：芍药甘草汤加味。

白芍 30g，甘草 30g。

射精疼痛、会阴疼痛明显者加醋延胡索；血精明显者加蒲黄、三七粉；湿热较重者加金银花、虎杖、败酱等。

（2）湿热内蕴型

治法：清热利湿，活血止痛。

方药：龙胆泻肝汤加减。

龙胆草 12g，栀子 10g，黄芩 10g，柴胡 12g，生地黄 20g，车前子 15g

（包），泽泻 15g，木通 6g，当归 12g，甘草 5g。

血精明显者加藕节炭、仙鹤草各 15g，茜草炭 1g；阴囊潮湿者加萆薢 20g。

（3）肝肾阴虚型

治法：滋阴补肾，养阴清热。

方药：六味地黄汤加味。

熟地黄 20g，山药 20g，山茱萸 15g，茯苓 15g，泽泻 12g，丹皮 10g，女贞子 15g，旱莲草 15g。

血精较重、口干者加知母 12g，黄柏 10g。

2. 外治法

（1）针刺治疗：小腹、会阴疼痛，射精疼痛明显，选中极、关元、肾俞、三阴交，虚证用补法，实证用泻法，出现酸、麻、胀感后留针 20 分钟，亦可加用电针。根据不同证型随症选穴。

（2）按摩疗法：选曲骨、气海、会阴及阿是穴，每穴顺时针、逆时针各按摩 20 次，5 次 1 疗程。对缓解会阴、小腹不适疗效较好。

（三）西医治疗

本病常无症状，无须治疗。若伴发感染者，当以适量抗生素治疗。血精症状明显者加用止血药物对症处理。

1. 药物治疗

（1）抗生素：伴发感染者，选用抗生素治疗。

（2）止血药物

①酚磺乙胺针：每次 0.25g，每日 2 次，肌肉注射。

②卡巴克洛片：每次 5mg，每日 3 次，口服；或每日 10mg，肌肉注射。

2. 手术治疗

精囊结石病症状严重，如有血精、射精疼痛，疼痛可向腹股沟、会阴部或阴茎放射，疼痛剧烈，难以忍受，或反复发作，伴有顽固性感染且无生育要求者，需手术摘除。

3. 其他处理

其他治法有离子导入法、温水坐浴、精囊按摩等。参见"精囊炎"一节。

第五节　精囊结核

精囊结核是泌尿系结核或身体其他原发结核病灶的继发性病变，属男性生殖系结核。在生殖系统中发病率仅次于前列腺。男性生殖系结核不论是经尿路感染还是经血行感染，多数都首先在精囊、前列腺中引起病变。感染结核杆菌的尿液经前列腺导管或射精管进入腺体，所以往往从管腔开始，逐步向实质侵入，并可经输精管到达附睾和睾丸，所以常同时有附睾、睾丸结核。如果是经血行感染，则可能首先在黏膜下或腺体实质形成病灶。本病发病年龄以 20～40 岁青年为多见。精囊结核位置较深，常被忽视。临床上没有特定的症状或仅有血精、射精疼痛、精液减少等表现。严重者阴囊或会阴部形成结核性窦道，脓肿破溃时有脓液流出。发生病变后不做直肠指诊无法发现，即使做直肠指诊，有时也难肯定。

精囊结核属中医的"痰核""血精""精液清冷""寒精""肾痨"等病的范畴，会阴部或阴囊形成的结核窦道则类似中医的"穿裆漏"或"阴囊漏"。本病的发生系"瘵虫"所致。

一、临床诊断

（一）辨病诊断

1. 症状

精囊结核病情发展缓慢，多无明显症状，或仅有会阴部、直肠区的不适感。当精囊组织、黏膜受到破坏时，方可出现一系列临床症状。

（1）血精或射精疼痛：精囊黏膜受到结核破坏，引起溃疡出血，出现血精，精液呈粉红色或带有血丝，严重时精液呈血液状。射精时由于精囊收缩可加重溃疡出血，且出现射精疼痛。

（2）精液量减少：精囊可因结核破坏而致精囊液分泌减少，或导致射精管排泄不畅，引起精液量减少。

（3）泌尿系症状：精囊因结核感染而肿大时，可压迫周围组织，影响尿道而出现排尿困难。若结核感染影响膀胱尿道，可出现尿频、尿急、尿痛、尿混浊等。

（4）性功能障碍：精囊结核可出现性欲减退、阳痿、早泄、痛性异常勃起等性功能障碍的表现。

（5）会阴部及全身症状：阴囊或会阴部形成的结核性窦道可经常排出黄绿色脓液。全身可出现低热、盗汗、乏力等中毒症状。

2. 体征

肛诊检查早期精囊外形可正常，或有结节；病变明显时，精囊下极能触及坚硬的肿块。

3. 实验室检查及影像学检查

（1）精液、尿液检查：精液镜检可见红细胞及白细胞，可找到结核菌。尿液检查发现蛋白、红细胞、白细胞也可有助于诊断。尿液、精液直接涂片或结核菌培养可发现结核杆菌。

（2）X 线检查：可见精囊、输精管有钙化影，必要时行输精管 – 精囊造影术，可见输精管狭窄、梗阻、精囊扭曲、轮廓不规则扩张和破坏。

（3）经直肠超声：能准确地了解精囊腺的情况。

（二）辨证诊断

本病病因系"痨虫"感染所致，临床皆有身体虚损之象，临证时要根据症状仔细辨别出证型的不同。因本病有时症状不明显，故不能以症状的轻重来区分病情的轻重。

1. 痰浊下注型

（1）临床表现：会阴部、直肠区疼痛或有不适感，肛诊可触及结节。舌质淡，苔薄白，脉弦细。

（2）辨证要点：阴部疼痛或不适，肛诊可触及结节。舌质淡，苔薄白。

2. 痰热互结型

（1）临床表现：精液量少，血精，射精疼痛，会阴部疼痛，伴尿频，尿急，尿痛，潮热，盗汗，腰膝酸软，周身乏力。舌质红，苔黄腻，脉滑数。

（2）辨证要点：射精疼痛，伴尿频，尿急，尿痛，潮热，盗汗。舌红，苔黄腻，脉滑数。

3. 肾气（阳）不足型

（1）临床表现：精液稀薄，量少，身体疲乏或羸瘦，腰膝酸软，会阴部不适，小便频数或夜尿频多。舌质淡红，脉细弱。

（2）辨证要点：精液稀薄，量少，腰膝酸软，形寒肢冷，尿频。舌淡，苔薄白，脉细弱。

4. 气阴两亏型

（1）临床表现：会阴或阴囊部出现窦道，流出黄绿色脓液，面色萎黄，体倦乏力，低热，自汗，畏寒肢冷。舌质淡，苔薄白，脉细无力。

（2）辨证要点：会阴或阴囊部出现窦道，流出黄绿色脓液，低热，自汗。舌淡，苔薄白，脉细无力。

二、鉴别诊断

（一）前列腺结核

前列腺结核与精囊结核常并发，但前列腺结核压迫尿道所出现的症状比较明显，甚则小便点滴而下，会阴及阴囊部出现窦道的时间也较精囊结核早。肛诊前列腺有大小不等的结节，有压痛。

（二）精囊炎

精囊炎亦以血精、射精疼痛为主要症状，但精液结核杆菌培养阴性，且无会阴、阴囊的窦道形成。肛诊精囊可肿大，常无结节。

三、治疗

（一）提高临床疗效的思路提示

精囊结核的发生常继发于泌尿系结核、肺结核或骨结核，多与附睾结核合并发生。故临床上遇到精囊以外部位的结核时，要及时、足量使用抗结核药物，按疗程正规治疗，防止精囊结核的发生。中医认为本病是因患者素体虚弱，感染"痨虫"所致。故在防护方面要顾护正气，增强体质，"正气存内，邪不可干"；减少感染"痨虫"的机会，切断传播途径；积极配合中药施治，以增强体质，提高免疫能力；降低抗结核药物的毒副反应，以提高疗效。

（二）中医治疗

1. 内治法

（1）痰浊下注型

治法：温化痰浊，软坚散结。

方药：阳和汤加味。

鹿角胶（烊化）20g，肉桂6g，熟地黄20g，白芥子10g，麻黄6g，干姜

15g，陈皮 10g，制胆南星 6g，甘草 6g。

加小金丹软坚散结。

（2）痰热互结型

治法：止血散结，化瘀清热。

方药：补络补管汤加减。

龙骨 30g（先煎），牡蛎 30g（先煎），山茱萸 20g，三七粉 3g（冲）。

加浙贝母、海藻、昆布以消痰软坚散结；加茜草、蒲黄以止血活血。

（3）肾气（阳）不足型

治法：补益肾气，滋阴填精。

方药：五子衍宗丸加减。

菟丝子 30g，车前子 15g（另包），五味子 15g，覆盆子 15g，枸杞子 15g，川牛膝 15g，僵蚕 12g，鹿角胶 10g，夏枯草 30g。

若伴有阳痿、早泄、手足发凉者，加仙灵脾 15g，仙茅 15g，制附子 10g。

（4）气阴两亏型

治法：补益气血，排脓散结。

方药：千金内托散加减。

黄芪 30g，人参 15g，当归 15g，川芎 15g，防风 15g，桔梗 10g，厚朴 15g，桂枝 6g，制何首乌 20g，麦冬 15g，黄精 15g，白芷 10g，甘草 6g。

可加熟地黄滋阴补血，鹿角胶益精补阳，小金丹软坚散结。

2. 外治法

（1）治疗会阴、阴囊部窦道可用千金散药线祛腐生肌，或用五五丹药线提脓祛腐，脓尽以生肌散收口。

（2）二白散加生南星、贝母各等份，研末，醋调，外敷会阴部。

（3）净灵脂、白芥子各 15g，生甘草 6g，研末，加大蒜泥 15g，同时捣匀，入醋少许，摊于纱布上，敷颈椎至腰椎夹脊旁开 1 寸半，约 1～2 小时，皮肤有灼热感时去之，7 日 1 次。本法多适用于肺结核合并精囊结核者。

（三）西医治疗

1. 一般治疗

注意卧床休息，增加营养，多食富含纤维素的食物。

2. 药物治疗

全身治疗和抗结核药物治疗有一定效果。可采取链霉素、异烟肼、对氨基水杨酸三种药物联合应用的方法。链霉素每日 1g，分 2 次肌肉注射，先用 2 周，以后每周 2 次，每次 1g，但 20 天后，要做一次药敏试验；异烟肼每日 1 次，每次 300mg，清晨空腹顿服，但长期服用需加维生素 B_6，以防止神经方面的反应；对氨基水杨酸，每次 2~4g，每日 3 次，口服。上述 3 种药物，可任选 2 种联合应用，1 个月为 1 疗程，一般需服用半年至 1 年。若疗效不佳，可改用利福平、氨硫脲、卡那霉素、环丝氨酸、吡嗪酰胺、乙硫异烟肼等。注意抗结核治疗应坚持至结核痊愈。痊愈标准主要是尿液、前列腺液结核杆菌涂片和培养阴性，症状消失。

3. 手术治疗

精囊结核一般不采用手术治疗。若抗结核治疗无法控制，就会使症状严重，空洞较大，窦道经久不愈，可行病灶清除术，切除病变的精囊腺，或将窦道切除。合并附睾结核者，施行附睾切除术后精囊的病变多能逐渐好转。

第十章　男性性功能障碍

第一节　勃起障碍

勃起障碍（ED）是男性最常见的性功能障碍之一，是指行房时阴茎持续或反复不能获得或维持足够硬度的勃起以进行性交而不能获得满意的性生活。以前称为"阳痿"。中医学也称之为"阳痿"。此外尚有"筋痿""阴器不用""不起"等名称。

一、临床诊断

（一）辨病诊断

病人是否患有勃起障碍，据症状和病史即可确诊，但详细诊断需一系列查体和相关检查。

1. 症状

了解病史对勃起障碍的正确诊断具有重要意义。所以，医生一定要对患者关心、同情以获得患者的信任，使其能详细诉说病史。要了解勃起障碍的发生及发展情况，是突然不能勃起，还是逐渐下降；阴茎能否勃起，在什么情况下勃起；有无明显发病诱因，如有无精神创伤史、外伤史，有无糖尿病、高血压、动脉粥样硬化等；有无过度手淫史或恣情纵欲史；是否酗酒等；了解夫妻感情、家庭环境、工作性质以及以往用药情况等。阴茎不能勃起或勃起不坚，不能完成正常性生活且持续 3 个月以上者称为勃起障碍，但具有明显致病原因者，不限于此时间，如外伤、手术等。

2. 体征

除全身检查外，应重点检查外生殖器、睾丸、乳房、神经系统。如有无睾丸，睾丸的大小和质地如何；阴茎有无畸形；有无包茎、龟头炎、包皮炎等，是否做过包皮手术；患者的第二性征发育情况及有无男性乳房发育等。检查肛门括约肌张力，以了解球海绵体反射是否正常。通过下肢检查排除任何明显的神经异常，如运动障碍、感觉丧失、异常深腱反射或异常 Barbinski 反射。

3. 现代仪器诊断

（1）激素测定：做血清睾酮（T）、FSH、LH、PRL 测定。勃起障碍患者至少应做一次 T 测定，若属正常，其他激素不需测定。若首次检查较低，最好重复做一次，并同时做 FSH、LH、PRL。若 T 低下，而 FSH、LH 正常或增高，则为原发性睾丸功能不全，可能出现睾丸萎缩或无睾丸，或睾丸的坚实度降低。若性腺功能低下属继发于下丘脑垂体病变者，睾丸大小可正常，但一般血清 PRL 升高，这类患者血清睾酮并不降低。

（2）神经系统检查：患者逐渐丧失勃起能力，或不能维持勃起，并发展到在任何情况下都不能勃起，应考虑有神经方面的病变。常用的方法有：

①骶诱发电位测定：骶诱发电位是反映骶髓（$S_2 \sim S_4$）球海绵体反射的神经生理，这一反射的神经通路是阴茎背神经、阴部输入神经、骶髓、阴部输出神经及会阴神经。刺激电极置于阴茎干，反应电极置于一侧球海绵体肌，从刺激至出现第一个反射性 EMG 的时间叫反射潜伏期，正常骶潜反射均值为 34.6 ± 5.1ms，如在 40ms 以上，提示有神经病变的可能，如糖尿病性勃起障碍患者潜伏时间可延长到 46 毫秒，若病情发展，潜伏期将进行性延长，直至消失。虽然骶诱发电位是用于测定体神经功能，由于副交感神经原与体神经元在中间灰质紧密相连，故该实验也可用于测定自主神经的病变。

②背神经－体感诱发电位试验：是外周及中枢阴部输入神经通路的客观感觉评估，能测出神经病变是否存在及其部位和性质。方法是电刺激背神经，表面电极置于中枢神经系统内某一部位，记录从骶髓至大脑皮质诱发的电位波（EEG）。第一个潜伏期是从刺激到出现第一个脊髓反应（外周传导时间），第二个潜伏期是从刺激到出现第一个大脑反应（总传导时间），从总传导时间减去外周传导时间即为中枢传导时间。若为外周神经病变，外周传导时间延长；骶髓病变，外周及总传导时间均延长；骶髓上病变，总传导时间及中枢传导时间均延长，而外周传导时间正常。

③阴茎生物感觉测定：是测定阴茎皮肤震荡觉阈的一种感觉评估。勃起障碍患者都应进行。方法是将一振荡器置于阴茎干两侧及阴茎头，当振幅逐

渐增加时，让患者告知第一次感到的振动，当振幅逐渐减小时，振动何时消失，把所得结果与正常曲线图相比，如龟头感觉属正常高值，反映阴茎真皮的 Pacinian 小体相对缺乏。

此外，因自主神经病变可同时影响勃起和排尿功能，所以做膀胱容量、膀胱测压和残余尿测定，也是对勃起功能的一个间接测试。

（3）血管系统检查

①阴茎血压测定：阴茎海绵体动脉的压力及血流决定海绵体的充盈及勃起程度。通过测量阴茎收缩压，可初步判定阴茎血管供血的状况如何。测量方法为把 3 厘米宽的气囊带（如手指测压用的袖带）围绕阴茎根部，充气至大于病人肱动脉收缩压，用 9.5 兆赫多普勒听诊器放于气囊带远侧阴茎背外侧部，使之与阴茎中心成角。气囊带逐渐放气至听到开放音出现，记录为阴茎深动脉的收缩压。一般阴茎血压低于或略低于肱动脉的收缩压。其差值大致在 2.67kPa（20mmHg）之内，如差值大于 5.33kPa（40mmHg）则有阴茎供血不足。阴茎肱动脉血压指数（阴茎动脉收缩压与肱动脉收缩压之比）PBI > 0.75，表示阴茎血供正常；若 PBI < 0.6，表明血管供血不全；介于 0.6 ~ 0.75 之间，表明阴茎血管可能供血不全。

②血管活性药物试验

A. 罂粟碱试验：用罂粟碱 30 ~ 160mg，通常为 30mg，注入一侧阴茎海绵体内，并压迫阴茎根部。注药后 15 分钟测量病人站立时阴茎与大腿的夹角。正常情况下，阴茎勃起角大于 90°（正常：90° ~ 130°），而血管异常的患者，阴茎勃起角明显小于 90°，一般在 0° ~ 60° 之间。若能在注射后用超声实时机械扇形双维扫描仪测定动脉功能状态，可更准确地测定血管内径的变化，并可算出平均流率，有助于鉴别动脉性勃起障碍或非动脉性勃起障碍。注射药物也可联合应用，即罂粟碱 30mg 配用 1mg 酚妥拉明。若注药后阴茎勃起时间大于 6 小时，则应立即采取相应的措施。

B. 前列腺素 E_1 试验方法：用前列腺素 E_1 20μg 注入一侧阴茎海绵体内，挤压 5 秒使药物得以扩散。注射数分钟后阴茎即可勃起，在无刺激情况下勃起时间至少保持在 30 分钟者为正常，否则应于 1 周后加大前列腺素 E_1 的剂量再行注射。

③盆腔窃血试验：主髂动脉阻塞的病人由于血流来源减少，所以在尾部及股部肌肉活动而需要血流增多的情况下，只能从阴部血管中将血窃到大的侧支通道而引入肌肉动脉。因而在性生活开始时阴茎勃起尚正常或接近正常，

但在性交时应用了臀部及股部肌肉，就使阴茎血液被动流转，从而使硬度降低，同时可发生痉挛性疼痛。

试验方法为：先在腿部活动前求得 PBI，然后在立位或仰卧位要求病人用膝关节及髋关节对抗地板或墙做屈伸动作（持续不超过 3 分钟），直到病人感到肢体疼痛或极度疲劳为止。运动后，再测 PBI，若降低 0.1 以上，表示运动后阴茎动脉血流明显减少，即有盆腔窃血综合征。

④盆腔血管同位素扫描：应用 ^{99m}Tc 静脉注入，于注入后 2 秒起做盆腔血管的 γ 照相，一直追踪至 60 秒。然后根据扫描图上盆腔血管和阴茎海绵体的同位素显示情况进行分析，有病变者显示不良。该方法较客观，无损伤，可作为阴茎血管重建术前、后的自身对照检查。

⑤阴茎海绵体造影：于两侧阴茎海绵体内分别注入血管造影剂，然后进行局部摄片即可。造影有两方面意义，既可直接观察海绵体的形态，又可了解静脉回流情况。正常人造影剂完全排空时间为 90 分钟，通过造影剂排空时间可以观察静脉引流情况。勃起障碍患者完全排空时间为 75 分钟，表示海绵体漏溢较快是影响勃起的原因。该方法对血管性勃起障碍的诊断及血管重建术具有重要的指导意义。

⑥盆腔和阴部内动脉造影：采用经皮穿刺股动脉做双侧选择性髂内动脉和超选择性阴部内动脉造影，必要时可应用人工被动勃起来观察阴茎血管的情况。同时，也应了解主动脉及其分叉以及髂外动脉、股动脉及腹壁下动脉等的情况，以了解病变程度并为血管重建术提供参考。

（4）夜间勃起试验：阴茎夜间勃起是自主神经活动的一个组成部分，常发生于睡眠的快速动眠期（REM）。但每次勃起的开始和结束并不完全和 REM 期符合。有时夜间勃起也发生于非 REM 期，以老年人多见。通常夜间勃起发生很突然，并很快达到最大硬度。勃起消退较快，约在 5 分钟内完全消退。夜间勃起不受性爱、性梦及膀胱充盈等情况的影响。各年龄段的正常男子都可发生夜间勃起，但勃起的次数和时间随年龄不同而有一定差异。青春期男性每晚平均勃起 6 次以上，每次 20～30 分钟，总时间达到 2.5 小时以上。青年男性每 72～100 分钟可发生 1 次，平均每晚约发生 4 次。65 岁的健康男子每晚仍有 1.5 小时的勃起时间。

夜间勃起是潜意识的阴茎活动的客观表现，也是清醒状态下勃起能力的可靠生物学标志。监测睡眠中的勃起可排除心理因素的干扰，是鉴别精神性勃起障碍及器质性勃起障碍的方法之一。若无夜间勃起或勃起程度在同年龄组的正常值以下，则可能有器质性病变。若夜间勃起正常则可能为精神性勃起障碍。常用的夜间监测方法有：

①邮票试验：选用 4 张联孔邮票环绕阴茎体部，将其重叠部分黏住，使之形成一环，之后入眠。清晨检查邮票是否沿联孔断开，若是沿重叠部分脱落则无意义。此法简便，但无法判定夜间勃起强度及勃起次数。

②体积描记器：可描记出阴茎大小的变化、阴茎勃起强度、勃起次数和勃起持续时间。具体方法是取两根灌注水银的管子（内径为 0.004cm，外径为 0.1cm），一根均匀地绕置于阴茎头后部，另一根绕于阴茎体根部，再用电极联络。当阴茎勃起后，两者间的周径差别和勃起持续时间可以经体积描记器扩大后表现出来，也可单用一根灌注水银的管子置于阴茎体，由体积描记器扩大记录。一般连续测三夜，可获得较完整的记录。

③勃起障碍检测仪：是近年检测阴茎夜间勃起的最新产品，它由 Holter 和主机两部分组成，Holter 部分患者可带回家中夜晚使用，第二天与主机对接，并打印出阴茎夜晚活动曲线。一般均能较准确地反映出夜间阴茎勃起次数、勃起强度和每次勃起持续时间等，最好能连续做两个晚上。

（5）心理学诊断：由于器质性勃起障碍也常伴有不同程度的心理因素，因而无论何种勃起障碍都应做心理学诊断。包括心理学的咨询、心理学会诊以及明尼苏达多面性人格调查表等。

（二）辨证诊断

由于导致勃起障碍的病因较多，临床表现也颇复杂，或神情抑郁，善太息；或形体肥胖，畏寒肢凉；或舌苔黄腻，舌质有瘀点、瘀斑；或脉沉细无力，或脉弦、沉涩等。

1. 肾阴亏损型

（1）临床表现：勃起障碍，头晕耳鸣，腰膝酸软，神疲乏力，潮热盗汗，遗精，五心烦热。舌红，苔少，脉细数。

（2）辨证要点：阳事不举，头晕耳鸣，腰膝酸软，五心烦热。舌红，苔少，脉细数。

2. 命门火衰型

（1）临床表现：勃起障碍，腰膝酸软，畏寒肢冷，精冷滑泄，小便清长，精神萎靡。舌淡，苔白，脉沉细无力。

（2）辨证要点：勃起障碍，腰酸畏寒，头晕耳鸣。舌淡，苔白，脉沉细无力。

3. 肝气郁结型

（1）临床表现：勃起障碍，胸胁胀满，善太息，情志抑郁，急躁易怒。舌淡，苔白，脉弦。

（2）辨证要点：勃起障碍，胸胁胀满，善太息，常有明显的情志因素。舌淡，苔白，脉弦。

4. 湿热下注型

（1）临床表现：勃起障碍，阴囊潮湿、瘙痒，心烦，口苦，胸胁胀痛，灼热，厌食，大便黏滞，小便短赤。舌质红，苔黄腻，脉滑数。

（2）辨证要点：勃起障碍，阴囊潮湿。舌质红，苔黄腻，脉滑数。

5. 寒凝肝脉型

（1）临床表现：勃起障碍，少腹牵引睾丸坠胀冷痛，遇寒加重，得热则减。舌苔白滑，脉沉弦或沉迟。

（2）辨证要点：勃起障碍，少腹牵引睾丸坠胀冷痛。舌苔白滑，脉沉弦，或沉迟。

6. 痰湿阻络型

（1）临床表现：勃起障碍，形体肥胖，身重，胸闷纳呆，嗜睡，小便不利。舌体胖大，有齿痕，苔白腻，脉滑。

（2）辨证要点：勃起障碍，形体肥胖，胸闷纳呆，嗜睡。舌淡，苔白腻，脉滑。

7. 败精瘀阻型

（1）临床表现：勃起障碍，少腹牵引睾丸疼痛，胸胁窜痛。舌质紫暗，或有瘀点、瘀斑，脉涩。

（2）辨证要点：勃起障碍，少腹牵引睾丸疼痛。舌暗，有瘀点，脉涩。

8. 心脾两虚型

（1）临床表现：勃起障碍，神疲乏力，纳差，腹胀，便溏，面色无华，心悸，失眠。舌淡，苔薄，脉虚细或结代。

（2）辨证要点：勃起障碍，纳差，腹胀，心悸，失眠，乏力。舌淡，苔白，脉细弱。

9. 恐惧伤肾型

（1）临床表现：勃起障碍，心虚胆怯，易惊，夜眠不宁，噩梦频多，心情烦躁。舌淡，苔白，脉弦。

（2）辨证要点：勃起障碍，心虚胆怯易惊。舌淡，苔白，脉弦。

10. 脾胃气虚型

（1）临床表现：勃起障碍，见纳少，腹胀，饭后尤甚，大便溏薄，肢体倦怠，少气懒言，面色萎黄或㿠白，面部浮肿或消瘦。舌淡，苔白，脉缓弱。

（2）辨证要点：勃起障碍，面色萎黄或㿠白，面部浮肿或消瘦。舌淡，苔白，脉缓弱。

二、鉴别诊断

（一）功能性勃起障碍与器质性勃起障碍的鉴别

功能性勃起障碍发生多突然，而器质性勃起障碍发生多缓慢，并且逐渐加重。当然外伤、手术等引起的勃起障碍，发生也较突然。功能性勃起障碍在某些情况下能勃起，如手淫、色情刺激等，而器质性勃起障碍在任何情况下均不能勃起。另外，功能性勃起障碍多有夜间勃起，而器质性勃起障碍则没有。除以上几点外，尚需根据各种化验检查来鉴别。

（二）勃起障碍与早泄的鉴别

早泄是指阴茎能勃起，性交时间极短即排精，甚则两人身体一接触，尚未进行性器官的接触即射精，从而导致阴茎痿软而不能继续进行性交。勃起障碍是指阴茎不能勃起，或举而不坚，以致不能继续进行性生活。勃起障碍和早泄可同时存在。

三、治疗

（一）提高临床疗效的思路提示

1. 详查病因

由于导致勃起障碍的病因较多，所以找出致病的主要原因，对明确诊断、提高临床疗效起着非常重要的作用。详问病史并结合临床症状及相关检查，方能做出正确的病因诊断。如因手淫过度或恣情纵欲，耗伐过度，命门火衰，宗筋失于温养所致者，治当温补肾阳为主；因忧思过度，伤及心脾，神不守舍，气血乏源，宗筋失养所致者，当以补血益气、调养心脾为主；因湿热浸淫，或过食肥甘辛辣，湿热内生，循肝经下注宗筋，宗筋弛纵而致者，当清肝利胆，去除湿热；因忧愁恼怒，气血紊乱，宗筋失充所致者，当疏肝理气，调和气血；因形体肥胖，阳事不举者，当化痰除湿通络为主；因年高体衰所致者，宜从痰、瘀着手，从肾论治等。

2. 细辨虚实

勃起障碍有虚实之分，虚者，肾阴虚，肾火衰，心脾亏；实者，肝气郁结，湿热下注，痰瘀阻络；或虚实兼见。从临床看，青壮年多见实证，老年人虚证居多。

3. 分清寒热

因导致勃起障碍的病因、病机不同，故其寒热性质也不同。勃起障碍属热证者，湿与热常相兼为患，侵及肝脉，临床表现为阴囊潮湿，口苦，苔黄腻，脉弦数；或肾阴亏虚，火热上扰，可兼见腰膝酸软，潮热盗汗，舌质红，少苔，脉细数。勃起障碍属寒证者，或寒邪侵及肝经，凝滞血脉，可兼见阴囊湿冷，少腹冷痛，苔白，脉沉迟；或命门火衰，临床可兼见形寒肢冷，夜尿频多，小便清长，腰膝酸软，舌淡，脉沉细。

4. 明确病位

勃起障碍所涉脏腑主要为肝、肾、心、脾。因病因所犯部位不同，勃起障碍病位各异。因忧愁、郁怒、情志所伤或湿热所犯者，病位在肝；因房室劳伤，肾精亏虚，或命门火衰者，病位在肾；猝受惊恐者，病位多在胆与心；因思虑过度者，病位在心和脾。临床上或单个脏腑为患，或多个脏腑同时受累。

5. 中西医贯通

现代医学认为，内分泌功能失常及有关神经损伤和血管病变等均可导致勃起障碍。治疗时，一定要在明确诊断的前提下，采取相应的施治方法。如因自主神经功能紊乱所致者，可辨证选用一些疏肝理气的药，药理研究表明，这些药物具有较好的调整神经功能的作用。因血管阻塞性疾病所致者，可用一些活血化瘀药，研究表明，这些药物如丹参、桃仁、水蛭、蜈蚣等，具有较好的改善微循环、降低血液黏稠度等功能。对因激素缺乏或内分泌功能紊乱所致者，可用一些补肾壮阳、益肾填精的中药，如鹿茸、鹿角胶、仙灵脾等，研究证实，它们可改善性腺功能，增强免疫能力。对因脑垂体肿瘤、肾上腺肿瘤所致勃起障碍及静脉性勃起障碍等，要及早采取手术。

6. 重视心理干预

由于受传统观念的影响，许多病人患病后不去就诊，或羞于告人，或投医无门，或随意用药。勃起障碍患者因疾病本身引起的伤害和烦恼，远不及心理障碍所造成的压力和痛苦大。这些不正常的心理因素，又会加重勃起障碍的病情，二者互为因果。所以对勃起障碍（无论是精神性勃起障碍还是器质性勃起障碍）患者，心理调治和精神疏导应贯穿于整个勃起障碍的治疗始终。我们每个医生都应与患者做真挚的朋友，用我们的爱心与关心去感化他们，用我们的信心和诚心去帮助他们，以使他们解除忧愁和恐惧，培养良好的情绪，对治疗充满希望和信心。

（二）中医治疗

1. 内治法

（1）肾阴亏损型

治法：滋阴补肾。

方药：左归丸加味。

熟地黄 15g，枸杞子 20g，山茱萸 15g，山药 15g，菟丝子 20g，鹿角胶 12g（烊化），龟甲胶 12g（烊化），仙灵脾 15g，陈皮 10g。

阴虚火旺者，加生地黄、丹皮、栀子。

（2）命门火衰型

治法：温补命门之火。

方药：右归丸加味。

熟地黄 12g，山药 15g，山茱萸 15g，枸杞子 20g，菟丝子 20g，杜仲 12g，鹿角胶 10g（烊化），制附子 10g，当归 10g，丹参 15g，巴戟天 15g，仙灵脾 12g，陈皮 10g。

（3）肝气郁结型

治法：疏肝理气，解郁散结。

方药：逍遥散加减。

柴胡 6g，白芍 12g，当归 12g，白蒺藜 15g，佛手花 10g（后下），薄荷 5g（后下），炙甘草 6g，醋延胡索 10g。

肝郁日久化火，症见胸胁灼痛、口苦、口干、舌红、苔薄黄、脉弦数，宜于上方加丹皮 12g，栀子 10g。

（4）湿热下注型

治法：清利肝胆湿热。

方药：龙胆泻肝汤加味。

龙胆草6g，栀子10g，黄芩12g，柴胡10g，茯苓15g，泽泻20g，车前子25g，木通6g，当归10g，生地黄10g，蛇床子12g、仙灵脾12g。

（5）寒凝肝脉型

治法：暖肝散寒，温经通络。

方药：暖肝煎加味。

枸杞子20g，小茴香10g，肉桂10g，乌药10g，沉香5g，茯苓15g，仙灵脾15g，巴戟天12g，仙茅10g，吴茱萸3g，山茱萸15g。

（6）痰湿阻络型

治法：化痰，祛瘀，通络。

方药：僵蚕达络饮。

白僵蚕10g，陈皮12g，制半夏12g，茯苓15g，薏苡仁20g，瓜蒌10g，黄芪12g，露蜂房12g，生蒲黄6g，桂枝10g，路路通15g，九香虫10g。

（7）败精瘀阻型

治法：活血化瘀通络。

方药：血府逐瘀汤加减。

当归15g，蜈蚣2条，川芎12g，丹参20g，赤芍12g，水蛭6g，红花12g，桃仁12g，柴胡10g，川牛膝15g，地龙10g，路路通15g。

（8）心脾两虚型

治法：益气养血，补养心脾。

方药：归脾汤加味。

黄芪15g，白术12g，茯神12g，龙眼肉12g，炒酸枣仁15g，红参10g，当归6g，木香6g，仙灵脾15g，巴戟天15g，远志10g。

（9）恐惧伤肾型

治法：益肾补肝，安神定志。

方药：启阳娱心丹加减。

菟丝子20g，红参10g，当归15g，白芍15g，远志12g，茯神15g，石菖蒲15g，生酸枣仁15g，佛手12g，柴胡6g，珍珠母25g（先煎），山药15g，甘草6g。

（10）脾胃气虚型

治法：补气健脾和胃。

方药：九香长春饮。

九香虫 10g，露蜂房 10g，人参 10g，黄芪 20g，白术 15g，茯苓 15，泽泻 10g，山药 15g，白芍 15g，桂枝 6g，炙甘草 6g。

2. 外治法

（1）针刺治疗：取肾俞、命门、三阴交、足三里、关元、气海、中极、八髎、脾俞等穴。虚证用补法，实证用泻法。针刺下腹部穴位时，必须使针感传到会阴部或阴茎。另外，也可根据具体症状选穴。如肾虚者，取关元、中脘、肾俞、三阴交、百会为主穴，印堂、气海、大椎、命门为配穴；肝郁者，取会阴、曲骨为主穴，急脉、中极、行间为配穴；心脾两虚者，取心俞、内关、三阴交、关元、肾俞为主穴，足三里、大椎、印堂为配穴；湿热下注者，取蠡沟、关元、三阴交、阳陵泉为主穴，肾俞、肝俞、胆俞、太冲为配穴；器质性者，取肾俞、八髎、命门、环跳、膈俞为主穴，关元、气海、阳陵泉、足三里、太冲、百会、印堂为配穴。

（2）灸法治疗：取关元、气海、中极、曲骨、命门，温药重灸，每日 1 次，每穴灸 3 ~ 5 壮。

（3）针灸并用：取关元、中极、太溪，针刺得气后留针，并用温针灸3 ~ 5 壮；另取会阴穴以艾条温和灸与雀啄灸交替使用。也可针刺次髎、曲骨、阴廉和灸大敦、神阙为主进行治疗，每日 1 次，15 日为 1 疗程。

（4）穴位注射：取关元、中极、肾俞穴，垂直刺入 0.5 ~ 1 寸后转动针头，使针感传到阴茎，注入丹参注射液，或鹿茸精、胎盘组织液等，每穴 0.5 ~ 1mL，间日 1 次，10 次为 1 疗程。也可据证选其他穴位，如曲骨、足三里、命门等。

（5）针刺与穴位注射并用：针刺阳痿穴。阳痿穴是一组穴位，即肚脐部（神阙）到耻骨联合上（曲骨穴）连线之任脉上三分之一、中三分之一、下三分之一各 1 穴，中三分之一穴旁开各 1 寸 2 穴，共 5 个穴位。隔日针刺 1 次，留针 20 分钟，用补法，12 次为 1 疗程，针刺时以阴茎处有麻串感为度，同时针刺三阴交。穴位注射取长强穴，用 0.5% 普鲁卡因（皮试）20mL，7 号针头注射，每周 2 次，12 次为 1 疗程。方法：会阴部常规消毒，顺长强穴刺入，沿尾骨上刺至坐骨直肠窝处，将药物注入，切勿注入直肠。

（6）耳针治疗

①取耳穴肾、皮质下、外生殖器，取适当大小的胶布，在胶布中央粘上王不留行籽后贴于上述 3 穴（王不留行籽对准穴位），再用手指稍加压。两耳交替进行，每周 2 次，10 次为 1 疗程。

②耳针治疗也可取精宫、睾丸、内分泌、外生殖器等，采用中刺激，每次取 2～3 穴，针 5～10 分钟，隔日 1 次，10 次为 1 疗程。

（7）贴敷法

①贴脐膏：药取阳起石、蛇床子、香附、韭菜子各 3g，蟪蛄（去翅足火煅）7 个，大风子（去壳）、麝香、硫黄各 1.5g，共研细末，炼蜜为丸。同房前 1 小时以 1～2 丸用油纸护贴脐上，外盖纱布，胶布固定，房事后去药。用于肾阳虚型勃起障碍。

②敷脐方：白蒺藜 30g，细辛 30g，生硫黄 30g，吴茱萸 15g，穿山甲 10g，制马钱子 10g，冰片 5g。上药共研细末，装瓶备用。每用 3g，水调后敷脐，并敷曲骨穴，以胶布固定，2 日 1 换，上用暖水袋熨之。用于治疗勃起障碍。

（8）推拿治疗

①可自擦或按丹田、命门、会阴、涌泉等穴，也可按摩睾丸、阴囊和少腹部，手法要轻柔，用力要均匀、适中。

②取神阙、气海、关元、中极。采用按、揉、摩的手法。方法：让病人仰卧，先用掌根按神阙，以脐下有温热感为度，手法宜柔和而深沉，时间约为 3 分钟，再用鱼际按揉气海、关元、中极，每穴各约 2 分钟。然后在气海、关元处用掌摩法治疗约 3 分钟，以小腹部有温热感为度。

③取肾俞、命门、腰阳关、次髎、中髎，采用按、揉、擦法和一指禅推点法。操作方法：病人仰卧，先按揉肾俞、命门，手法不宜太重，微感酸胀后，每穴持续按揉 2 分钟。再用一指禅推次髎、中髎，每穴 1 分钟，然后改用点揉法，刺激要稍重，每穴约 1 分钟，之后摩擦腰阳关，以小腹部透热为度。

（三）西医治疗

1. 药物治疗

（1）育亨宾：是 α_2 - 肾上腺素能阻滞剂。常用剂量是每日 3 次，每次 6mg。若发生胃或神经症状而不能耐受时可减小剂量，即每日 3 次，每次 2mg，并逐渐加量（每周加倍），直到每日 18mg，用药至少需要维持 10 周。

可有心悸、失眠、眩晕等副反应，用于治疗神经衰弱性勃起障碍和糖尿病性勃起障碍。

（2）罂粟碱与酚妥拉明：二者均属于周围血管扩张药或血管活性药物。单用一种药物进行海绵体注射即可促使阴茎勃起，二药联合应用效果更好，副作用更少。常用剂量为酚妥拉明 0.5～1mg，罂粟碱 30mg，在阴茎海绵体内注射。主要用于治疗功能性勃起障碍、神经性勃起障碍以及血管因素所致但易于维持的勃起障碍。不良反应是阴茎异常勃起、阴茎局部痛，长期应用可致局部纤维化。

（3）前列腺素 E_1：可引起血管扩张和平滑肌松弛，在性交前自我注射前列腺素 E_1 5～40μg，勃起时间可维持 0.5～4 小时，剂量和勃起持续时间呈正相关。无明显副作用，适应证同上。

（4）硝酸甘油：局部用药。用硝酸甘油贴膏（贴膏大小为 30mm×80mm，含硝酸甘油 10mg）贴敷于阴茎背部，或用硝酸甘油涂剂（每克含硝酸甘油 10mg 的冷霜）涂布在阴茎体及头部，在性交前半小时使用。适用于功能性勃起障碍、神经性勃起障碍等。有循环不足、低血压、高颅压、青光眼者禁用。

（5）内分泌药物：主要适用于真正激素缺乏的勃起障碍患者。

①性激素及促性腺激素：用于下丘脑及垂体疾患、原发性性腺功能不全等。若病人不要求生育及先天异常者，如无睾症等，当首选睾酮治疗。常用的有丙酸睾酮，每 1～3 日肌肉注射 25～50mg。其他尚有庚酸睾酮，是一种长效制剂，每 2～4 周肌肉注射 250mg；甲睾酮，每日 10～30mg，口服。

若患者尚希望生育或属男性更年期勃起障碍，可用绒毛膜促性腺激素（HCG）或人绝经期促性腺激素（HMG）治疗，以刺激睾丸产生内源性睾酮。用法：HCG，每周 2 次，每次 2000U，肌肉注射，共 8 周；HMG，每周 3 次，每次 1500U，肌肉注射。若为了生育，二者最好联合应用，即首先用 HCG 促使间质细胞完全成熟，4～6 周后加用 HMG，3～12 个月内精子生成完成时再用 HCG 治疗。

血中 PRL 升高者，用溴隐停，开始 2.5mg/d，逐渐增加至每次 2.5mg，每日 3 次，直到 PRL 恢复正常。若睾酮仍低，可补充睾酮。对因垂体肿瘤所致 PRL 升高者，应当手术治疗。

对性激素水平正常的勃起障碍，若补充性激素，往往只能增强性欲，而性交能力提高不多，反而会造成焦虑。

②肾上腺皮质激素及甲状腺激素：主要适用于肾上腺及甲状腺功能减

退者。

2. 手术治疗

（1）阴茎假体植入手术：适用于各种原因引起的器质性勃起障碍，如糖尿病性勃起障碍、神经性勃起障碍、血管性勃起障碍及精神性勃起障碍经各种治疗无效，夫妇双方要求手术者。阴茎假体可分两大类：一类是半硬性假体，包括 Small Carrion 假体、Finney 假体和 Tonas 假体；另一类为 Scott 可膨性阴茎假体，它由一对胶质空心圆柱体、一个泵和一个球形的贮水囊组成，其间有硅塑管道连接。贮水囊容纳不透 X 线的液体 60mL，通过有充水、抽水装置的泵充入圆柱体内，从而使阴茎勃起。手术方法有多种，可视具体情况而定。

（2）动脉性勃起障碍手术：适用于属动脉性原因引起阴茎血供障碍所导致的勃起障碍，常用的动脉性勃起障碍手术有阴茎终末血管的直接手术、主髂动脉手术、腹壁下动脉主干的手术、阴部内动脉手术及阴茎海绵体的直接再血管化等。

（3）静脉性勃起障碍手术：适用于阴茎静脉引流系统发生障碍所致的勃起障碍。施此手术的病人，应注意下列病例选择标准：

①用罂粟碱 30mg 注入阴茎海绵体内，观察 10 分钟，阴茎不能勃起或勃而不坚，站立位时阴茎与身体纵轴的勃起角 <90°（正常为 90°～130°），阴茎呈下垂状态。

②人工勃起试验阳性。局麻下用 16 号针头穿刺阴茎海绵体，快速注入等渗盐水，速度为 120～140mL/min，不能勃起者为阳性。

③阴茎动脉与肱动脉血压指数（PBI）<0.7。

④阴茎海绵体造影及测压。于阴茎海绵体注入罂粟碱 30mg，使阴茎的动脉、静脉及阴茎海绵体均处于功能状态时进行。对注入血管活性药物后的阴茎海绵体加压，对诱导勃起灌注率及维持勃起灌注率进行测定，同时观察阴茎海绵体、尿道海绵体、阴茎头及静脉系统的显影情况及显影顺序。正常情况下，只有阴茎海绵体显影，若出现阴茎海绵体以外的显影，则判定有静脉漏存在；同时注意诱导勃起率，正常为 50mL/min 以下（注药后），高于此则认为有静脉漏。常用的静脉性勃起障碍手术有阴茎背深静脉结扎术、阴茎背深静脉动脉化以及阴茎海绵体松解术。

3. 仪器治疗

（1）MCR－Ⅱ型男子性功能治疗仪：用该治疗仪给患者进行负压治疗，

使阴茎海绵体充血、变长、变粗、变硬。每日 1 次，每次 20 分钟。

（2）输液泵负压治疗仪：对功能性勃起障碍患者首先进行心理治疗。自制长 28cm，直径 7.5cm，顶端有两个口的圆形玻璃杯，一个口套上胶管，并有夹子调节空气进入杯内；另一个口套胶管，接输液泵，杯内装入三分之二的温水，阴茎放入杯内，杯口顶住会阴部，开动输液泵后，杯内即产生负压，同时有少量气体由另一杯口进入杯内搅动液体。由于负压作用，阴茎逐渐胀大，长度可增加 5.2～5.5cm，周径可增加 2.5～2.8cm。阴茎负压治疗每周 2 次，每次 20 分钟。

（3）QXZ 全自动性功能康复治疗仪：利用其真空负压，将阴茎置于透明玻璃接收器内（该仪器内装有自配的补肾壮阳中药水煎液），接通负压，使阴茎被动勃起，负压在 15～25Kpa 之间，有节奏地上下波动，使阴茎规律性地伸缩变化，每次 20 分钟，每日 1 次，15 日为 1 疗程，一般治疗 1～2 个疗程。

（四）中医专方选介

1. 壮肾抗痿散

熟地黄、阳起石、巴戟天、淫羊藿、肉苁蓉、覆盆子各 90g，生黄芪、当归、白芍、麦冬、枸杞子、柏子仁、石菖蒲、鹿衔草、鸡内金各 80g，海龙 3 条，韭菜子、九香虫、蜈蚣、甘草各 30g。共研粉，调匀，或炼蜜为丸。每日 3 次，每次 3～6g，口服。用于肾虚血瘀型勃起障碍。治疗 120 例，痊愈 85 例，显效 28 例，有效 5 例，无效 2 例。[程爵棠. 壮肾抗痿散为主治疗勃起障碍 120 例疗效观察. 新中医. 1991，23（4）：39～40]

2. 壮阳起痿丸

党参、白术、枸杞子、冬虫夏草、熟地黄、阳起石、净韭菜子各 12g，炙鳖甲、生龟甲各 30g，杜仲、制锁阳、仙灵脾、当归身、川续断、肉苁蓉、补骨脂、紫河车、炙甘草各 9g，菟丝子 15g。炼蜜为丸。每日 3 次，每次 1 丸。用于肾阳虚型勃起障碍。治疗 150 例，结果近期治愈 96 例，好转 36 例，无效 18 例，总有效率为 88%。[蒋瑞峰，等. 壮阳起痿丸治疗勃起障碍 150 例小结. 新中医. 1989（2）：36]

3. 龙胆地龙起痿汤

龙胆草 15g，地龙 20g，生地黄 12g，柴胡 9g，车前子 18g，制大黄 12g，蜈蚣 5 条，当归 15g，蛇床子 12g，茯苓 30g，木通 10g，泽泻 12g。并随症加减。每日 1 剂，水煎服。用于肝胆湿热型勃起障碍。共治疗 64 例，结果痊愈

51 例，显效 4 例，有效 4 例，无效 5 例。［曹安来．龙胆地龙起痿汤治疗湿热阳痿 64 例．中医杂志．1990，31（8）：54］

4. 地龙汤

干地龙、怀山药、山茱萸、菟丝子、天冬、枸杞子、龟甲胶各 10g，熟地黄、生牡蛎各 12g，丹皮 6g。每日 1 剂，水煎，分早、晚服用。用于肾阴虚型勃起障碍。治疗 38 例，痊愈 33 例，好转 5 例，追访 3 年，25 例未复发。［熊健．肾阳虚型勃起障碍 38 例治疗体会．新中医．1989（2）：34］

第二节　早　泄

早泄是指性交时间极短，甚至勃起的阴茎尚未插入阴道，或正当进入阴道，或刚刚插入尚未抽动即发生射精，且不能自我控制，以致不能进行正常性交活动的一种疾病。本病又称射精过早症。为男科临床常见的一种性功能障碍，既可单独为病，又可与阳痿、遗精相伴出现。早泄为中西医通用之病名。

一、临床诊断

射精发生在阴茎插入阴道之前，或刚插入阴道即泄精，为公认的早泄现象，但由于性反应的快慢不同，个体差异较大，对阴茎插入阴道后多久射精为早泄，目前尚无统一的认识及可靠的资料，因此各地对早泄的临床诊断尚存在很大差异。大多数临床医生都把阴茎插入阴道后停留时间的长短作为诊断的依据。有人认为，阴茎进入阴道后不足 1 分钟即射精者，就可诊断为早泄。还有人以阴茎插入阴道后抽动的次数为标准进行诊断，认为不足 15 次者为早泄。有人认为性交中不能适当控制而射精者为早泄。美国性病专家玛斯特斯博士和心理学家约翰逊博士认为，男女性交时，男子不能控制足够的时间就发生射精，以致使性功能正常的女子至少在 50% 的正常性交活动中得不到性满足即可诊断。Lopiccolo 认为，性交时，阴茎如有能力插入阴道，能维持 5 分钟以上就属正常。我国学者吴阶平认为，壮年健康成人，性交时间能维持在 2 ~ 6 分钟内射精，或更短的时间，仍属正常；张宝兴认为，阴茎插入阴道后抽动时间不大于 5 分钟发生射精，称为早泄。

（一）辨病诊断

勃起的阴茎尚未进入阴道，或刚插入尚未进行抽动即发生射精。对典型的早泄诊断并不困难，勃起的阴茎尚未进入阴道即射精者便可确定。可勃起的阴茎进入阴道，究竟多长时间才算早泄往往很难确定。临床所见的许多自诉"早泄"的患者无任何异常，只是自认为性交时间不够长而已。

诊断轻度和中度早泄，要考虑到男女双方的年龄、性欲、生育能力和性反应迟缓等因素。临证时要排除那些仅是对自己控制射精能力不够满意而就诊的情况。

（二）辨证诊断

1. 肝经湿热型

（1）临床表现：性欲亢进，交合则泄，头晕目眩，口苦咽干，急躁易怒，阴囊潮湿，小便短赤。舌红，苔黄腻，脉弦数或弦滑。

（2）辨证要点：射精过快，口苦咽干，急躁易怒，阴囊潮湿。舌红，苔黄腻，脉弦数或弦滑。

2. 阴虚火旺型

（1）临床表现：阳强易举，射精过快，腰膝酸软，头晕耳鸣，五心烦热，潮热盗汗，颧红咽干，梦遗滑精。舌红，少苔，有裂纹，脉细数。

（2）辨证要点：阳强易举，早泄，腰膝酸软，头晕耳鸣，五心烦热，潮热盗汗。舌红，少苔，脉细数。

3. 肾气不固型

（1）临床表现：性欲减退，射精过早，腰膝酸软，阳痿遗精，夜尿频多。舌淡，苔白，脉沉弱无力。

（2）辨证要点：早泄伴见阳痿，腰酸，尿频。舌淡，苔白，脉沉弱无力。

4. 心脾两虚型

（1）临床表现：早泄，心悸气短，失眠多梦，周身乏力，纳差，腹胀，面色㿠白。舌淡，苔白，脉细弱无力。

（2）辨证要点：早泄，心悸气短，乏力，纳差。舌淡，苔白，脉细弱无力。

5. 心肾不交型

（1）临床表现：早泄，失眠多梦，心中烦热，心悸，怔忡，眩晕，耳鸣，精神不振，体倦乏力，口干咽燥，小便短赤。舌红，脉细数。

（2）辨证要点：早泄，心中烦热，心悸，怔忡，小便短赤。舌红，脉细数。

6. 肝气郁结型

（1）临床表现：早泄，精神抑郁，或焦虑不安，心烦易怒，胸闷叹息，少腹胀痛。舌红，脉弦。

（2）辨证要点：早泄，精神抑郁，胸闷叹息。舌红，脉弦。

二、鉴别诊断

临床上早泄应与勃起障碍、遗精相鉴别。详见有关章节。

三、治疗

（一）提高临床疗效的思路提示

1. 掌握特征

早泄是指多次性交中出现阴茎尚未插入阴道，或刚插入阴道或抽动时间极短即射精，且不能随意控制，以致不能进行性交的疾病，临床应注意与那些自诉"性交时间不够长"的就诊者相区分。

2. 辨明虚实

本病实证多为早泄初期，多见于青壮年，为湿热所致，除早泄外常伴性欲亢进，口苦咽干，急躁易怒，阴囊潮湿，小便短赤；虚证多见于早泄日久或年老体衰的患者，为肾气不固、阴虚火旺、心脾两虚所致，除早泄外伴有腰膝酸软，头晕耳鸣，五心烦热，或尿频遗精，或心悸气短等症。

3. 明确病位

早泄主要与肝、肾、心、脾关系密切。湿热下注者多在肝；阴虚火旺及肾气不固者病位在肾；忧思过度或饮食不节而引起者，病位在心、脾。

4. 注重心理因素

早泄的发生，绝大多数是由精神因素造成的，所以了解患者的心理状况及性生活状况，对采取正确的心理疏导和精神调治具有积极意义。

（二）中医治疗

1. 内治法

（1）肝经湿热型

治法：清热利湿。

方药：龙胆泻肝汤加味。

龙胆草 12g，栀子 15g，黄芩 12g，柴胡 12g，生地黄 20g，车前子 20g（包），泽泻 12g，生薏苡仁 25g，木通 6g，当归 15g，甘草 6g。

（2）阴虚火旺型

治法：滋阴降火。

方药：知柏地黄汤加味。

知母 12g，黄柏 12g，熟地黄 20g，山药 20g，山茱萸 15g，茯苓 15g，泽泻 15g，丹皮 15g，炒酸枣仁 12g。

（3）肾气不固型

治法：温阳益肾，收涩固精。

方药：金匮肾气丸加味。

制附子 6g，肉桂 6g，熟地黄 20g，山药 15g，山茱萸 15g，茯苓 15g，泽泻 15g，丹皮 15g，金樱子 15g，芡实 12g。

（4）心脾两虚型

治法：补益心脾。

方药：归脾汤加味。

黄芪 30g，党参 15g，炒白术 15g，当归 15g，茯神 15g，远志 10g，炒酸枣仁 15g，木香 6g，桂圆 15g，炙甘草 6g，升麻 3g。

（5）心肾不交型

治法：滋肾清心安神。

方药：黄连清心饮。

黄连 3g，生地黄 15g，当归身 12g，炙甘草 6g，茯苓 12g，酸枣仁 20g，远志 12g，人参 10g，石莲肉 10g。

（6）肝气郁结型

治法：疏肝解郁。

方药：柴胡疏肝散。

柴胡 6g，川芎 6g，枳实、香附、陈皮、白芍各 5g，甘草 3g。

2. 外治法

（1）针灸疗法

①针刺治疗：取穴肾俞、志室、命门、三阴交等，用平补平泻法。根据证型的不同进行加减配穴。肝经湿热者加丰隆、阳陵泉、太冲、太溪，用泻

法；阴虚火旺者加涌泉、照海、太冲等，宜平补平泻；肾气不固加中极、关元等，用补法；心脾两虚，加脾俞、内关、神门等，用补法。每日 1 次，10 日为 1 疗程。

②耳针疗法：取肾、精宫、神门、内分泌等穴，每次选 2～3 穴，用皮内针埋藏，或王不留行籽贴压，均 3～5 日更换一次。贴压期间，应自行频频按压。

③穴位注射：取穴：a. 肾俞（双）、气海；b. 小肠俞（双）、关元；c. 中极、膀胱俞（双）。药物用胎盘组织液 2mL（或维生素 B_{12} 注射液 1mL），加 0.5% 普鲁卡因至 10mL，分注于 3 组穴位。一般采用 5 号长注射针头。取穴要准确，深浅要适度，得气后方可推药。一般腹部穴位针感多放射至龟头，背部俞穴多放射至会阴部。每 10 次为 1 疗程，可以连续施治，不必休息。一般早泄患者在封闭疗法第 1 疗程后期（多在第 7、8 针时）便出现黎明前有异乎寻常的举阳现象，此为见效之征，3 个疗程可愈。

（2）药物外治

①取五倍子 20g，文火煎熬半小时，再加入适量温开水，趁热熏蒸阴茎龟头数分钟。待水温下降至 40℃ 左右时，可将龟头浸泡到药液中约 5～10 分钟。每晚 1 次，15～20 天为 1 疗程，一般 1～2 个疗程，待龟头黏膜变厚、变粗即可。在治疗期间禁止性交。

②药用细辛、丁香各 20g。将两药浸泡入 95% 酒精 100mL 内，半个月即可。使用时，以此浸出液涂擦阴茎之龟头部位，经 1.5～3 分钟后即可行房事。对精神因素所致的早泄更为有效，单用此法即能治愈。

③米壳粉、诃子粉、煅龙骨粉各等份，用冷开水调成稀糊状，于性交前半小时涂抹于龟头部。

④蛇床子 10g，地骨皮 10g，石榴皮 10g。煎汤后熏洗阴部，药液转温后浸泡阴部，浸泡后即可性交。

⑤露蜂房、白芷各 10g。共研细末，用醋调成面团状，临睡前敷脐，外用纱布盖上，以胶布固定，每日或隔日 1 次，3～5 次为 1 疗程。

⑥米壳 2g，五倍子 3g，蜜炙，为末，以醋调成膏状，裹于脐部，用纱布固定，7 日换 1 次。

⑦金樱子 10g，生牡蛎 15g，芡实 20g，莲子肉 10g，益智仁 10g，白蒺藜 15g。上药共研细末后放入做成腰带的布袋内，缚于腰间及下腹部。

（3）气功疗法

①呼吸法：在性交将要射精时，停顿 1～3 秒，用吸、抵、抓、闭呼吸

法，在吸气时，舌抵上腭，同时用逆腹式呼吸，伴做提肛动作，练至 100 日左右即可。

②意守法：包括意守丹田和意守膻中两法。意守膻中法，即意念默默回忆两乳之间以膻中穴为中心的一个圆形区域，或意守剑突下心窝区。意守丹田法，即意守脐下 1.5 寸处，可想象有一个环形物体在小腹内。

③固精法：取卧位，意守丹田。两手心向下，左手心按压在肚脐上，以右手搭在左手背上，先顺时针按摩 36 次，再逆时针按摩 36 次。然后双手指稍并拢，斜立，以丹田为中心，从心口下按摩至耻骨联合，一上一下为 1 次，共做 36 次。最后用双手将睾丸兜起，推入阴囊上部耻骨旁腹股沟内，在其外皮处摩擦，先左后右为 1 次，共做 81 次。

（4）推拿治疗：每晚睡前可用双手指依次揉按双足内外踝下后方、足心涌泉及双足大趾，亦可按顺逆时针方向旋转足大趾各 10 次，同时按压关元、中极、气海、肾俞等穴。

（三）西医治疗

1. 一般治疗

（1）避免在身体疲劳的情况下进行性生活。

（2）注意生活要有规律，保证充足的睡眠。适当增加营养。

（3）选择合适的性交时间。性生活最好安排在节假日、休息日或其他较宽松的时间进行，这样不会因为考虑上班时间而匆忙行事，草率地完成性交活动。

（4）女方在性生活中，态度要更加亲切，要关怀和体贴丈夫，给予鼓励，密切配合，有助于男性性功能的恢复。

（5）降低阴茎的抽动。这包括两方面的含义，即阴茎在阴道内抽动的速度与幅度。降低阴茎在阴道内的抽动，可降低射精中枢的兴奋性。阴茎在阴道内暂停抽动，可遏制要射精的感觉。当阴茎松弛时再开始抽动，使阴茎变硬，如此反复训练，可延长性交时间，待女方达到性高潮时再射精。

（6）性交时采用避孕套。男方戴避孕套进行性交，可降低阴茎在阴道内所受到的性刺激，延长性交时间，避免发生早泄。但此方法因降低了男方的性感受，有些男性不愿接受。

2. 药物治疗

早泄是一种功能性疾病，与射精所需的刺激阈值太低相关，故降低兴奋性或减低交感神经、副交感神经对射精中枢的兴奋传导，可达到一定的目的。

（1）氯丙咪嗪：是三环类抗精神病药，其作用原理是阻断去甲肾上腺素对大脑皮质的兴奋作用，加强 5 – 羟色胺对大脑的抑制作用，从而降低了性兴奋性，控制早泄。但大剂量应用会引起不射精。每次 25mg，每日 3 次，服用一般不超过一个半月。

（2）甲基多巴：是治疗高血压的常用药，它与多巴胺混同为一种假递质，在中枢神经系统和周围神经系统参加儿茶酚胺类递质的释放，影响神经系统的兴奋性，引起性兴奋性降低，约 50% 男性表现为射精延迟。本品不可长期服用，以防止引起性功能减退，一旦发生性功能减退，停药后很快可恢复。每次 0.5g，每日 2 ~ 3 次，口服。

（3）胍乙啶：是神经末梢抗肾上腺素能药物，能够阻滞交感神经末梢释放去甲肾上腺素，50% ~60% 的男性表现为射精延迟或不射精。每次 25mg，每日 1 ~ 2 次，口服。

（4）酚苄明：可降低交感神经的兴奋性，从而降低了射精反射的兴奋性，治疗效果较好，无明显副作用。每日 20 ~ 30mg，口服。

（5）其他药物：苯巴比妥 30mg，或异丙嗪 12.5mg，或安定 2.5mg，在性生活前 1 小时口服，对神经系统有镇静作用，相对降低了射精中枢的兴奋性。

（6）局部用药：龟头是男性性兴奋器官中最敏感的区域，在性生活前5 ~ 10 分钟，用1% ~2% 可卡因液涂抹龟头，或用 1% 达克罗宁冷霜涂抹龟头，均可降低阴茎头部的敏感性，从而降低射精中枢的兴奋性以延缓射精反射。

3. 其他治疗

器质性原因引起的早泄，要根据不同情况积极治疗原发病，如包茎、包皮过长者宜行包皮环切术，阴茎系带过度牵张者宜行系带松解术等。

（四）中医专方选介

1. 固精止泄汤

草决明 12g，莲须、熟地黄各 15g，鱼鳔胶（另冲服）、炒黄柏、知母、天冬、砂仁各 10g，龙骨、牡蛎各 30g，炙甘草 6g。治疗早泄 56 例，总有效率为93% 。[王吉候．固精止泻汤治疗早泄 56 例．新中医．1996，28（8）：53 ~ 54]

2. 青春乐 2 号

丹参、蜈蚣、红参、赤芍、阳起石、夜交藤、石斛、锁阳、甘草。上药制成散剂，每剂分成 30 份，15 日服完。服药 2～4 剂，治疗 159 例。结果：治愈 140 例，占 88.05%，好转 17 例，占 10.69%，无效 2 例，占 1.26%。［刘俭. 中药青春乐 1、2、3 号治疗 500 例阳痿、早泄、遗精的临床研究. 山西中医.1990，6（6）：15］

3. 黄连阿胶汤加减

基本方为黄连 5g，白芍、石莲子、远志、茯苓各 15g，黄柏、桑螵蛸、五味子、柏子仁、阿胶各 10g，鸡子黄 1 枚。心火亢盛者加栀子；相火旺盛者加龙胆草；肾阳不足者加菟丝子、韭菜子；阳痿为主者加锁阳、淫羊藿；早泄为主者加龙骨、牡蛎、芡实。水煎取液，阿胶烊化稍凉后同鸡子黄兑入药液，搅匀温服。治疗期间，忌食辛辣刺激食品及白萝卜、绿豆，忌性生活。治疗 80 例，治疗天数为 14～60 天。结果：治愈 36 例，好转 40 例，无效 4 例。［姬云海. 黄连阿胶汤加减治疗阳痿、早泄 80 例. 浙江中医杂志.1994，29（7）：305］

4. 龙胆泻肝汤

龙胆草、栀子、黄芩、黄柏、牡丹皮、赤芍、牛膝、车前子（包煎）各 10g，生地黄 15g，生甘草 6g。加减：伴生殖道感染者减牡丹皮、赤芍，加败酱、白花蛇舌草；伴焦虑、畏惧、心慌者减牡丹皮、赤芍，加淫羊藿、补骨脂、菟丝子；伴性欲亢进者黄柏、牛膝均增至 15g。治疗原发性早泄 60 例，总有效率为 90%。［肖洲南. 龙胆泻肝汤加减治疗早泄 60 例临床观察. 上海中医药杂志.1998（8）：26］

5. 滋肾固精汤

巴戟天 12g，韭菜子 15g，菟丝子 12g，制何首乌 15g，熟地黄 15g，白芍 9g，桑螵蛸 15g，煅龙骨 15g，枳壳 9g。随症加减：早泄甚者加金樱子、芡实、山茱萸；兼肾阳虚者加淫羊藿、仙茅、锁阳；兼肾阴虚者加黄柏、知母、鳖甲；兼气虚者加黄芪、党参、山药。治疗早泄 51 例，总有效率为 88%。［欧春. 滋肾固精汤治疗早泄 51 例. 山西中医.1998，14（3）：15］

第三节　阴茎异常勃起

阴茎异常勃起是指在无性欲或性刺激的情况下，阴茎长时间持续痛性勃起而不能自行缓解，这种痛性勃起可持续超过 6 小时乃至更长时间，给患者造成极大的痛苦。本病发病急，处理不当易造成永久性勃起障碍。本病可发生于任何年龄，但以青壮年多见，常与某些特定的病因有关。其临床特点为：发病突然，阴茎海绵体因持续充血而疼痛、肿胀，一般不会自行缓解。

本病在中医学文献中有不同的病名，如《灵枢·经筋》称"纵挺不收"，《诸病源候论》称"强中"，《石室秘录》称"阳强不倒"。另外，还有"阳强""阳举不倒""茎强不痿""玉茎长硬不痿""阴茎挺长"等不同称谓。近代多称之为"阳强"。

一、临床诊断

（一）辨病诊断

1. 症状

突然起病，在没有性冲动和性刺激时，阴茎持续性痛性勃起，超过 6 小时以上；或性交完毕后，阴茎仍持续勃起，明显肿胀疼痛，难以忍受，甚至出现排尿困难或尿潴留。晚期因海绵体纤维化而阴茎青灰，呈木状并中度增大，如为继发性，可有原发病的症状和体征。

2. 体征

体检证实阴茎海绵体明显胀满，张力大，而龟头及尿道海绵体则痿软。若龟头及尿道海绵体也胀满，胀满的阴茎海绵体有弹性，稍可压缩，而不是木状，则可能是由于炎症性或神经性原因引起，此种病变有可逆性。

3. 实验室检查及影像学检查

（1）血液方面检查。除血液系统疾病外，发作时白细胞计数或血小板、血红蛋白可能会轻微升高，血浆比黏度、全血比黏度等均增高。

（2）阴茎海绵体造影。对阴茎背深静脉等阻塞的诊断有意义。

（3）根据不同的病因，做相关的实验室检查。如尿三杯试验、空腹血糖及肌酐、血气分析、超声多普勒检查等。

（二）辨证诊断

本病致病因素较为复杂，但其机理不外虚实两端。虚者多因房劳过度、过服丹石类药物、先天禀赋不足等原因致肝肾阴虚，相火亢盛；实者多为肝经火盛、湿热下注或跌仆损伤、瘀血阻滞。

肝气郁结，郁而化火，病位在肝；嗜食肥甘辛辣，酝酿湿热，循厥阴经下注，病位在肝；跌仆损伤，瘀血阻滞宗筋，病位在肝；房事过频，性交不断，败精阻络，病位在肝；恣情纵欲，手淫过度，肾精亏损，病位在肾；过服丹石类壮阳药，灼伤阴精，病位在肝、肾。

1. 肝经火旺型

（1）临床表现：阴茎持续痛性勃起，茎强不萎，伴烦躁易怒，面红目赤，口苦咽干，两胁胀痛。舌质红，苔黄，脉弦数有力。

（2）辨证要点：阴茎持续痛性勃起，伴烦躁易怒，面红目赤。舌红，苔黄，脉弦数有力。

2. 肝经湿热型

（1）临床表现：阴茎久挺不衰，肿胀疼痛，颜色晦暗，伴阴囊潮湿，肢体困倦，汗出黏腻，咽干口苦，口渴不欲饮，小便黄赤，尿道灼热，大便秘结。舌质红，苔黄腻，脉弦滑数。

（2）辨证要点：阴茎纵挺不收，阴囊潮湿，下肢酸困，口干不欲饮，小便黄赤。舌红，苔黄腻，脉弦滑数。

3. 阴虚火旺型

（1）临床表现：茎举不衰，肿胀疼痛，或性交后坚挺不收，伴流精不止，睾丸发胀疼痛，五心烦热，潮热盗汗，腰膝酸软，颧红咽干，平时可有性欲亢进，阳事易兴。舌红，有裂纹，苔少，脉细数。

（2）辨证要点：茎举不衰，五心烦热，睾丸胀痛，平素性欲亢进，阳事易兴。舌红，苔少，脉细数。

4. 茎络瘀阻型

（1）临床表现：阴茎持续性勃起，茎肿而皮色紫暗或有瘀斑，呈木状肿硬，刺痛难耐，可兼有少腹拘急，尿涩而痛。舌质紫暗或有瘀斑、瘀点，脉沉涩。

（2）辨证要点：阴茎持续勃起，茎肿色暗，刺痛难耐。舌质暗，或有瘀斑、瘀点，脉沉涩。

5. 败精阻窍型

（1）临床表现：阴茎持续勃起，茎中涩痛，小便不畅，同房射精少，或射精后疼痛，少腹拘急。舌红，苔黄，脉弦。

（2）辨证要点：阴茎持续勃起，茎中涩痛，小便不畅，少腹拘急。舌红，苔黄，脉弦。

二、鉴别诊断

(一) 生理性阴茎勃起

正常情况下，已婚男性在性生活时，阴茎皆能自然勃起，一般在泄精后即自然变软，这种情况属生理性勃起。即使部分人本身性欲亢进（包括某些疾病，如垂体 LH 分泌瘤、睾丸间质细胞瘤等），在射精后阴茎又能很快勃起，甚至继续性交，但从泄精到重新勃起，一般应有 15 分钟甚至更长时间的"不应期"，而且没有阴茎异常勃起的阴茎疼痛。异常阴茎勃起，无论性交后射精与否，阴茎均不痿软，且伴有异常勃起的其他症状和体征。

(二) 不射精症

不射精症指同房时无精液流出。此类病人性兴奋正常，阴茎勃起功能良好，性交活动正常，但尿道及盆底肌肉无节律性收缩，不能达到性高潮，即无射精快感，本病久交不泄，阴茎持续勃起，但停止性交后阴茎即痿软。而阴茎异常勃起性交时能射精，有性高潮及性快感，但阴茎在泄精后仍能持续勃起，有的可达数天或以上。两者不能混淆，其发病机理及治疗迥异。

三、治疗

(一) 提高临床疗效的思路提示

1. 明确病因

由于导致阴茎异常勃起的病因较多，故在处理前应尽可能查清原因，以便采取针对性措施，去除病因。

2. 正确区分阴茎异常勃起的类别

阴茎异常勃起有高血流型和低血流型之别，临证当详细区分，这对制定治疗方案、提高疗效具有积极意义。前者为动脉因素引起，故又称非缺血性高血流型动脉性异常勃起。后者又称静脉闭塞性异常勃起，是由于海绵体内血液瘀积，堵塞静脉，血液处于高凝状态，不能回流所致。二者鉴别要点见表 10 – 1。

表 10 – 1　高血流型和低血流型阴茎异常勃起鉴别表

类型	勃起硬度	阴茎疼痛	超声测血流	海绵体内抽血	海绵体内血气分析
高血流型	不坚硬	较轻	动脉血流良好	呈鲜红色	与动脉血一致
低血流型	坚硬	剧烈	动脉血流缺失	呈暗紫色	呈低氧高碳酸血症

3. 详辨虚实寒热

本病有虚实之分，虚者为阴血亏虚，虚火内炽，实者为肝经湿热，实火，茎络瘀阻。当详加辨证，谨守病机，防犯虚虚实实之戒。

4. 综合施治

本病的处理方法较多，但每一种方法均有一定的局限性，故在治疗时宜诸法并用，以提高疗效。

（二）中医治疗

1. 内治法

（1）肝经火旺型

治法：清肝泻火，化瘀软坚。

方药：当归芦荟丸加味。

全当归 15g，龙胆草 12g，栀子 10g，黄连 6g，黄芩 12g，黄柏 15g，大黄 6g，木香 6g，夏枯草 15g，芦荟 12g，麝香 0.5g（另冲）。

局部瘀血征象明显者加水蛭、虎杖等。

（2）肝经湿热型

治法：清热利湿，散瘀软坚。

方药：龙胆泻肝汤加味。

龙胆草 12g，栀子 12g，黄芩 12g，柴胡 12g，生地黄 15g，车前子（包）15g，泽泻 15g，木通 6g，甘草 6g。

可酌加赤芍、桃仁、红花以增强活血凉血散结之功。

（3）阴虚火旺型

治法：滋补肝肾，降火软坚。

方药：知柏地黄汤加减。

知母 15g，黄柏 12g，熟地黄 20g，山药 15g，山茱萸 12g，茯苓 15g，泽泻 2g，丹皮 15g。

可加生牡蛎、玄参、石决明等滋阴软坚之品。此外还可加肉桂 3g，吴茱萸 3g 以引火归原。

（4）茎络瘀阻型

治法：化瘀通络，软坚止痛。

方药：桃红四物汤加味。

桃仁 10g，红花 15g，当归 15g，川芎 15g，赤芍 15g，生地黄 20g，制乳香、制没药各 10g，柴胡 12g，海藻 12g。

有排尿困难者加琥珀、穿山甲；疼痛较重者加川楝子、延胡索；局部发凉者加桂枝、黄芪；木硬肿胀明显者加鳖甲、龟甲等。

（5）败精阻窍型

治法：通利精窍，活血通络。

方药：虎杖散加减。

虎杖 15g，麝香 0.1g，石菖蒲 10g，丹皮 10g，赤芍 15g，生甘草梢 5g，川牛膝 10g，王不留行 10g。

2. 外治法

（1）针灸治疗：取穴蠡沟、照海、气海、丰隆、八髎、三阴交、关元、肾俞。根据辨证可加减应用。肝胆火盛，肝经湿热者选穴太冲、三阴交、行间、肝俞、胆俞、膀胱俞；阴虚火旺者选穴太溪、气海、照海、行间、太冲；茎络瘀阻者选穴秩边、三阴交等。虚证用补法，实证用泻法。

（2）推拿疗法

①按揉阳陵泉、太冲穴。患者可自行坐在靠背椅上，双下肢抬高，双手按揉阳陵泉、太冲穴，以感觉酸、麻、胀为度。每日 2~3 次，每次 6~10 分钟。

②按压心俞、肝俞、肾俞。患者取侧卧位，医师坐其背后，双手交替揉按心俞、肾俞，以酸胀为度，每日 2 次，每次 10~15 分钟。

③点按双侧三阴交、太冲、涌泉穴，各 1 分钟左右，每日 1~2 次。

④从下脘以手掌用推法推至曲骨，反复 30~50 次。

（3）气功疗法：自控欲火，还精补脑功：当欲火来潮时，身体放松，内视龟头部位，深吸气，以意领气，经会阴，提一下谷道，入长强穴，气沿督脉直上百会穴，下颏内收，吸气入脑，内视百会穴，反复呼吸运行。要求呼吸平静，做到缓慢、细长，一般呼吸 3~5 次即可平息欲火。

（4）药物外治

①取芒硝120g敷于阴茎，两手捧住，任其流水，阳自缩。

②缩阳丹：水蛭9条，入水盆养至七月七日，取出阴干，称其重量。水蛭、麝香、苏叶三味各等份，研细末，蜜和为饼，用少许擦左脚心，立刻阳缩。

③丝瓜汁调五倍子末敷于阴茎。

④生石膏、芒硝各100g，大黄汁适量。用大黄汁调生石膏、芒硝末，外敷阴茎、少腹、会阴部。

⑤黄连、黄柏、栀子、青皮、白芷各10g，川楝子20g，丁香6g。上药共压细粉。取药粉适量，以水调成糊，填入脐中，盖纱布，用胶布固定。每日用药1次。

⑥芒硝、冰片各等量。研粉，装瓶备用。水调面粉调和成面团，搓条围于脐周，面卷内放芒硝、冰片末各5g，渐滴冷水于药上，令药溶。

（三）西医治疗

1. 药物治疗

（1）镇静药：安定5mg，肌肉注射或口服；氯氮10mg，口服；苯巴比妥30mg，口服；布桂嗪60mg，口服，或100mg，肌肉注射。

（2）扩血管药：可用亚硝酸异戊酯1支（0.2mL）吸入，以扩张小动脉；妥拉唑林25mg，每日3次，口服，或25mg，1～2次/日，肌肉注射，可缓解周围血管痉挛。

（3）雌激素：已烯雌酚3～5mg，口服，每日3次。

（4）抗凝药：可选用肝素、纤维蛋白溶解剂、链激酶、尿激酶、双香豆素或低分子右旋糖酐等，有助于阴茎局部血栓溶解。用蝮蛇抗栓酶0.25单位，生理盐水5mL，用药前需做皮肤过敏试验，阴性者将上药和匀，用4号或5号注射针头做一侧海绵体内注射，同时肌肉注射安定10mg，注射后20～50分钟阴茎开始变软，勃起消退。

（5）针对病因治疗：如镰状细胞贫血所致者，采用过量输血；白血病或恶性肿瘤所致者，应积极治疗原发病。

2. 物理疗法

局部冷敷，冷水灌肠。

3. 骶麻或腰麻

可用1%奴夫卡因与2%利多卡因混合后做阴茎根部阻滞麻醉，或做腰麻或硬膜外麻醉。

4. 穿刺抽吸冲洗法

用粗针头穿刺阴茎海绵体，抽吸其中的黏稠血液，并用含有肝素的生理盐水反复冲洗，直到有新鲜血液流出、阴茎松软为止。并使已松软的阴茎处于下垂状态，加压包扎。

以上各法应综合应用。单用药物治疗效果欠佳，且容易形成永久性阳痿后遗症，故仅于发病初期试用。若效果不佳，应于起病12～24小时内采用手术治疗。

5. 手术治疗

（1）手术适应证：患者无全身性或下泌尿道细菌性感染，一经确诊，宜及早手术治疗。临床实践证明，多数患者保守治疗效果欠佳，有些病例难以恢复正常的性功能。若异常勃起超过24小时以上，易造成阴茎海绵体纤维化，增加阳痿发生的可能性。手术时机的选择，是治疗成功的关键，宜在血栓尚未形成之前实施手术，早期治疗成功者一般均能保存正常的性功能。

（2）手术目的

①减少阴茎动脉的血液供应，使勃起消退。

②增加静脉血液流出，消除瘀血，使勃起的阴茎尽快松软。

③保持正常性功能。

（3）常用术式

①大隐静脉－阴茎海绵体分流术：于腹股沟韧带下股动脉搏动明显的部位做与腹股沟韧带平行的斜切口，从卵圆窝向内下游离大隐静脉，近端结扎。远端在无损伤钳夹持下通过阴茎根部皮下隧道，在精索前与海绵体接近，切开一小块阴茎海绵体及白膜组织排除瘀血，并用肝素化盐水冲洗，直至阴茎完全痿软。再施行大隐静脉－阴茎海绵体吻合，关闭切口。

②阴茎背静脉－阴茎海绵体分流术：于阴茎背侧根部正中做切口，暴露背浅静脉或背深静脉，远端结扎，近端剪成斜面，牵开背神经及背动脉，切开并冲洗一侧阴茎海绵体，吻合静脉与海绵体。由于背静脉管径较小，在阴茎勃起时进行手术比较困难，所以一般不常使用，但仍不失为一种有效的术式。

③阴茎海绵体尿道海绵体分流术：于阴茎和阴囊交界处腹侧正中做纵切口，切开阴茎海绵体，挤出黏稠血液，并用含有肝素的盐水反复冲洗，然后切开近邻尿道海绵体，用手术线施行吻合术，仔细止血，逐层缝合切口，皮下置引流条。此手术效果较好，简单实用。性功能可于手术后 1～3 个月部分或全部恢复。手术后可发生尿道皮肤瘘、海绵体尿道瘘及尿道狭窄等并发症，故术中应注意勿损伤尿道。

④阴茎头－阴茎海绵体分流术：局麻下，在阴茎头冠状沟远端中线用活检针、咬骨钳刺入阴茎头，使之斜向阴茎海绵体白膜，将白膜凿通或打洞，挤压阴茎，排除瘀血，并用含有肝素的盐水冲洗，直至阴茎海绵体流出新鲜的血液，恢复阴茎海绵体循环，然后采用尖刀，直视下于距冠状沟 1cm 处做 2cm 长的横切口，直达两侧阴茎海绵体，剜除直径 0.5cm 的白膜各 1 块，缝合切口。此手术在直视下操作，能提供较大分流，效果较为可靠，亦可避免发生勃起障碍，适用于特发性阴茎异常勃起的手术治疗。

上述 4 种术式，目的在于使阴茎静脉血液流出增多，促使阴茎松软。另外，国外 Wear 等（1977）从股动脉插管至左阴部内动脉，注入自体血凝块 3mL，使远端阴部内动脉及其分支完全阻塞，减少阴茎动脉血流，使阴茎松软。此法操作较为复杂，并需特殊的设备。

（4）手术治疗应注意的问题

①特发性阴茎异常勃起因不会致命，故有严重禁忌证时应推迟手术。有感染者应在控制之前继续应用非手术治疗，积极准备手术治疗。但应使病人了解手术后有发生阳痿的可能性。

②手术的疗效可靠，但不是唯一有效的治疗手段，应在保守治疗无效后使用。

③手术的最佳时间尚无统一规定。阴茎异常勃起 24 小时以内，采取保守治疗仍然可能有效。

④局麻和腰麻各有利弊，所以，在选择麻醉方法时应根据医师的习惯和技术的熟练程度来决定。

⑤术后应进行抗生素治疗，以防感染。

（四）中医专方选介

1. 清热化痰方

生地黄 12g，炙百合 12g，知母 9g，黄柏 9g，橘红 9g，茯苓 9g，胆星 9g，竹茹 9g，钩藤 12g，远志 9g，甘草 3g。水煎服。用于阴虚内热，痰热流于肝经，内郁蒙蔽神明所致之阳强。[何清湖．千病诊疗要览．北京：世界图书出版社，1997：592]

2. 倒中汤

龙胆草 12g，生地黄 18g，当归 9g，车前子 15g，栀子 12g，川红花 6g，柴胡 12g，黄柏 12g，泽泻 8g，甘草 9g，桃仁 15g。水煎服。治疗湿热内蕴，瘀血留滞所致之阳强。[张俊庭．中医诊疗特技精典．北京：中医古籍出版社，1994：811]

3. 加味芍药甘草汤

白芍 30g，炙甘草 10g，木瓜 30g，乌药 10g，延胡索 10g，丹参 40g，益母草 30g，车前子 10g。水煎服。治疗邪扰宗筋、气血逆乱之阳强。[牟林茂．阴茎持续性勃起治验．北京中医．1994，9（5）：55]

第四节　不射精

不射精是指成年男子在性活动中有正常的性兴奋和阴茎勃起，能持续足够长的时间，但性交中达不到性高潮，无精液射出的一种疾病。又称为射精不能、射精障碍。

中医文献中无此病名，多将其归入"阳强""不育""精不泄""精闭"等范畴。

一、临床诊断

（一）辨病诊断

1. 症状与体征

性交时阴茎尚能勃起，能维持较长时间，但无性高潮和射精快感，亦无精液排出，停止性交时阴茎即痿软。功能性不射精虽在性交过程中无射精，但有梦遗现象或手淫时有精液排出。器质性不射精在任何情况下均无精液泄出。原发性不射精是指性交中从未有过射精。继发性不射精是指原来性交时有射精，后因某种原因而致不射精。

2. 实验室检查及影像学检查

（1）输精管道的放射线检查：对确定精道机械性梗阻及先天性输精管道

畸形颇有价值。从放射线的角度可将输精管道大致分为三个部分：a. 附睾和输精管；b. 输精管和精囊；c. 尿道及附属物。

（2）尿液检查：性交后取尿液进行检查，寻找尿液中是否混有精子，或进行果糖测定，以排除膀胱颈松弛而致的逆行射精症。

（3）B 超：可了解精囊有无扩张或缺如。

（4）CT 扫描检查：对于可疑因颅内病变所致的不射精症，应做头颅 CT 检查，以确定病位及性质。对于怀疑有腰椎、胸椎、骶椎病变的患者，应做椎管造影术或 CT 扫描以明确诊断。

（二）辨证诊断

1. 肝气郁结型

（1）临床表现：交而不射，性欲减退，胸胁、少腹胀痛，情志抑郁，嗳气，善太息，可有梦遗或手淫时射精，常随情绪波动而减轻或加重。舌质淡红，苔白，脉沉弦。

（2）辨证要点：交而不射，胸胁胀满疼痛，情志抑郁，常随情绪波动而减轻或加重。舌淡红，苔白，脉沉弦。

2. 瘀血内阻型

（1）临床表现：阴茎勃起，色紫暗，刺痛，交而不射，常有阴部胀痛不适或胸腹满闷，性情急躁。舌质紫暗，边有瘀点或瘀斑，脉沉细涩。

（2）辨证要点：交而不射，阴茎勃起刺痛，色暗，胸胁胀闷不舒。舌质紫暗，脉沉细涩。

3. 肾精不足型

（1）临床表现：性欲减退，阴茎勃而不坚或交而不射，伴有腰膝酸软，头晕耳鸣，健忘多梦，发堕齿槁，舌淡，脉沉。偏阴虚可见五心烦热，潮热盗汗，遗精，舌质红，苔少，脉细数。偏阳虚见畏寒肢冷，小便清长，或勃起不坚，甚则阳痿，舌淡，脉沉迟。

（2）辨证要点：久交不射，伴腰膝酸软，耳鸣头晕，勃起欠佳，或有五心烦热，潮热盗汗，舌红，少苔，脉细数；或畏寒肢冷，小便清长，舌淡，脉沉迟。

4. 湿热蕴结型

（1）临床表现：阴茎勃起，久交不射，可有遗精，伴脘腹胀满，纳差，小便短赤，阴囊潮湿，四肢沉重乏力。舌红，苔黄腻，脉滑数。

（2）辨证要点：久交不射，伴阴囊潮湿，四肢沉重，纳差。舌红，苔黄腻，脉滑数。

5. 心火独亢型

（1）临床表现：性欲亢进，阳强易举，每欲交合，精难射出，心烦易怒，不寐，时有梦遗失精，口舌生疮。舌质红，脉弦细数。

（2）辨证要点：交而不射，性欲亢进，口舌生疮。舌质红，脉弦细数。

二、鉴别诊断

（一）阴茎异常勃起

详见本章第三节的有关内容。

（二）逆行射精

逆行射精与不射精症均为性交时无精液射出体外。逆行射精多有性欲高潮的快感和射精感觉，但无精液射出，而是逆流入膀胱，确诊的依据是性交后尿液检查可有精子和果糖存在。其病理主要为性交射精时，膀胱内括约肌关闭不全，导致精液逆行射入膀胱，为器质性病变。不射精症虽然性交时亦无精液流出，但性交时既无性高潮的快感，亦无射精动作，性交后留取尿液，离心沉淀后涂片，在显微镜下观察，无精子存在，同时新鲜尿液果糖定性为阴性，其病理主要为射精中枢处于抑制状态或输精管道不通，精液不能射出。

（三）遗精

一部分不射精症病人伴有遗精现象，它与遗精的共同点是都在睡眠时有精液流出，而遗精除了在睡眠时有精液流出外，还在性交时有射精快感及射精动作，而不射精症则无。

（四）其他病症

不射精症与射精迟缓、射精无力及射精不完全有一定区别。射精迟缓即性交时间明显延长（不包括人为控制），但最终均能达到性高潮而出现射精。其病变也为射精中枢的兴奋性减弱，但经长时间刺激后，尚能达到射精所需的阈值，其病变较不射精症为轻。射精无力即性交射精时自觉阴茎抽动无力，精液非射出而似缓缓流出之感觉，其病理主要为性兴奋达到高潮时，输精管、精囊、前列腺、尿道及提睾肌等肌肉收缩乏力所致。射精不完全即每次性交后射精时，进入后尿道的精液未能完全排出而致射精不完全，其病理主要为精神和心理因素造成。

三、治疗

（一）提高临床疗效的思路提示

1. 分清虚实，辨明病位

不射精症当分清虚实。临床有虚证和实证，亦有虚实夹杂者，且各证型间可以相互转化，或合而为病，所以在临床治疗中根据不同的病机变化辨证治疗，才能有的放矢。本症早期多为实证，后期多为虚证或虚实夹杂证，病位多在肾、肝、脾、心四脏。其总病机是各种原因导致的精关阻滞不通和开启失司，前者多实，后者多虚。治疗当循"虚者补之，实者泻之"的治疗原则选方用药，以提高疗效，缩短疗程。

2. 中西医结合，优势互补

不射精症有功能性和器质性之别。中西医在诊治方面各有优势，如输精管道阻塞者，应及早手术；功能性者在针对病因施治的同时，辨证采用中药，可提高疗效。

3. 重视心理，加强疏导

由于对性知识了解甚少，人为因素造成性刺激强度不够，达不到射精中枢兴奋所需要的阈值，如性交体位不妥、阴茎抽送的频率低、幅度小等；还有人认为性是不道德的、肮脏的，故意抑制性欲望及射精；或认为精液是人身体强健之根本而抑制射精；还有对性伙伴的敌视等因素，也可通过抑制射精中枢兴奋性而致不射精。

（二）中医治疗

1. 内治法

（1）肝气郁结型

治法：疏肝解郁，通精开窍。

方药：柴胡疏肝散加减。

柴胡 12g，白芍 15g，枳壳 12g，陈皮 15g，川芎 12g，路路通 12g，王不留行 15g，香橼 10g，香附 15g，甘草 6g。

肝气郁结兼脾虚者，可选用逍遥散加减；若久郁化火者，可加黄芩、丹皮、栀子等。

（2）瘀血内阻型

治法：活血化瘀，通精开窍。

方药：血府逐瘀汤加减。

当归 15g，生地黄 20g，桃仁 10g，红花 15g，桔梗 6g，赤芍 15g，柴胡 12g，川芎 10g，枳壳 12g，路路通 15g，炒穿山甲 10g，川牛膝 15g，甘草 6g。还可加蜈蚣 2 条，露蜂房 10g。

（3）肾精不足型

治法：补肾填精，温阳益气。

方药：左归丸或右归丸加减。

熟地黄 20g，山药 15g，山茱萸 15g，枸杞子 20g，菟丝子 30g，鹿角胶 20g（烊化）。

偏阴精不足者加川牛膝 15g，龟甲胶 15g（烊化）；偏肾阳虚弱者加杜仲 20g，当归 15g，制附子 6g，肉桂 6g；阴虚火旺明显者加知母、黄柏。

（4）湿热蕴结型

治法：清热利湿，行气通关。

方药：龙胆泻肝汤加减。

龙胆草 12g，栀子 15g，黄芩 12g，柴胡 12g，生地黄 20g，车前子 15g（包），泽泻 15g，木通 6g，当归 15g，甘草 6g。

可加萆薢、生薏苡仁以加强利湿之功，加石菖蒲以清利痰湿，通关开窍。

（5）心火独亢型

治法：滋阴降火，交通心肾。

方药：交泰丸或金匮肾气丸加味。

黄连 10g，制附子 6g，肉桂 6g，生地黄 20g，山药 20g，山茱萸 15g，茯苓 15g，泽泻 15g，丹皮 15g。

2. 外治法

（1）针灸治疗

①体针：肾精亏损者常选肾俞、八髎、三阴交、曲骨、关元、中极等穴位，针刺行强刺激或平补平泻，可配合电针治疗。阳虚明显者可同时用灸法；湿热下注者选三阴交、阴陵泉、丰隆、中极等穴，行针用泻法；瘀血阻滞者可选大椎、膈俞、中极、八髎等穴，用泻法；心火独亢者选肾俞、肝俞、中

极、关元、足三里等穴，用补法；肝气郁结者选足三里、阴陵泉、肝俞、肾俞等穴，用平补平泻法。

②耳穴疗法：可选内分泌、皮质下、神门、肾、肝等穴位进行按压或针刺，每日 2 次，每次 15~20 分钟。

（2）按摩治疗

①手搓睾丸：患者自然仰卧位，双腿自然放松，双掌四指并拢，托住阴囊，轻轻挤压睾丸，前后轻轻搓动，每天睡前及早晨起床前各做 5 分钟，半个月 1 疗程。

②按摩三阴交、足三里、肾俞穴：以拇指及中指均匀揉按，以感觉到酸、麻、胀为度。每次按摩 10~15 分钟，双侧交替进行，每日 2~3 次。

③按压气海、关元：平卧位，双腿微屈，自然放松，双掌交叠，以手掌根部轻轻按揉气海、关元，顺时针、逆时针各按摩 120 次，间歇进行。

（3）气功治疗

①吊裆功：用于功能性不射精。

②卧式内养功：有温补命门之火、推动促进气化功能的作用。适用于治疗肾气亏虚者。

（三）西医治疗

1. 药物治疗

（1）性交前一个半小时左右口服盐酸麻黄素 50~70mg。该药为肾上腺素能受体兴奋剂，可使交感神经节后纤维释放儿茶酚胺，能增强输精管道平滑肌的收缩，常可获得成功射精，也可于性交前静脉注射 60mg 的脱羟肾上腺素。上述两药有升高血压的作用，故高血压、冠心病者忌用。

（2）左旋多巴：每次 0.25g，每日 3 次，口服，能抑制催乳素的水平，并能增加血液循环中生长激素和肾上腺素水平，使大脑皮质的兴奋作用增强。适用于不射精伴高位中枢异常者。

（3）对于雄激素水平偏低伴性功能减退的，可适当补充雄激素，如丙酸睾酮、绒毛膜促性腺激素。

（4）对前列腺炎或其他泌尿系感染而引起的炎性水肿、充血等造成的不射精，可采取抗感染治疗。用诺氟沙星，每次 0.2g，每日 4 次，口服；复方新诺明，每次 2 片，每日 2 次，口服。

（5）对高位清扫手术损伤胸、腰交感神经所致的不射精症可用维生素

B_1 10mg，每日 3 次，口服；维生素 E100mg，每日 3 次，口服。脊髓损伤者有无特殊治疗，取决于脊髓病变恢复的程度。

2. 性感集中疗法

功能性不射精症多因心理因素加强了中枢的抑制，治疗应以消除神经中枢对射精的抑制为主。医生要对患者进行必要的性知识指导，使患者树立信心，正确对待性生活。如果能获得一次成功的阴道内射精，就会永久改变射精功能障碍。在进行性感集中疗法时，夫妇双方应相互抚摸，提高身体的感受力，唤起性反应，加强局部刺激，以达到射精目的。

3. 电动按摩器的局部刺激法

在医生的指导下，使用电动按摩器局部刺激诱发射精，常可获得较好的疗效。有人报道，有一半以上的患者在首次治疗中即可恢复正常，而其余的人经过 10 余次的治疗也能治愈。开始时需持续刺激 10 ~ 15 分钟，以后只要有 5 分钟即可达到射精目的。刺激部位以龟头、系带处为主，也可沿阴茎上下移动。本疗法适用于功能性不射精症。

4. 针对病因治疗

对于器质性病变所致的不射精，要查明原发病因，积极治疗原发病。如病变部位在附睾尾部，可做输精管与附睾头体部的吻合术；对肿瘤或囊肿压迫造成的阻塞，可做肿瘤或囊肿切除术。

（四）中医专方选介

1. 赤雄通阳方

酒制蜈蚣 3 条，路路通、菖蒲各 10g，香油炸急性子 0.5g，穿破石 30g，羊油炙淫羊藿 40g，蛇床子 15g。肝气郁结加逍遥散或柴胡、当归各 10g，赤芍、白芍各 15g；气滞血瘀加牛膝、赤芍各 15g，地鳖虫 12g，穿山甲 10g；湿热下注加龙胆泻肝汤化裁；湿困三焦加三仁汤化裁；肾精亏虚加锁阳 15g，山茱萸 12g，黄精 20g，牡蛎 40g，怀山药 30g；肾阴不足加大补阴丸；有梦遗、遗精者重用知母、黄柏；无梦遗、遗精者加益肾填精之品；肾阳虚衰者加赞育丸化裁。治疗 52 例。结果：痊愈 45 例，好转 5 例，无效 2 例，总有效率为 96.15%。［林友群，等. 赤雄通阳方加减治疗功能性不射精 52 例. 安徽中医学院学报. 1993，12（3）：30］

2. 加味桂枝龙牡汤

桂枝、白芍、生姜、急性子各 10g，大枣 20g，生龙骨、生牡蛎各 30g，生甘草5g，炒蜂房、怀牛膝各15g。偏阳虚加仙灵脾、肉苁蓉；偏阴虚加生地黄、玄参，减少桂枝、生姜的用量；气虚加黄芪、党参；血虚加熟地黄、当归；血瘀加地鳖虫、莪术；肝郁加柴胡、路路通；湿热加车前子、黄柏。日1剂，水煎服，1个月为1疗程。结果：治愈99例，无效24例。［戚广崇．加味桂枝龙牡汤治疗功能性不射精症123例小结．中医杂志．1987，28（11）：19］

第五节　性欲低下

性欲低下是指在体内外各种因素的作用下，不能引起性兴奋，也没有进行性交的欲望，使性生活能力和性行为水平皆降低的疾病，也称性欲抑制或无性欲。

传统中医对此没有明确的命名，常归于阳痿论治。现代中医认为，性欲低下是由于先天不足、天癸不充、命门虚衰或劳心思虑过度，损伤心脾，或郁怒伤肝，久病伤阴耗血，肝络失养所致。

一、临床诊断

（一）辨病诊断

性欲低下是一种较为顽固的疾病，它与那些因与配偶或性伙伴关系不和，或环境因素，或疾病，或药物引起的一时性性欲不强不同。

有些患者和某个性伴侣的性活动表现为性欲低下，而与另一个性伴侣的性活动则正常，那么就是以暂时性或处境性为特征的心理性的性欲低下；器质性因素所致的性欲低下都有顽固性和持续性的特点，经过系统、全面的全身检查可发现影响性欲的全身性疾病。

1. 症状

本病症状为有规律的性生活中发生性欲降低，有性刺激亦无性欲产生，自觉无任何性要求。

2. 体征

本病一般无明显体征，由某种疾病引起者，多有原发病的临床体征。

3. 实验室检查

部分病人血清睾酮可降低，亦可见某些相应疾病的内分泌激素降低。

（二）辨证诊断

1. 肾阳不足型

（1）临床表现：性欲低下，腰膝酸软，头晕耳鸣，畏寒肢冷，神疲倦怠，面色㿠白，或见勃起障碍。舌质淡，舌体胖大，边有齿印，脉沉弱无力。

（2）辨证要点：性欲低下，腰膝酸软，头晕耳鸣，畏寒肢冷，或见勃起障碍。舌淡胖，脉沉弱无力。

2. 心脾两虚型

（1）临床表现：性欲低下，心悸，失眠，健忘多梦，纳呆，腹胀，便溏，面色无华，神疲乏力，或见勃起障碍。舌淡，苔薄白，脉弱。

（2）辨证要点：性欲低下，心悸，失眠，多梦，纳差，便溏，面色无华。舌淡，苔薄白，脉弱。

3. 肝气郁结型

（1）临床表现：性欲低下，胸胁胀痛，走窜不定，善太息，情绪不宁，或伴勃起障碍。舌淡，苔薄白，脉弦细。

（2）辨证要点：性欲低下，胸胁胀痛，情绪不宁。舌淡，苔薄白，脉弦细。

二、鉴别诊断

（一）性厌恶

性厌恶是患者对性活动或性活动思想的一种持续性憎恶反应。其性感觉及性功能往往是正常的，只是对于产生性活动感觉有厌恶情绪，在性活动中显露身体和触摸爱人比性交在心理上更为痛苦，他们的性唤起多未受损，故男性性厌恶患者性交和射精活动往往正常。有些患者可能是处境性的，即仅在与某配偶性生活中或接触时发病。还有一种为病态性憎恶反应，是属生理性的，临床表现有周身出汗、恶心、呕吐、腹泻或心悸。性欲低下者只是对性活动不感兴趣，对自己或他人的性活动无憎恶反应。另外性厌恶患者年龄多在 40 岁以下，而性欲低下患者则可发生在任何年龄。

（二）勃起障碍

勃起障碍是指性交时阴茎不勃起或勃起不坚，或虽能勃起，但不能完成性交，而性欲望较为正常。性欲低下指没有性交的欲望或者根本没有性活动的思想。尽管大部分性欲低下患者也有勃起功能障碍，但有些患者勃起功能正常。因精神因素引起的性欲低下和勃起障碍可同时发病或相互转化。

三、治疗

（一）提高临床疗效的思路提示

1. 审证求因

本病病因较多，常见的有先天禀赋不足，肾气亏虚，或思虑过度，心脾两虚，或郁怒伤肝，久病耗伤阴血等。临证当详审，以明确病因进行针对性治疗。

2. 明确病位

性欲低下主要与心、肾、肝、脾有关。先天不足或大病、久病之后引起者，多责之于肾；思虑过度，多责之于心、脾；情志不畅引起者，多责之于肝。各脏腑既可单独为病，亦可合而为患。

3. 分清虚实

性欲低下有虚证，也有实证。若症见腰膝酸软、头晕耳鸣、畏寒肢冷，或心悸、失眠、健忘、多梦、纳呆、腹胀、便溏者为虚证；若伴情志不畅、胸胁胀痛、善太息多为实证，亦有虚实夹杂者。

4. 因人制宜

大多数患者可积极配合医生治疗，少数患者根本不愿接受治疗，通过心理开导逐步转为患者愿意接受治疗，可明显提高临床效果。

（二）中医治疗

1. 内治法

（1）肾阳不足型

治法：温肾壮阳。

方药：右归丸加味。

熟地黄20g，山药15g，山茱萸15g，鹿角胶20g（烊化），制附子6g，肉桂3g，枸杞子20g，菟丝子30g，杜仲20g，当归15g，陈皮15g，仙灵脾15g。

阴茎不能勃起者加韭菜子、阳起石。

（2）心脾两虚型

治法：补益心脾。

方药：归脾汤加味。

党参 10g，白术 15g，黄芪 30g，当归 15g，茯神 15g，远志 12g，炒酸枣仁 12g，木香 6g，龙眼肉 15g，甘草 10g。

加蛇床子、仙灵脾可振奋阳气以提高性欲。

（3）肝气郁结型

治法：疏肝解郁。

方药：柴胡疏肝散加味。

柴胡 12g，白芍 15g，枳壳 12g，陈皮 15g，川芎 10g，香附 15g，甘草 6g。

可加蜈蚣、仙灵脾通络兴阳，加茯神、远志宁神定志。

2. 外治法

（1）针刺治疗：肾阳不足者可选肾俞、中极、关元、气海等穴，用补法；心脾两虚者选心俞、脾俞、足三里、内关、神门等穴，用补法；肝气郁结者选阳陵泉、肝俞、神门等穴，用泻法。每次针刺 20～30 分钟，10 天为 1 疗程。

（2）耳针治疗：取肾、肝、内分泌、精宫、脑点等穴，用王不留行籽以胶布贴穴位，2～3 日换 1 次，每日早、中、晚睡前各刺激上述穴位 5～10 分钟。

（3）穴位注射疗法：根据不同证型，每次选 2 个穴位，各注射维生素 B_1 针 1mL（100mg/2mL），隔日 1 次，5 次为 1 疗程。

（三）西医治疗

对因精神因素引起者，应从心理角度来解决。对因器质性或药物引起者，有时只需治疗原发病或停用某种药即可达到治疗目的。年龄因素所致血清睾酮降低者可适当补充雄性激素。

第六节　性厌恶

性厌恶是指对正常性活动或性活动在思想上的一种持续性憎恶反应，轻者只与某个特异的异性接触时出现性厌恶状态，而与大多数异性接触时无任何异常表现，严重者与任何异性接触都非常厌恶，并对性接触和性活动产生惊恐反应，出现心悸、头晕、周身大汗、恶心、呕吐、腹痛、腹泻等症状。男女皆可发病，女性多见，男性性厌恶者较少。性厌恶多在 40 岁以下出现。

中医文献中曾有过"憎女子"的记载，但对此种情况的认识不够明确。

一、临床诊断

（一） 辨病诊断

性厌恶的诊断并不是指对某位异性有性反感，或对某种性交方式（如口－生殖器性活动）反感，或某种状态下对性活动的厌恶情绪就成立，真正的性厌恶患者想到性交时就毫无道理地甚感不安和忧虑，常可因一次接吻、拥抱或抚摸即可诱发这种反应，有时性想象比性活动本身更能引起焦虑，有时对显露身体和触摸爱人比性交更困难。无特异性的实验室及辅助检查，常依据患者的症状与体征进行诊断。

本病以 40 岁以下男性多见，常突然发病，对性行为和性活动在思想上有持续性厌恶反应，对性生活厌倦、恐惧或忧虑，重者周身出汗、恶心、呕吐、腹泻、失眠、头晕或心悸等。男性性厌恶患者性交和射精活动往往正常。

（二） 辨证诊断

中医认识本病只知是一种怪病，多从忧思惊恐来考虑。

1. 心脾两虚型

（1）临床表现：厌恶房事，食欲不振，腹胀便溏，周身乏力，心悸不寐，汗出。舌红，少苔，脉细。

（2）辨证要点：厌恶房事，纳差，腹泻，心悸。舌红，少苔，脉细。

2. 阴虚火旺型

（1）临床表现：厌恶房事，闻之则恐，焦虑不安，心悸，怔忡，腰膝酸软，头晕耳鸣。舌红，少苔，脉细数。

（2）辨证要点：厌恶房事，闻之则恐，腰膝酸软。舌红，少苔，脉细数。

二、鉴别诊断

性厌恶与性欲低下的鉴别见本章第五节的有关内容。

三、治疗

（一） 提高临床疗效的思路提示

1. 详查病史

本病多因受过不良性刺激或夫妻感情不和或精神和心理方面等疾患而引

发。问清病因有利于进行针对性治疗。

2. 抓住特征

本病表现为对性活动或性活动思想的持续憎恶，根据病史不难辨别。

3. 明确病位

思虑过度或所思不遂引起者除性厌恶外，还伴有纳差、腹泻、心悸、不寐等症状，病位在心、脾。房事惊恐引起者常伴闻性则恐、心悸、怔忡、腰膝酸软、头晕耳鸣，病位在肾。

（二）中医治疗

1. 内治法

（1）心脾两虚型

治法：补益心脾，安神定志。

方药：归脾汤加味。

党参 15g，白术 20g，黄芪 30g，当归 15g，茯神 15g，远志 12g，炒酸枣仁 15g，木香 6g，龙眼肉 12g，朱砂 0.5g（另）。

恶心、呕吐者加姜半夏、竹茹等。

（2）阴虚火旺型

治法：益肾养阴，重镇安神。

方药：安神定志丸加味。

茯苓 15g，茯神 12g，远志 12g，人参 10g，石菖蒲 30g，龙齿 20g，生牡蛎 20g，合欢皮 15g。

2. 外治法

（1）针刺治疗：针刺神门、内关、三阴交、肾俞等穴位，每日 1 次，每次 20～30 分钟，平补平泻，10 次为 1 疗程。

（2）耳针治疗：于神门、心、皮质下、脑点埋针或以王不留行籽贴穴位，每次按压 5 分钟，每日 2 次，2 日换 1 次。

（3）贴敷法：以麝香、肉苁蓉、甘遂末少许，共研成粉末，取 0.5～1.0g 放入神阙穴，外用胶布贴敷固定，3～5 天换 1 次。

（三）西医治疗

西医对本病的认识不明确，只认为与精神和心理因素关系密切，因此在治疗上基本以心理咨询为主要手段，在运用其他治疗方法时，心理治疗又是一种不可缺少的辅助治疗方法。在心理治疗时，首先要建立患者自己要求治疗的动力和决心，克服恐惧心理，避免治疗中阻抗性行为的出现。同时要制定出详细可行的治疗计划，不断督促治疗训练，逐渐深入治疗。性厌恶患者如能积极主动治疗，夫妇双方密切配合，经医生系统、有效的性指导，多能根治。在开始治疗时，对患者的所有活动（包括性活动）都要加以控制，然后进行性感觉集中练习，逐渐由接触皮肤、乳房及外生殖器到性交，让其尝到性快感的无穷乐趣而达到治愈的目的。

第七节　性欲亢进

性欲亢进是指性欲望、性冲动过分强烈和旺盛，临床表现为出现频繁的性兴奋，性行为要求异常迫切，需频繁（一天数次）、长时间性交，甚至不分场合及时间均有性活动（包括性交）要求，否则即感到不满足。另外，有的人在一天里五次自慰，也算性欲亢进的表现。

在中医文献中，本病多被列入"阳强"病。

一、临床诊断

（一）辨病诊断

临床表现为性交过频、过快、过剧，甚至遇见异性即有性兴奋、性冲动，如得不到满足则烦躁不安。可有脑部肿瘤、甲状腺功能亢进、精神病病史，或服用某些药物等病史。因精神因素引起者无任何体征，器质性疾病引起者可有相应体征。

（二）辨证诊断

性欲亢进受君火妄动的影响较大，但导致君火炽盛的原因不外乎肝郁化火和阴虚火旺两种。

1. 肝郁化火型

（1）临床表现：性欲亢进，烦躁易怒，面红目赤，口苦咽干，心烦失眠，口舌生疮。舌质红，苔薄黄，脉弦数。

（2）辨证要点：性欲亢进，心烦易怒，口苦咽干。舌红，苔薄黄，脉弦数。

2. 阴虚火旺型

（1）临床表现：性欲亢进，腰膝酸软，头晕耳鸣，五心烦热，潮热盗汗，颧红咽干，男子遗精，阳强易举，小便短赤，大便秘结。舌质红，少苔，脉细数。

（2）辨证要点：性欲亢进，腰膝酸软，阳强易举，五心烦热。舌红，少苔，脉细数。

二、鉴别诊断

（一）不射精

不射精因无性高潮和射精，可重复性交而表现为性交过频和性交时间过长；性欲亢进虽交合频繁，但每次都可完成性交的全过程（性兴奋→阴茎勃起→性交→性高潮→阴茎疲软），此为二者的鉴别要点。

（二）阴茎异常勃起

阴茎异常勃起表现为阴茎勃起，持久不衰，短则数小时，长则数天，即便偶能性交，可射精，但亦不痿软。大部分患者因阴茎痛性勃起，或在插入阴道时有不适感而不欲性交，是一种男科急症，如不及时处理，可遗留永久性勃起障碍等后遗症。而性欲亢进表现为阴茎易勃起，勃起不伴疼痛，性交欲望强烈，交合泄精则阴茎痿软或有时自动痿软，但很快又会产生性欲望，多次性交亦不能满足。

（三）生理性性欲旺盛

身体健壮、精力旺盛的人，可能一天数次性交，特别是一些青年男女，新婚宴尔，情投意合，房事较多，不应视为异常。他们多能达到性满足，而且这种一天数次性交的情况也不会长久，随着身体和情趣的改变，性生活变得克制、和谐，还有一些长期分居的夫妇，探亲时可能表现为频繁性交，这些均为生理现象，对人对己不构成任何危害，当与性欲亢进相鉴别。

三、治疗

性欲亢进患者不论是进行性交还是自慰都会成瘾，这种性成瘾支配他们的思维和生活，发展为每日的性成瘾活动，有时会对异性采取进攻行为，严重影响生活和人际关系，这种性成瘾行为甚至面对惩罚和威吓或自己强烈的悔过和自责仍不能改正。因此对本病的治疗是相当重要的。

（一）提高临床疗效的思路提示

性欲亢进与许多因素有关，诸如患者对性的认识偏移，思虑过度，所念不遂，肝郁化火或禀赋不足，手淫过度，阴虚火旺以及某些药物、毒品等。临证时，必须详查病因，以便有针对性地治疗。审清病因之后应谨守病机，分清虚火、实火。虚火表现为性欲亢进，腰膝酸软；实火除有性欲亢进的表现外，还有烦躁易怒，潮热盗汗，五心烦热，口苦咽干，口舌生疮，舌红，苔薄黄，脉弦数。

（二）中医治疗

1. 内治法

（1）肝郁化火型

治法：疏肝解郁，清泻相火。

方药：丹栀逍遥散加减。

丹皮 15g，栀子 12g，当归 15g，白芍 20g，柴胡 12g，夏枯草 12g，茯苓 15g，白术 15g，甘草 5g。

肝经湿热盛，口中黏腻，苔黄者，加龙胆草。

（2）阴虚火旺型

治法：滋阴降火。

方药：大补阴丸加减。

知母 15g，黄柏 12g，龟甲 20g，生地黄 20g，丹皮 15g，生龙骨、生牡蛎各 30g。

2. 外治法

肝郁化火型选阳陵泉、行间、太冲、肝俞，施以泻法，每次 20 分钟，每日 1 次。阴虚火旺型选穴肾俞、命门、关元、三阴交，施以补法，每次 20 分钟，每日 1 次。

（三）西医治疗

1. 药物治疗

使用安眠、镇静剂以降低患者的性兴奋。安定片 0.5mg，口服，日 3 次。谷维素片 30mg，口服，日 3 次。严重者可服用一些使中枢兴奋缓解的药物，如己烯雌酚片，每次 0.5mg，日 2 次，口服。性早熟和性早熟犯罪者，可用雄激素拮抗剂，如醋酸甲基乙酰氧孕前酮（MPA）以降低性欲。因其他病如甲亢等引起者，应积极治疗原发病。

2. 手术治疗

因器质性病变如脑部肿瘤等引起者应及早手术。

第八节 逆行射精

逆行射精是指阴茎勃起功能正常，性交时能达到性高潮，有射精的感觉，但无精液或仅有少量精液从尿道外口射出，部分或全部精液从后尿道逆行射入膀胱的一种疾病。本病亦是引起男性不育的常见原因之一。

本病常归属于中医学的"不育""少精"等范畴。

一、临床诊断

（一）辨病诊断

1. 症状

本病症状为性交或手淫时有性高潮及射精快感出现，但尿道口无精液射出。性交后第 1 次小便混浊。

2. 病史

应询问患者有无会阴部及尿道外伤史，有无下腹部和盆腔手术史，有无膀胱颈部及前列腺手术史及有无长期服用降压药史、糖尿病史等。

3. 实验室检查及影像学检查

（1）果糖测定：性交后第 1 次尿液离心沉淀后涂薄片镜检，可发现大量精子果糖定性检查为阳性。

（2）膀胱造影：可以观察膀胱收缩时膀胱颈部的功能。排尿时用手捏住尿道口，阻滞造影剂流出，摄取前、后位及左、右斜位的 X 线片，可更好地显示后尿道。逆行尿道造影适用于前尿道有狭窄病变者。膀胱镜检查可发现膀胱颈口松弛、扩大，精阜与膀胱颈的距离缩短。

（二）辨证诊断

1. 肾气亏虚型

（1）临床表现：性交不射精，有性高潮和射精感觉，随即阴茎痿软，性交后小便混浊，伴性欲低下或勃起不坚，腰膝酸软，头晕耳鸣。舌淡，苔薄白，脉沉细无力。

（2）辨证要点：性交时无精液射出，但有射精感觉，射后阴茎即痿软，伴腰膝酸软，头晕耳鸣。舌淡，苔薄白，脉沉细无力。

2. 气滞血瘀型

（1）临床表现：性交时不射精，有射精快感，阴茎勃起，色紫暗，或有会阴外伤手术史，伴少腹、胁肋胀痛。舌质紫暗，脉沉涩。

（2）辨证要点：同房无精液射出，但有射精快感，阴茎勃起，色紫暗，两胁、少腹胀痛。舌质紫暗，脉沉涩。

3. 湿浊阻滞型

（1）临床表现：性交有快感，但无精液射出，伴阴囊潮湿，小便混浊，淋漓不畅。舌红，苔黄腻，脉濡数。

（2）辨证要点：性交有快感，无精液射出，阴囊潮湿。舌红，苔黄腻，脉濡数。

二、鉴别诊断

逆行射精当与不射精症相鉴别，详见本章"不射精"篇。

三、治疗

（一）提高临床疗效的思路提示

1. 了解病史

原发性逆行射精在临床上较为少见，多数患者常因不育症检查时偶然发现。继发性逆行射精应询问患者有无骨盆骨折、尿道外伤或膀胱颈部手术（如前列腺摘除）等，以及有无糖尿病病史，有无服过肾上腺素能阻滞剂等，以明确发病原因，从而进行有针对性的治疗。

2. 抓住特征

本病特征是性交中有性交高潮和射精动作出现，尿道外口无或仅有少量精液流出，性交后第 1 次尿液检查有大量精子。

3. 分清虚实

逆行射精临证有虚实之别。实证多为气滞血瘀、湿热阻滞；虚证多为肾气不足。其临床表现各不相同，当仔细辨别。

4. 男女同时检查

治疗逆行射精的一个重要目的是为了生育，所以在治疗男方的同时，应检查女方的生育力，做宫颈黏液测定，子宫输卵管造影，基础体温测定，定期行子宫内膜活组织检查以检测女方有无生育能力。

（二）中医治疗

1. 内治法

（1）肾气亏虚型

治法：温补肾气，填精益髓。

方药：金匮肾气丸加味。

熟地黄 20g，山药 15g，山茱萸 15g，茯苓 15g，泽泻 15g，丹皮 12g，制附子 6g，肉桂 6g，蜈蚣 2 条，鹿角胶 10g（烊化），露蜂房 15g。

（2）气滞血瘀型

治法：活血行气，通络开窍。

方药：血府逐瘀汤加味。

当归 20g，生地黄 20g，桃仁 12g，红花 15g，桔梗 6g，赤芍 15g，柴胡 12g，川芎 10g，枳壳 12，川牛膝 15g。

寒象偏重者，加乌药 12g，小茴香 12g。

（3）湿浊阻滞型

治法：清热利湿，通关化浊。

方药：四妙散加味。

苍术 15g，黄柏 12g，川牛膝 15g，生薏苡仁 20g，龙胆草 10g，车前子 25g，茯苓 15g。

可加石菖蒲 15g，以加强开窍利湿之力。

2. 外治法

选用八髎、中极、关元、三阴交、阳陵泉。用平补平泻法，每次留针 15~20 分钟。日 1 次，15 日为 1 疗程。肾气亏虚者以关元、气海、足三里为主穴；气滞血瘀者以阳陵泉、肝俞、秩边为主穴；湿热阻滞者以三阴交、阳陵泉、丰隆为主穴。

（三）西医治疗

1. 药物治疗

对本病的治疗可选用一些兴奋交感神经和降低副交感神经活性的药物。如一些拟肾上腺素药、抗胆碱药、抗组织胺药等。应用这类药物可兴奋交感神经，降低副交感神经活性，从而提高膀胱颈部张力，以防止精液逆流入膀胱。如麻黄素，对治疗腹膜后淋巴切除和交感神经切断术引起的逆行射精具有一定疗效，可于性交前半小时到 1 小时口服盐酸麻黄素 50～75mg，或用脱羟肾上腺素 60mg 于性交前静脉注射。糖尿病神经病变引起的可用具有抗组织胺和抗胆碱能特性的苯丁烯二酸溴苯吡胺和丙咪嗪。

2. 其他治疗

轻度患者可采用硝酸银烧灼尿道内口和后尿道的方法。严重者可重建膀胱颈，用肠线紧缩膀胱颈口，对阻止精液逆向射入膀胱有较好的疗效。

3. 人工授精法

为治疗逆行射精引起的不育症，有人研制了一种提取和保存逆行射入膀胱精子的技术，再通过人工授精或合并使用拟肾上腺素能药物治疗，成功地解决了许多逆行射精引起的不育问题。提取和保存尿液中的精子，是人工授精成功的关键。具体方法是口服碳酸氢钠冲洗膀胱，以达到碱化尿液、提高膀胱内尿液渗透压、防止逆流精子受损的目的，保证人工授精成功。

4. 立位性交技术

当膀胱充盈时，取立位进行性交，此时膀胱颈部的张力大于仰卧时，先手淫使男方感到有射精紧迫感时，立即进行阴道内性交，有时可顺利射精。一次不成功，可连续练习。

5. 提肛肌锻炼

提肛后闭气 10～15 秒，然后再呼气，全身放松，每次练习 20～30 次，用各种姿势练习均可，长期锻炼可改善膀胱颈部肌肉的张力。

第九节 射精疼痛

射精疼痛是指男子在性交射精过程中，阴茎、睾丸、会阴及下腹部等部位局部灼痛、剧痛或牵拉痛。

中医文献常将该病归入"阴痛""阴茎痛"等。现代中医称之为"房事茎痛"。

一、临床诊断

（一）辨病诊断

1. 症状

本病症状为性交过程中出现性高潮，伴随射精动作，阴茎、睾丸、会阴及下腹部等部位发生阵发性隐痛或绞痛。

2. 体格检查

（1）有无包皮过长、包皮龟头炎及包茎，阴茎海绵体有无硬结，附睾有无肿瘤。

（2）肛诊检查前列腺大小、质地，有无结节及压痛。

3. 实验室检查及影像学检查

（1）行前列腺液镜检、精液及尿液常规检查，以判断有无前列腺炎、精囊炎及尿道炎等。

（2）对疑有精阜炎、射精管炎、后尿道炎或前列腺癌、精囊癌的病人，可进行尿道镜检查和 CT、磁共振检查，必要时行穿刺活组织检查。

（3）骨盆区 X 线检查及 B 超检查可了解有无前列腺、精囊腺及后尿道结石。

（二）辨证诊断

1. 湿热下注型

（1）临床表现：性交时射精疼痛，可伴早泄，小便短赤，淋漓不尽，心烦口苦，或见血精、阴囊潮湿，甚至阴囊肿大疼痛。舌质红，苔黄腻，脉濡细。

（2）辨证要点：性交时射精疼痛，阴囊潮湿，小便短赤，心烦口苦。舌红，苔黄腻，脉濡细。

2. 气滞血瘀型

（1）临床表现：性交时出现性欲高潮，随着射精动作出现阴茎、睾丸、会阴等部位胀痛或刺痛，伴有两胁胀痛，善叹息，多有情志不调、手术外伤史。舌质紫暗，脉弦或沉涩。

（2）辨证要点：射精时疼痛，有情志不调或外伤、手术史。舌质紫暗，脉弦或沉涩。

3. 肾气不足型

（1）临床表现：性交射精时疼痛，多为隐痛，且有腰膝酸软、头晕耳鸣。偏肾阴虚者伴有五心烦热，潮热盗汗，颧红咽干，多梦遗精，舌红，少苔，脉细数。偏肾阳虚者伴性欲淡漠，畏寒肢冷，困倦乏力，舌质淡，舌体胖大，脉沉细。

（2）辨证要点：射精疼痛，腰膝酸软，头晕耳鸣。阴虚者伴有五心烦热，潮热盗汗；阳虚者伴有性欲淡漠，畏寒肢冷。舌淡，苔白，脉沉细。

二、鉴别诊断

本病以射精时出现疼痛为特征，临床与其他原因所致的会阴、下腹部位的疼痛不难鉴别。

三、治疗

（一）提高临床疗效的思路提示

射精疼痛常为某些泌尿生殖系统疾病的主要临床表现，因此对本病的治疗不能仅以止痛为主，要注意对原发病的治疗。

1. 明辨虚实

本病的病位以下焦局部为主。证有虚、实之别，虚者肾精亏虚，实者为湿热下注，瘀阻脉络。要谨守病机，辨证施治。

2. 病证结合

本病大多为炎症所致，治疗上在应用抗生素的同时，配合使用中药可提高疗效，缩短疗程。

（二）中医治疗

1. 内治法

（1）湿热下注型

治法：清热利湿，解毒化瘀。

方药：龙胆泻肝汤加减。

龙胆草 15g，栀子 12g，黄芩 12g，柴胡 12g，生地黄 20g，车前子 20g

（包），泽泻 12g，木通 6g，当归 15g，甘草 5g，蒲公英 30g，紫花地丁 15g。

（2）气滞血瘀型

治法：疏肝理气，活血止痛。

方药：血府逐瘀汤加味。

当归 15g，生地黄 20g，桃仁 15g，红花 15g，甘草 10g，桔梗 6g，赤芍 15g，柴胡 15g，川芎 10g，枳壳 15g，川牛膝 15g，川楝子 15g，延胡索 12g。

（3）肾气不足型

治疗：滋阴降火，温肾助阳。

方药：知柏地黄汤或右归丸。

偏于阴虚者用知母 20g，黄柏 12g，生地黄 20g，山药 15g，山茱萸 12g，茯苓 15g，泽泻 15g，丹皮 15g，白芍 30g，甘草 30g。

偏于阳虚者用熟地黄 20g，山药 20g，山茱萸 15g，制附子 6g，肉桂 6g，枸杞子 30g，菟丝子 30g，杜仲 20g，当归 15g，鹿角胶（烊化）20g，白芍 30g，生甘草 30g。

2. 外治法

湿热蕴结者选穴丰隆、阴陵泉、三阴交等，用泻法；气滞血瘀者，选血海、太冲、大椎、肝俞、阳陵泉等穴，用平补平泻法；肾精亏虚者选穴肾俞、八髎、中极、关元等，用补法。每日 1 次，15 日为 1 疗程。

（三）西医治疗

1. 一般治疗

注意局部的清洁卫生，经常清洗外生殖器，尤其是包皮腔内和龟头。有射精疼痛的患者，应减少性交次数；为了配合治疗，在治疗期间暂停性生活。

2. 药物治疗

对于炎症性射精疼痛，应针对感染的部位、菌种采用相应的治疗。慢性前列腺炎、精囊炎等病的具体处理，详见有关章节。

3. 手术治疗

对因包皮过长和包茎、前列腺癌、精囊癌等病引起者，应尽早手术。

第十一章 男性不育症

第一节 弱精症

弱精症即弱精子症，也称精子活力低下症，是指在适宜温度（25℃ ~ 37℃）下，精液离体 1 小时后对其进行检查，快速直线运动精子低于 25%，或直线前向运动精子不及 50% 者。弱精症常与其他精液异常症同时存在，是引起男性不育的主要原因之一。

中医学无弱精子症之名，但弱精子症的症状可见于"精寒""精冷"等疾病。

一、临床诊断

（一）辨病诊断

详细了解病史对该病的诊断具有重要指导价值。了解患者是否有生殖道感染史，有无腮腺炎病史，是否用过对精子有影响的药物以及生活和工作环境等情况。

1. 症状

弱精症患者可伴有阴囊潮湿，神疲乏力，头晕耳鸣，腰膝酸软，形寒肢冷等症状。但多无明显的临床表现。

2. 体格检查

要重点检查睾丸、附睾的情况，如有无隐睾以及附睾炎和精索静脉曲张等。

3. 实验室检查及影像学检查

（1）精液常规分析：精液离体 1 小时后，若快速直线运动精子低于 25%，或前向运动精子低于 50%，即可诊断。

（2）前列腺液检查：了解病人是否患有前列腺炎。

（3）精索静脉曲张检查：当常规体检未能发现，但又怀疑患有静脉曲张时，可根据具体情况进行彩色 B 超检查，或阴囊部 Doppler 超声听诊检查，或精索静脉造影，或核素阴囊血池扫描等。

（4）其他：行激素测定、免疫学检查等以了解内分泌状况和是否存在免疫因素。若条件允许，可进行精子电镜检查，或精子染色等以明确病因。

（二）辨证诊断

弱精症患者常无明显临床症状，或伴有形寒肢冷，腰膝酸软，头晕耳鸣，或阴囊潮湿，或神情抑郁，胸胁胀痛，可见精液清稀色白。舌淡，苔白或黄腻，脉濡数或沉迟无力。

1. 肾精亏虚型

（1）临床表现：久婚未育，精子活力低下，腰膝酸软，头晕耳鸣，失眠健忘。舌淡苔白，脉沉细。

（2）辨证要点：久婚未育，精子活力低下，头晕耳鸣，腰膝酸软。舌淡，苔白，脉沉细。

2. 命门火衰型

（1）临床表现：久婚未育，精子活力低下，头晕耳鸣，腰膝酸软，形寒肢冷，小便清长，夜尿频多。舌淡，苔白，脉沉迟无力，两尺尤甚。

（2）辨证要点：久婚未育，精子活力低下，头晕腰酸，形寒肢冷。舌淡，苔白，脉沉迟无力。

3. 气血亏虚型

（1）临床表现：久婚未育，精子活力低下，神疲乏力，头晕耳鸣，少气懒言，面色萎黄。舌淡，苔白，脉细弱。

（2）辨证要点：久婚未育，精子活力低下，神疲乏力，少气懒言。舌淡，苔白，脉细弱。

4. 湿热下注型

（1）临床表现：久婚未育，精子活力低下，口苦心烦，胸胁胀痛，阴囊潮湿，小便黄。舌红，苔黄腻，脉滑数或濡数。

（2）辨证要点：久婚未育，精子活力低下，阴囊潮湿。舌红，苔黄腻，脉滑数。

5. 瘀血阻滞型

（1）临床表现：久婚未育，精子活力低下，小腹或会阴部疼痛，有时牵及睾丸、腹股沟处。舌质暗，有瘀点或瘀斑，脉涩。

（2）辨证要点：久婚未育，精子活力低下，少腹或会阴、睾丸、腹股沟处疼痛。舌暗，有瘀点，脉涩。

二、鉴别诊断

弱精子症应与死精症相鉴别。弱精症是指温度在 25℃ ～ 37℃ 时，精液离体 1 小时后，快速前向直线运动精子低于 25%，或前向直线运动精子低于 50%。死精症是指存活精子减少，一般通过染色来判断，以便与不动精子相区别。

三、治疗

（一）提高临床疗效的思路提示

1. 详查病因

由于导致精子活力低下的原因较多，故在明确诊断的前提下，要通过一系列的相关检查，尽可能查出引起精子活力低下的原因，这对提高临床疗效以及预后判断具有重要意义。对生殖道感染所致者，要针对不同病原体采取相应的抗生素治疗；因精索静脉曲张引起者，要尽早手术；因免疫因素、内分泌障碍所致者，要积极调整免疫和改善内分泌；对因某些先天性疾病如纤毛不动综合征所引起者，药物治愈的可能性较小，应采取辅助生育技术。

2. 细辨虚实

弱精症有虚、实之分，虚者以肾精亏虚、命门火衰、气血不足较为常见，实者多责之于瘀血内阻、湿热下注。治疗上虚者当益肾为主，兼顾脾和肺。实者重在调肝，当以解毒化瘀、清利湿热为主。

3. 中西医贯通

现代研究证实，生殖道感染、免疫异常、内分泌因素、精索静脉曲张及某些全身性疾病可致精子活力低下，故在针对病因治疗的同时，辨证使用一些中药可提高疗效，缩短疗程。研究表明，一些补肾药如仙灵脾、巴戟天、仙茅、菟丝子等可改善性腺轴功能，调整内分泌；一些清热解毒利湿药，如金银花、败酱、车前子、龙胆草等，具有抗菌消炎的作用。

（二）中医治疗

1. 内治法

（1）肾精亏虚型

治法：补肾填精。

方药：五子衍宗丸加味。

菟丝子 20g，枸杞子 15g，覆盆子 15g，五味子 12g，车前子（包）15g，鹿角胶（烊化）10g，熟地黄 15g，山茱萸 12g，巴戟天 10g，陈皮 10g。

（2）命门火衰型

治法：温补命门。

方药：右归丸加减。

熟地黄 15g，山药 12g。，山茱萸 15g，菟丝子 20g，仙灵脾 15g，仙茅 10g，巴戟天 12g，紫河车 10g，肉桂 6g，鹿角胶（烊化）10g，陈皮 10g。

（3）气血亏虚型

治法：益气养血，补肾填精。

方药：十全大补汤加减。

红参 10g，当归 15g，白芍 15g，熟地黄 15g，川芎 10g，黄芪 30g，白术 15g，菟丝子 20g，茯苓 15g，大枣 5 枚。

（4）湿热下注型

治法：清利湿热。

方药：三仁汤加减。

生薏苡仁 25g，白豆蔻 12g，竹叶 10g，龙胆草 6g，栀子 12g，黄芩 6g，车前子 25g，通草 10g，滑石 30g，荔枝核 10g，萆薢 15g。

（5）瘀血阻滞型

治法：活血化瘀通络。

方药：血府逐瘀汤加减。

当归 15g，红花 12g，路路通 15g，川牛膝 20g，丹参 30g，柴胡 12g，黄芪 30g，水蛭 6g，桃仁 12g。

2. 外治法

（1）针灸疗法

①针刺三阴交、曲骨、大赫，灸关元、中极或针刺八髎、肾俞，灸肾俞、命门。先针刺，用补法，捻转得气后，隔姜艾灸 3 壮为度。隔日交替针灸 1

次，15 次为 1 疗程。

②取穴关元、大赫、三阴交、肾俞。针关元、大赫，要求针感直达茎中，以平补平泻为主，针灸并用，使局部发红，针下有热感，留针 30 分钟，隔日 1 次，15 次为 1 疗程。

③取穴命门、中极、肾俞、脾俞、关元、气海等针刺，用补法，每日 1 次，10 次为 1 疗程。

（2）推拿疗法：对男性不育的治疗有一定效果，常用手法有推、拿、按、捏、揉、擦等。具体使用何种手法，当据辨证而定。如肾精亏虚者，用下腹按摩法、横摩骶法、束腹法、腰横摩法、小腿内侧揉捏法、按神门法。命门火衰者，选用下腹横摩法、腹肌提拿法、背部挤推法、揉命门法、点肋补气法、揉臂法、揉足三里法、按涌泉法。

（3）灌肠疗法：苦参、黄柏、地龙、蛇床子、蒲公英、败酱各 30g。水煎取汁 100～150mL，温度控制在 40℃左右，行保留灌肠。用于慢性前列腺炎所致精子活力下降者。

3. 中西医结合治疗

许崇伟等以生精助育汤（仙灵脾、熟地黄、制何首乌各 30g，炒山药、菟丝子、枸杞子各 15g，山茱萸 10g，黄芪、当归各 15g，丹皮、茯苓各 10g，泽泻 12g）配合氯米芬治疗少精症、弱精症 113 例，获得了较好效果。方法为：生精助育汤水煎服，每日 1 剂。精子活率低下者，加重仙灵脾、黄芪用量，并加入仙茅、巴戟天、蛤蚧等；精子少者，加重熟地黄、枸杞子的用量。氯米芬每日 50mg，联合应用 3 个月为 1 疗程。

（三）西医治疗

1. 抗生素的应用

抗生素主要适用于因生殖系感染所致精子活力降低者，针对不同感染部位，如前列腺、精囊腺、附睾等，选择敏感的抗生素，具体治疗见前列腺炎、精囊腺炎等有关章节。另外，对其他查明肯定原因者，要进行针对性治疗。

2. 胰激肽释放酶

胰激肽释放酶参与精子的生成、排出和刺激精子活动，可提高精子活动力。主要适用于特发性弱精子症。每日 600 单位，口服；或每次肌肉注射 40 单位，每周 3 次。

3. 精氨酸

精氨酸是精子代谢过程中所必需的物质，每日 4g，口服。

4. 核苷酶

核苷酶是精子细胞代谢过程中重要的能量来源，可增加精子的活动力。常用 ATP，每次 20mg，肌肉注射，或 ATP，每次 2 片，每日 3 次，口服。

5. 维生素 E 胶丸

维生素 E 胶丸，每次 0.1，每日 2 次，口服。

6. 葡萄糖酸锌

锌是精子代谢的必需物质，能够增加精子的活动能力。口服葡萄糖酸锌，每次 10mL，每日 3 次，饭后服用。2 个月为 1 疗程。

7. 氯米芬

氯米芬主要用于内分泌功能低下者以及特发性弱精症，每日口服 25 ~ 50mg，连用 25 天，停药 5 天，连服 3 ~ 6 个月。

8. 人绒毛膜促性腺激素（HCG）

人绒毛膜促性腺激素，每次肌注 1000IU，每周 2 ~ 3 次，连用 6 ~ 8 周。

（四）中医专方选介

1. 任氏生精丸

仙灵脾、巴戟天、熟地黄、山药各 20g。共研细末，装胶囊。每次 5 粒，每日 3 次，口服。治疗精子成活率低 150 例，精子活率弱 110 例，用药 12 ~ 90 天，分别治愈 113 例，84 例。[任福堂. 任氏生精丸治疗男性不育症与实验讨论. 江西中医药. 1990, 21（2）：13]

2. 鱼鳔生精汤

枸杞子 12g，鱼鳔末 12g（另冲），沙苑子、党参、淫羊藿各 20g，黄狗肾粉 0.3g（冲），菟丝子、杜仲各 15g，山药 25g，覆盆子 10g，甘草 9g。肾阳虚型加鹿含草、海马、肉桂、巴戟天；肾阴虚型加鹿角胶、鳖甲、女贞子、熟地黄、黄精；湿热下注型加玄参、金银花、鱼腥草、七叶一枝花、黄柏；血瘀型加桃仁、红花、炒穿山甲、川芎、荔枝核。日 1 剂，水煎服，3 个月为 1 疗程。用于治疗少精症和精子活力低下症共 986 例，结果：治愈 508 例，显效 312 例，有效 104 例，无效 62 例，总有效率为 93.7%。[王安甫. 自拟鱼鳔生精汤治疗少精症和精子活力低下的临床观察. 新疆中医药. 1999, 17

（1）：20～22]

3. 补精方

黄精、山药、黄芪、川续断各20g，五味子、菟丝子、覆盆子、车前子、当归、茯苓各10g。阴虚火旺者加知母、黄柏、胡黄连、地骨皮；肾阳虚者，加仙茅、仙灵脾、补骨脂、肉苁蓉；兼心脾两虚者，加归脾丸；肝气郁滞者，加柴胡、川楝子、延胡索、郁金；兼痰湿者，加姜半夏、陈皮。日1剂，1个月为1疗程，总有效率为72.7%。[齐凤，等.补精方治疗精液异常不育症76例疗效观察.四川中医.1994（9）：31]

4. 生精汤

仙灵脾12g，肉苁蓉12g，潼蒺藜12g，熟地黄15g，枸杞子15g，制黄精12g，当归12g，菟丝子10g，覆盆子15g，车前子10g。肾精亏损者，加鹿角霜、桑椹、紫河车；肝气郁滞者，加陈皮、柴胡、枳壳、川芎、芍药；肾气不足者，加人参、黄芪、鹿角胶；肾阳虚者加附子、肉桂、巴戟天；心脾两虚者，加黄芪、山药、龙眼肉、茯苓。每日1剂，水煎服，连用3个月为1疗程。治疗弱精症33例，在服药结束以后6个月内，有11例女方受孕，成功率为33.34%。[邱永生.生精汤治少精症、弱精症71例报告.江西中医药.1999，30（4）：13]

第二节　少精子症

少精子症，也称精子减少症，是指精子计数（密度）低于2000万/毫升，是导致男性不育的主要原因之一。精子密度或者说精子数量的多少与男性生育能力呈正相关。以往认为精子密度少于6000万/毫升即为少精症，但临床实际是低于此数值而能怀孕者并不少。判断男性的生育力，不能仅以精子数量的多少来判定，精子数低于$20 \times 10^6/\text{mL}$这个标准，只能表明睾丸生精功能明显下降，生育机会明显减少。

中医学文献中，无少精子症的记载，但本病可归属于中医的"精少""精薄"等范畴。

一、临床诊断

（一）辨病诊断

1. 临床诊断

要详细询问病史，了解患者的生活、工作情况，是否服用某些对生精过程有影响的化学药物，是否接触某些放射物质，是否曾食用粗制棉籽油，有无生殖系外伤史，是否患过病毒性腮腺炎、结核等疾病，并结合体格检查，了解全身及生殖器官的发育情况。

2. 实验室检查及影像学检查

（1）精液常规分析。精子数低于 2000 万/毫升。

（2）激素测定。主要检测 LH、FSH、T、PRL、E_2，以了解睾丸的生精功能。

（3）染色体检查。

（4）输精管道造影。

（5）抗精子抗体（AsAb）检查。

（6）精索静脉曲张检查。

（二）辨证诊断

少精症患者多无临床症状，或见头晕耳鸣、腰膝酸软、五心烦热、神疲乏力、面色不华，或阴囊潮湿、睾丸胀痛。舌红，少苔，或苔黄腻，脉细数或沉，或濡数等。

1. 肾精亏损型

（1）临床表现：久婚未育，精子减少，精液量少或量多稀薄，伴头晕耳鸣，腰膝酸软，记忆力下降。舌淡，苔白，脉沉细弱。

（2）辨证要点：久婚未育，精子稀少，头晕耳鸣，腰膝酸软。舌淡，苔白，脉沉细弱。

2. 肾阳虚衰型

（1）临床表现：久婚未育，精子减少，精液清稀，伴头晕耳鸣，腰膝酸软，形寒肢冷，小便清长，夜尿频多，阴茎勃而不坚。舌质淡胖，脉沉细或沉迟。

（2）辨证要点：久婚未育，精液清稀，精子稀少，头晕耳鸣，腰膝酸软，形寒肢冷。舌质淡，脉沉细或沉迟。

3. 气血两虚型

（1）临床表现：久婚未育，精子稀少，神疲乏力，面色萎黄，心悸气短，失眠多梦，食少便溏。舌淡，苔白，脉细弱无力。

（2）辨证要点：久婚未育，精子稀少，神疲乏力，面色不华。舌淡，苔白，脉细弱无力。

4. 湿热下注型

（1）临床表现：久婚未育，精子稀少，精液黏稠不液化，口苦咽干，胸胁胀满，阴囊潮湿。舌红，苔黄腻，脉濡数或滑数。

（2）辨证要点：久婚未育，精子稀少，精液黏稠，口苦咽干，阴囊潮湿。舌红，苔黄腻，脉濡数或滑数。

5. 瘀阻精道型

（1）临床表现：久婚未育，精子稀少，精液量少，阴囊、会阴部胀痛或刺痛。舌暗红，或有瘀点、瘀斑，脉弦涩。

（2）辨证要点：久婚未育，精子稀少，精液量少，会阴或睾丸胀痛、刺痛。舌质暗红，或有瘀点、瘀斑，脉涩。

二、鉴别诊断

少精子症的诊断，主要依靠精液常规分析，但每次排出精子的多少由于受各种因素，如不同时间、环境以及检验者的技术水平等的影响，其结果也不尽相同，所以对少精子症的判断，应连续检验 3 次为准。另外，在对男性生育能力进行评判时，应将精子计数与精子活动能力、精子活动率与精液状况综合起来进行分析。

三、治疗

（一）提高临床疗效的思路提示

1. 详查病因

由于导致少精子症的病因较多，所以在诊断明确的前提下，要尽可能查找病因。要通过体格检查和必要的现代仪器检测，了解患者有无隐睾、精索静脉曲张、睾丸发育是否正常，以便针对病因制定相关的治疗措施和预后判断。

2. 细辨虚实

少精症以虚证居多，常责之于肾精亏虚、肾阳不足和气血虚损。实证可见湿热下注、精道瘀阻，或虚实兼杂，所涉脏腑以肾为主，兼及心、肝、脾、胃。

3. 中西医贯通

对少精症的治疗，在明确病因的前提下，常对症处理。如因炎症所致者，当抗感染治疗；因精索静脉曲张所致者常予以手术；对性激素水平低下、内分泌功能障碍引起者，当补充性激素，调整内分泌等。现代研究表明，许多中药，如金银花、连翘、蒲公英、野菊花等，具有较好的抗炎作用；有些补肾药，如仙灵脾、巴戟天、菟丝子、蛇床子等，具有调整内分泌和性激素的作用，且都无明显的副反应；精索静脉曲张手术后加服补肾活血的中药，临床疗效明显提高。另外，中西医结合治疗尚可降低某些西药的副反应，如氯米芬胶囊治疗特发性少精子症，可较快升高精子数目，但精子活率较低、活力较差，若配合辨证使用中药，则可使这种情况得以改善。

4. 贵在坚持

由于从一个精原细胞到精子的生成和成熟需要较长时间，所以少精症的疗程较长，一般为 3 个月。作为患者，要对治疗的长期性有思想准备，要对治愈充满信心，找一个值得你信赖的医院和医生，坚持用药，切不可经常更换医生，治疗断断续续。

（二）中医治疗

1. 内治法

（1）肾精亏损型

治法：补肾填精。

方药：五子衍宗丸加味。

菟丝子 25g，枸杞子 20g，覆盆子 15g，五味子 15g，制何首乌 20g，熟地黄 20g，山茱萸 15g，生山药 15g，车前子 20g（包），鹿角胶 10g（烊化），仙灵脾 10g，巴戟天 10g，陈皮 6g。

若伴精液不液化且质地黏稠者，加地骨皮 10g，玄参 15g，水蛭 5g。

（2）肾阳虚衰型

治法：温肾助阳。

方药：右归丸加减。

熟地黄 15g，菟丝子 20g，枸杞子 15g，鹿角霜 12g，仙灵脾 15g，巴戟天 15g，锁阳 15g，山茱萸 10g，仙茅 10g，黄芪 30g，陈皮 6g。

（3）气血两虚型

治法：补气养血，佐以补肾填精。

方药：十全大补汤加减。

黄芪 30g，党参 15g，白术 12g，红参 10g，茯苓 15g，当归 15g，熟地黄 15g，菟丝子 30g，枸杞子 15g，紫河车 10g，覆盆子 15g，仙灵脾 15g，巴戟天 12g，丹参 15g。

（4）湿热下注型

治法：清利湿热，兼补肾填精。

方药：程氏萆薢分清饮加减。

萆薢 20g，龙胆草 6g，滑石 30g，车前子 20g（包），金银花 20g，连翘 15g，菟丝子 20g，熟地黄 15g，山茱萸 10g，生山药 10g，丹皮 10g，巴戟天 6g。

（5）瘀阻精道型

治法：活血通络，化瘀生精。

方药：血府逐瘀汤加减。

当归 12g，桃仁 10g，红花 15g，川芎 10g，川牛膝 15g，炒穿山甲 10g，路路通 20g，王不留行 20g。

2. 外治法

（1）针灸疗法

①针刺法：肾精亏损者，取双侧肾俞、志室、太溪、三阴交；气血亏虚者，取双侧脾俞、胃俞、肾俞、足三里、三阴交。用补法，留针 30 分钟，每日 1 次，10 次为 1 疗程。

②灸法：取命门、肾俞、关元、中极等为主穴，隔姜灸，以艾灸三壮为度。有温肾壮阳，益气培元之功，用于命门火衰的少精子症。

③针灸结合：主穴选关元、中极、气海、命门、肾俞。配穴选蠡沟、次髎。针刺关元、中极、气海时，要求针尖向下斜刺 1.5~2 寸，然后采用捻转

补法，使针感向下传导至阴茎或会阴部。留针 30 分钟，针后加灸关元、命门、肾俞，以局部皮肤潮红为度，隔日 1 次，20 次为 1 疗程。

（2）贴敷法

①海香膏：海马 100g，九香虫 300g，怀山药 300g。

制法：麻油熬，黄丹收膏。具有壮肾健脾，填精通窍的作用。贴于神阙、肾俞（双），隔日 1 次，2 周为 1 疗程。用于精子稀少、活力低下、畸形精子增多的患者。

②增精膏：枸杞子 360g，制黄精、菟丝子、肉苁蓉各 180g，黑狗肾 1 具，食盐 15g。

制法：麻油熬，黄丹收膏。贴神阙、肾俞穴（双），14 日为 1 疗程，隔日 1 贴。具有温肾阳，益肾精，增加精子之功能。用于治疗精子减少症。

③滋肾膏：生地黄、熟地黄、山药、山茱萸各 120g，丹皮、泽泻、茯苓、锁阳、龟甲各 90g，牛膝、枸杞子、党参、麦冬各 60g，天冬、知母、黄柏（盐水炒），加五味子、肉桂各 30g。麻油熬，黄丹收膏。敷于脐上，用于少精子症。

④熟地黄、枸杞子、山药、楮实子、菟丝子各 15g，淫羊藿 12g，泽泻、山茱萸、丹皮、茯苓各 10g，丁香 9g，透骨草 10g，雄蚕蛾 25g，大蜻蜓 9 个（雄性）。把上药加水 2000mL 煎煮，煎至约 1000mL 时去渣，将毛巾浸泡于药液中，温度适宜后取出毛巾，绞去毛巾上的药液，敷于脐下丹田穴。毛巾凉后再浸泡，再敷，之后用同样的方法热敷命门、肾俞，共 3 次，日 1 剂，用于阴阳两虚型少精子症。

（三）西医治疗

对病因明确的少精子症，应针对病因进行治疗。对特发性少精症多以经验治疗，常用药物如下。

1. 雄激素

庚酸睾酮 200～250mg，每 2 周肌肉注射 1 次，直至出现无精子症为止，停药 3～4 个月内精子数目可增加甚至超过治疗前水平；或用丙酸睾酮，隔天 50mg，连续用 70 天，停药后可产生反跳现象，副反应主要有前列腺增生、持续勃起、乳房增生、肝功能损害等。

使用雄激素治疗的机理为：大剂量雄激素的摄入可抑制垂体促性腺激素的分泌，从而影响曲细精管中精子的产生，直至出现无精子症。当治疗停止后，原来被抑制而贮存的促性腺激素释放，使精子的发生恢复到治疗前甚至更高的水平，精液中精子计数及精子活力明显增加，可超过治疗前的水平。

2. 抗雌激素药物

常用药物主要有氯米芬和他莫昔芬。此类药物的抗雌激素作用可增加下丘脑 GnRH 的分泌而引起垂体 LH 和 FSH 分泌的增加。此外，氯米芬还可选择性地刺激肾上腺雄激素的生物合成，增加睾丸内睾酮的水平，从而刺激睾丸的生精功能。常用的治疗方案为：氯米芬每日 25～50mg，连用 25 天，停药 5 天。他莫昔芬，每日 10～20mg，3～6 个月为 1 疗程。

3. 人促性腺激素

人促性腺激素中 HCG 及 HMG 均为糖蛋白激素。用于治疗特发性少精症，HCG 的临床应用剂量并未统一。一般主张 1000IU，每周注射 2～3 次，连用 6～8 周；也有主张使用大剂量，如 Mehan 等总剂量用至 50000IU，6 周中分 10 次肌注，治疗特发性少精症 23 例，结果：7 例获得生育，受孕率为 30.4%，但不宜过大剂量及长期应用，否则会造成曲细精管周围变性，也可抑制睾酮正常分泌。近年来多数学者主张 HMG 和 HCG 联合应用，以协同作用，提高 LH 刺激间质细胞产生睾酮和 FSH 刺激曲细精管生精功能的效果，联合应用的方案尚未统一。

4. 精氨酸

每日服用精氨酸 1g，疗程一般为 6 个月。

（四）中医专方选介

1. 任氏生精丸

淫羊藿、巴戟天、熟地黄、山药各 20g，研细末，装胶囊。每次 4 粒，每日 3 次，口服，3 个月为 1 疗程。治疗少精症 55 例，结果治愈 21 例。［任福堂，等. 任氏生精丸治疗男性不育症与实验讨论. 江西中医药. 1990，21 (2)：13～14］

2. 补肾生精汤

枸杞子 30g，菟丝子 15g，五味子 10g，覆盆子 12g，车前子 12g，何首乌 20g，山药 15g，茯苓 20g，肉苁蓉 15g，鹿角胶（烊化）10g 或鹿茸 1g，红参 10g，黄芪 30g，当归 15g，泽泻 15g，陈皮 10g，路路通 10g。阴虚去鹿角胶，加丹皮、知母；阳虚加丹皮、肉桂；瘀血加丹参、红花；湿热去红参、黄芪、鹿角胶，加苍术、黄柏、薏苡仁。共治少精症76例，结果：显效34例（其中女方受孕12例），有效37例，总有效率为93.4%。[段登志，等.补肾益精汤对少精子不育症76例疗效观察.云南中医杂志.1992（6）：13]

3. 五子求嗣汤

枸杞子15g，菟丝子12g，覆盆子15g，车前子12g（包），五味子15g，人参5g，茯苓12g，白术20g，仙灵脾20g，川续断12g，甘草6g。精子数少加黄芪20g；活力弱加附子15g；活率低加鹿茸2g（另冲服），肉桂10g；畸形精子多加红花15g，桃仁20g。共治89例，治愈（女方受孕）42例，好转29例，无效18例。[姬云海.自拟五子求嗣汤治疗男性少精不育症89例.云南中医杂志.1993（1）：25]

4. 益精丸

熟地黄、制黄精各1200g，蜜炙蜂房、鹿角胶、狗脊、川续断各1000g，当归、仙灵脾、肉苁蓉、沙苑子、制何首乌各1500g。制成胶囊，每粒药粉重0.25g。每次5粒，每日3次。1个月为1疗程。对合并生殖道炎症者，病情控制后再用本药。共治86例精液异常的患者，其中少精症28例。结果：临床治愈24例，有效3例，无效1例。[吴宜澄，等.益精丸治疗精液异常性不育症86例.江苏中医.1993（7）：12]

5. 生精汤

菟丝子、枸杞子、黄芪、黄精、败酱各15g，山茱萸6g，淫羊藿、当归、川牛膝、黄柏各10g，生地黄20g。肾阴虚加桑椹、女贞子、覆盆子；肾阳虚加仙茅、巴戟天、锁阳；瘀症明显加川芎、郁金、桃仁、红花、三棱、莪术；前列腺炎白细胞大于15个/HP，加红藤、萆薢；附睾炎性结节加橘核、荔枝核、制乳香、制没药等。后二者分别加用多西环素0.1g，地塞米松1.5mg，均日2次，口服。30剂为1疗程，共治疗少精症85例。结果：治愈44例，显效30例，有效6例，无效5例，总有效率为94.1%。[张荣坤，等.生精汤治疗少精症85例临床分析.浙江中医药大学.1998，22（4）：22]

6. 孕育丹胶囊

熟地黄、菟丝子各20g，女贞子、淫羊藿各15g，紫河车粉2g。共研细粉，装入胶囊。每日10粒，分3次口服，30日为1疗程。治疗65例，结果妻子怀孕31例，其他实验室指标如精子密度、精液量、精子活率等，治疗前后比较也有显著性差异。[金锋.自制孕育丹胶囊对男性生殖功能的影响.附

65 例疗效分析．安徽中医临床杂志．1997，9（5）：236～237］

第三节　无精子症

无精子症是指禁欲 3～7 天后通过体外排精的方法获得精液，连续 3 次以上实验室检查均未查到精子，以及精液离心镜检也未发现精子。是导致男性不育的常见原因之一，据有关资料统计，约占男性不育的 6%～10%。若属睾丸生精功能障碍引起者，称真性无精子症；因输精管道阻塞所致者，称假性无精子症。

中医学中虽无本病之名，但可归属于"绝育""无子""精冷无子"等病的范畴。

一、临床诊断

（一）辨病诊断

1. 临床诊断

无精子症患者一般无任何明显症状，性生活正常，要注意询问病史和进行体格检查。有些患者既往有腮腺炎、结核病、睾丸炎、附睾炎、前列腺炎、精囊炎以及食用粗制棉籽油，长期或大量使用某些对生精功能有损伤作用的化学药物等病史。还要注意所处的生活和工作环境有无放射性物质以及是否高温，是否接触过农药等。体检时重点检查第二性征状况及外生殖器的发育情况，有些患者第二性征不发育，睾丸极小，或为隐睾，无睾丸，或外生殖器异常，或见有严重的精索静脉曲张等体征，要测定睾丸容积。

2. 实验室检查及影像学检查

（1）精液常规化验：精液离心沉淀后，经显微镜检查，连续三次未发现精子，即可诊断为无精子症。

（2）B 超检查：以了解前列腺、精囊腺状况，对判断梗阻性无精子具有一定帮助。

（3）精浆生化分析：主要检查果糖、α－葡糖苷酶或卡尼汀、柠檬酸等，通过这些精浆生化因子的检测，不仅可做出梗阻性无精子症的诊断，而且可推断出梗阻部位，如表 11－1。

表 11-1　部分精浆生化因子与无精子症的关系

卡尼汀	果糖	柠檬酸	FSH	可能梗阻部位
↓	缺失	正常	正常	射精管阻塞或输精管发育不良
↓	正常	正常	正常	附睾或/和输精管阻塞
正常	正常	正常	↑	非梗阻性无精子症

（4）生殖激素测定：主要检测 FSH、LH、T，以判定睾丸的生精功能，临床实践证实，当随机测得的 FSH 值高于正常上限值 2 倍以上时，表明生精上皮细胞已发生不可逆损伤。生殖激素的改变与各种常见睾丸性无精子症的关系如表 11-2。

表 11-2　生殖激素的改变与各种常见睾丸性无精子症的关系

FSH	LH	T	可能的诊断
↓	↓	↓	中枢性性源功能减退型性源功能低下症 高催乳素血症 垂体嫌色细胞瘤
↑	↑	↓	Klinefelter 氏综合征 睾丸炎 隐睾等
↑	正常	正常	生精上皮细胞萎缩 唯支持细胞综合征
↓	正常	正常	选择性 FSH 缺陷
↓	↑	↑	雄激素耐受综合征

（5）放射线检查：输精管、精囊造影能确定输精管、射精管是否存在梗阻性病变以及梗阻部位、范围和解剖形态学上是否存在异常。

（6）睾丸活检：若通过精浆生化分析、激素测定尚不能判定无精子症原因者，可做睾丸活检。

（7）Y 染色体微小缺失检测技术的应用：大量研究表明在人类 Y 染色体长臂远侧存在着无精子因子（AZF），目前分为三个区域，即 AZFa、AZFb、AZFc，这些区域大多由多基因的大家族组成。其中某些基因对精子的发生起调控作用。现已证实：YRRM、DAZ 基因的缺失是导致部分严重生精障碍的重要原因。故无精子症或严重少精子症的有关精子发生基因的检测将取代部分睾丸活检是一种必然趋势。

（二）辨证诊断

无精子症患者多数无明显临床表现，可伴有腰膝酸软，形寒肢冷，头晕耳鸣，或阴囊潮湿，尿道滴白。舌淡，苔薄白，或舌质暗红，脉沉细或涩。

1. 肾精亏虚型

（1）临床表现：无精子致不育，并见睾丸偏小，质地较软，性欲低下，头晕耳鸣，腰膝酸软。舌质淡或红，苔薄白，脉细弱。

（2）辨证要点：无精子，睾丸偏小，质地较软，头晕耳鸣，腰膝酸软。舌质淡，苔薄白，脉细弱。

2. 精道瘀阻型

（1）临床表现：无精子致不育，睾丸大小、质地正常，伴见腰痛及会阴部疼痛，睾丸胀痛，小便余沥。舌边尖红或暗红，脉滑数或涩。

（2）辨证要点：无精子，睾丸大小、质地正常，伴见睾丸、会阴部胀痛。舌质暗，脉涩。

3. 瘀热阻滞型

（1）临床表现：无精子致不育，睾丸大小正常，伴见腰痛及会阴部疼痛，睾丸胀痛，小便未有白浊或尿后余沥不尽。舌边尖红或暗红，脉滑数或涩。

（2）辨证要点：无精子致不育，腰痛，会阴部疼痛。舌边尖红或暗红，脉滑数或涩。

二、鉴别诊断

无精子症需与下列疾病相鉴别。

（一）无精症

无精症指既无精子也无精液；无精子症则是有精液而无精子。

（二）不射精症

不射精症者具有正常的性欲，阴茎勃起坚硬，性交时间长，但达不到情欲高潮，且无性快感，不能在阴道中射精，因而无精液和精子排出。

（三）逆行射精

逆行射精是指患者性交持续时间正常，有性交快感和射精动作，并能达到性高潮，但无精液自尿道排出，而从尿道逆行流入膀胱的一种疾病。

三、治疗

（一）提高临床疗效的思路提示

1. 明确病因

导致无精子症的病因比较复杂，务必通过详细的体格检查和实验室检查明确病因，以便对治疗和预后判断提供依据。一般而言，因先天发育异常或染色体异常所致者，药物治疗毫无价值；对有些原因所致的睾丸生精障碍，经过正确治疗后可发生逆转；对输精管道阻塞引起者可采取手术予以通畅，以恢复生育力。

2. 明辨虚实

辨虚实是本病中医药治疗之关键。本病临床以虚证多见，且以肾虚为主；实证多为瘀阻精道，湿热毒邪内侵，或虚实兼杂，如肾虚兼瘀证等。

3. 中西医结合

在辨明病因的前提下，要采取有针对性的中西医结合疗法以提高疗效。如 Kallmann 氏综合征，若能早期治疗，及时采用促性腺激素释放因子或 HCG 和 HMG 治疗，可促使患者性成熟，甚至能促使睾丸产生精子，获得生育能力。若同时辨证使用中药，必能增强机体对药物的敏感性，从而提高疗效。

（二）中医治疗

1. 内治法

（1）肾精亏虚型

治法：补肾生精。

方药：生髓育麟丹加减。

人参、麦冬、肉苁蓉各 180g，山药、山茱萸各 300g，熟地黄、桑椹各 500g，鹿茸 1 对，龟甲胶、枸杞子各 250g，当归 150g，鱼鳔胶 10g，菟丝子 120g，北五味子 90g，紫河车 2 个，柏子仁 60g，仙灵脾 100g，蛇床子 100g。共研细末，炼蜜为丸。

（2）精道瘀阻型

治法：活血化瘀通络。

方药：血府逐瘀汤加减。

桃仁 12g，红花 12g，当归尾 10g，路路通 15g，王不留行 15g，皂角刺

10g，炒穿山甲 10g，川牛膝 15g，水蛭 6g。

（3）瘀热阻滞型

治法：化瘀清热，通利精道。

方药：红白皂龙汤加减。

菟丝子 15g，五味子 12g，枸杞子 15g，覆盆子 15g，车前子 15g，桃仁 6g，红花 15g，当归 15g，赤芍 10g，川芎 10g，柴胡 6g。

若肾虚甚者，可加仙茅、仙灵脾以加强温肾生精之功。

2. 外治法

（1）针灸疗法

①针刺法：取三阴交、肾俞、关元、次髎、气海、足三里。针刺，用补法，每日 1 次，10 次为 1 疗程。

②针灸并用法：针刺，取任脉、督脉、足少阴经、足太阴经为主，用补法，并隔姜灸关元、气海，针三阴交；或隔姜灸命门、肾俞，针太溪。每组各灸治 5 日，每日 1 次，10 次为 1 疗程。

③隔药灸法：药用淫羊藿叶、红花、当归、丹参各等份，合丁香 1～3g，艾炷数根。将上药用文火煎 30 分钟左右，用筷子挑药，以丝为佳，用纱布浸入药内（干湿以不自然滴药为度），盖住肚脐，将艾炷点燃，置于其上灸灼，每次 10～15 壮，日 1 次。用于气滞血瘀型无精子症的辅助治疗。

④耳针疗法：取睾丸、外生殖器、内分泌、皮质下、神门，用耳穴压豆法。即用王不留行贴于 0.5cm×0.5cm 的胶布上，然后贴于耳穴，每天嘱患者自行按压 2～3 次，每次 5～10 分钟。

⑤皮针疗法：取肾俞、心俞、志室、夹脊等，局部叩刺，每隔 2～3 日针 1 次，10 次为 1 疗程。

⑥挑针疗法：取肾俞、次髎。穴位局部麻醉后，用粗针刺入穴位，挑刺组织纤维，挑刺完毕后用消毒棉球敷盖。

（2）熏洗法

处方：制附子 10g，肉桂 6g，荔枝核 10g，炒橘核 10g，红花 20g，丹参 20g，淫羊藿 15g，菟丝子 20g，补骨脂 10g，丁香 9g，何首乌 30g，黄酒少许。

用法：将上述药物放入脸盆中，加入多半盆凉水，用小火煎煮，沸后用药液蒸气熏睾丸及会阴部。温度适中后再用毛巾浸药液，擦洗阴茎、会阴部 5～10 分钟后，再将双脚放入药液中，搓脚心数次（涌泉穴）。每日睡前 1

次，每剂药用 2～3 天，重复使用时加热即可。用于治疗各类型无精子症，有睾丸痛者最佳。

（3）敷脐法：药物由蛇床子 12g，肉苁蓉 12g，韭菜子 12g，大青盐 5g，炮附子 9g，淫羊藿叶 12g 组成。将上药放入砂锅中，加水适量，浸泡 1 小时后，用文火煎 30～40 分钟，浓缩成 100mL，倒入碗中备用。用纱布一块，折 2～3 层，以盖住肚脐为度，用纱布浸药液，以全湿不滴药为度，然后盖在肚脐上，用胶布贴牢。每天换药 1 次，30 日为 1 疗程。适用于肾阳虚型无精子症。

（4）药物离子透入法：药物由熟地黄、补骨脂、蛇床子、枸杞子、菟丝子、肉苁蓉、仙灵脾、牛膝、五味子、莲须、金樱子、煅牡蛎、龟胶、鹿胶各 15g，大青叶 10g 组成。上药加水适量，浸泡 30 分钟，然后文火煎煮，取药液 300mL，将两个干净口罩浸泡于药液中，湿透后，待温度适宜时，分别敷在中极、关元及肾俞、命门的位置，再将电极板置于口罩上，调节电流，每次 20 分钟，每日 1 次。

3. 中西医结合疗法

有人以补中益气汤加人绝经期促性腺激素治疗精子缺乏症。补中益气汤原方药物制散，每次 2.5g，每日用 2 次；HMG，每次 75 单位，每周肌注 3 次。3 个月为 1 疗程，经初步观察，对睾丸功能欠佳者具有一定疗效。

（三）西医治疗

1. 药物治疗

（1）氯米芬胶囊：每次 25～50mg，每日 1 次，口服，连用 25 日后，休息 5 日再用。连续应用 3 个月为 1 疗程。

（2）HCG 针：1000～2000IU，每周 2 次，连用 8 周为 1 疗程。或采用 HCG 和 HMG 联合治疗，开始单独用 HCG，每周 5000IU，分 2～3 次肌注，使 Leydip 细胞成熟，4 周后加用 HMG，每次 75～150IU，每周 3 次，约 3～18 个月，当获得完全的生精作用后，可单用 HCG 维持。

（3）其他：如含锌制剂、维生素 E 等均可配合运用。

以上药物适用于睾丸生精障碍性无精子症。

2. 手术治疗

手术治疗适用于阻塞性无精子症。根据阻塞的部位、范围和性质，可采取以下手术治疗。

（1）输精管吻合术：适用于输精管短段阻塞再通术。

（2）输精管、附睾吻合术：适用于附睾小管阻塞者，目前临床上采用显微外科附睾、输精管吻合术的成功率已有显著提高。

（3）附睾、输精管插管：适用于远端输精管梗阻，已无法手术修复，附睾内无梗阻病灶者。

（4）囊肿后尿道口造口术：适用于精囊囊肿、射精管阻塞的患者。

（四）中医专方选介

1. 生精丹

淫羊藿、菟丝子、枸杞子、巴戟天、鱼鳔胶、山羊睾丸、雄蚕蛾、紫河车、肉苁蓉、韭菜子各 6g，红参、熟地黄、制何首乌、仙茅各 5g，鹿茸、补骨脂各 4g，肉桂、制附子、当归、丹参各 3g。上药共研细末，每次 12g，每日 2 次，口服，3 个月为 1 疗程，治疗期间忌烟、酒、棉籽油。治疗假性无精子症 25 例，治愈 7 例（计数正常，女方受孕），好转 13 例（精液中出现精子，但未达标），无效 5 例。[王广见，等．从"强肾之阴，热之犹可"谈无精子症的治疗．新中医．1994，26（7）：44~45]

2. 生精通关汤

生地黄、熟地黄、菟丝子、石菖蒲、蛇床子各 30g，枸杞子 20g，刺五加、淫羊藿、王不留行、韭菜子、路路通、当归各 15g，赤芍、白芍各 10g。阴虚者加知母、麦冬、制何首乌、桑椹；阳虚者加熟附子、细辛、鹿角胶、巴戟天；兼瘀者加丹参、川芎、穿山甲、红花。水煎服，日 1 剂，口服。治疗假性无精子症 40 例，治愈 30 例（计数 5000 万以上，女方怀孕），显效 6 例（计数达 12000 万以上），无效 4 例，总有效率为 90%。[叶光宗，等．生精通关汤治疗无精子症．河北中医．1994，16（4）：22~23]

3. 益精冲剂

菟丝子 15g，枸杞子 12g，制何首乌 12g，丹参 15g。阴虚甚者加鹿角胶、龟甲；阳虚甚者加仙灵脾 15g，肉苁蓉 12g。每次 10g，每日 2 次，49 日为 1 疗程，一般治 3~4 个疗程。共治 148 例，结果 37 例精液中出现精子，13 例为 $20 \times 10^6/mL$，配偶受孕。[黄鼎立．益精冲剂改善无精子症血清激素异常初探．天津中医．1991（6）：46]

4. 补阳还五汤加味

黄芪 30g，当归尾、仙灵脾、王不留行、荔枝核、橘核、金银花、赤芍、地龙各 15g，桃仁、香附、川芎、红花、山茱萸各 9g，丹参 24g，川楝子 12g，蒲公英 20g。每日 1 剂，早晚各 1 次，15 日为 1 疗程。用中药期间，停用其他任何药物。治疗 7 例炎性梗阻无精子症，结果：5 例精液常规正常，女方生育；2 例分别计数 $55 \times 10^6/mL$，活动力 0.5 及计数 $50 \times 10^6/mL$，活动力 0.6。[王存民.补阳还五汤加味治疗无精子症 7 例.新中医.1992（9）：39]

5. 任氏生精丸

仙灵脾、巴戟天、肉苁蓉、沙苑子、菟丝子、山茱萸、黄精、当归、制何首乌、路路通各 15g，阳起石、枸杞子、川续断、黄芪、熟地黄、怀山药各 20g，仙茅、柴胡、白术各 10g，党参 30g，甘草 5g。上药共研细末，装胶囊。偏肾阳虚者加附子、肉桂、补骨脂；偏肾阴虚者加龟甲胶、女贞子、旱莲草、生地黄；阴阳两虚者加附子、肉桂、鹿角胶、龟甲胶、紫河车、女贞子、旱莲草、韭菜子，依辨证加中药，水煎后，于早饭前、晚饭后以温药各送服生精丸 5 丸。治疗无精子症 90 例，结果：31 例治愈，55 例有效，总有效率为 95.55%。[任福堂.任氏生精丸治疗男性不育症与实验讨论.江西中医药.1990，21（2）：13]

第四节　死精症

死精症是指精子的成活率下降，死亡精子超过 40% 的疾病，是导致男性不育的常见原因之一。世界卫生组织编写的《不育夫妇标准检查与诊断手册》中的不育症十六类分类中，并没有将死精症单独列出，而是将其归于特发性弱精子症中进行分析。据国外有关资料统计，死精症导致男性不育的发生率约为 1.3%。

中医学并无"死精症"的病名，但其症状可见于中医的"肾寒""精寒难嗣"等疾病。

一、临床诊断

（一）辨病诊断

1. 临床诊断

死精症患者一般无明显特殊表现，或伴有睾丸坠胀，阴囊潮湿，腰膝酸软，形寒肢冷等，要详问病史，严格体检。

2. 实验室检查及影像学检查

（1）精液常规分析：是诊断死精症的主要检查，若死精子超过40%，即可确诊。

（2）其他检查：应依据具体情况，进行性激素测定、前列腺液常规分析、彩超或超声多普勒检查以了解精索静脉情况和精囊、附睾是否伴有炎症等，以明确病因。

（二）辨证诊断

死精子症临床表现复杂，或全无症状，或头晕耳鸣，腰膝酸软，潮热盗汗，阴囊潮湿，精神抑郁。舌淡，苔薄白或黄腻，脉细弱或濡数等。

1. 肾气亏虚型

（1）临床表现：死精子过多，神疲乏力，射精无力，头晕耳鸣，腰膝酸软，短气，自汗。舌淡，苔薄白，脉沉细。

（2）辨证要点：死精子过多，不育，头晕耳鸣，腰膝酸软。舌淡，苔薄白，脉沉细。

2. 阴虚火旺型

（1）临床表现：死精子过多，五心烦热，潮热，盗汗，失眠多梦，腰膝酸软，头晕耳鸣，性欲亢进。舌红，苔少，脉细数。

（2）辨证要点：死精子过多，腰膝酸软，头晕耳鸣，潮热盗汗，五心烦热。舌红，苔少，脉细数。

3. 肾阳虚弱型

（1）临床表现：死精子过多，形寒肢冷，面色㿠白，腰膝酸软，头晕耳鸣，性欲下降，精神不振，小便清长。舌体胖大，舌苔薄白，脉沉细无力。

（2）辨证要点：死精子过多，腰膝酸软，头晕耳鸣，形寒肢冷。舌体胖大，舌淡，苔薄白，脉沉细无力。

4. 肝郁血瘀型

（1）临床表现：死精子过多，情志抑郁，少腹、睾丸胀痛，射精时茎中作痛。舌暗红，或有瘀点，脉涩。

（2）辨证要点：死精子过多，少腹、睾丸胀痛。舌暗红，或有瘀点，脉涩。

5. 湿热蕴结型

（1）临床表现：死精子过多，口苦，形体肥胖，胸脘痞闷，阴囊潮湿，小便短赤，大便不爽。舌红，苔黄腻，脉弦数。

（2）辨证要点：死精子过多，阴囊潮湿，尿黄热。舌红，苔黄腻，脉弦数。

二、鉴别诊断

死精子症应与假死精子症相鉴别。所谓假死精子症，一是指检查方法不当或操作不规范造成人为的死精子增多；二是将一些活动力差或不活动的精子误认为是死精子。鉴别假死精子症，一要正确收集标本，进行科学检测；二要对不动精子进行染色，以助鉴别。一般用伊红染色法，活精子不被染色，死精子染成红色。若精液中不动精子大于死精子时，表明精液标本中存在着制动因素，或精子结构发育异常，如鞭毛缺损等。

三、治疗

（一）提高临床疗效的思路提示

1. 明确病因

由于生精功能缺陷、抗精子抗体、精索静脉曲张、附属性腺炎症等均可引起死精子增多，故临证时要详问病史，如是否接触放射性物质，有无生殖系感染，尤其是性病史等；要检查精索静脉或睾丸的发育情况，以及睾丸所处的位置，以便明确病因，采取针对性治疗。

2. 正确辨证

死精子症的辨证，首要分清虚、实、寒、热。虚者，多为肾虚，肾虚又分为肾气虚、肾阴虚、肾阳虚。阳虚则外寒，阴虚生内热。实者常责之于血瘀、湿热。虚者当补肾填精，实者宜化瘀通络，清热利湿。

（二）中医治疗

1. 内治法

（1）肾气亏虚型

治法：补肾填精。

方药：生精种玉汤加减。

菟丝子20g，枸杞子15g，覆盆子15g，制何首乌15g，黄芪30g，当归15g，仙灵脾15g，川续断12g，紫河车3g（冲），桑椹15g。

（2）阴虚火旺型

治法：滋阴清热。

方药：知柏地黄汤加减。

知母10g，生地黄15g，白芍12g，黄柏6g，金银花20g，蒲公英15g，川续断15g，当归15g，赤芍10g，丹参30g，甘草6g，红藤20g。

（3）肾阳虚弱型

治法：温肾壮阳。

方药：赞育丹加减。

熟地黄15g，巴戟天15g，仙灵脾12g，肉苁蓉20g，蛇床子10g，当归10g，杜仲12g，肉桂3g（后下），白术12g，枸杞子15g，仙茅10g，山茱萸20g，韭菜子15g。

（4）肝郁血瘀型

治法：疏肝理气，活血通精。

方药：逍遥丸加减。

当归12g，柴胡10g，茯苓12g，炒白术12g，乌药10g，橘核10g，路路通15g，王不留行12g，荔枝核12g，赤芍15g，丹参30g，仙灵脾15g。

（5）湿热蕴结型

治法：清热利湿。

方药：龙胆泻肝汤加减。

龙胆草6g，栀子10g，黄芩10g，生薏苡仁25g，萆薢15g，瞿麦15g，滑石25g，车前子30g（包），菟丝子20g，仙灵脾15g，巴戟天6g。

2. 外治法

（1）体针：取气海、关元、三阴交，或肾俞、太溪、次髎。每次选一组穴位，交替使用，隔天治疗1次，10次为1疗程。属肝气郁结、气滞血瘀、痰湿内蕴型，用提插结合提转和泻法，并加丰隆、阴陵泉、太冲、曲骨及精宫穴，另加梅花针，温针关元、命门、足三里等。

（2）艾灸疗法：取关元、气海、足三里、三阴交。艾条灸以上穴位，使其红润、有灼热感。每次20分钟，每日或隔日1次，3个月为1疗程。

（3）艾灸疗法：取关元，外敷白芥子、毛茛等药物，使穴位处皮肤潮红、起疱，然后揭去药物。每5日1次，10次为1疗程。

（三）西医治疗

1. 药物治疗

生精功能低下者可采用睾酮口服，或皮下植入治疗；维生素缺乏者，可口服维生素 A、E；附属性腺炎症者，当抗感染治疗（详见中篇有关章节）。

2. 手术治疗

对由于隐睾和精索静脉曲张引起的死精症患者宜采用手术治疗。

（四）中医专方选介

1. 清利活精汤

龙胆草 20g，紫草 15g，黄柏 15g，蒲公英、生地黄各 15g，金银花、丹皮、丹参、菟丝子、夏枯草各 20g，连翘 15g。每剂煎 4 次，取汁 500mL，分 2 天服，1 个月为 1 疗程。治死精症 12 例，其中存活率 20% 者 3 例，30% 者 2 例，40% 者 3 例，45%～50% 者 4 例。结果：治愈（存活率 70% 以上，或配偶怀孕）9 例，有效（精子活率提高，配偶未怀孕）3 例。［张夫平．清利活精汤治疗死精不育症疗效观察．实用中医内科杂志．1994（1）：46］

2. 鳖首生精丸

去双目鳖首几个，炒韭菜子 100g，枸杞子 50g，菟丝子、覆盆子、仙灵脾、巴戟天、藁本各 25g。共研末，炼蜜为 60 丸，日 2 次，每服 1 丸，1 个月为 1 疗程。治后精子活率 20%～55% 者 26 例，不足 20% 者 7 例。结果：治愈 25 例（女方妊娠 21 例），显效 4 例，有效 2 例。治愈率为 75.8%，妊娠率为 63.6%，总有效率为 93.9%。［王云翔．黑龙江中医药．1990（3）：19］

3. 益肾通经汤

枸杞子、菟丝子、当归、穿山甲各 15g，鳖甲、鹿角胶各 12g，桑椹、王不留行各 30g。治死精症 47 例，前列腺炎加知母、黄柏、白花蛇舌草；睾丸炎加金银花、蒲公英、板蓝根；精索静脉曲张加桃仁、三七、白术。痊愈 22 例，显效 8 例，好转 12 例，无效 5 例。［高万祥．现代中医．1993（4）：155］

4. 益肾壮精汤

仙灵脾 15g，菟丝子 12g，黄芪 15g，熟地黄 30g，当归 12g，桃仁 9g，红花 6g，川芎 6g。气虚甚加党参、怀山药；肾虚甚加何首乌、当归；血瘀甚加三棱、莪术。日 1 剂，30 天为 1 疗程。治疗死精过多症 182 例。结果：治愈 67 例（化验正常，女方妊娠），显效 57 例（精子活动率高于 60%），有效 36

例（精液化验各项指标好转，精子活率高于或等于 40%）。总有效率达 87.9%。[欧奉，等.182 例死精过多症临床观察.上海中医药杂志.1990（5）：28~29]

5. 生精助育汤

熟地黄、菟丝子各 20g，仙灵脾、党参、枸杞子、怀山药各 15g，仙茅 12g，鹿角胶、紫河车各 6g。阴虚者加女贞子、桑椹；肾阳虚加附子、肉苁蓉；脾肾两虚、便溏泄泻加补骨脂、炒白术；睾丸坠痛加川楝子、荔枝核；精液有脓球加金银花、蒲公英；液化不良加知母、黄柏、土茯苓，减鹿角胶、紫河车。日服 1 剂，20 日为 1 疗程。治疗 83 例，其中精子活率低下及死精者共 64 例，无精 3 例，不液化 2 例。结果：痊愈（女方怀孕，或精液化验正常者）45 例，有效（精液检查好转或 1~2 项指标正常）33 例，无效 5 例。[房金.生精助育汤治疗男性不育症 83 例.辽宁中医杂志.1993（10）：32]

第五节　精液不液化

正常情况下，精液排出体外约 15~20 分钟后逐渐液化，若精液液化时间超过 1 小时以上者，称为精液不液化，或精液液化不良，是引起男性不育的常见原因，因为精液凝固不化，使精子发生凝集或制动，减缓或抑制精子的正常运动，使精子不易透过宫颈。据有关资料统计，因精液不液化而致男性不育的发生率为 2.51%~42.65%。

中医文献中，没有精液不液化的类似记载，但与淋浊、精寒、精热有关，当代中医称精液不液化症为"精滞"。

一、临床诊断

（一）辨病诊断

凡离体精液置于 25℃~37℃室温，或 37℃恒温水浴箱内 60 分钟，精液仍不液化者，即可诊断。此类患者一般无明显临床表现，或表现为腰膝酸软，形寒肢冷，心烦，潮热盗汗，少腹、睾丸胀痛等。可进行前列腺肛诊、前列腺液常规或前列腺 B 超检查，以了解前列腺的情况。

（二）辨证诊断

此类患者可表现为精神抑郁，头晕耳鸣，腰膝酸软，潮热，心烦，舌淡，或舌红，少苔，或苔黄腻，脉沉细或滑数，或细数等。

1. 肾阳虚弱型

（1）临床表现：久婚未育，精液不液化，头晕耳鸣，形寒肢冷，小便清长，性欲低下，阳痿，早泄，腰膝酸软。舌淡，苔薄白，脉细弱。

（2）辨证要点：久婚未育，精液不液化，腰膝酸软，形寒肢冷，头晕耳鸣。舌质淡，苔薄白，脉细弱。

2. 阴虚火旺型

（1）临床表现：久婚未育，精液不液化，五心烦热，口干，潮热盗汗，失眠健忘，腰膝酸软，阳事易举，头晕耳鸣。舌红，少苔或无苔，脉细数。

（2）辨证要点：久婚未育，精液不液化，潮热盗汗，头晕耳鸣，腰膝酸软。舌红，少苔或无苔，脉细数。

3. 湿热下注型

（1）临床表现：久婚未育，精液不液化，小便黄赤，尿频，尿急，小腹拘急，阴囊潮湿，大便不爽。舌红，苔黄腻，脉濡数或滑数。

（2）辨证要点：久婚未育，精液不液化，阴囊潮湿。舌红，苔黄腻，脉滑数或濡数。

4. 痰瘀交阻型

（1）临床表现：久婚未育，精液不液化，形体肥胖，素有痰湿，神疲乏力，少腹、睾丸、会阴胀痛，或射精不爽，或射精时刺痛。舌质暗红，有瘀斑，苔腻，脉涩。

（2）辨证要点：久婚未育，精液不液化，形体肥胖，少腹、睾丸、会阴胀痛。舌质暗红，有瘀斑、瘀点，苔腻，脉涩。

5. 水湿内停型

（1）临床表现：精液黏稠不液化，不育，小便不利，兼见脘腹痞满，口渴不欲饮。舌淡，苔白腻或滑，脉沉缓。

（2）辨证要点：精液黏稠不液化，不育，小便不利，兼见脘腹痞满。舌淡，苔白腻或滑，脉沉缓。

二、鉴别诊断

首先要与生理性精液黏度增加相鉴别，这种情况多见于长期禁欲、贮精不泄者，其液化时间虽然相对延长，但不超过 1 小时，仍属正常范围。黏度也属正常。其次，要注意与慢性前列腺炎相鉴别。慢性前列腺炎是导致精液不液化的主要原因，但精液不液化并非均由前列腺炎引起，要注意找出其他病因。

三、治疗

（一）提高临床疗效的思路提示

1. 首辨寒热虚实

导致精液不液化的病机有寒热虚实之别。肾阳亏虚，为寒证、虚证；阴虚内热为虚证、热证；湿热下注为实证、热证；痰瘀交阻为实证，或表现为虚实夹杂证。

2. 明确病变部位

精不液化，主要病位在肾，湿热下注又涉及肝、胆、脾、胃，痰瘀交阻涉及肝、脾、肾。

3. 辨病辨证相结合

研究证实，慢性前列腺炎是导致精液不液化的主要原因，故在辨证施治的同时，结合辨病，即慢性前列腺炎的病理特点，针对性地使用某些药物或疗法，可进一步提高疗效，缩短疗程。

（二）中医治疗

1. 内治法

（1）肾阳虚弱型

治法：温肾壮阳填精。

方药：右归丸加减。

菟丝子20g，鹿角胶10g（烊化），枸杞子15g，杜仲15g，仙灵脾15g，仙茅10g，熟地黄20g，制何首乌20g，当归10g，丹参20g。

（2）阴虚火旺型

治法：滋阴降火。

方药：知柏地黄汤加减。

生地黄、熟地黄各20g，生山药15g，山茱萸15g，丹皮1.2g，川牛膝20g，女贞子15g，旱莲草15g，知母6g，黄柏6g，乌梅12g。

若精子活力低者，去知母、黄柏，加玄参15g，麦冬12g。

（3）湿热下注型

治法：清利湿热。

方药：龙胆泻肝汤和知柏地黄汤。

龙胆草 10g，黄芩 6g，栀子 10g，泽泻 10g，木通 10g，车前子 20g，当归 10g，生地黄 15g，柴胡 6g，甘草 6g。

加知柏地黄丸以滋阴泻火。诸药合用，可清热利湿，滋阴泻火，驱邪兼以扶正。

（4）痰瘀交阻型

治法：化痰除湿，活血通络。

方药：桃红四物汤合二陈汤加减。

当归 12g，桃仁 10g，红花 12g，陈皮 10g，茯苓 15g，白芥子 6g，皂角刺 12g，路路通 15g，丹参 30g，生薏苡仁 20g。

（5）水湿内停型

治法：温阳化气，利水化浊。

方药：萆薢分清饮加味。

附子 3g，益智仁 10g，萆薢 10g，石菖蒲 6g，车前子 10g，桂枝 6g，乌药 10g，猪苓 10g，茯苓 10g，泽泻 10g。

若兼痰湿内阻，气血不畅者，可酌加陈皮、法半夏、生姜、路路通、穿山甲以化痰利湿，活血通络。

2. 外治法

针灸疗法：取气海、中极、关元、三阴交、肾俞、次髎、照海、阴陵泉。分为两组，每日一组，交替进行，平补平泻，每次留针 30 分钟。肾阳虚型可加灸关元、肾俞、命门；湿热下注型，加太冲、中都、然谷；瘀阻者配血海。

（三）西医治疗

1. 药物治疗

（1）抗生素。主要适用于治疗因前列腺炎所致者。具体选药、用法、用量详见慢性前列腺炎有关内容。

（2）透明质酸酶 1500U，每日 1 次，肌肉注射；或 α–糜蛋白酶 5mg，隔日 1 次，肌肉注射，3 周为 1 疗程。

（3）维生素 C 片 0.3g，每日 3 次，口服，连服 1 ~ 2 个月；或复方颠茄片，每次 2 片，每日 3 次，口服。

（4）外用药物。目前常用的有 α-淀粉酶、糜蛋白酶、Alevaire 溶解剂（四丁酚醛溶解剂）、胰脱氧核糖核酸酶及二巯基苏糖醇溶于磷酸盐缓冲液。有人以 α-淀粉酶 50mg，混入可可脂做成药栓，长 3cm，性交前 5～10 分钟置于阴道内，可促使精液液化。此药不改变精液的酸碱度，不影响精子质量。

2. 物理疗法

采用精液标本震荡法，或将精液抽入注射器内，通过 18 号或 19 号针头加压，注入玻璃容器内，反复抽吸 5～6 次，精液液化后行人工授精，或对精液进行洗涤后行人工授精。

（四）中医专方选介

1. 液化汤

知母、当归、生地黄、丹参各 15g，玄参、白茅根各 12g，黄柏、赤芍、白芍各 10g，竹叶 6g。湿热甚者去白芍，减当归、玄参量，加萆薢、瞿麦、车前子；肾虚者去白茅根，减知母、黄柏、竹叶量，加黄芪、枸杞子、仙茅、淫羊藿；肝郁者加柴胡、香附、郁金；精子活力下降者加黄芪、杜仲、巴戟天；精子数少者合五子衍宗丸加减。日 1 剂，水煎服，1 个月为 1 疗程。用 1～5 个疗程。共治疗本病 15 例，结果妻子怀孕 10 例，临床治愈 3 例，无效 2 例。[张洪. 液化汤治疗精液液化异常 15 例. 江西中医药. 1998，29（5）：8]

2. 加味导痰汤

制南星 10g，枳实 15g，姜半夏 10g，茯苓 10g，陈皮 6g，生甘草 5g，夏枯草 15g，浙贝母 10g，川厚朴 15g，丹参 30g。伴前列腺炎者去茯苓，加土茯苓 30g，猫爪草 15g。伴有乙肝者加柴胡 10g，平地木 10g，卷柏 30g。痰郁化热者加蒲公英 30g，蚤休 30g。伴阴虚火旺者加知母 10g，黄柏 10g，山茱萸 10g。每日 1 剂，水煎服，30 天为 1 疗程。治疗精液不液化 34 例，结果：治愈 24 例（液化时间＜30 分钟），无效 10 例。[戎平安. 加味导痰汤治疗精液不液化 34 例临床观察. 中国中医药科技. 1999，6（6）：380]

3. 水蛭液化汤

生水蛭 10g（冲服），薏苡仁 15g，土茯苓 15g，黄精 10g，细辛 3g，皂荚子 4.5g，以此为基本方。属湿热蕴结者加黄柏 9g，车前子、败酱各 15g；肾虚血瘀型加菟丝子 12g，生地黄 24g，枸杞子 15g；阳虚精寒型加吴茱萸、肉桂各 3g，补骨脂 9g；阴虚火旺型加黄柏、知母、丹皮各 9g。使用方法：除水蛭分 2 次冲服外，其余水煎服，15 日为 1 疗程，一般用 2 个疗程。治疗精液黏稠和不液化 51 例。结果：1 个疗程精液液化正常者 34 例，2 个疗程精液液化正常者 14 例，总治愈率为 94%。[林建峰．水蛭液化汤治疗精液黏稠和不液化 51 例．河北中医．1999，21（5）：303]

4. 水蛭化精汤

水蛭粉 5g（另冲服），丹参、生黄芪各 30g，赤芍、红藤、败酱各 20g，牛膝、黄柏、萆薢各 10g。每日 1 剂，水煎，分 2 次服用，30 日为 1 疗程。治疗 45 例，并与西药组（用维生素 C、溶菌酶片，肌注糜蛋白酶，口服氯米芬等）相比较。结果：治疗组治愈 35 例，好转 8 例，总有效率为 95.6%，明显优于对照组（66.7%）。[汪卫平．水蛭化精汤治疗精液不液化症 45 例．浙江中医杂志．1999（5）：212]

5. 王氏水蛭化精汤

水蛭粉 4g（另冲），淫羊藿、黄精各 20g，萆薢、菟丝子、女贞子、枸杞子各 15g，浙贝母、车前子、石菖蒲各 15g。辨证加减：肾阳虚损加鱼鳔胶粉（冲服）、巴戟天、鹿角霜各 12g，肉桂 5g；阴虚火旺加鳖甲、地骨皮、玄参各 20g，知母、山茱萸各 10g；湿热内蕴加金银花、蒲公英各 20g，滑石 15g，苍术、黄柏各 10g；痰湿壅盛加生薏苡仁 24g，茯苓 15g，苍术、泽泻各 10g；脉络瘀阻加丹参 20g，桃仁、红花、穿山甲、路路通各 10g，王不留行 12g。日 1 剂，水煎服，分 2 次服用。3 个月为 1 疗程，治疗 228 例。结果：痊愈（液化时间在 30 分钟之内，或配偶怀孕）163 例，显效（液化在 30~60 分钟之内）42 例，有效（症状明显减轻，1~2 小时精液完全液化者）15 例，无效 8 例，总有效率为 96.5%。[王安甫．水蛭化精汤治疗精液不液化症 228 例．新中医．1999（2）：44]

6. 鹿竹甘草汤

竹叶、萆薢各 10g，黄柏、甘草各 30g，茯苓、枸杞子、白芍、麦冬、路路通各 15g，知母 20g。治疗精液不液化症 90 例。结果：治愈 68 例，有效 14 例，无效 8 例。[倪国新．鹿竹甘草汤治疗精液不液化 90 例．辽宁中医杂志．1992，19（2）：26]

第六节 免疫性不育

免疫性不育是指因男性自身对抗精子的自身免疫反应所引起的不育，其基础是基于精子作为一种抗原，在男性体内激发引起免疫反应。研究表明，与精子有关的免疫反应和生育力下降之间有相关性。据统计，大约5%的不育病例可能是由于各种免疫因素引起。世界卫生组织人类生殖研究、培训特别规划署 Rouee 等（1988）报道，6407 例男性不育患者中，免疫性不育占2.7%，而在继发性不育中免疫因素占 4.0%。Shulman（1982）报道约9%的男性不育病例仍未发现有明显病因，临床上称之为"特发性不育症"。

中医学无"免疫性不育"的记载。

一、临床诊断

（一）辨病诊断

1. 临床诊断

免疫性不育多无临床症状，或伴性功能下降、形寒肢冷、神疲乏力、腰膝酸软、阴囊潮湿等。本病的确诊主要依据实验室检查。

2. 实验室检查

抗精子抗体的检测方法有许多，目前常用的有以下几种：

（1）精子凝集试验：精子凝集现象主要与位于精子头部和尾部的两种表面抗原有关。抗精子头部表面抗原的抗体使精子形成头 - 头凝集。最好的检测方法是试管玻片凝集法，此种检测方法是在显微镜下检查以观察精子的凝集类型。只有10%以上的活动精子有凝集时，才判断为阳性结果。抗精子尾部表面抗原的抗体测定用明胶凝集试验较好，因为这种精子凝集通常呈大簇状悬浮在明胶溶液中，用肉眼即能鉴别。微室盘凝集试验应用组织微量测定盘，凝集滴度 1:8 以上者视为阳性。

（2）精子制动试验：补体依赖精子制动现象是基于一种简单的，但能重复的抗精子抗体试验。在补体存在的情况下，与精子抗原相互反应，引起精子膜被破坏，造成精子活力丧失，直至精子死亡。它与不育有明显的相关性，是检测妇女血清中抗精子抗体的一种筛选方法，但男性不育者其反应滴度较低。

（3）免疫珠试验：是用聚丙烯酰胺珠将抗免疫球蛋白包被，将这些免疫珠与疑有精子表面抗体的精子混合则会显示免疫珠在精子表面黏附（直接试验）。间接法是精子首先和含有抗精子抗体的血清混合，至少有30%的精子显示头部有免疫珠黏附，才能判断为阳性，此种方法敏感性更强。

（4）酶联免疫吸附法：是将精子或精子提取物包被于微量反应板后，加入待测样品，如血清、精浆和宫颈黏液等，若标本中有抗精子抗体存在时，即与反应板上的抗原特异性地结合，再加入酶标第二抗体（IgG、IgM、IgA），然后加入相应底物显色后终止反应。该方法特异性和敏感性均较高，能检测出各种 Ig 亚类抗体，每次可检测多份标本，且重复性好。

（5）混合抗球蛋白反应：包被了人 IgG 的乳胶悬浮液或绵羊细胞与被测精液在玻片上混合，然后加入抗人 IgG 抗血精，盖上盖玻片，在显微镜下检测。结果显示：没有包被抗体的精子可以在乳胶颗粒之间自由活动，而乳胶颗粒自己相互黏附成团。如果精子上包被有抗精子抗体，活动精子就能与乳胶颗粒黏附，计数黏附有乳胶颗粒的活动精子百分率，若40%或更多运动精子黏附有这种颗粒时，可以诊断为免疫不育，10%～40%运动精子被黏附时，为可疑免疫性不育。

需要指出的是，精浆的免疫检查比血清的检查更有临床意义。

（二）辨证诊断

免疫性不育的临床表现多种多样，或无任何症状，或表现为精神抑郁，头晕耳鸣，阴囊潮湿等，舌淡，苔薄白，或舌红，苔黄腻，脉细无力，或濡数，或滑数。

1. 肝肾阴虚型

（1）临床表现：久婚未育，头晕耳鸣，腰膝酸软，五心烦热，潮热盗汗，易怒，口干咽燥，性欲亢进。舌红，少苔，脉弦细数。

（2）辨证要点：久婚未育，头晕耳鸣，腰膝酸软，五心烦热。舌红，少苔，脉弦细数。

2. 脾肾阳虚型

（1）临床表现：久婚未育，形寒肢冷，纳差，腹胀，便溏，头晕耳鸣，腰膝酸软，神疲乏力，小便清长。舌淡，苔白，脉沉细。

（2）辨证要点：久婚未育，神疲乏力，纳差，腹胀，形寒肢冷，腰膝酸软，头晕耳鸣。舌淡，苔白，脉沉细无力。

3. 肺脾气虚型

（1）临床表现：久婚未育，神疲乏力，言语低怯，纳差，腹胀，面色㿠白。舌淡，苔白，脉细数。

（2）辨证要点：久婚未育，神疲乏力，言语低怯，纳差，腹胀。舌淡，苔白，脉细弱无力。

4. 湿热下注型

（1）临床表现：久婚未育，阴囊潮湿，口渴不欲饮，小便短赤，大便不爽，口中黏腻。舌红，苔黄腻，脉濡数。

（2）辨证要点：久婚未育，阴囊潮湿。舌质红，苔黄腻，脉濡数。

5. 肝气郁结型

（1）临床表现：久婚未育，精神抑郁，胸胁胀闷，甚则胀痛，善太息，或牵及少腹胀痛。舌边红，苔白，脉弦细。

（2）辨证要点：久婚未育，精神抑郁，胸胁、少腹胀痛，善太息。舌边红，苔白，脉弦细。

6. 瘀血内阻型

（1）临床表现：久婚未育，睾丸、少腹刺痛，或阴囊青筋暴露。舌质暗，脉涩。

（2）辨证要点：久婚未育，睾丸、少腹刺痛。舌质暗，脉涩。

二、鉴别诊断

免疫性不育应与其他原因所致的不育相鉴别。在免疫性不育患者中行精液常规化验，可正常，也可出现少精子、精子活力低下，与内分泌、感染等其他原因导致的少精子症、弱精子症不同的是，免疫性不育的血清或精浆中可查到抗精抗体。当然极少数患者可能为诸多因素共同作用的结果。

三、治疗

（一）提高临床疗效的思路提示

1. 明确疾病原因

尽管导致免疫性不育的病因、病机目前尚未完全明了，但研究证实，感染或生殖系统损伤可引起抗精子抗体的产生。故在确诊后应查明有无前列腺炎、睾丸炎、附睾炎等，以及精液支原体、衣原体是否为阳性，是否患过病毒性腮腺炎，有无明显外伤史，这对采取针对性治疗十分重要。

2. 辨清虚实寒热

本病的基本病机为正虚邪恋，虚者多为肝肾阴虚、肺脾气虚、脾肾阳虚。阳虚则表现为寒证，阴虚则表现为内热证。实者多为气郁，湿热，或表现为虚实错杂，当谨守病机，辨证治疗。

3. 明识病变部位

本病病位主要在肝、肾，其次在肺、脾。

4. 病证结合用药

在辨证用药的同时，可针对引起免疫不育的病因选用一些西药，对同时伴有精液不液化、少精子或精子活力低下时尤为重要。

（二）中医治疗

1. 内治法

（1）肝肾阴虚型

治法：滋补肝肾。

方药：六味地黄汤加减。

生地黄、熟地黄各20g，山茱萸12g，生山药15g，丹皮12g，女贞子15g，旱莲草12g，制何首乌20g，黄精15g，桑椹15g，潼蒺藜12g。

（2）脾肾阳虚型

治法：温补脾肾。

方药：附子理中汤加减。

红参10g，白术10g，干姜6g，菟丝子20g，覆盆子15g，仙灵脾15g，巴戟天12g，紫石英30g，三棱12g，莪术10g。

（3）肺脾气虚型

治法：益气健脾。

方药：四君子汤加味。

党参15g，白术12g，茯苓15g，黄芪30g，红参10g，黄精15g，炙甘草6g，陈皮6g。

（4）湿热下注型

治法：清利湿热。

方药：程氏萆薢分清饮加减。

萆薢 20g，车前子 25g（另包），生薏苡仁 20g，黄柏 6g，赤芍 20g，赤小豆 25g，龙胆草 6g。

（5）肝郁气结型

治法：疏肝理气解郁。

方药：逍遥散加减。

柴胡 10g，当归 10g，白芍 12g，白术 10g，茯苓 15g，佛手 12g，香附 10g，菟丝子 20g，丹参 15g，生甘草 6g。

（6）瘀血为阻型

治法：活血化瘀。

方药：血府逐瘀汤加减。

当归 12g，丹参 20g，赤芍 12g，桃仁 10g，红花 20g，三棱 10g，莪术 10g，小茴香 6g，荔枝核 6g，川牛膝 15g。

2. 外治法

（1）体针疗法：以关元、三阴交为主穴。伴脾虚易感者加足三里；失眠、心悸者加内关、心俞；腰膝酸软者加肾俞。治疗时取关元穴用烧山火法，使针感至生殖器终端，留针 5 分钟，三阴交刺 7 分，用补法，酸麻感达大腿内侧或腹股沟，下至足大趾及足背，留针 15 分钟，每 5 分钟捻转 1 次，每日针灸 1 次，30 次为 1 疗程。

（2）耳穴疗法：取内分泌、脾、肾、免疫点、肝等穴。以 3 分毫针刺入软骨膜下，选取肾、内分泌，留针 30 分钟。或用王不留行籽贴于上述耳穴，分别按压 5 分钟，每日 3 次。

（3）敷脐法：取黄芪 30g，白术 15g，防风 10g，升麻 6g。共研细末，每次取 6g，以适量姜汁调敷，然后将之热敷于脐部，每日 1 次。或将上述药末装入袋中，覆盖于肚脐处并固定，每 2 周更换药袋，每日用热水袋热敷 15 ~ 30 分钟。

3. 中西医结合治疗

有人采用泼尼松 5mg，每日 2 次，口服。中药以三棱、莪术、穿山甲、皂角刺等活血化瘀、破气利水药物水煎服。3 个月为 1 疗程，临床取得了较好疗效。

（三）西医治疗

对病因明确者，如因附睾炎、精囊炎而致免疫不育，可采用抗生素与低剂量雄激素联合治疗，使血清抗体滴度下降；因生殖道局部损伤导致的精子外溢，应用外科手术切除暴露精子抗原的病灶，也可使抗体滴度下降；对没有肯定病因的男性免疫性不育，其治疗主要有雄激素抑制疗法、免疫抑制剂的应用和精子洗涤法等，具体如下。

1. 免疫抑制剂疗法

免疫抑制剂疗法是目前研究最多，应用较为广泛的一种方法，它运用类固醇药物来达到抑制抗体产生的作用。Bronson 等认为在具体应用时应针对不同患者有所选择。治疗的适应证是：

（1）所有的精子都结合了精子抗体者。

（2）精子头部及/或精子尾干部结合了精子抗体者，这类精子在穿透宫颈黏液时将有困难。

对具有以下实验室检查特征者，则可不予治疗：

（1）仅血液中存在抗精子抗体，而精浆或精子膜表面无抗体。

（2）结合有抗精子抗体的精子不足总数的50%。

（3）精子仅在尾尖部结合了抗体。

但多数学者认为无论是血液或局部存在抗体均应治疗。

目前，国内外在应用免疫抑制疗法的剂量和具体使用方法上尚未取得一致，可归纳为以下三种：

（1）低剂量持续疗法：每日口服地塞米松 2~3mg，连服 9~13 周，以后经 7 周减量停药。

（2）大剂量间歇疗法：要求患者在其妻子月经周期的第 21 天开始，每天服甲基泼尼松龙 96mg，连服 7 天，如未能妊娠应重复进行。若出现药物反应则停药。

（3）周期疗法：要求患者在妻子月经周期的第 1~10 天，每日服用泼尼松 40mg，如抗精子抗体滴度不降，剂量增加到 80mg。

总之，采用可的松甾体激素，无论使用何种剂量（大、中、小），如何使用，临床均有一定的效果。

2. 雄激素疗法

根据由于精子吸收可以产生精子凝集的假设，若精子发生抑制相当长时期后，精子抗体可以下降。常用的药物有丙酸睾酮 50mg，隔日肌注 1 次，或庚酸睾酮 200～250mg，每 1～2 周肌肉注射 1 次，连用 2～3 个月。

但需要指出的是，从目前有限的研究表明，雄激素抑制精子发生的治疗可能并不合适。

3. 精液洗涤人工授精方法

通过对精液反复洗涤，去除精浆和精子表面的免疫球蛋白，然后将洗涤过的精子行宫腔内人工授精，但由于技术的限制，洗涤法并不能完全去除精子抗体，而且在洗涤过程中还可能对精子造成损害，故其使用范围受到限制。

（四）中医专方选介

1. 消抗汤

柴胡 10g，郁金 12g，益母草 30g，当归、黄芪各 30g，制何首乌 30g，赤芍、白芍、熟地黄、香附各 12g，薏苡仁 30g，合欢皮 30g，秦艽 12g。治疗 AsAb 阳性 60 例，结果：痊愈（转阴或孕育）46 例，显效（OD 值下降 0.05 以上）8 例，有效（OD 值下降 0.03～0.04）4 例，无效（OD 值下降 0.02 以下）2 例。总有效率为 96.67%。[徐吉祥. 自拟消抗汤治疗抗精子抗体阳性 60 例. 国医论坛. 1991，6（6）：33]

2. 六味地黄汤加味

熟地黄、山药、山茱萸、茯苓、泽泻、丹皮、肉苁蓉、丹参、菟丝子、萆薢。肾阳虚加锁阳、仙茅、补骨脂；肾阴虚加女贞子、枸杞子、天冬；脾胃虚弱加党参、白术；睡眠不佳加酸枣仁、夜交藤、合欢皮；肝郁加柴胡、白芍；湿热加苍术、黄柏。每日 1 剂，水煎服，1～2 个月为 1 疗程。治疗 3～6 个月，痊愈 31 例，显效 9 例，无效 2 例。[周开达. 六味地黄丸加味治疗血清抗精子抗体阳性 42 例. 成都中医学院学报. 1993，16（1）：20～21]

3. 桃红四物汤加味

桃仁、当归、川芎、王不留行、路路通、仙茅各 10g，赤芍、白芍、牛膝、仙灵脾、熟地黄各 15g，穿山甲、红花各 6g。肾气虚者加五子衍宗丸；阴虚者去仙茅、仙灵脾，加女贞子、旱莲草、生地黄、山茱萸；气虚者加黄芪、黄精。日 1 剂，30 日为 1 疗程。治疗抗精子抗体阳性患者 14 例。结果：显效（抗体转阴，配偶受孕）4 例，有效（抗体转阴，精液自凝症消失）9 例，1 例无效。[袁茂云. 活血化瘀法治疗男性免疫性不育 14 例. 浙江中医杂志.

1992（1）：9]

4. 调免毓麟汤

生地黄、黄柏、知母、蒲公英、白花蛇舌草、败酱、虎杖、丹参、赤芍、甘草。治疗男性免疫性不育症 45 例，5 个月后共计转阴 37 例，总转阴率为82.22%，其中受孕 19 例。[周安方，等. 调免毓麟汤治疗男性免疫性不育症45 例. 湖北中医杂志. 1996（2）：19]

5. 免疫 2 号

知母、黄柏、生地黄、山茱萸、山药、丹参、茯苓、赤芍各 10g，柴胡、生大黄（后下）各 5g，蒲公英、金银花、牡蛎各 20g。日 1 剂，水煎服。抗精子抗体转阴后，加用毓麟 1 号（含五子衍宗、当归芍药散等）。对照组 30例，用泼尼松，每次 5mg，日 2 次，口服。炎症加用抗生素。3 个月为 1 疗程，用 3 个疗程。治疗男性阴虚火旺型免疫性不育 48 例，其疗效明显优于对照组。[戴宁. 免疫 2 号治疗男性阴虚火旺型免疫性不育症 48 例临床观察. 中国中西医结合杂志. 1998，18（4）：239~240]

6. 抗免汤（自拟）

熟地黄 30g，枸杞子、女贞子、淫羊藿、白花蛇舌草各 15g，菟丝子、何首乌、黄芪、薏苡仁各 20g，当归、丹参、车前子各 12g，红花、川芎、桃仁、白术、虎杖各 10g。日 1 剂，水煎服。用 6 剂，间隔 1~2 天再服。并设对照组 15 例，倍他米松，每次 0.5g，日 3 次，口服，用 1 周，间隔 1 周。用 3 个月。结果：两组总有效率分别为 96.7%、86.6%。[孙连云，等. 中药治疗男性免疫性不育 31 例. 山东中医杂志. 1998，17（6）：254]

第七节 畸形精子症

畸形精子症是指精液中异常形态精子数超过 20% 的一种疾病，常同时伴有弱精子症及少精子症等，是引起男性不育的重要原因之一。中医学中无此病名，可归属于"精清""精寒""精冷"等范畴。

一、临床诊断

（一）辨病诊断

1. 临床诊断

畸形精子症多无临床表现，或伴有腰膝酸软，头晕耳鸣，阴囊潮湿，或睾丸坠胀疼痛等。要详细询问病史，如有无接触放射性物质，有无腮腺炎病史等；要认真体检，了解有无精索静脉曲张，有无隐睾、睾丸炎或附睾炎、前列腺炎等。

2. 实验室检查及影像学检查

（1）精液常规化验。若镜下畸形精子超过 20% 者，即可诊断。常见的精子形态改变有：大椭圆头精子、小椭圆头精子、尖头精子、梨状头精子、双头精子、粗体粗尾精子、双体双层精子、卷尾精子、缺尾精子、双尾精子、幼稚精子等。精子有许多形态学异常的多种缺陷，当多种缺陷同时存在时，只记录一种，应先记录头部缺陷，然后是中段缺陷，最后才是尾部缺陷。每种精子缺陷的平均数目称畸形精子指数，是预测精子在体内、体外功能有意义的指标，故形态学分析应该是多参数的，应分别记录每种缺陷。

常用的观察精子形态的染色方法有：吉姆萨法（常用于评价不同类型的白细胞），改良巴氏染色法、勃 – 利二氏染色法，肖氏染色法。人类精子标本在固定、染色后用亮视野光学显微镜观察和分类，或用高质量的相关显微镜观察涂片。

（2）性激素测定。主要检测 LH、FSH、T、PRL 等以了解内分泌状况。

（3）行前列腺液常规检查以了解有无前列腺炎。

（4）做 B 超检查以了解有无前列腺炎、精囊腺炎等。

（二）辨证诊断

畸形精子症患者可伴有阴囊潮湿，睾丸坠胀疼痛，头晕耳鸣，腰膝酸软，形寒肢冷，潮热盗汗等，舌淡，苔薄白，或舌质红，苔黄腻，脉沉细无力或脉濡数或滑数等。

1. 肾阳不足型

（1）临床表现：畸形精子增多，头晕耳鸣，腰膝酸软，形寒肢冷，小便清长，性功能下降。舌质淡胖，脉沉细无力。

（2）辨证要点：久婚未育，精子畸形率较高，形寒肢冷，腰膝酸软，头晕耳鸣。舌质淡胖，脉沉细无力。

2. 肾阴亏虚型

（1）临床表现：精子畸形率较高，精液量少，潮热盗汗，头晕耳鸣，腰膝酸软。舌红，少苔，脉细数。

（2）辨证要点：久婚未育，精子畸形率增高，五心烦热，腰膝酸软，头晕耳鸣。舌红，少苔，脉细数。

3. 湿热下注型

（1）临床表现：久婚未育，精子畸形率升高，精液黏稠不液化，口苦，口黏，阴囊潮湿，大便不爽。舌红，苔腻，脉濡数。

（2）辨证要点：精子畸形率升高，阴囊潮湿。舌质红，苔黄腻，脉濡数。

二、鉴别诊断

本病应与精子凝集症相鉴别。精子凝集是因精子抗原和精子抗体的抗原抗体反应，造成精子头对头，或尾对尾，或头对尾集结在一起，而精子畸形则是指单个精子的形态异常，精液中形态异常的精子数目增多。

三、治疗

（一）中医治疗

1. 内治法

（1）肾阳不足型

治法：温肾助阳，益气填精。

方药：赞育丹加减。

熟地黄15g，枸杞子20g，山茱萸15g，鹿茸2g，仙灵脾15g，仙茅10g，杜仲15g，巴戟天12g，肉苁蓉10g，韭菜子20g，蛇床子15g，当归15g，红参10g，白术12g。

（2）肾阴亏虚型

治法：滋肾养阴填精。

方药：六味地黄丸合五子衍宗丸加减。

生地黄、熟地黄各15g，山茱萸12g，生山药12g，菟丝子20g，枸杞子15g，覆盆子15g，五味子10g，丹皮10g，车前子15g（另包），巴戟天12g。

（3）湿热下注型

治法：清利湿热。

方药：程氏萆薢分清饮加减。

萆薢 15g，滑石 20g，车前子 20g（另包），生薏苡仁 20g，川牛膝 15g，丹参 15g，菟丝子 20g，白术 15g。

2. 外治法

（1）针灸疗法

①取气海、命门、三阴交、地机。肾阳虚配关元、肾俞；肾阴虚配太溪、曲泉；气血亏虚配足三里、照海；湿热配中都、阴陵泉。据虚实采用补泻手法。肾阳虚者可针灸并用。间日 1 次，7 次为 1 疗程。

②第一组穴位以背部俞穴、足少阴经穴为主，兼取足厥阴经、手少阴经穴，如太冲、侠溪、风池、肝俞、胆俞、鱼际等穴。第二组选肾俞及任脉、督脉穴，如肾俞、命门、三阴交、关元等。第一组穴针刺用补法或平补平泻法，不施灸。第二组穴针刺时用补法，加灸，并以灸为主。

③取第一组穴有太溪、三阴交、关元、肾俞、复溜；第二组穴有照海、阴陵泉、气海、志室、地机。如失眠加百会、内关；脾胃虚弱加足三里；阳痿加次髎、命门（灸）。采用提插和捻转手法，得气后留针 15～20 分钟，加艾灸。刺气海、关元时一定要使针感反射至前阴部，有胀、热、搏动感为佳。以上两组穴位隔日交替使用，10 日为 1 疗程，2 疗程之间休息 1 周。

（2）按摩疗法：选用关元、肾俞、命门、足三里、次髎、志室等穴位进行按摩，适用于肾阳虚弱证。

（3）气功疗法：行强壮功。本功乃儒、道、佛三家的练功方法综合而成。具体练法是：取站立或坐式（自然坐或盘膝坐），行自然呼吸或深呼吸法。意念：可意守外景，也可意守丹田。每日做 2～3 次，每次半小时至 1 小时。

（二）西医治疗

1. 针对病因治疗

根据诱发原因，采取针对性治疗措施。如因感染者，当抗感染治疗；因精索静脉曲张、隐睾所致者，当及时手术。

2. 药物治疗

据药物作用的部位，可分为睾丸前水平、睾丸水平和睾丸后水平。睾丸前水平是指刺激释放内源性促性腺激素，或通过增加内源性促性腺激素活性来促进生精作用。作用于睾丸水平的药物，可能通过纠正精子发生中的特殊代谢缺陷来发挥作用。作用于睾丸后的药物能促进精子的成熟和增加精子活力。常用的药物有氯米芬、维生素C、维生素E等，具体用法为：

（1）氯米芬胶囊25～50mg，每日1次，口服，连用3个月为1疗程。

（2）维生素C片0.2g，每日3次，口服。

（3）维生素E胶丸0.1g，每日2次，口服。

（三）中医专方选介

1. 益精丸

熟地黄、制黄精各1.2kg，蜜炙蜂房、鹿角胶、狗脊、川续断各1kg，当归、仙灵脾、肉苁蓉、沙苑子、制何首乌各1.5kg。制成胶囊，每粒药粉重0.25g。每次3粒，每日3次，口服。治疗精子畸形15例，治疗前畸形率为60.2±15.37（%），治疗后为32±16.33（%）。取得了较好效果。［赵霞.益精丸治疗少精不育症的临床报道.中国医药学报.1994（4）：26］

2. 菟丝子汤

菟丝子30g，肉苁蓉15g，枸杞子15g，何首乌20g，熟地黄20g，五味子15g，山茱萸15g，人参5g。伴尿黄遗精、会阴部隐痛、耳鸣、口干、舌红少苔、脉细数者，加知母、黄柏、金银花、蒲公英。伴阳痿、早泄、射精无力、四肢清冷、脉沉细者，加阳起石、巴戟天、锁阳、党参。兼有精神抑郁、胸胁满痛、性欲淡漠、精神紧张者加用逍遥丸。精子数目少者，加韭菜子、淫羊藿。3个月后，基本治愈率为91.1%。［周洪，等.淫羊藿汤治疗死精子过多症300例.吉林中医药.1992（5）：10］

3. 天仙益精汤

仙灵脾15g，黄芪15g，熟地黄15g，小茴香6g，附子10g，白术10g，桂枝6g，龙骨15g。并加枸杞子、蛇床子，重用仙灵脾。治疗87例男性不育，精子形态正常率比较具有极显著的差异（$P < 0.001$）。［汤清明，等.天仙益精汤治疗男性不育症87例.河北中医.1990（3）：45］

第八节　精子过多症

精子计数超过2亿/毫升，甚至超过1～2倍，称为精子密度过大，或精子过多症。多同时伴有精子成活率降低、活力差，或畸形率增高，从而引起男性不育。本病临床较少见，据国外报道，约占男性不育的 0.2%。中医文献中无该病的记载。

一、临床诊断

（一）辨病诊断

1. 临床诊断

精子过多症多无临床表现，或伴有腰膝酸软，头晕耳鸣，阴囊潮湿，少腹及会阴不适等。

2. 实验室检查

精液化验，若精子计数在 2 亿/毫升以上，即可诊断。

（二）辨证诊断

1. 肾气亏虚型

（1）临床表现：久婚未育，精子数目异常增高，头晕耳鸣，腰膝酸软，阳痿早泄，神疲乏力，短气自汗。舌淡，苔薄白，脉细弱或沉细无力。

（2）辨证要点：久婚未育，精子数目超过正常值，腰膝酸软，短气自汗，头晕耳鸣。舌淡，苔薄白，脉沉细无力。

2. 湿热下注型

（1）临床表现：久婚未育，精子数目异常增多，尿频，尿急，尿黄，阴囊潮湿。舌红，苔黄腻，脉濡数或滑数。

（2）辨证要点：久婚未育，精子数目超过正常值，阴囊潮湿。舌红，苔黄腻，脉濡数。

3. 瘀血阻络型

（1）临床表现：精子数目增多，婚后多年未育，少腹或会阴部不适，射精时疼痛。舌紫暗，或有瘀点，脉弦涩。

（2）辨证要点：精子数目超过正常，久婚未育，少腹或会阴部胀、刺痛。舌质暗，脉涩。

二、鉴别诊断

精子过多症应与生理性的精子密度增高相区别。后者常见于禁欲过久，偶尔一次精子计数超过正常值的上限。鉴别方法是 1 周后复查，得出两次化验的平均值。生理性精子增多者该平均值会在正常值范围之内。

三、治疗

（一）提高临床疗效的思路提示

1. 明察病因

要详细询问病史，仔细进行体格检查，以明确病因，进行针对性治疗。

2. 详辨虚实

精子过多症以肾虚为本，邪实为标。肾虚又有肾阳虚、肾阴虚之区别，实证以湿热、瘀血最为常见，或虚实兼杂。

（二）中医治疗

1. 内治法

（1）肾气亏虚型

治法：补益肾气。

方药：金匮肾气丸加减。

熟地黄 15g，山茱萸 12g，生山药 15g，制附子 6g，肉桂 5g，车前子 25g（另包），丹皮 10g，泽泻 15g，黄芪 30g，陈皮 10g。

偏肾阳虚者加紫石英 30g，巴戟天 12g，仙灵脾 12g；偏肾阴虚者，加制何首乌 20g，鹿角胶 10g（烊化）。

（2）湿热下注型

治法：清利湿热。

方药：程氏萆薢分清饮。

萆薢 20g，车前子 25g（另包），滑石 30g，黄柏 6g，生薏苡仁 30g，竹叶 6g，瞿麦 15g，金银花 20g，连翘 15g，败酱 25g。

（3）瘀血阻络型

治法：活血化瘀，通络生精。

方药：少腹逐瘀汤加减。

桃仁 10g，红花 12g，柴胡 6g，荔枝核 10g，炒穿山甲 10g，当归 12g，丹参 20g，赤芍 12g，川芎 10g，路路通 15g，川牛膝 15g。

（三）西医治疗

现代医学对本病尚无较好的治法，常针对病因采取相应的治疗措施。如因生殖系感染所致者，当抗感染；因内分泌障碍引起者，宜调整内分泌。

第九节　精液量过多

精液量过多是指精液量多于 6mL，且精液质地稀薄，每毫升精子数很少的疾病，也是引起男性不育的原因之一，临床较为少见。中医学无此病名，可归属于中医的"精寒""精清"等范畴。

一、临床诊断

（一）辨病诊断

1. 临床诊断

此类患者多无临床症状，或伴有阴囊潮湿，形寒肢冷，腰膝酸软，舌淡，苔薄白或黄腻，脉细弱无力或滑数。

2. 实验室检查

常规（禁欲 3~7 天）精液量均在 6mL 以上，至少连续检查 2 次，即可确诊。

（二）辨证诊断

1. 肾气不固型

（1）临床表现：久婚不育，精液量多而清稀，伴腰膝酸软，神疲乏力，头晕耳鸣，滑泄，小便频数清长，尿后余沥。舌淡，脉细弱。

（2）辨证要点：久婚不育，精液量多而清稀，腰膝酸软，头晕耳鸣，小便频数清长，尿余沥不尽。舌淡，苔薄白，脉细弱无力。

2. 命门火衰型

（1）临床表现：久婚不育，精液量多而清冷，形寒肢冷，腰膝酸软，头晕耳鸣。舌体胖嫩，脉沉细或微细。

（2）辨证要点：久婚不育，精液量多而清冷，腰膝酸软，形寒肢冷。舌淡，体胖，脉沉细无力。

3. 湿热下注型

（1）临床表现：久婚未育，精液量多而黏稠，阴囊潮湿，口苦黏腻，小便短赤。舌质红，苔黄腻，脉濡数或滑数。

（2）辨证要点：久婚未育，精液量多而黏稠，阴囊潮湿，口苦黏腻。舌红，苔黄腻，脉濡数。

二、鉴别诊断

精液量过多症应与长期禁欲而出现的精液量增多相鉴别，后者属正常。

三、治疗

（一）提高临床疗效的思路提示

本症有虚、实之别。虚者，肾气亏虚、命门火衰；实者以湿热下扰精室较为常见。临证当须详辨。

（二）中医治疗

1. 内治法

（1）肾气不固型

治法：补肾固气，生精助育。

方药：固精丸加味。

鹿茸 2g（研末冲），熟地黄 20g，山茱萸 12g，生山药 15g，肉苁蓉 20g，巴戟天 15g，金樱子 15g，益智仁 10g，怀牛膝 15g，黄芪 20g，党参 15g，仙灵脾 12g，桑螵蛸 10g。

（2）命门火衰型

治法：温补命门。

方药：右归丸加减。

熟地黄 20g，枸杞子 15g，菟丝子 30g，鹿角胶 10g（烊化），炒杜仲 15g，肉桂 6g，制附子 10g，巴戟天 15g，仙灵脾 20g，仙茅 10g，丹参 15g。

（3）湿热下注型

治法：清利湿热。

方药：程氏萆薢分清饮。

萆薢 20g，车前子 20g（另包），滑石 25g，生薏苡仁 20g，赤芍 15g，赤小豆 15g，泽泻 12g，黄柏 6g，冬葵子 15g。

2. 外治法

针灸治疗，肾气不固型，可针刺会阴、足三里、中极、命门、精宫，用补法，中等强度刺激，每日 1 次，1 周为 1 疗程，可配绝骨、阴市、太溪等穴。命门火衰型选穴命门、肾俞、气海、委中，配以足三里、三阴交、阴陵泉等穴，针刺为补法，中度或强度刺激，留针 10 ~ 15 分钟，每日 1 次，10 次为 1 疗程。湿热下注型可选穴三阴交、肝俞、太冲等，针刺用泻法。

（三）西医治疗

对因肾上腺皮质功能亢进而引起的精液量过多症，可分别采取补钾、抗高血压、降血脂、降血糖等对症治疗措施。

第十节　精液量过少

根据世界卫生组织（WHO）男性不育的诊断标准，若 1 次排出精液量小于 2mL 者，即为精液过少。属中医学"少精"的范畴，是男性不育症的原因之一。

一、临床诊断

（一）辨病诊断

1. 临床诊断

精液量过少症患者或无症状，或伴有阴囊潮湿，少腹、睾丸坠胀刺痛，神疲乏力，腰膝酸软，射精时疼痛等。要详问病史，尤其是性交史和泌尿生殖系感染、手术、外伤史。

2. 实验室检查及影像学检查

（1）精液常规检查：若连续 2 次精液化验，精液量均在 2mL 以下者即可确诊。

（2）精液生化分析：主要检测精浆中的果糖含量和酸性磷酸酶，以了解精囊腺、前列腺功能的状况。

（3）行前列腺液常规检查或前列腺、精囊腺 B 超检查，以明确前列腺、精囊腺是否患有炎症。

（4）内分泌检查：主要测定 T、FSH、LH、PRL，以了解男性性腺轴的功能状况。

（二）辨证诊断

本病患者多无临床表现，或伴有腰膝酸软，头晕耳鸣，神疲乏力，心悸气短，阴囊潮湿，射精痛等。舌质淡，苔薄白，脉细弱。

1. 肾精亏虚型

（1）临床表现：精液量少，不育，腰膝酸软，头晕耳鸣，神疲乏力。舌淡，苔薄白，脉沉细。

（2）辨证要点：久婚未育，精液量少，腰膝酸软，头晕耳鸣。舌淡，苔薄白，脉沉细无力。

2. 气血亏虚型

（1）临床表现：久婚未育，精液量少，头晕目眩，形体消瘦，精神不振，神疲乏力，面色无华，心悸气短。舌淡，苔薄白，脉细弱。

（2）辨证要点：婚后未育，精液量少，神疲乏力，头晕目眩，爪甲不荣，面色无华。舌淡，苔薄白，脉细弱。

3. 湿热下注型

（1）临床表现：婚后不育，精液量少，尿道灼热，小便黄赤，口苦黄腻，大便不爽，阴囊潮湿。舌质红，苔黄腻，脉濡数或滑数。

（2）辨证要点：婚后不育，精液量少，阴囊潮湿。舌红，苔黄腻，脉濡数。

4. 瘀阻精道型

（1）临床表现：婚后不育，精液量少，排精不畅，或射精疼痛，或睾丸、少腹坠胀疼痛。舌质暗，有瘀点，脉细涩。

（2）辨证要点：婚后不育，精液量少，排精不畅，或射精疼。舌质暗，有瘀点，脉涩。

二、鉴别诊断

精液量减少症应与性生活过频、遗精过频，以及久病初愈而出现的精液量过少相鉴别，后几种情况一般通过节制性事，加强营养调治即可获得改善。

三、治疗

（一）提高临床疗效的思路提示

1. 明确病因

导致精液量减少的原因比较复杂，故应详问病史，在认真体检的基础上，借助现代检查技术，尽可能明确病因，以便进行针对性的治疗，或为预后判断提供依据。

2. 确定病位

本病病位在全身或肾及前阴。病位在全身多见于久病未愈，或思虑过度，耗伤心脾，气血亏虚；病位在肾多为先天禀赋不足，或后天纵欲耗精；病位在前阴多见于精道阻塞。

3. 辨清虚实

本病临床有虚实之别，虚者常为肾精亏虚，脾胃虚弱，气血不足；实者多为瘀血内阻，湿热内恋。

4. 中西医汇通

对病因明确者，如内分泌性、附属性腺感染所致者，在应用西药治疗的同时，结合中药辨证施治，可提高疗效，缩短疗程。

（二）中医治疗

1. 内治法

（1）肾精亏虚型

治法：补肾填精。

方药：生精育麟丹加减。

熟地黄 20g，山茱萸 15g，制何首乌 15g，生山药 15g，鹿角胶 10g（烊化），龟甲胶 12g（烊化），菟丝子 30g，枸杞子 15g，人参 10g，巴戟天 15g。

偏于阳虚者加仙灵脾 15g，仙茅 10g。

（2）气血亏虚型

治法：益气养血，补肾填精。

方药：八珍汤合五子衍宗丸加减。

人参 10g，白术 12g，茯苓 15g，黄芪 30g，当归 12g，熟地黄 15g，白芍 15g，川芎 10g，菟丝子 20g，枸杞子 15g，覆盆子 15g，鹿角胶 10g（烊化），五味子 12g，巴戟天 10g。

（3）湿热下注型

治法：清利湿热，疏通精道。

方药：程氏萆薢分清饮加减。

萆薢 15g，车前子 20g（另包），滑石 25g，黄柏 6g，冬葵子 20g，瞿麦 15g，萹蓄 15g，赤芍 15g，川牛膝 15g，路路通 15g。

（4）瘀阻精道型

治法：活血化瘀，通络生精。

方药：少腹逐瘀汤加减。

当归尾 15g，桃仁 10g，赤芍 12g，红花 10g，制乳香、制没药各 6g，路路通 15g，炒穿山甲 10g，王不留行 15g，川牛膝 15g，丹参 20g。

2. 外治法

（1）针灸疗法

①肾精亏虚型：穴取肾俞、志室、关元、精宫，配足三里、三阴交、委中。主穴采取中刺激，配穴用补法。隔日针刺 1 次，每次选 3 ~ 5 穴。15 日为 1 疗程。

②气血亏虚型：主穴选血海、肾俞、肝俞、脾俞、胃俞、气海，配上巨虚、梁丘、伏兔。方法是主穴采取中刺激，配穴用补法，每日 1 次，1 次选用 3 ~ 5 穴。15 日为 1 疗程。

③湿热下注型：主穴选脾俞、肝俞、三焦俞、气海俞、精宫，配三阴交、委中、足三里。主穴中采取重度刺激，留针约 10 ~ 15 分钟，配穴采用平补平泻手法，日 1 次。15 日为 1 疗程。

（2）药浴疗法：取生大黄 30g，败酱 40g，红藤 30g，苏木 40g，红花 30g。加水适量煎煮，倒入大盆中坐浴，水温控制在 41℃ 左右，每日 1 ~ 2 次，每次 15 ~ 20 分钟。

（3）理疗：离子透入疗法、微波及磁疗等均可配合应用。

（三）西医治疗

1. 因性腺功能减退所致精液量减少者，可用 HCG 针剂肌肉注射，每次 2000 ~ 4000IU，每周 2 次，8 周为 1 疗程，或根据情况选择 HMG、十一酸睾酮胶丸等。

2. 前列腺炎、精囊腺炎及结核引起者，当积极抗感染治疗。（详见有关章节）

3. 因射精管、输精管阻塞、尿道狭窄、尿道憩室所致者，宜手术治疗，或行单精子卵细胞内穿刺术（ICSI）。

4. 附属性腺先天性异常，宜采用供者精液人工授精，或 ICSI。

5. 单纯性的精液量过少，若精液中 a 级和 b 级活动精子总数在 1000 万以上者，可通过精液体外处理，收集这部分精子做宫腔内人工授精；若精子密度过低或缺乏高活动力的精子，可采取多次收集，冷冻贮存，再复苏后合并用于人工授精，或采用 ICSI 技术行体外受精－胚胎移植。

第十一节　精液不凝固

正常情况下，精液排出体外即呈凝胶状态，若精液排出体外呈液化状，甚至稀薄者，称精液不凝固症。该病发生率较高，有可能导致男性不育。中医学无此病名的记载，相当于"精清""精冷""精薄"等。

一、临床诊断

（一）辨病诊断

本病患者多无临床症状，或伴有形寒肢冷，腰膝酸软，少腹、睾丸坠胀疼痛等。详细询问病史，仔细体格检查，是正确诊断的重要措施。精液常规检查示精液无凝固过程，精液的黏稠度低于正常范围。

（二）辨证诊断

1. 肾气亏虚型

（1）临床表现：婚后不育，精液清冷、稀薄而不凝固，头晕耳鸣，神疲乏力，腰膝酸软，夜尿频多，阳痿，早泄。舌淡，苔薄白，脉沉细弱。

（2）辨证要点：精液清冷、稀薄而不凝固，头晕耳鸣，腰膝酸软，乏力，尿频。舌淡，苔薄白，脉沉细。

2. 命门火衰型

（1）临床表现：婚后不育，精液稀薄，清冷如水，不凝固，头晕，腰膝酸软，形寒肢冷，外阴和两股寒冷，面色㿠白，小便清长、频数，性功能下降。舌淡润，有齿痕，脉沉迟。

（2）辨证要点：精液稀薄，清冷如水，不凝固，头晕耳鸣，腰膝酸软，形寒肢冷。舌淡，体胖，边有齿痕，脉沉迟。

3. 心脾两虚型

（1）临床表现：精液稀薄而不凝固，婚后不育，心悸气短，纳差，神疲乏力，面色不华，失眠多梦。舌淡，苔薄白，脉细弱。

（2）辨证要点：精液稀薄而不凝固，婚后不育，心悸，失眠多梦，纳差，腹胀。舌淡，苔薄白，脉细弱。

4. 寒凝血瘀型

（1）临床表现：精液清稀而冷，不育，伴阴部刺痛，少腹冷痛，胸胁胀闷，精神抑郁，面色晦暗。舌质暗，或有瘀点、瘀斑，脉涩。

（2）辨证要点：精液清稀而冷，不育，少腹冷痛。舌暗，有瘀点，脉涩。

二、鉴别诊断

本病应与生理性精液稀薄相鉴别。精液不凝固，其精液清稀，无凝固过程，精液黏稠度低于正常值。在生理状况下，房事过频也会造成精液稀薄，黏稠度也下降，但仍在正常范围。

三、治疗

（一）提高临床疗效的思路提示

1. 明确病因

精液不凝固的主要原因是精囊腺功能下降或先天性缺失，对因精囊腺感染所致者，宜积极抗感染治疗。

2. 辨清虚实

本症以虚证、寒证居多，也有虚实兼杂者。虚者肾气虚，命门火衰；实者以瘀血内阻、寒凝血脉较常见，临证当仔细辨别，防犯虚虚实实之戒。

3. 确立病位

肾气亏虚、命门火衰所致精液不凝固者，病位在肾；劳伤心脾，或心肾不交者，病位在心、脾、肾；寒凝血瘀者病位在肾、肝或脾。

（二）中医治疗

1. 肾气亏虚型

治法：补肾益气固精。

方药：五子衍宗丸加味。

熟地黄20g，菟丝子25g，枸杞子15g，覆盆子15g，五味子15g，车前子20g（另包），山茱萸12g，人参10g，黄芪30g，制何首乌15g。

2. 命门火衰型

治法：温补命门，填精固肾。

方药：右归丸加减。

菟丝子 25g，枸杞子 15g，鹿角胶 10g（烊化），制附子 10g，覆盆子 15g，肉桂 6g，熟地黄 20g，山茱萸 12g，巴戟天 12g，仙灵脾 15g。

3. 心脾两虚型

治法：益气健脾，补血养心。

方药：归脾汤加减。

黄芪 30g，党参 15g，白术 12g，茯苓 12g，当归 12g，龙眼肉 15g，菟丝子 30g，鹿角胶 10g（烊化），炙甘草 6g。

4. 寒凝血瘀型

治法：温经散寒，活血通络。

方药：少腹逐瘀汤加减。

当归尾 12g，川芎 12g，桃仁 10g，红花 12g，小茴香 10g，肉桂 6g，乌药 10g，川牛膝 15g，路路通 15g，菟丝子 20g，枸杞子 15g。

（三）西医治疗

1. 对因精囊腺炎、前列腺炎或结核所致者，当积极抗炎、抗结核治疗。（详见有关章节）

2. 对因附性腺缺失者，应据情况，及时手术。

第十二节　精液白细胞过多症

正常情况下，精液中没有脓细胞，或白细胞计数小于 5 个/高倍视野。如果精液中发现脓细胞，或白细胞计数大于 5 个/高倍视野，且不育者，称为精液白细胞过多症，亦称"脓精症"，是引起男性不育的重要原因之一，据统计，本病约占不育的 17%。

中医学文献中，无此病名的记载，但可归属于"精浊""淋证""精热"等范畴。

一、临床诊断

（一）辨病诊断

本病患者多伴有阴囊潮湿、口苦黏腻或腰膝酸软、潮热盗汗等症状。详细询问病史和进行体格检查对辨病和正确诊断十分重要。本病的确诊主要依据精液的实验室检查。若久婚未育，精液常规检查发现脓细胞，或精液中白细胞计数大于 5 个/高倍视野，即可确诊。

（二）辨证诊断

1. 湿热下注型

（1）临床表现：婚后不育，精液黏稠、腥臭，口苦黏腻，少腹或会阴部不适，阴囊潮湿。舌红，苔黄腻，脉濡数或滑数。

（2）辨证要点：婚后不育，精液黏稠、腥臭，色黄，阴囊潮湿。舌红，苔黄腻，脉濡数或滑数。

2. 阴虚火旺型

（1）临床表现：婚后不育，精液黏稠，色黄，五心烦热，潮热盗汗，腰膝酸软，头晕耳鸣，性欲亢进。舌红，少苔，脉细数。

（2）辨证要点：婚后不育，精液黏稠，色黄，五心烦热，盗汗，腰膝酸软，头晕耳鸣。舌红，少苔，脉细数。

二、鉴别诊断

精液白细胞过多症应与精液中的生精细胞相区别，应采用科学准确的检测方法。传统的白细胞检查一般用新鲜精液直接镜检，这种方法常把精液中的生精细胞误认为是白细胞。目前通常采用染色法，常用的有瑞姬染色或正甲苯胺蓝过氧化物酶染色。

三、治疗

（一）提高临床疗效的思路提示

1. 明确病因

由于本病的主要原因是生殖系感染，故应明确感染发生于何种腺体，即是前列腺、精囊腺，还是附睾、睾丸，以便采取针对性的治疗。

2. 审查虚实

本病的病因为湿、毒、热，临床表现有虚、实之别。虚者为阴虚内热，精液被灼；实者为湿热毒邪内侵。另外，对于久病者，也应注意有瘀血的存在。

3. 中西医贯通

对本病的治疗，当中西医结合，以取长补短，提高疗效。

（二）中医治疗

1. 内治法

（1）湿热下注型

治法：清利湿热，解毒化脓。

方药：程氏萆薢分清饮合五味消毒饮加减。

萆薢 20g，黄柏 10g，车前子 25g（另包），生薏苡仁 30g，败酱 20g，金银花 20g，蒲公英 20g，野菊花 15g，生甘草 6g，红藤 15g。

（2）阴虚火旺型

治法：滋阴清热。

方药：知柏地黄汤加味。

生地黄、熟地黄各 15g，山茱萸 15g，生山药 15g，女贞子 15g，旱莲草 12g，制何首乌 15g，茯苓 15g，泽泻 15g，丹皮 15，金银花 15g，败酱 15g，知母 6g，黄柏 6g，龟甲 15g。

2. 外治法

（1）针刺疗法：取中极、肾俞、三阴交、次髎。精子活力低下及有畸形精子者加命门、太溪；精子计数少加蠡沟；湿热下注或阴虚火旺者加大敦、然谷、曲泉，以泻法为主。

（2）按摩疗法：于饭前或饭后 2～3 小时，即空腹时按摩小腹部 15 分钟左右，或用指压法按摩中极、关元、三阴交。适用于因慢性前列腺炎、精囊炎而致病者。

（3）理疗：应用磁疗、泥疗、微波等。具有辅助治疗的作用。

（三）西医治疗

应针对前列腺或精囊腺或附睾、睾丸的感染，采取相应的抗生素治疗。（详见有关章节）

（四）中医专方选介

1. 清精汤

金银花 20～50g，连翘 15～30g，蒲公英 20～50g，败酱 15～30g，黄柏 10～15g，虎杖 10～15g，土茯苓 20～30g，萹蓄 15～30g，车前子 10～15g。热毒偏重者加紫花地丁、野菊花、鱼腥草、大黄、生地黄、白茅根；湿偏重者加瞿麦、石韦、萆薢、滑石；兼瘀者加赤芍、丹皮、川牛膝、穿山甲、王不留行；兼虚者加枸杞子、菟丝子、蛇床子、仙灵脾。治疗 103 例慢性前列腺炎、附睾炎所致的不育症。结果：痊愈 80 例，其中受孕者 42 例，好转 13 例，无效 10 例。总有效率为 90.3%。[陈国源.20 例男性不育症的临床回顾与治疗体会.实用中西医结合杂志.1993（4）：204]

2. 清热育子汤

知母、黄柏、枸杞子、川续断、仙茅、仙灵脾各 12g，覆盆子、菟丝子、蛇床子各 30g，黄芪 18g，车前子 15g（包），蒲公英 9g，当归 12g，甘草 9g。日 1 剂，14 日为 1 疗程。治疗 60 例精液白细胞过多症。结果：痊愈 55 例（精液检查正常，妻子怀孕），好转 4 例（精液常规及白细胞在原有基础上有所好转）。总有效率为 98.34%。[张润民，等.自拟"清热育子汤"治疗白细胞精子症 60 例.实用中西医结合杂志.1992（8）：488]

3. 解毒益精汤

金银花、连翘各 24g，紫花地丁、蒲公英各 20g，生地黄、当归、白芍、覆盆子各 15g，黄柏、知母、龙胆草各 12g，紫河车 12g（另冲），生甘草 10g。治疗脓精症 232 例，进行中药组、中西医结合组、西药组三组对照。结果：中西医结合组 132 例，治愈 98 例，所需平均时间 34.26 天；中药组 50 例，治愈 37 例，平均 40.2 天；西药组 50 例，治愈 3 例，平均时间 29.78 天。中药组首期较西药组起效慢，但一经生效，作用持久，无副作用，可长期应用，直到痊愈。[顾春生，等.232 例脓精症中西医治疗对比观察总结.新中医.1993（2）：35]

4. 抗炎育精汤

龙胆草、生山栀子、黄芩、木通、黄柏、泽泻、生地黄、车前子各 10g，穿山甲、生甘草各 8g。治疗 260 例生殖系感染所致精子异常患者，结果痊愈 198 例，其中受孕 89 例，显效 15 例，有效 38 例，无效 9 例。总有效率为 96.54%。疗效优于诺氟沙星对照组。[洪广槐，等."抗炎育精汤"治疗男子不育症的临床研究.江西中医药.1991（6）：14]

第十二章　房事性疾病

第一节　房事昏厥

房事昏厥是指在性交过程中，尤其是性欲高潮时突然出现昏厥的一种疾病。多见于中青年男子，性交过程中突然出现昏不识人，四肢厥冷，同时兼见小腹掣痛，阴囊、睾丸内缩，气短欲绝，冷汗淋漓等症状。亦称"色厥""色脱"，是房事疾病中的急症之一。

一、临床诊断

（一）辨病诊断

凡是在男女同房之际或房事之后，突然出现以昏不识人、气促、大汗淋漓、四肢厥冷为主要临床表现者，即可诊断为房事昏厥。另有素体虚弱之人，或房劳过度者，在解小便时，突然昏晕仆倒、手足厥冷者，亦可诊断为本病。可因先天禀赋不足，元气虚衰，或房事无度，纵欲耗精，房劳时精脱于下而发生本病。由于临证有虚、实之分，故应根据不同的病机辨证分型。

（二）辨证诊断

1. 精气暴脱型

（1）临床表现：泄精之后突然昏仆，面色苍白，身出冷汗，四肢厥逆，呼吸微弱。舌淡，苔白，脉细无力。

（2）辨证要点：同房之际突然神乱厥逆，身出冷汗，气息微弱。舌淡，苔白，脉细无力。

2. 血随火逆型

（1）临床表现：同房之际或房事之后，突然眩晕，继而昏不识人，四肢厥逆，面色潮红，甚则鼻衄不止。舌红，苔少，脉细数。

（2）辨证要点：性交之中或之后突然昏厥，兼见面赤、鼻衄。舌红，苔少，脉细数。

3. 气机逆乱型

（1）临床表现：情绪抑郁，性交之际，突然神昏，四肢厥逆，气憋唇青，胸腹胀满，肢体强直、震颤。舌淡，苔薄白或黄，脉沉弦或结代。

（2）辨证要点：房事昏厥，气憋唇青，胸腹胀满。舌淡，苔薄白或黄，脉沉弦或结代。

二、鉴别诊断

（一）眩晕

眩晕是头晕目眩，如坐舟船，严重者出现四肢厥冷，与房事昏厥相似，但无昏不识人，其发作多与房事无关。

（二）痫证

痫证的突然昏仆、不省人事等症状与房事昏厥相似，但痫证无四肢厥冷，更不限于男子及房事发病，而且发病时双目上吊，口吐涎沫，或口中如作猪、羊叫声等可资鉴别。

（三）中风

若昏厥兼见口眼歪斜、肢体活动不利等症时，应考虑是否因房事而引发了中风。中风昏厥醒后多伴有偏瘫、口眼歪斜等后遗症，而房事昏厥醒后即如常人，易于鉴别。

三、治疗

（一）提高临床疗效的思路提示

1. 细审病因

本病因房事而发，故临床遇厥证时一定要详细询问起因。

2. 辨清虚实

房事昏厥有虚实之分，虚证者，以四肢厥逆、面色苍白、身出冷汗等为主症；实证者，以四肢厥逆，脉实有力等为主要依据。

（二）中医治疗

1. 内治法

（1）精气暴脱型

治法：益气固脱。

方药：独参汤或参附汤加味。

人参10g独用，或人参10g，制附片9g。水煎服。若厥逆较重，四肢冰冷，冷汗淋漓，脉微欲绝，可在独参汤的基础上加附片9g以回阳、益气、固脱。厥回之后，若气阴两虚，可加天冬、麦冬、五味子。

（2）血随火逆型

治法：滋阴降火。

方药：知柏地黄汤加减。

知母12g，黄柏12g，熟地黄20g，山药12g，山茱萸15g，茯苓15g，泽泻12g，丹皮12g。

有鼻衄者可加地骨皮、白茅根；呕血者加代赭石，大便干者加玄参、火麻仁；神志不清者，加服安宫牛黄丸以醒脑开窍。

（3）气机逆乱型

治法：调理气机，安神定志。

方药：四逆散加味。

柴胡12g，白芍15g，枳实15g，甘草6g，沉香6g，莱菔子15g，麝香0.2g（另包）。

2. 外治法

（1）体针治疗

①选穴：百会、神阙、关元、气海、足三里、十宣。强刺激，不留针。用于血随火逆，气郁内闭的昏厥。

②选穴：百会、关元、气海、足三里。用补法针刺。用于治疗精泄气脱者。

③选穴：人中、合谷、十宣。强刺激，不留针。

（2）耳针治疗：选皮质下、肾上腺、内分泌、交感、心、肺、呼吸点，强刺激。

（三）西医治疗

1. 积极寻找病因，进行针对性的治疗。

2. 发作时病人宜采取头低脚高的仰卧位，同时松解衣领。冬季要注意防寒。

3. 有呼吸微弱或呼吸困难者给予吸氧或呼吸兴奋剂，也可采取口对口人工呼吸。

4. 血压低时应酌情使用升压药。如有心动过缓，可应用阿托品。

5. 酌情选用脑代谢促进剂，如细胞色素 C、克脑速及苏醒剂，如甲氯芬酯、醒脑静等。

第二节　房事头痛

房事头痛是指同房之时或房事过后发生头痛且反复发作的一种疾病。临床较为少见。

一、临床诊断

（一）辨病诊断

每于性交高潮时出现头痛（从枕后至全头），性交后数小时，或 2～3 天可恢复正常，下次性交再次复发。体格检查及辅助检查多无异常。

（二）辨证诊断

肝阳上亢型

（1）临床表现：每于房事之时即感头痛，由后向前，痛及全头，颜面潮红，腰膝酸软，神疲乏力。舌红，苔薄黄，脉弦细。

（2）辨证要点：行房之时或之后出现头痛，常随房事而发。舌红，苔薄黄，脉弦细。

二、鉴别诊断

本病应与房事眩晕相鉴别。房事眩晕是因房事引起头晕、眼花，患者如坐舟车，甚则恶心、呕吐等，但无头痛。

三、治疗

（一）提高临床疗效的思路提示

抓住本病为房事中及房事后头痛且可自行缓解的特点，明确诊断，辨证施治。

（二）中医治疗

1. 内治法

肝阳上亢型

治法：平肝潜阳，补肾填精止痛。

方药：镇肝熄风汤加味。

白芍 20g，天冬 15g，玄参 15g，龟甲（先煎）15g，代赭石 30g，生龙骨、生牡蛎各 20g（先煎），川牛膝 15g，川楝子 12g，甘草 6g，菊花 15g，枸杞子 20g。

前额痛加白芷，颠顶痛加藁本，枕后痛加羌活，两侧痛加柴胡。

2. 外治法

针刺肾俞、涌泉，用补法；针刺肝俞、阴陵泉，用泻法，每次 20～30 分钟，日 1 次，15 次为 1 疗程。

第三节　房事眩晕

房事眩晕是指每于性交时或性交后头晕目眩，如坐舟车，甚则恶心、呕吐的一种疾病。

一、临床诊断

（一）辨病诊断

性交时或性交后发生眩晕，可伴有干呕，汗出，少腹拘急、阴囊抽痛或下坠感，常随性交活动的发生而出现这些症状。

（二）辨证诊断

1. 肾阴不足型

（1）临床表现：房事或房事后出现头晕目眩，精神萎靡，腰膝酸软，耳鸣健忘，失眠。舌质红，脉弦细。

（2）辨证要点：房事时或房事后出现眩晕，伴精神萎靡，腰膝酸软。舌质红，脉弦细。

2. 肾阳不足型

（1）临床表现：眩晕，常于房事时或之后发作，精神萎靡，腰膝酸软，耳鸣，畏寒肢冷。舌质淡，脉沉弱无力。

（2）辨证要点：眩晕，常伴随房事发作，腰膝酸软，畏寒肢冷。舌质淡，脉沉弱无力。

3. 阴虚阳亢型

（1）临床表现：眩晕耳鸣，房事后发生或加重，面部烘热，烦躁易怒，口苦。舌红，苔薄黄，脉弦细数。

（2）辨证要点：眩晕耳鸣，房事后发生或加重，烦躁易怒。舌红，苔薄黄，脉弦细数。

4. 气血两虚型

（1）临床表现：眩晕，房事后即发，伴面色苍白，唇甲不华，肤发不泽，心悸少寐，神疲懒言。舌质淡，脉细弱。

（2）辨证要点：眩晕，房事后即发，伴神疲懒言，心悸不寐。舌质淡，脉细弱。

二、鉴别诊断

（一）内科眩晕

房事眩晕与眩晕的临床表现相同，均有头晕、眼花如坐舟车等症状，但前者唯发生于行房之时或之后，与房事活动密切相关。

（二）房事昏厥

房事昏厥是以性交时或性交后突然昏倒，不省人事，四肢厥逆为主症，属急证。房事眩晕神志清楚，且无四肢厥逆。

（三）房事头痛

房事头痛是以性交后头痛为主症，无眼花、头晕之症状。

（四）阴阳易

阴阳易是在伤寒或温病之后，元气未复则触犯房事而成，其发病较快。而房事眩晕平时无任何症状及上述病史。

三、治疗

（一）提高临床疗效的思路提示

1. 辨清病因

由于本病有特异性，即每遇房事而发，因而在临证时必须询问其发病规律，排除非性交情况下其他原因所致的眩晕。

2. 明辨病位

房事眩晕病位多在肝、肾，治当补益肝肾为主。

（二）中医治疗

1. 内治法

（1）肾阴不足型

治法：补益肾阴。

方药：左归丸加减。

熟地黄 20g，山药 15g，山茱萸 12g，枸杞子 30g，菟丝子 30g，川牛膝 15g，鹿角胶 12g（烊化）。

阴虚火旺明显者加知母 12g，黄柏 12g。

（2）肾阳不足型

治法：温补肾阳。

方药：右归丸加减。

熟地黄 20g，山药 12g，山茱萸 10g，制附子 6g，肉桂 6g，枸杞子 25g，菟丝子 30g，杜仲 15g，当归 15g，鹿角胶 15g（烊化），巴戟天 15g。

（3）阴虚阳亢型

治法：滋阴潜阳。

方药：大补阴丸加味。

知母 12g，黄柏 12g，龟甲 15g（先煎），熟地黄 15g，天麻 10g，生龙骨、生牡蛎各 20g，珍珠母 30g。

（4）气血两虚型

治法：益气养血。

方药：八珍汤加味。

人参 10g，白术 15g，茯苓 15g，甘草 6g，当归 15g，白芍 10g，川芎 10g，

熟地黄20g，生姜3片，大枣5枚。

2. 外治法

肾阴、肾阳不足者，选穴悬钟、肾俞、关元、足三里，用补法；阴虚阳亢者，选穴百会、太冲、肝俞、涌泉，用泻法；气血虚弱者，选穴脾俞、胃俞、足三里、百会、气海。用补法。每日1次，10次为1疗程。

第四节　房事恐惧

房事恐惧是指有性交要求，但又惧怕接触对方，一旦接触便惊恐不安的一种性事疾病，又称恐异病。一般不能正常进行性活动。相当于西医学的性恐惧、性窘迫综合征。临床较少见，男女皆可发病。

一、临床诊断

（一）辨病诊断

1. 有性交愿望，性功能多正常，但又惧怕接触对方，一旦接触便惊恐不安。
2. 可表现为全身寒冷战栗，手足发凉，心悸，胸闷，头晕，汗毛竖立，阳事不举，可伴腰膝酸痛，甚则彻夜不眠。
3. 体格检查及辅助检查均无异常。

（二）辨证诊断

恐惧伤肾型

（1）临床表现：有性事要求，但与对方接触又感恐惧不安，全身寒冷战栗，汗毛竖立，手足发凉，头晕，胸闷，心悸，可有阳事不举，或伴腰酸痛，甚则夜眠不宁。舌淡，苔白，脉虚弱。

（2）辨证要点：有同房要求，但接触对方又感恐惧不安，伴见周身不适的症状。舌淡，苔白，脉弱。

二、鉴别诊断

（一）性欲低下

性欲低下是指在体内外各种因素，特别是在性刺激作用下，不易或不能引起性兴奋，也没有性交的欲望，但勃起功能正常，与异性接触不出现恐惧等异常反应。而房事恐惧性欲常正常。

（二）性厌恶

性厌恶指对性活动及性活动思想有持续的憎恶反应，不愿与异性接触，即使接触也不会出现自身的恐惧等情况。而房事恐惧对性活动及性活动思想无憎恶反应。

三、治疗

（一）提高临床疗效的思路提示

1. 审清病因

详问病史，找出引起本病的根本原因，进行分析，以利于心理指导。

2. 明辨病机

中医学认为本病主要因惊恐伤及心肾或心肾亏虚所致，治以重镇安神，补养心肾为主。

3. 查寻疾病的规律性

房事恐惧都有一定的规律性，即在某种情况下或某种环境中易发生。

（二）中医治疗

1. 内治法

恐惧伤肾型

治法：益肾养心，安神定志。

方药：安神定志丸加味。

茯苓 15g，茯神 12g，远志 6g，人参 10g，石菖蒲 30g，龙齿 30g（先煎），珍珠母 20g（先煎）。

2. 外治法

取神门、内关、三阴交、肾俞等穴，针刺用补法，每次 20 分钟，每日 1 次，20 次为 1 疗程。

第五节　房事腹痛

房事腹痛是指同房时或同房后因受寒感腹部疼痛或少腹疼痛，甚则痛引阴股为特征的一种性事疾病。临床较为多见。

一、临床诊断

（一）辨病诊断

房事腹痛指与房事活动密切相关，每于同房时或同房后发生腹中急痛或引痛，或少腹疼痛，甚或痛引阴股，移时可缓解。体格检查及相关辅助检查多无异常发现。

（二）辨证诊断

因脾胃属土，位于中焦，为火之子，有赖于火的温煦发挥正常的生理功能，肾寓元阳，又开窍于二阴，房事活动伤及肾阳，无以使脾胃得到温煦而受寒邪侵袭，故而腹痛；肝肾同源，肾阳不足而肝经受寒，寒主收引，牵及宗筋而痛引阴股。

1. 脾肾虚寒型

（1）临床表现：同房时或同房后腹部隐痛或剧痛，喜温喜按，移时缓解，再次同房时又复发，可伴便溏、腹胀，喜热饮，面色无华或萎黄，畏寒肢冷。舌淡，边有齿印，脉沉细。

（2）辨证要点：同房时或同房后腹痛，伴便溏、畏寒肢冷。舌淡，边有齿印，脉沉细。

2. 寒凝肝脉型

（1）临床表现：同房时或同房后少腹疼痛，甚则痛引阴股，疼痛较急，喜温拒按，可见四肢厥冷，汗出，阴囊内缩而凉。舌质暗，苔白，脉沉迟。

（2）辨证要点：同房时或同房后腹痛较急，牵及阴股，喜暖拒按，可伴阴囊凉而内缩。舌质暗，苔白，脉沉迟。

二、鉴别诊断

房事腹痛应与急腹症及其他腹痛症相鉴别。本病的发生常在同房时或同房后，且腹痛移时即缓解，再次同房时再发腹痛，与房事活动密切相关，以此可与其他腹痛鉴别。

三、治疗

（一）提高临床疗效的思路提示

1. 明确诊断

本病的发生在同房时或同房后，且腹痛移时缓解，伴随性事而发，平时无任何症状。

2. 辨清病位及虚实

大腹痛者，多因中焦虚寒，肾阳不足，失于温煦，为虚；少腹痛或痛引阴股者多为肝经受寒，为实。

（二）中医治疗

1. 内治法

（1）脾胃虚寒型

治法：温补脾胃，散寒止痛。

方药：附子理中丸加味。

制附子 9g，干姜 15g，人参 10g，白术 15g，炙甘草 6g，桂皮 6g。

（2）寒凝肝脉型

治法：暖肝散寒，温经止痛。

方药：暖肝煎加味。

枸杞子 20g，茯苓 15g，当归 15g，沉香 6g，乌药 12g，吴茱萸 3g，肉桂 6g，小茴香 12g，生姜 3 片。

2. 外治法

（1）贴敷法：食盐 250g，炒热，加姜汁，布包，熨脐及少腹部，以患者能耐受为度。适用于上述两型。

（2）按摩治疗：可用按摩、揉滚等手法，选穴大敦、曲泉、阴廉、章门、期门。痛者取仰卧位，医者立于患者右侧，从患侧胁腹并沿阴股至膝部行使手法。适用于寒凝肝脉型腹痛。

第六节　房事茎痛

房事茎痛是指同房过程中或同房后发生阴茎疼痛的一种疾病。

一、临床诊断

（一）辨病诊断

1. 同房过程中或同房后发生阴茎疼痛，其过程一般时间较短，甚则可数日不愈。

2. 未发病时阴茎等部位检查皆无异常。

3. 排除因炎症、外伤、附性器官及其他病变引起的阴茎疼痛。

（二）辨证诊断

1. 肝郁气滞型

（1）临床表现：行房时或行房后阴茎胀痛，可见情志抑郁，胸胁胀痛，善太息，或急躁易怒。舌淡或有瘀点，苔白，脉弦。

（2）辨证要点：行房时阴茎胀痛，伴见情志不舒，胁肋胀痛。舌淡或有瘀点，苔白，脉弦。

2. 寒凝肝脉型

（1）临床表现：房事中或房事后阴茎冷痛，兼见阴部发凉，小腹拘急，或伴阴囊内缩，甚则全身发冷，寒战。舌苔白而润，脉弦紧。

（2）辨证要点：行房时阴茎冷痛，兼见阴部发凉，小腹拘急。舌苔白而润，脉弦紧。

3. 肾虚茎痛型

（1）临床表现：行房时或行房后阴茎隐隐作痛，兼见腰膝酸软，头晕耳鸣，体倦乏力。苔薄白，脉沉弱无力。

（2）辨证要点：行房时阴茎隐痛，兼见腰膝酸软，头晕耳鸣。苔薄白，脉沉弱无力。

二、鉴别诊断

功能性和器质性房事茎痛的鉴别。功能性房事茎痛，行房时或行房后阴茎疼痛，平时无任何不适；器质性房事茎痛，根据包皮龟头炎、前列腺炎、阴茎的动脉及海绵体病变等不同，平时可有相应的临床表现。

三、治疗

（一）提高临床疗效的思路提示

1. 辨明病因

本病皆因房事引起，必须细审病因，如婚姻史、性生活情况等，了解发病诱因是感情不和、郁怒伤肝，还是房事感寒，或由房劳过度所致。

2. 分清虚实

肝郁气滞者，多为胀痛，属实证；寒滞肝脉者，为冷痛，属寒证；房劳伤肾所致者，多为隐痛，属虚证。

（二）中医治疗

1. 内治法

（1）肝郁气滞型

治法：疏肝解郁，理气止痛。

方药：柴胡疏肝散加减。

柴胡 12g，白芍 15g，枳壳 12g，甘草 6g，陈皮 15g，川芎 10g，香附 15g，蜈蚣 2 条，川楝子 15g。

若肝郁化火加丹皮、栀子。

（2）寒凝肝脉型

治法：温经散寒止痛。

方药：暖肝煎加味。

枸杞子 20g，茯苓 15g，当归 15g，沉香 6g，乌药 12g，吴茱萸 3g，肉桂 6g，小茴香 10g，生姜 3 片。

（3）肾虚茎痛型

治法：补益肝肾。

方药：左归丸加味。

熟地黄 20g，山药 15g，山茱萸 10g，枸杞子 30g，菟丝子 30g，川牛膝 15g，龟甲胶 15g（烊化），鹿角胶 15g（烊化）。

2. 外治法

选穴关元、气海、肾俞、三阴交，针刺用补法，每次 20 分钟，日 1 次，15 次为 1 疗程，用于肾精亏虚型茎痛。于阳池、大敦穴各灸 3 壮，日 1 次，15 次为 1 疗程。用于寒凝肝脉型茎痛。

（三）西医治疗

对于只因性交而出现茎痛而无器质性病变的这一临床表现，尚无专题论述，但对病因明确的茎痛，如炎症、外伤、阴茎动脉病变、畸形等，则可采取相应的措施。处理详见有关章节。

第七节 房事子痛

房事子痛是指在行房时或行房后出现睾丸疼痛，且随房事的发生反复出现的一种疾病。因其他疾病，如慢性前列腺炎、精索静脉曲张、睾丸鞘膜积液、附睾炎引起的睾丸疼痛不属于本节的论述范围。

一、临床诊断

（一）辨病诊断

1. 行房过程中或行房后出现睾丸疼痛，移时自愈，甚则数日不愈，伴随房事活动而出现该症状，平时无上述不适。

2. 体检无异常发现。

3. 排除慢性前列腺炎、精索静脉曲张、睾丸鞘膜积液、附睾炎等器质性病变引起的睾丸疼痛。

4. 本病多发生于水上作业或工作环境阴凉且房事过频之人。

（二）辨证诊断

气滞血瘀寒凝型

（1）临床表现：行房时或行房后出现睾丸疼痛，移时即愈，甚至剧痛难忍，数日方愈。常伴腰膝酸软，面色暗滞。舌淡红，或有瘀点，脉沉涩或沉细而紧。

（2）辨证要点：睾丸痛发生在行房时或行房后，移时即愈，常伴腰膝酸软。舌淡红，有瘀点，脉沉涩或沉细而紧。

二、鉴别诊断

（一）其他原因所致的睾丸疼痛

房事子痛发生在行房之时或行房后，移时即愈，平时无不适。其他原因所致的睾丸痛，除行房时或行房后疼痛外，其他时间亦疼痛。结合体格检查及辅助检查不难鉴别。

（二）房事茎痛

房事茎痛与房事子痛均为房事时或行房后出现疼痛，根据疼痛部位，前者在阴茎，后者在睾丸，不难鉴别。

三、治疗

中医治疗

1. 内治法

气滞血瘀寒凝型

治法：温经散寒，行气活血。

方药：少腹逐瘀汤加味。

炮姜6g，小茴香12g，制乳香、制没药各10g，当归15g，川芎10g，桂皮6g，赤芍15g，五灵脂12g，蒲黄10g，延胡索15g，肉苁蓉30g。

2. 外治法

橘核、乳香、没药、小茴香、川乌、草乌各20g。煎水待温，坐浴睾丸，或将上药等量研末，调成糊状，外敷阴囊。

第八节　房事腰痛

房事腰痛是指行房时或行房后出现腰部疼痛为主症的一种疾病。

一、临床诊断

（一）辨病诊断

1. 行房时或行房后出现腰痛，甚则延续数日不愈。

2. 检查无内脏及骨伤疾患。

3. 发病多较缓慢，有逐渐加重之势。

（二）辨证诊断

1. 肾虚兼寒湿凝滞型

（1）临床表现：房事后感腰部沉重，转侧不利，得温则减，活动后减轻。伴畏寒肢冷，小便清长，大便溏薄，阴囊湿冷。舌淡，苔白腻，脉濡细。

（2）辨证要点：房事后腰痛，喜暖，活动后减轻，阴囊湿冷。舌淡，苔白腻，脉濡细。

2. 肾气不足型

（1）临床表现：房事后腰酸痛，精神疲惫，头晕耳鸣，二目无神，注意力不集中，或兼见形寒肢冷，腰膝无力，勃起障碍，早泄，遗精。舌淡，苔白，脉沉弱无力。

（2）辨证要点：房事后腰部隐痛，神疲乏力，或伴勃起障碍，早泄，遗精。舌淡，苔薄白，脉沉弱无力。

二、鉴别诊断

房事腰痛应与内科腰痛相鉴别。腰痛中外感腰痛和内伤腰痛虽可于房事后加重，但房事活动以外亦有腰痛，不唯发生于房事时或房事后。根据不同的症状及体征不难鉴别。

三、治疗

（一）提高临床疗效的思路提示

1. 审清病因

房事腰痛多因房事过度，肾精亏耗，或房事后感寒而致。在诊断时，应详细询问病史，如婚姻史，性生活状况等，以明确病因。

2. 辨明病机

本病因房劳引起，肾虚是其基本病机。辨证属肾阴虚者，有阴虚之症；属肾阳虚者，有阳虚之症；复感寒湿者，有寒湿之症，但总宜从肾虚入手。

（二）中医治疗

1. 肾虚兼寒湿凝滞型

治法：温经散寒，利湿益肾。

方药：右归丸合程氏萆薢分清饮加减。

熟地黄 20g，山药 15g，山茱萸 10g，制附子 6g，肉桂 6g，枸杞子 30g，杜仲 20g，甘草 6g，萆薢 20g，石菖蒲 25g，茯苓 15g，白术 15g，莲子心 10g，丹参 30g，车前子 20g（另包），毛狗脊 15g。

2. 肾气不足型

治法：补肾填精，温阳益气。

方药：左归丸或右归丸加味。

偏于肾阴不足者以左归丸加味：熟地黄 20g，山药 15g，山茱萸 12g，枸杞子 30g，茯苓 15g，甘草 6g。

偏于肾阳不足者以右归丸加味：在左归丸的基础上减茯苓之用量，加杜仲 20g，制附子 6g，肉桂 6g。早泄、遗精者加芡实、金樱子。

第九节 房事泄泻

房事泄泻是指性交后不久发生腹部隐痛及泄泻，甚则日泄 2~3 次的疾病。泄泻常伴随房事活动而发生，明显者，手淫射精后也易出现，又称夹色泄。本病临床较为多见。

一、临床诊断

（一）辨病诊断

1. 性交后腹泻，甚者日 2~3 次，腹部隐痛、发凉。
2. 常可自愈，再次性交时多可复发，平素多正常。
3. 体格检查无特异性，大便及血液化验无特异性。

（二）辨证诊断

脾肾虚寒型

（1）临床表现：性交后腹泻，甚者日 2~3 次，腹部隐痛发凉。舌淡，苔薄白，脉沉迟无力。

（2）辨证要点：性交后腹泻，腹部隐痛发凉。舌淡，苔薄白，脉沉迟无力。

二、鉴别诊断

房事泄泻应与内科泄泻相鉴别。外感或内伤泄泻多与性事无关，病情多持续数天，甚至不经治疗则病情缠绵不愈或加重。根据遇性事即发这一特点不难鉴别。

三、治疗

（一）提高临床疗效的思路提示

了解病史、发病情况及特征，结合临床症状，审清病因、病机，明确诊断。

（二）中医治疗

脾肾虚寒型

治法：温补脾肾，涩肠止泻。

方药：附子理中丸合四神丸加味。

制附子 6g，干姜 10g，党参 10g，白术 20g，炙甘草 6g，补骨脂 10g，吴茱萸 6g，肉豆蔻 10g，五味子 10g，大枣 3 枚，生姜 3 片。

第十节　房事尿血

房事尿血是指在性交后发生小便全血或夹血而无其他不适，是伴随房事活动而反复出现的一种疾病。该病临床较为少见。

一、临床诊断

（一）辨病诊断

1. 性交后发生小便全血或尿中带血，移时即愈，伴随房事反复出现。

2. 非性交期间尿液检查正常。

3. 排除全身性疾病原因所致的尿血。

（二）辨证诊断

阴虚火旺型

（1）临床表现：性交后发生小便全血或夹血块，可伴性欲亢进，阳强易举，午后烦热，面赤，盗汗。舌红，苔少，脉细数。

（2）辨证要点：性交后发生小便全血或夹血块，伴有性欲亢进。舌红，苔少，脉细数。

二、鉴别诊断

（一）泌尿系结石

泌尿系结石严重者可出现肉眼血尿，轻者见镜下血尿，伴有腰腹部绞痛。X 线腹部平片或 B 超检查可发现结石。房事尿血时无腰腹部绞痛，辅助检查无阳性指标出现。

（二）泌尿系结核

肾结核患者绝大多数出现全程血尿，膀胱结核出现终末血尿，输尿管结核肿大，压迫局部可出现肾盂积水。泌尿系结核常伴见全身症状，如午后低热、盗汗、颧红、形体消瘦等，亦可有原发结核病灶出现。B超及尿液培养可发现阳性指标。故根据上述症状及辅助检查不难鉴别。

（三）泌尿系肿瘤

泌尿系统肿瘤晚期或恶性肿瘤可出现持续血尿，并伴有全身衰竭。

三、治疗

（一）提高临床疗效的思路提示

血尿的原因较为复杂，必须尽早排除其他原因，特别是对无痛性血尿，需排除肿瘤和血液病，根据发病特点明确诊断，有利于提高临床的治疗效果。

（二）中医治疗

阴虚火旺型

治法：滋阴降火，凉血止血。

方药：知柏地黄汤加味。

知母20g，黄柏12g，生地黄20g，山药20g，山茱萸10g，茯苓15g，泽泻10g，丹皮12g，仙鹤草30g，白茅根30g。

火不归原加肉桂3g。

（三）西医治疗

1. 维生素C片，每次0.2g，日3次，口服；或维生素K_1片，每次20mg，日3次，口服。

2. 酚磺乙胺针，每次0.2g，肌肉注射，日3次；或卡巴克洛针10mg，肌肉注射，每日1次。

第十一节　房事湿疹

房事湿疹是指以房事为诱因而引起的阴囊及其周围出现湿疹，持续数天，慢慢减轻，下次房事后再次发生的一种疾病。又称为房事阴痒症。

一、临床诊断

（一）辨病诊断

1. 房事诱发阴囊及其周围瘙痒、潮湿，甚至发大片斑疹，奇痒难忍，或流黏稠黄水，多可自愈，下次同房后再度复发。

2. 检查男女双方未见局部有滴虫、霉菌及其他细菌、病毒感染。

（二）辨证诊断

湿热下注型

（1）临床表现：性交后阴囊及大腿内侧奇痒难忍，搔之起大片丘疹，甚则流黏稠黄水，持续数日，慢慢减轻，每于性交后复发，心烦不安，口苦、口干而不欲饮水，纳差。舌红，苔黄腻，脉弦缓。

（2）辨证要点：性交后阴囊及其周围奇痒难忍，出现大片丘疹，可渐渐缓解，下次行房再发。舌红，苔黄腻，脉弦缓。

二、鉴别诊断

房事湿疹应与其他疾病引起的湿疹及阴囊瘙痒症相鉴别。根据本病的发病特点，结合病史及实验室检查不难区别。

三、治疗

（一）提高临床疗效的思路提示

查清病因，与房事活动密切相关，无冶游史，且房事后可渐愈。

（二）中医治疗

1. 内治法

湿热下注型

治法：清热利湿。

方药：四妙散加味。

苍术 15g，黄柏 12g，川牛膝 15g，生薏苡仁 30g，草薢 15g，茯苓 15g，车前子 15g（布包）。

2. 外治法

（1）龙胆草、茜草、蛇床子、土茯苓、白鲜皮各 20g，蝉蜕 5g。水煎，外洗。

（2）黄柏30g，水煎，取浓汁，外涂，每日2~3次。

第十二节　房事失语

房事失语是指同房后突然失语，或见发音困难，但神志清楚，数小时后可自愈，亦有失语数日者。本病临床较为罕见。

一、临床诊断

（一）辨病诊断

1. 失语发生在性交后，不性交则无。可伴有口干渴，喜饮，咽中不适，或伴腰酸、头晕、耳鸣、自汗等症状。

2. 多为一过性。

3. 检查会厌无异常。

（二）辨证诊断

房事失语的基本病机为肺津不足以濡润会厌而成，有肺阴津亏与肺肾阴虚之不同。

1. 肺阴津亏型

（1）临床表现：房事后失语，口干，口渴，喜饮水，咽中不适。舌苔少而燥，脉细数。

（2）辨证要点：房事后失语，咽干不适。舌苔少而燥，脉细数。

2. 肺肾阴虚型

（1）临床表现：房事后失语，伴腰膝酸软，头晕耳鸣，自汗，平素性欲亢进。舌红，苔薄白或黄，脉弱。

（2）辨证要点：房事后失语，伴腰膝酸软，性欲亢进。舌苔薄白，脉弱。

二、鉴别诊断

房事失语应与性交时引发的中风失语相鉴别。

三、治疗

（一）提高临床疗效的思路提示

1. 审清病因

本病由房事过度而引发，诊断时需从妻子一方了解发作时的情况，切勿讳疾忌医。

2. 辨明病位

本病有肺阴津亏与肺肾阴虚两种类型，临床当详加辨别。失语伴咽喉干燥不适，渴欲饮水，舌干，少苔，脉细数者为肺阴津亏；失语伴性欲亢进、腰膝酸软、头晕耳鸣、自汗、苔薄白、脉弱者为肺肾阴虚。

（二）中医治疗

1. 内治法

（1）肺阴津亏型

治法：润肺养阴。

方药：沙参麦冬汤加味。

沙参 30g，麦冬 30g，扁豆 15g，桑叶 12g，天花粉 10g，玉竹 15g，甘草 6g。

（2）肺肾阴虚型

治法：滋肾润肺。

方药：麦味地黄汤加味。

麦冬 30g，五味子 15g，熟地黄 20g，山药 15g，山茱萸 15g，茯苓 15g，泽泻 15g，丹皮 12g，陈皮 10g。

2. 外治法

病情发作时针刺人中、百会穴，强刺激；平时针刺金津、玉液、合谷、廉泉穴，强刺激，不留针。

第十三节　房劳伤

房劳伤是指因房劳过度而导致的以肾精亏损为主的一类疾病，又称为"房劳""色欲伤"。

一、辨证诊断

本病的发生皆由房事过度引起，以肾精亏损为主要临床表现。多见于素体虚弱、房事过频之人。可涉及多个脏腑，除肾外，还可有肺、心、肝、脾等。

1. 精气亏虚型

（1）临床表现：腰膝酸软，头晕耳鸣，精神疲惫，头晕欲睡，二目无神，勃起障碍，早泄，遗精，少气懒言，肢体倦。舌淡，苔少，脉沉弱。

（2）辨证要点：腰膝酸软，头晕耳鸣，精神疲惫，注意力不集中。舌淡，苔少，脉沉弱。

2. 肝肾阴虚型

（1）临床表现：腰膝酸软，头晕耳鸣，失眠健忘，两目干涩，胁肋隐痛，五心烦热，梦遗，或阳器易举，爪甲无华。舌红，少苔，脉弦细数。

（2）辨证要点：腰膝酸软，头晕耳鸣，两目干涩，胁肋隐痛。舌红，少苔，脉弦细数。

3. 心肾不交型

（1）临床表现：心悸怔忡，失眠，健忘，多梦，口舌生疮，腰膝酸软，畏寒肢冷，滑精，早泄。舌尖红，脉细数。

（2）辨证要点：心悸失眠，健忘多梦，腰膝酸软，畏寒肢冷。舌质红，脉细数。

4. 脾肾阳虚型

（1）临床表现：腰膝酸软，头晕耳鸣，畏寒肢冷，纳差，腹胀，便溏，腰膝以下浮肿，勃起障碍，早泄，遗精，滑精。舌体胖大，边有齿印，舌质淡，苔薄白，脉沉弱无力。

（2）辨证要点：腰膝酸软，畏寒肢冷，纳呆，便溏。舌体胖大，舌质淡，苔薄白，脉沉弱无力。

5. 肺肾阴虚型

（1）临床表现：形体消瘦，腰膝酸软，五心烦热，潮热盗汗，颧红咽干，干咳无痰，房事无精，溲短便秘。舌红，少苔，脉细数。

（2）辨证要点：形体消瘦，腰膝酸软，五心烦热，干咳无痰，便秘溲赤。舌红，少苔，脉细数。

二、鉴别诊断

房劳伤应与阴阳易相鉴别。二者均为房事损精所致，其临床表现少气、头昏等相似，但阴阳易是在伤寒或温病初愈，正气未复，余邪未尽，触犯房事而成，发病较快；而房劳伤多因房事过度，肾精亏耗日久而成，结合病史，不难鉴别。

三、治疗

（一）提高临床疗效的思路提示

1. 询问病史

房事疾病病情复杂，易与其他病相混淆，且患者往往讳疾忌医。详细询问性生活状况及疾病的发展过程，对辨清疾病与房事的关系十分重要。

2. 辨明病位

房劳伤虽以肾虚为主，但可因房劳的程度、体质的强弱、病变的性质与涉及他脏的不同而表现有异，其病位在肾，或在肝、肾，或在心、肾等。当谨守病机，方无失治。

（二）中医治疗

1. 内治法

（1）精气亏虚型

治法：补肾填精，益气培元。

方药：左归丸或右归丸加减。

左归丸：熟地黄 20g，山药 15g，山茱萸 15g，枸杞子 30g，菟丝子 30g，川牛膝 15g，鹿角胶 20g（烊化），龟甲胶 20g（烊化）。治以肾阴精不足为主者，早泄、遗精可加芡实、金樱子、煅龙骨、煅牡蛎。若以肾阳气不足为主者用右归丸化裁：熟地黄 20g，山药 15g，山茱萸 12g，制附子 6g，肉桂 6g，枸杞子 30g，菟丝子 30g，杜仲 20g，当归 15g，鹿角胶 20g（烊化）。

（2）肝肾阴虚型

治法：滋补肝肾，育阴潜阳。

方药：六味地黄汤合一贯煎加味。

生地黄、熟地黄各 20g，山药 20g，山茱萸 15g，茯苓 15g，泽泻 12g，丹皮 15g，沙参 30g，枸杞子 20g，麦冬 15g，当归 15g，川楝子 10g，生龙骨、生牡蛎各 30g。

阴虚火旺者加知母、黄柏，血精明显者加白茅根、藕节。

（3）心肾不交型

治法：交通心肾，清心益肾。

方药：黄连阿胶汤加味。

黄芩 12g，黄连 6g，阿胶 20g（烊化），鸡子黄 2 个，白芍 30g，肉桂 6g。

滑精早泄者加芡实、金樱子。

（4）脾肾阳虚型

治法：温补脾肾。

方药：附子理中丸合真武汤加味。

制附子 6g，干姜 30g，党参 12g，白术 20g，炙甘草 6g，补骨脂 15g，茯苓 15g，白芍 30g，生姜 5 片，巴戟天 12g，淫羊藿 15g。

（5）肺肾阴虚型

治法：滋肾润肺。

方药：百合固金汤合左归饮加味。

炙百合 30g，生地黄、熟地黄各 20g，玄参 30g，川贝母 6g，桔梗 6g，甘草 6g，麦冬 30g，白芍 30g，当归 15，山药 30g，山茱萸 12g，枸杞子 30g，茯苓 15g，五味子 15g。

盗汗者加麻黄根、浮小麦；潮热者加地骨皮、秦艽。

2. 外治法

针刺选穴肾俞、足三里、关元、气海、三阴交，用补法，每次 20～30 分钟，15 次为 1 疗程。适用于房劳伤的所有证型。

第十四节　女劳疸

女劳疸是黄疸的一种，临床以身黄、额上黑、微汗出、手足心热、薄暮即发、膀胱急、小便自利为特征，严重者腹胀如鼓。本病临床较为少见。

一、辨证诊断

由房劳伤肾，肾精亏虚而引起，以身黄、额上黑、微汗出、手足心热、薄暮即发、膀胱急、小便自利为主要临床表现者，即可诊断为女劳疸。

1. 阴虚湿郁型

（1）临床表现：身目色黄，额上黑而有微汗，恶寒，日晡潮热，五心烦热，少腹里急，小便自利，或头重如裹，下肢沉重。舌红，苔少，脉濡细。

（2）辨证要点：身目色黄，额上黑而有微汗，少腹里急，小便自利，或头重如裹。舌红，苔少，脉濡细。

2. 肾虚血瘀型

（1）临床表现：身目色黄而晦暗，额发黑色，腰膝酸软，头晕耳鸣，日晡潮热，手足心热，胁下刺痛或有块，皮肤可见蛛丝赤缕，小便自利。舌质紫或有瘀点，脉沉涩。

（2）辨证要点：身目色黄，面色黧黑，腰膝酸软，胁下刺痛或有块，皮肤见蛛丝赤缕。舌质紫或有瘀点，脉沉涩。

3. 下焦蓄血型

（1）临床表现：身目色黄而晦暗，少腹胀满，额呈黑色，小便利，大便溏而色黑，甚则腹部胀大如裹水状。舌质紫暗或淡紫，脉沉。

（2）辨证要点：身目色黄而晦暗，小便利，大便溏而黑，甚则腹部胀大如裹水状。舌质紫暗或淡紫，脉沉。

二、鉴别诊断

（一）谷疸

谷疸小便不利，进食后即感头晕目眩，心中痞满；而女劳疸虽亦可有头晕目眩，但多发生在房事之后，甚则整日眩晕，四肢无力，与进食无关，且小便自利。

（二）酒疸

酒疸为长期酗酒所致，以不能食、食后欲吐为辨证要点，其"足下热"与女劳疸相同，但其"必小便不利"，且无"额上黑"之症。

三、治疗

（一）提高临床疗效的思路提示

1. 辨明特征

女劳疸是黄疸的一种，其重要特征是"额上黑"与"小便自利"。

2. 分清虚实

本病虽以肾虚为本，但有因湿郁和瘀血之不同，故多为虚实夹杂、本虚标实之证，治当明辨。

（二）中医治疗

1. 内治法

（1）阴虚湿郁型

治法：滋补肾阴，化湿解表。

方药：六味地黄汤合麻黄连翘赤小豆汤加味。

熟地黄 20g，山药 20g，山茱萸 15g，茯苓 15g，泽泻 12g，丹皮 9g，麻黄 6g，连翘 20g，赤小豆 15g，甘草 6g，生姜 3 片，大枣 5 枚，杏仁 6g，生梓白皮 9g。

阴虚火旺咽显者，加知母、黄柏。

（2）肾虚血瘀型

治法：滋补肝肾，活血化瘀。

方药：一贯煎合复元活血汤加味。

熟地黄 20g，枸杞子 30g，沙参 20g，麦冬 15g，当归 15g，川楝子 12g，桃仁 6g，红花 15g，大黄 9g，甘草 6g，柴胡 12g，天花粉 15g，穿山甲 12g。

黄疸症状重者，加硝石矾石散。

（3）下焦蓄血型

治法：逐瘀活血，攻补兼施。

方药：抵挡汤加味。

水蛭 6g，虻虫 3g，桃仁 10g，大黄 10g，人参 10g，熟地黄 20g。

黄疸重者，加硝石矾石散。

2. 外治法

针刺选穴章门、期门、日月、足三里，平补平泻，每日 1 次，每次 20 ～ 30 分钟，30 次为 1 疗程。用于肾亏血瘀及少腹里急者，在上述穴位的基础上加关元、中极针刺；大便色黑者加大椎穴。

（三）西医治疗

西医学认为"黄疸"只是某些疾病的一个症状，引起黄疸的原因较多，当根据病史，结合体征、B 超、CT、化验等检查，甚至肝活体组织检查等结果进行综合分析判断，找出原因，针对具体情况采用药物、手术等治疗。

第十三章　性传播疾病

第一节　淋　病

淋病是由淋病双球菌引起的一种泌尿生殖系的黏膜感染为主的化脓性炎症性疾病。是常见的性传播疾病之一。

中医学中无"淋病"的记载，但可归属于中医学"淋证"的范畴。

一、临床诊断

（一）辨病诊断

1. 症状与体征

（1）急性淋病：该病潜伏期一般为 2 ~ 7 天，主要症状为尿频、尿急、尿痛、尿道烧灼感，每小便时疼痛加重；若伴会阴部坠胀不适，提示淋病双球菌侵入后尿道或前列腺、精囊腺。

（2）慢性淋病：多由急性淋病失治、误治转化而来，症状表现为尿痛、尿道灼热、微痒等，但较轻，清晨可发现尿道口有"糊口"现象，严重者可致尿道狭窄，致尿流变细、分叉和排尿困难等。

（3）非泌尿生殖系统淋球菌感染

①淋菌性咽炎：多为同性恋的男性。常为无症状"带菌者"，或表现为扁桃体、悬雍垂等部位弥漫性发红、肿胀，伴有红色粟粒大小的丘疹或出血点、小水疱、脓疱，甚至糜烂、溃疡。

②淋菌性眼炎：主要见于新生儿，成人则少见。一般于出生后 2 ~ 5 天出现症状。表现为眼睑肿胀，结膜囊内有黄色或白色的黏稠、脓性分泌物，故称"脓漏眼"，若不及时治疗，可致失明。成人虽然少见，然一旦发生，症状较重，表现为结膜充血、水肿，有脓性分泌物，可致视力下降或失明。

③淋菌性关节炎：患淋菌性关节炎后出现化脓性炎症，一般 3 天左右发病，可累及多个关节，致骨髓破坏引起纤维化，骨关节强直，有明显的滑膜积液，整个关节呈弥漫性的暗红色。膝、肘、腕与肩关节均属易发病部位。

④淋菌性心内膜炎：由于抗生素的广泛应用，目前本病已少见。心内膜炎主要累及主动脉瓣及二尖瓣，且破坏较迅速，如不及时治疗死亡率较高。

2. 实验室检查及影像学检查

（1）涂片染色：取分泌物直接涂片，革兰染色。男性标本如发现多形核白细胞内革兰阴性双球菌，呈双排列，即可诊断。其敏感性和特异性可达 95% ~99%。

（2）分离培养：是诊断淋病的可靠方法。可选用巧克力或血液琼脂培养基等，但以选择性培养基为佳。

（3）酶免疫法（EIA）：一般取分泌物直接检测，可快速检测出患者分泌物标本中的淋球菌抗原。用淋球菌单克隆抗体包被载体，加入待检标本，形成抗原－抗体复合物，再加入酶标记的兔抗淋球菌抗体，形成抗体－抗原－酶标抗体复合物，加底物显色，EIA 法快速、简便，敏感性及特异性均高。另外，标本也可取尿液检测。

（4）直接荧光法：利用荧光素标记的抗淋球菌特异性抗体与淋球菌结合，可见发荧光的淋球菌。此法不仅简便、快捷，而且可直接进行淋球菌的形态学观察。

（5）协同凝集法：是利用葡萄球菌 A 蛋白能与人和多种哺乳类动物 IgG 分子的 Fc 段相结合的原理，把淋球菌抗体吸附在葡萄球菌表面，用来检测标本中淋球菌抗原，当抗原和抗体结合后，借助于载体的作用出现肉眼可见的凝集块。

（6）DNA 探针法：能直接检测标本中的淋球菌。可采用菌落原位杂交、印迹杂交及临床病人分泌物杂交，使淋球菌的诊断技术提高到了分子水平。但由于各种条件的限制，在临床广泛应用尚需一定时日。

（7）聚合酶链反应（PCR）：在淋病的诊断中具有快速、敏感、特异性高之优点，但由于对操作技术要求较高，加之目前试剂盒标准尚未统一，故对性病的临床诊断要慎重。

（二）辨证诊断

1. 湿热下注型

（1）临床表现：小便频数，尿道灼热刺痛。尿道口有大量黄色脓性分泌物，尿道口、龟头及包皮潮红，口苦咽干，大便秘结，或大便不爽。舌质红，苔黄腻，脉滑数。

（2）辨证要点：尿频，尿急，尿痛，尿道口有黄色分泌物。舌质红，苔黄腻，脉滑数。

2. 脾虚湿滞型

（1）临床表现：小便频数，余沥不尽，时有白色分泌物流出，尿道内刺痒、微痛，伴神疲，胸闷，纳差。舌质淡，苔白腻，脉濡缓。

（2）辨证要点：小便频数，余沥不尽，晨起有尿道"糊口"现象，尿道内刺痒、微痛，神疲，胸闷，纳差。舌淡，苔白腻，脉濡缓。

二、鉴别诊断

（一）非淋菌性尿道炎（NGU）

NGU 主要由衣原体或支原体感染所致。具体鉴别详见表 13-1。

表 13-1　NGU 与 NG 的鉴别

项目	淋病（NG）	NGU
潜伏期	2~7 天	7~21 天
全身症状	偶见	无
尿痛、排尿困难	多见	轻度或无
尿道分泌物	脓性，量多	少或无，多为稀薄黏液状
革兰阴性双球菌	+	-
病原体分离	淋球菌	沙眼衣原体、解脲支原体或其他病原体

（二）念珠菌性尿道炎

念珠菌性尿道炎表现为反复感染，尿道口、龟头、包皮潮红，可有白色污垢，瘙痒明显。实验室检查可见念珠菌丝。

（三）滴虫性尿道炎

滴虫性尿道炎可有尿频，尿急，尿道口有分泌物，有异味。涂片镜检可有阴道毛滴虫。

三、治疗

（一）提高临床疗效的思路提示

1. 明确诊断

一般而言，根据病史、临床表现，结合实验室检查，可做出明确诊断。

2. 及早应用抗生素

一旦诊断明确，要及时、足量应用抗生素，对减少并发症、提高疗效极其重要。同时也要重视对性伴侣的治疗。

3. 重视其他病原体的检查

淋病患者多伴有其他病原体的感染，如衣原体、支原体、霉菌、滴虫等，故要根据相关症状有选择性地进行检测，以便制定相应的治疗措施，从而提高疗效。

4. 注意生活调理

在用药物治疗的同时，要避免再次接触被污染的衣物、坐便器等，要勤换内裤，多饮开水，禁食辛辣刺激性食物等。

（二）中医治疗

1. 内治法

（1）湿热下注型

治法：清利湿热，通淋止痛。

方药：八正散加减。

瞿麦 15g，萹蓄 12g，车前子 25g（包），滑石 30g，野菊花 20g，通草 10g，栀子 12g，石韦 12g，冬葵子 20g，土茯苓 25g，生甘草 10g。

（2）脾虚湿滞型

治法：健脾利湿，分清别浊。

方药：四君子汤加味。

党参 15g，炒白术 12g，茯苓 25g，萆薢 20g，车前子 25g（另包），生薏苡仁 30g，瞿麦 12g，金银花 12g，土茯苓 20g，炙甘草 15g。

若久病及肾，见肾阴亏虚者，可用六味地黄汤加减；若肾阳虚者，可用五子衍宗丸加减。

（3）外感邪毒型

治法：清热解毒通淋。

方药：导赤散加减。

生地黄 20g，木通 10g，竹叶 15g，甘草 10g。

寒热往来者加柴胡、黄芩；尿道口排脓较重者加蒲公英、紫花地丁。

2. 外治法

（1）三草一花汤：鱼腥草、马鞭草、紫花地丁各 30g，野菊花 20g。加水 2000mL，煮沸后待温洗患处，每日 2 次，每次 30 分钟。

（2）雄黄矾石甘草汤：雄黄、矾石、甘草各 30g。加水 3000mL，煮取 2000mL 浸洗阴茎。

（3）明矾 30g，生大黄 25g，金银花 25g，黄柏 20g，生甘草 10g，土茯苓 30g。水煎，外洗阴茎，每日 1～2 次。

（三）西医治疗

1. 单纯性淋病

（1）羧苄西林或氨苄西林：羧苄西林 3.0g，或氨苄西林 3.5g，同时口服丙磺舒 1.5g。

（2）大观霉素：每次 2.0g，以苯甲醇溶媒剂 3.2mL，溶解后充分摇匀，臀部深处肌肉注射。

（3）大观霉素：一般每次 2.0g，做深处臀部注射，可治愈。

（4）头孢曲松：每次 0.5～1.0g，做深处臀部肌肉注射，或 1～2g，加入 250mL 生理盐水中静脉滴注，一般连用 3～5 天。

（5）喹诺酮类：如天方罗欣片，每次 0.2g，每日 1 次，连用 7 天。或选用氧氟沙星或环丙沙星等。

2. 其他部位淋球菌感染的治疗

（1）淋菌性附睾炎和前列腺炎：常用羧苄西林及氨苄西林 500mg，口服，每日 3 次，连用 2 周，同时口服复方新诺明，每次 2 片，每日 2 次；对有 β - 内酰胺酶淋球菌（PPNG）株者，可采用淋杀星 0.8g，每日 1 次，口服，后改用诺氟沙星，每次 0.3g，每日 3 次，连用 1 周。

（2）淋菌性脑膜炎和心内膜炎：一般采用大剂量青霉素静脉注射，淋菌性脑膜炎 10～14 天为 1 疗程，淋菌性心内膜炎 1 个月为 1 疗程，对有 PPNG 株者，可选用第三代头孢类抗生素。

（四）中医专方选介

1. 清热解毒利湿通淋汤

鱼腥草、半枝莲各 30g，土茯苓、白茅根各 60g，栀子、萆薢、车前子各 15g，黄柏 10g，木通、大黄、甘草梢各 9g。目赤红肿者加菊花、夏枯草；咽红疼痛者加金银花、山豆根；尿浊、涩痛者加滑石；尿中带血者加琥珀；大便稀者减大黄。水煎 500mL，分早晚 2 次服，每日 1 剂。治疗淋病 32 例，痊愈 22 例，好转 9 例，无效 1 例。［李发旺. 清热解毒利湿通淋汤治疗淋病 32 例. 中华实用中西医杂志. 1992，5（5）：310］

2. 通淋祛毒汤

黄柏 15g，苦参 30g，土茯苓 40g，栀子 10g，瞿麦 15g，萹蓄 15g，萆薢 10g，金银花 10g，车前子 30g，鱼腥草 30g，紫花地丁 30g，野菊花 30g。肾阴虚加生地黄；气虚加黄芪；脓多加龙胆草；血尿加白茅根、茜草；睾丸胀痛加金铃子。每日 1 剂，水煎 2 次，分 2 次服。治疗慢性淋病 20 例，治愈 14 例，好转 4 例，无效 2 例，总有效率为 90%。［郁任杰. 通淋祛毒汤治疗慢性淋病 20 例. 实用中医药杂志. 1998，14（1）：23］

第二节　非淋菌性尿道炎

非淋菌性尿道炎（NGU）是指由淋球菌以外的其他病原体所致的尿道炎，沙眼衣原体（CT）和解脲支原体（UU）是 NGU 最主要的病原体。是一种常见的性传播疾病。主要临床表现为尿道痒、疼痛、灼热，或有尿频、尿急，尿道分泌物质稀薄且量少。本病属中医"淋病"的范畴。

一、临床诊断

（一）辨病诊断

1. 症状与体征

NGU 的潜伏期较长，一般为 7～21 天，有的甚至可达数月。主要临床表现为尿道痒、疼痛、灼热，或有尿频、尿急，但这些症状较淋菌性尿道炎为轻。尿道分泌物也较淋病少，且质地稀薄，长时间不排尿或晨起时尿道分泌物较明显。部分病人无任何症状，或症状不典型，易被误诊或漏诊。

2. 实验室检查

（1）沙眼衣原体的检测

①培养法：是检查沙眼衣原体最敏感的方法。其敏感性为 80% ~ 90%，特异性为 100%。由于沙眼衣原体感染局限在黏膜表层的柱状上皮细胞内，采集标本前应先清除病变部位的黏液或渗出物，使用对沙眼衣原体和培养细胞均无毒性的涤纶或藻酸钙拭子，用力揩拭以收集感染细胞。病变部位多有细菌污染，故运送和保存标本的营养液中需加入对沙眼衣原体无作用的抗生素，并尽快接种。

②直接荧光抗体检查（DFA）：该方法操作容易，特异性好。

③酶免疫法（EIA）：具有快速、简便、价廉和检测批量化的优点。目前临床应用较广泛。

④血清学检查：沙眼衣原体抗体检测的诊断价值有限，因为没有并发生殖道感染者仅产生低滴度抗体，约为 20%。急性衣原体性 NGU 患者不产生抗体，且抗体阳性也难以区别是现在感染还是以往感染。

⑤PCR 技术：具有快速、敏感等优点，但其结果判定还需慎重。

（2）解脲支原体的检测

①分离培养：这是最常用的实验室诊断方法。用藻酸钙拭子从男性尿道取材，接种于解脲支原体生长培养基。若培养基变为红色，则表明有支原体生长。

②酶联免疫吸附试验（ELISA）：敏感性高，多数 NGU 病人体内可以检出解脲支原体抗体。

③微量免疫荧光（MIF）：具有快速、重复性好、交叉反应少的特点，已用于男性 NGU 病人血清抗体的检测。

（二）辨证诊断

1. 热毒蕴结型

（1）临床表现：尿频，尿急，尿痛，尿道刺痒，有烧灼感，晨起或长时间不排尿时尿道口有分泌物溢出，口渴，心烦。舌质红，苔黄，脉数。

（2）辨证要点：尿频，尿急，尿道刺痒，有烧灼感。舌质红，苔黄，脉数。

2. 湿热下注型

（1）临床表现：尿频，尿道痒，有烧灼感，尿道痛，少腹胀满拘急，胸脘痞满，纳差。舌质红，苔黄腻，脉濡数。

（2）辨证要点：尿频，尿道痒，尿痛，有烧灼感。舌红，苔黄腻，脉濡数。

3. 阴虚兼瘀热型

（1）临床表现：尿频，尿道痒，排尿不畅，睾丸坠痛，潮热，盗汗。舌暗红，少苔，脉细涩。

（2）辨证要点：排尿不畅，尿道烧灼感较明显，睾丸坠胀疼痛。舌暗红，或有瘀点，脉细涩。

二、鉴别诊断

非淋菌性尿道炎主要与淋菌性尿道炎相鉴别，详见本章第一节的鉴别诊断。

三、治疗

（一）提高临床疗效的思路提示

1. 明确诊断

要详问病史，结合临床症状和实验室检查，做出正确诊断，以正确施治，提高疗效。

2. 及时应用敏感抗生素

NGU 的治疗，一般选用大环内酯类和四环素类抗生素，但近年来，由于抗生素的滥用，耐药菌株不断出现，一些传统药物，如四环素、红霉素等的临床疗效并不理想，故若条件允许，最好根据药敏试验结果进行选择。另外，在抗生素的使用上不要单打一，最好能根据情况，两种或两种以上药物同时应用。

3. 中西医结合

NGU 常反复发作，缠绵难愈。中医药在改善机体状况、提高机体免疫能力等方面具有较好的效果，若能辨证使用，结合西药，可进一步提高疗效。

（二）中医治疗

1. 内治法

（1）热毒蕴结型

治法：清热解毒，利湿通淋。

方药：五味消毒饮加减。

金银花25g，蒲公英15g，紫花地丁20g，野菊花25g，竹叶10g，瞿麦15g，车前子25g（另包），萹蓄15g，生甘草10g，穿心莲15g。

（2）湿热下注型

治法：清利湿热，通淋止痛。

方药：八正散加味。

瞿麦12g，通草6g，滑石30g，栀子12g，黄柏10g，生甘草6g，竹叶10g，金钱草30g，海金沙15g，生薏苡仁30g，石韦12g。

（3）阴虚兼瘀热型

治法：养阴清热，祛瘀散结。

方药：二至丸加味。

女贞子20g，旱莲草15g，生山药20g，琥珀3g（另冲），生地黄20g，黄柏10g，泽兰20g，王不留行15g，丹皮15g，生甘草10g。

2. 外治法

（1）针刺疗法

①取中极、归来、三阴交、阴陵泉、太溪。以毫针行平补平泻手法，中极、归来要求针感向尿道放射，三阴交、阴陵泉要求针感到大腿内侧，每日1次，15日为1疗程。

②取照海（双侧均用泻法）、中极（补法，温针灸）、太冲（双侧均用泻法）、三阴交（双侧均用补法）。每穴各10分钟，施手法1次，留针1小时，每日1次，10日为1疗程。

（2）药物外治：苦参30g，大黄30g，金银花30g，龙胆草20g，黄柏20g。水煎取液，浸洗外阴。

（三）西医治疗

1. 四环素片，每次0.5g，每日4次，口服。7～10日为1疗程。

2. 红霉素片，每次0.5g，儿童酌减，每日4次，口服。7～10日为1疗程。

3. 多西环素片，每次0.1g，每日2次，口服。首次加倍。10日为1疗程。

4. 复方新诺明片，每次2片，每日2次，口服。7日为1疗程。

5. 罗红霉素片，每次0.25g，每日1次，口服。7日为1疗程。

6. 克拉霉素胶囊，每次 0.5g，每日 2 次，口服。7 日为 1 疗程。

7. 阿奇霉素，第 1 日顿服 1g，第 2、3 日各服 250mg。7 日为 1 疗程。

8. 米诺环素，每次 0.1g，每日 2 次，口服。15 日为 1 疗程。

（四）中医专方选介

1. 萆薢汤

萆薢 30g，益智仁 10g，苦参 15g，土茯苓 30g，冬葵子 15g，甘草梢 6g，白僵蚕 10g，蜈蚣 1 条。治疗 NGU146 例，痊愈 117 例，有效 17 例，无效 12 例，总有效率为 91.78%，与对照组米诺环素相比，无显著性差异（$P > 0.05$）。[刘振宇，等. 萆薢汤治非淋菌性尿道炎 146 例. 江西中医药. 1999，30（6）：13]

2. 益肾通淋汤

白花蛇舌草 30g，土茯苓 30g，苦参 20g，苍术 10g，金银花 15g，金钱草 30g，生地黄 15g，怀牛膝 10g，沙苑子 12g，丹参 20g，赤芍 15g，桑寄生 12g，地肤子 15g，生甘草 10g。尿道刺痒严重者加蛇床子；尿道口红肿者加丹皮、栀子；睾丸胀痛者加荔枝核、橘核、乌药、延胡索；便干者加大黄；伴有前列腺肥大者加王不留行。治疗 20 例 NGU，治愈 14 例，显效 5 例，无效 1 例。[曹贵东，等. 益肾通淋汤治疗非淋菌性尿道炎的临床观察. 中医药研究. 1999，15（1）：10]

3. 复方六草汤

金钱草 30g，车前草 30g，旱莲草 30g，益母草 30g，灯心草 10 扎，黄精 30g，怀山药 30g，甘草 6g。治疗 841 例 NGU，治愈率为 79.55%，总有效率为 90.23%。[廖元兴. 复方六草汤治疗非淋菌性尿道炎临床观察. 临床皮肤科杂志. 1994（6）：321]

4. 鱼虎汤

鱼腥草 20g，虎杖 20g，黄芩 20g，栀子 20g，车前子 20g（另包），蒲公英 20g，马齿苋 20g，海金沙 20g，甘草 20g。治疗 NGU14 例，治愈 8 例，好转 5 例，无效 1 列。[李守义. 鱼虎汤治疗男性非淋菌性尿道炎. 吉林中医药. 1999，（5）：29]

5. 清热解毒饮

金银花、白花蛇舌草、蒲公英、鱼腥草、败酱、海金沙藤、土茯苓各

30g，黄柏 12g，栀子、龙胆草各 12g，赤芍 9g，甘草梢 6g。治疗 97 例 NGU，治愈 76 例，总有效率为 97%。［曾冲．清热解毒饮治疗非淋菌性尿道炎 97 例．内蒙古中医药．1998，17（1）：11］

6. 尿炎康合剂

鱼腥草、车前草、益母草、黄精、山药、土茯苓、蒲公英各 30g，丹参、黄柏、延胡索各 10g，灯心草 3 扎，甘草 5g。治疗 NGU100 例，治愈 63 例，总有效率为 91%。［周亦农．尿炎康合剂治疗男性非淋菌性尿道炎临床研究．新中医．1995，27（7）：43］

第三节　尖锐湿疣

尖锐湿疣（CA）又称生殖器疣或性病疣，是由人类乳头瘤病毒（HPV）感染引起的一种较常见的性传播疾病。好发于性活跃期的青年人，以 20～24 岁者发病率最高。近年来发病率有增高之势，且有癌变的可能，应引起重视。

中医学无此病名，可归属于"鼠乳""千日疮"等范畴。

一、临床诊断

（一）辨病诊断

1. 症状

感染 HPV 后，潜伏期为 2 周至 6 个月，平均 3 个月，常感局部不适或瘙痒，或有压迫感，若溃破感染后，可疼痛且分泌物增多。

2. 体征

CA 的体征于男性主要在冠状沟、龟头、系带、尿道口，也可见于阴茎体、肛门周围出现赘生物。外观呈丘疹状、乳头状、鸡冠状或菜花样，可相互融合，表面湿润、柔软或粗糙，易出血。

3. 实验室检查

（1）活体组织检查：主要病理表现为轻度角化过度，有角化不全，棘层细胞增厚，乳头瘤样增生和/或假上皮瘤样增生。颗粒层和棘细胞层上部可见空泡细胞，多呈灶性。

（2）醋酸白试验：以 3%～5% 醋酸溶液外涂于疣体，数分钟后，如疣体颜色变白，则为尖锐湿疣的可能性较大，其机理是使蛋白凝固。

（3）细胞学检查：脱落细胞涂片、巴氏染色是诊断 HPV 最常用的方法。

（4）PCR 检测：是目前检测 HPV - DNA 及分型最好的方法，可以检测出 10～20 病毒拷贝的标本。

（二）辨证诊断

1. 湿热下注型

（1）临床表现：外生殖器或肛周有菜花样、乳头样的赘生物，局部有痒感，阴囊潮湿，小便黄，大便不畅，胸脘痞闷。舌红，苔黄腻，脉滑数。

（2）辨证要点：生殖器或肛周有菜花样、乳头样的赘生物，阴囊潮湿。舌质红，苔黄腻，脉滑数。

2. 毒瘀互结型

（1）临床表现：外生殖器或肛周有菜花样、乳头样的赘生物，心烦，口渴，大便秘结，小便黄。舌质暗红，脉涩。

（2）辨证要点：外生殖器或肛周有菜花样、乳头样的赘生物，口渴，心烦。舌质暗红，脉涩。

3. 外染毒邪型

（1）临床表现：常见疣体增大迅速，有明确的不洁性交史。自觉症状常较轻或无，舌脉亦可正常。这是由于外染毒邪、毒气蕴滞，故疣体增大迅速。舌质红，苔黄，脉弦数。

（2）辨证要点：疣体增大迅速，有明确的不洁性交史。舌质红，苔黄，脉弦数。

二、鉴别诊断

（一）扁平湿疣

扁平湿疣的病变为灰白色肥厚的扁平隆起，边缘有暗红色浸润，表面湿润，为二期梅毒的特征性表现。梅毒血清学检查可资鉴别。

（二）阴茎珍珠样丘疹

阴茎珍珠样丘疹表现为在冠状沟附近有极细小的丘疹样上皮增生，呈针尖头或粟粒大小，沿冠状沟整齐排列，是一种良性病变，原则上无须处理。其发生可能与包皮垢的刺激有关。较小的尖锐湿疣易与本病相混淆。通过详问病史和相关的实验室检查可资鉴别。

（三）传染性软疣

本病特征为疣体扁平，中央有凹陷，多无分泌物。通过询问病史和有关实验室检查可资鉴别。

（四）皮脂腺异位症

本病是皮脂腺的一种异位发育，呈增殖性隆起，针头大至米粒大，颜色淡黄或淡白，可以密集但不融合，表面扁平且潮湿，无明显症状，可发生于口腔、唇部及牙龈部、龟头等。发生于龟头者易与尖锐湿疣相混淆。

（五）增殖性天疱疹

本病在外阴等处可形成乳头状的增殖性损害。其与尖锐湿疣的区别是初起的皮肤表现不是丘疹，而是松弛易破的大疱，大疱溃破后在糜烂面上逐渐增殖。本病用类固醇激素治疗有较好的效果。

（六）鳞状细胞癌

本病的皮肤损害多呈菜花状增生，外形与尖锐湿疣近似。但鳞状细胞癌的病变部位往往破溃，形成溃疡，其边缘外翻且较硬，极易出血。组织病理学检查可资鉴别。

三、治疗

（一）提高临床疗效的思路提示

1. 明确诊断

要根据临床症状、特征，结合询问病史和实验室检查，及早明确诊断，以采取正确治疗方案，提高临床疗效。

2. 中西医结合

目前对尖锐湿疣的治疗方法较多，如药物外涂、激光、微波、手术切除等，每种方法均有其自身优势和不足，尚不能解决本病复发的问题。许多研究证实，一些中药，如蛇床子、苦参、木贼等均有较好的抗病毒作用，有些中药能调整机体的免疫状况，中西医疗法如能结合应用，优势互补，对提高疗效、防止复发大有裨益。

（二）中医治疗

1. 内治法

（1）湿热下注型

治法：清热利湿，解毒散结。

方药：龙胆泻肝汤加减。

龙胆草 10g，栀子 12g，黄芩 10g，生薏苡仁 30g，车前子 30g（另包），紫草 20g，赤芍 10g，大青叶 25g，板蓝根 20g，木贼 12g。

（2）毒瘀互结型

治法：解毒清热，散瘀软坚。

方药：解毒散结汤（自拟）。

大青叶 15g，板蓝根 20g，连翘 15g，紫草 10g，赤芍 15g，玄参 20g，生牡蛎 30g，木贼 15g，生薏苡仁 25g，丹皮 15g。

（3）外染毒邪型

治法：清热解毒。

方药：去疣 3 号方加减。

马齿苋 60g，败酱 15g，紫草 15g，大青叶 15g，木贼草 15g。

方中马齿苋为主药，清热解毒，配合败酱、紫草、大青叶、木贼草以加强清热解毒、活血散结之效。如皮损灰暗，或病程较长，酌加蜂房、丹参、红花等活血化瘀之品。

2. 外治法

（1）鸦胆子仁捣烂涂敷，或用鸦胆子油点涂患处，包扎，3 ~ 5 天换药 1 次。注意保护周围正常皮肤。

（2）马齿苋 60g，蛇床子、苦参各 12g，苍术、蜂房、白芷、陈皮各 9g，细辛 6g。加水 1500mL 煎沸，待温外洗。

（3）白矾、皂矾各 120g，侧柏叶 250g，生薏苡仁 50g，孩儿茶 15g。加水 3000mL，煮沸待温，浸泡患处。

（4）木贼、香附、板蓝根、大青叶、黄柏、苍术、薏苡仁、牡蛎各 30g，马齿苋 45g，川芎 15g，莪术 20g。水煎 3 次，取液混匀，外洗疣体。

（5）狼毒、蒲公英、地肤子、藤犁根各 30g，透骨草 20g，明矾、冰片各 10g，黄柏 15g。水煎，外洗疣体。

（6）马齿苋 60g，木贼、生牡蛎、灵磁石、白花蛇舌草各 30g，红花、白薮各 20g，孩儿茶 10g。加水 3000mL，浓煎至 1000mL，温洗患处。

（三）西医治疗

1. 用 2.5% ~5% 氟尿嘧啶霜，或 50% 三氯醋酸外涂疣体，每日 2 次，15 次为 1 疗程。需注意周围皮肤。

2. 用 20% 足叶草脂酊，外涂疣体表面，每日用量应限制在 0.5mL 以下，用药 2~4 小时后应以清水彻底冲洗。

3. 用 0.5% 足叶草毒素外涂疣体，每日 2 次，3 日为 1 疗程。

4. 用 3% 酞丁胺霜局部外涂，每日 2 次。

5. 激光、微波疗法。用于疣体较大者。

6. 电灼疗法。用于丘疹性疣和体积小的疣，特别是带蒂的疣。

7. 冷冻疗法。采用液氮或干冰。用于疣体不太大或不太广泛的病人。

8. 手术治疗。对疣体体积较大，或发生部位较特殊者，可予以切除。

9. 干扰素（IFN）。可作为其他疗法如冷冻、激光等的辅助治疗，其使用方法较多，或疣体基底部注射，或臀部、肌肉注射。三角肌部位皮下注射，其使用剂量为 100 万~300 万 U。对预防尖锐湿疣的复发可能有一定益处。

（四）中医专方选介

1. 扶正祛疣汤

黄芪、夏枯草、板蓝根、薏苡仁各 30g，白术、刺五加、赤芍各 12g，桃仁、红花、炙甘草各 10g。水煎内服，20 日为 1 疗程。治疗 CA30 例，3 疗程后皮损完全消退者 26 例，另外 4 例有不同程度的缩小，且检测 CD_4^+ 细胞明显高于治疗前。[贺伟，等．复发性尖锐湿疣患者外周血 T 淋巴细胞亚群的检测．中国皮肤性病学杂志．1996，10（5）：291]

2. 祛疣合剂

板蓝根、大青叶、生薏苡仁、生牡蛎各 30g，败酱 20g，紫草、金钱草各 15g，桃仁、红花各 9g，川芎 6g。10 剂为 1 疗程。治疗 60 例 CA，经过 2~3 个疗程后，疣体全部脱落。[陶冶．中药治疗尖锐湿疣 60 例．皮肤病与性病．1995，17（4）：49]

3. 祛疣汤

苦参、蛇床子、百部、木贼草、板蓝根、土茯苓各 50g，桃仁、明矾各 30g，川椒 10g。每日 1 剂，早晚各熏洗 1 次。7 日为 1 疗程。对疣体较大者先手术切除，之后用中药熏洗。治疗 24 例尖锐湿疣，治愈 20 例，好转 3 例，无效 1 例。[陈德才. 祛疣汤熏洗治疗男性尖锐湿疣. 新中医. 1993，25（11）：46]

4. 解毒消疣汤

白花蛇舌草、板蓝根、蒲公英各 50g，苦参、蛇床子、土茯苓、马齿苋、百部各 30g。加水 2000mL，煎 30 分钟，取汁 1500mL 左右，先熏后洗，一般坐浴 30 分钟，每日早晚各 1 次。治疗肛门 CA35 例，痊愈 26 例，好转 7 例，无效 2 例。[尚利华，等. 解毒消疣汤治疗肛门尖锐湿疣的疗效观察. 中医药信息. 1998（1）：32]

第四节　梅　毒

梅毒是由梅毒螺旋体感染所致的一种性传播疾病，主要通过性接触传播，可以通过胎盘传给下一代。早期主要侵犯皮肤黏膜，晚期可侵犯全身各个器官。

中医学亦称之为梅毒，据其病变的形状、部位、性质的不同，又有"杨梅疮""霉疮""棉花疮"等名称。对于先天性梅毒，中医学又称之为"胎毒"。

一、临床诊断

（一）辨病诊断

1. 症状与体征

（1）获得性梅毒

①一期梅毒：螺旋体入侵机体后，并不立即引起病变，常有 2～4 周或更长时间（40～90 日）的潜伏期。之后阴部可出现硬下疳，好发于冠状沟、龟头、阴茎、包皮等处。初起多为斑疹或小丘疹，粟粒状大小，有一定硬度。数日后可长为黄豆大，无压痛，继则形成无痛溃疡。在硬下疳发生后 1～2 周或 4～6 周，所属淋巴结肿大，称梅毒性淋巴结炎。

硬下疳初期，大部分病人的梅毒血清反应呈阴性，硬下疳 7～8 周后，全部病人血清反应呈阳性。

②二期梅毒：自一期梅毒消退至二期梅毒出现，一般需经 1～3 周无症状

期，即第二潜伏期。当然，也可无潜伏期，一、二期相继出现，也可重复出现。皮肤黏膜损害是二期梅毒的标志。其特点是分布广泛且对称，自觉症状轻微，破坏性小，传染性强。具有多形性皮疹，如斑疹、斑丘疹、丘疹、鳞屑、脓疱疹和溃疡性疹等。患者第一次发生的全身性皮疹，称早发性梅毒疹，有以下特点：a. 皮疹分布广，数目多，左右对称，呈疏散存在，少有融合。b. 皮疹的发生、发展都较慢，且形态、大小一致。c. 破坏性小，愈后一般不留疤痕。d. 血清反应阳性率高，达 100%。e. 传染性强。f. 不经治疗可自行消退。早发性梅毒疹不经治疗 2~3 个月可自行消退，进入潜伏状态，此时虽无症状，但当机体抵抗力降低时，又可出现症状，称复发性梅毒疹。其特点为：a. 皮疹数目少，分布较局限；b. 群集倾向明显，常呈环形、弧形等，且破坏性较大；c. 有一定的好发部位，如前额、口角、颈部、阴部等；d. 每次复发症状较前轻，经几次复发后，不治疗也可自行消退而进入潜伏期。

扁平湿疣是二期梅毒早期常见的皮损，发生率较高。常与其他类型的皮疹并发。好发于潮湿、易摩擦部位，以生殖器、外阴及肛周多见。

二期梅毒尚可引起全身淋巴结肿大。一般多见于皮肤、黏膜病变较重者。常双侧对称，无压痛，质地硬。

二期梅毒尚可发生其他脏器梅毒，如眼梅毒，发生率较低，多表现为虹膜炎；神经梅毒，常为无症状神经梅毒和梅毒性脑炎，还可发生梅毒性肝炎、脾梅毒等。

③三期梅毒：感染 2 年后，约 40% 未经治疗的梅毒患者发生活动性三期梅毒，其中 15% 的病人发生良性梅毒（指梅毒螺旋体侵犯非致命的组织与器官，如皮肤、软组织、骨骼等），10%~25% 发生心血管梅毒，10% 为神经梅毒。

三期皮肤黏膜梅毒主要是结节性梅毒疹，树胶样肿以及骨、关节及肌肉、腱鞘梅毒等。三期骨梅毒和眼梅毒与二期相似，晚期心血管梅毒多发生于感染后 10~30 年，可发生梅毒性主动脉炎、主动脉瘤、主动脉闭锁不全、冠状动脉口狭窄及心肌树胶等。晚期神经梅毒有无症状神经梅毒、脑膜血管梅毒（灶性脑膜梅毒，脑血管梅毒及脊髓、脑膜、血管梅毒）、脑实质梅毒（麻痹性痴呆、脊髓痨及视神经萎缩）。

隐性梅毒：又称潜伏梅毒，是指无皮肤黏膜及内脏等临床表现，而血清学反应阳性。

（2）先天梅毒：是在出生前于母体内经胎盘感染，也称胎传梅毒。根据发生时间可将其分为早期胎传梅毒和晚期胎传梅毒。

①早期先天性梅毒：是指出生后 2 年内发病者，多为早产儿，常在 6 个月内发病，出生即发病者约占 20% ，6 个月内发病者占 80.1% ，可表现为先天发育不良、发育畸形或弱智或痴呆。95% 以上的患者可发生皮肤损害，其特点是不发生下疳，可发生水疱性、破裂性等特殊损害。常见的皮损为斑疹、斑丘疹、水疱以及糜烂等。黏膜损害好发于鼻腔、咽部及口腔，常为梅毒性鼻炎、咽喉炎等，可发生骨损害，如软骨炎、骨膜炎等，还可出现肝、脾肿大和神经梅毒等。

②晚期先天性梅毒：是指出生 2 年以后发病者。一般在 5 ~ 8 岁开始发病，也有晚至 20 岁者。晚期先天性梅毒的主要病变为皮肤黏膜树胶肿、骨病变、眼损害及神经系统病变等。

2. 实验室检查

（1）病原体检查：一期及二期梅毒螺旋体检出率较高，三期则较低。采集病变部位分泌物、浸出液及组织制成标本进行检查。其检查方法有：①暗视野检查可观察不染色标本中螺旋体的形态及运动。②涂片染色法：观察分泌物或渗出液中的螺旋体。③组织染色法观察组织切片中螺旋体的形态及数量。也有采用间接免疫荧光（IIF）染色法检查组织中的螺旋体。

（2）血清学试验

①非特异性血清学试验：目前常用的有性病研究实验室试验（VDRL）、不加热血清反应素试验（USR）、快速血浆反应素试验（RPR）。

②特异性血清学反应：常用的有梅毒螺旋体制动试验（TRI）、荧光螺旋体抗体吸收试验（FTA - ABS）、梅毒螺旋体血球凝集试验（TPHA）等。近年又建立了一些梅毒血清学试验的新方法。如免疫印迹法、梅毒螺旋体微珠血凝试验（TPMC）、酶联免疫吸附试验（TP - ELISA）、梅毒螺旋体被动乳胶凝集试验（TPPA）、斑点酶免疫试验（DIBA）等。

（二）辨证诊断

1. 湿热下注型

（1）临床表现：疳疮多发生于男性前后阴，如冠状沟、阴茎头及肛门等。初起如粟米大丘疹或硬块，破后形成溃疡，四周坚硬并突起，无痒痛。舌红，苔黄腻，脉滑数。

（2）辨证要点：疳疮发于前后二阴，溃疡无痒痛。舌红，苔黄腻，脉滑数。

2. 热毒蕴结型

（1）临床表现：相当于二期梅毒。全身出现杨梅疮，色如玫瑰，不痛不痒，或有丘疹、脓疱等，大便秘结，口舌生疮，口渴喜饮。舌红，苔黄，脉弦数。

（2）辨证要点：全身出现斑疹、丘疹等皮损改变，大便秘结，口舌生疮。舌红，苔黄，脉数。

3. 肝肾阴虚型

（1）临床表现：多见于三期梅毒。病程较长，损害面积较广。在外损害肢体、皮肤、黏膜、内及脏腑、筋骨，腰膝酸软，潮热盗汗，二目干涩。舌红，少苔，脉细数。

（2）辨证要点：损害范围较大。腰膝酸软，潮热盗汗。舌红，少苔，脉弦细数。

二、鉴别诊断

（一）与一期梅毒硬下疳相鉴别

1. 软下疳

一期梅毒出现的硬下疳，易与软下疳相混。软下疳为性病的一种，潜伏期短，溃疡浅且边缘不整，病灶软，有疼痛，详见表 13-2。

表 13-2　硬下疳与软下疳的鉴别

	软下疳	硬下疳
病原体	Ducrey	梅毒螺旋体
潜伏期	2~5 天	2~4 周
临床表现	溃疡边缘不整，分泌物多，较软，有疼痛，淋巴结肿大、疼痛，可化脓、破溃	溃疡边缘整齐，分泌物少，无疼痛，较硬，淋巴结肿大，无疼痛，不破溃

2. 龟头包皮炎

包皮内侧及阴茎头糜烂、潮红等，与梅毒硬下疳相似，但前者病变部位较局限。一般通过详问病史和实验室检查可助鉴别。

3. 生殖器疱疹

由单纯疱疹病毒 2 型引起的一种性病，其特点为形成水疱，痒痛明显，糜烂面较浅，无硬结，病程短等。通过实验室检查可助鉴别。

4. 固定性药疹

有使用某药物史，常见的易致敏药物有磺胺类药物、解热镇痛类药物等。其特点为潜伏期短，常为数小时至 72 小时。有灼热感，伴痒痛，糜烂范围大，周围有水肿，继发感染时分泌物较多。

（二） 与二期梅毒相鉴别

1. 玫瑰糠疹

皮疹分布以躯干为多，且分散存在，但多为椭圆形淡红色斑，覆有糠状鳞屑。

2. 银屑病

在红色丘疹或斑片上覆有银白色鳞屑、薄膜，有点状出血或小脓疱，以四肢伸面、头皮和背部较多，瘙痒，冬重夏轻，易反复。

3. 多形红斑

初发为水肿性红斑和淡红色扁平丘疹，进一步发展为虹膜状红斑，即靶形斑。病变对称分布，好发于手背、前臂、足背、踝部等处。同时可发生水疱、大疱和黏膜病变。瘙痒较剧，常有诱因。

（三） 与三期梅毒相鉴别

1. 皮肤肿瘤

种类较多，一般体积较小，形态不整齐，突出皮面生长，有脓性或血性分泌物，溃疡深浅不一，边缘不整，近部淋巴结可肿大。局部病理组织检查可助鉴别。

2. 寻常狼疮

自儿童时期发病，持续多年，难自愈。愈后留有挛缩性疤痕，病损周围少有色素沉着。鼻部损坏多在鼻翼的软骨而非鼻骨，呈尖形鸟嘴状。实验室检查可助鉴别。

三、治疗

（一）提高临床疗效的思路提示

1. 及早明确诊断

能否及时明确诊断梅毒，对治疗方案的制定以及判断预后都具有非常重要的作用。故对梅毒的诊断务要详问病史，结合相关症状和体征以及实验室检查，注意鉴别诊断，以尽早做出诊断。

2. 重视随访

随访是对梅毒临床疗效的判定，并确定是否重新治疗，也是提高临床疗效的关键环节，应予以重视。一般而言，早期梅毒经治疗后，应随访 2~3 年。治疗后第 1 年每 3 个月复查 1 次，以后每半年复查 1 次，如正常即可终止观察。如血清固定（不转阴）而无临床复发征象者，也应视具体情况判定中枢神经系统有无梅毒感染，以排除无症状神经梅毒。如有临床复发或血清复发（血清反应由阴转阳，或滴度升高 4 倍），应加倍剂量进行复治，还应注意中枢神经系统有无梅毒感染。晚期梅毒（包括隐性）患者如治疗后血清固定，需随访 3 年，以决定是否终止观察。心血管梅毒与神经梅毒应终生随访。

（二）中医治疗

1. 内治法

（1）湿热下注型

治法：清热利湿解毒。

方药：龙胆泻肝汤加减。

龙胆草 10g，栀子 12g，黄芩 10g，生薏苡仁 25g，车前子 25g，野菊花 25g，连翘 15g，土茯苓 25g，生甘草 10g。

（2）热毒蕴结型

治法：清热解毒散结。

方药：五味消毒饮加味。

金银花 25g，野菊花 20g，蒲公英 25g，紫花地丁 20g，紫背天葵 15g，黄连 10g，紫草 15g，生大黄 10g，生甘草 10g，土茯苓 25g。

（3）肝肾阴虚型

治法：滋补肝肾，佐以解毒。

方药：六味地黄汤加减。

熟地黄 15g，山茱萸 12g，生山药 15g，女贞子 15g，旱莲草 12g，泽泻 12g，丹皮 12g，陈皮 10g，金银花 15g，土茯苓 20g。

2. 外治法

（1）取胆矾、白矾、水银各 12g。共为末，入香油少许，和匀，涂两手心、足心，以手心摩擦足心。

（2）溃疡者可用鹅黄散外涂（煅石膏、炒黄柏、轻粉各等份，研为末，干涂患处，即可生皮，再烂再涂，毒尽乃愈）。

（3）大豆甘草汤外洗：黑豆 50g，甘草 30g，赤皮葱 30g，槐条 60g。水煎取汁，洗患处，每日 2 次。适用于一期梅毒（硬下疳）。

（4）杨梅疮熏洗方：防风、芍药、山栀子、苦参、薄荷、金银藤、苍术、黄柏、地榆、黄芩、连翘、艾叶、地骨皮、天花粉、豨莶草各 9g，紫苏 10g，铅 500g，加水 10kg，煮沸后倒入浴盆中，先熏后洗，每日 1 次，每次 30 分钟。适用于二期梅毒疹。

（5）取石菖蒲、金银藤各 30g，地骨皮 20g，荆芥、防风、羌活、独活、何首乌、甘草各 10g。加水 3000mL，水煎取汁，待温洗患处。适用于三期梅毒（树胶肿）。

3. 中西医结合治疗

（1）陆春早采用中西医结合疗法治愈 1 例皮肤黏膜及心血管晚期梅毒。中药土茯苓 50g，薏苡仁、金银花各 30g，防风、川木瓜各 25g，木通、白鲜皮各 15g，甘草 10g。每日 1 剂，分 3 次水煎服。同时局部用黄芩、黄柏各 25g，五月茶 50g，绿茶 20g。水煎，外洗患处，每日 1 次。2 个月后适当加青霉素 60 万 U，每日 1 次，肌肉注射。15 日为 1 疗程。经过 6 个疗程后，局部症状痊愈，梅毒好转，随访 14 年无复发。

（2）马宽玉等采用中西医结合治疗 30 例早期梅毒也获良效。基本方药为：土茯苓、马齿苋、金银花、半枝莲、黄柏、滑石、萆薢、苦参、生甘草。日 1 剂，水煎服。15 日为 1 疗程。同时，对一、二期梅毒患者予苄星青霉素，每侧臀部各 120 万 U，每周 1 次，肌肉注射，共 2 次。二期复发梅毒则用 3 次。对青霉素过敏者改用红霉素或四环素，每日 2g，口服，连用 15 日。

（3）王砚宁等采用该疗法治疗早期梅毒 36 例，并与单用青霉素组对照比较，结果两组总有效率有显著性差异。具体治疗方法为：用中药土茯苓 15g，黄芪 15g，茯苓 12g，川芎 12g，白术 12g，金银花 20g，木通 10g，生薏苡仁 20g，木瓜 10g，皂荚子 10g，生大黄 4.5g。两组均用普鲁卡因青霉素 80 万 U 肌肉注射，每日 1 次。治疗 10 日为 1 疗程。为预防吉海反应，两组首次治疗前 30 分钟肌肉注射 5mg 地塞米松。

（三）西医治疗

1. 早期梅毒

包括一期、二期及病期在 2 年以内的潜伏梅毒。

（1）青霉素：①普鲁卡因青霉素 G，每日 80 万 U，肌肉注射，连续 10 日。②苄星青霉素 G（长效青霉素）240 万 U，两侧臀部同时肌肉注射，每周 1 次，共 2 次。

（2）其他抗生素：对青霉素过敏者，可选用四环素 500mg，每日 4 次，口服，连用 15 日。或用红霉素片，每次 500mg，每日 4 次，口服，连用 15 日。

2. 晚期良性梅毒

包括三期皮肤、黏膜、骨骼梅毒，病期超过 2 年或不能确定病期的潜伏梅毒及二期复发梅毒。

（1）青霉素：①普鲁卡因青霉素 G，每日 80 万 U，肌肉注射，连续 15 日，1200 万 U 为 1 疗程，或间歇 2 周，再给第 2 疗程，总量为 2400 万 U。②苄星青霉素 G240 万 U，肌肉注射，每周 1 次，共 3 次。

（2）其他抗生素：对青霉素过敏者用四环素 500mg，每日 4 次，口服，连用 30 日。或用红霉素 500mg，每日 4 次，口服，连用 30 日。

3. 心血管梅毒

禁用苄星青霉素。对伴有主动脉瓣关闭不全、冠状动脉狭窄、主动脉瘤者，治疗宜慎重。当伴有心力衰竭时，首先要控制心力衰竭，之后再从小剂量开始注射青霉素，以免发生吉海反应而加重病情。

所谓吉海反应，是指发生在首次用药数小时到 24 小时（通常为 3 ~ 12 小时），损害部位的症状加重，体温上升，全身不适，早期梅毒疹、骨膜炎及晚期非重要器官的损害和短暂的症状加重，一般不会造成严重后果。对心血管梅毒、神经梅毒及有内脏病变的先天梅毒危害较大，甚至造成死亡。其机理是由于梅毒螺旋体大量死亡，释放内毒素及其代谢产物的毒副作用和变态反应引起。

（1）普鲁卡因青霉素 G：由每日 20 万 U 开始，经 2 ~ 3 天，如无不良反应，可加大剂量。每日 80 万 U，肌肉注射，连续 15 日为 1 疗程，间隔 2 周再给第 2 疗程，总量为 2400 万 U。

（2）其他抗生素：对青霉素过敏者用四环素 500mg，每日 4 次，口服，连用 30 日，或选用红霉素，用量、用法同四环素。

4. 神经梅毒

（1）水剂青霉素 G：每日 480 万 U，静脉滴注，10 日为 1 疗程，间隔 2 周，重复 1 个疗程，总量 9600 万 U。

（2）普鲁卡因青霉素 G：每日 240 万 U，肌肉注射，同时口服丙磺舒 0.5g，每日 4 次，共 10 日。接着再用苄星青霉素，每周 240 万 U，肌肉注射，连续用 3 周。

另外，心血管梅毒和神经梅毒在治疗时为避免吉海反应，可加用泼尼松 5mg，每日 4 次，口服，从注射青霉素的前 1 日开始连续用 3 日。

5. 先天性梅毒

（1）早期先天性梅毒：①普鲁卡因青霉素 G，每日 5 万 U/kg 体重，肌肉注射，连用 10 日。②苄星青霉素：5 万 U/kg 体重，肌肉注射，每日 1 次，有神经梅毒损害者则不用。

（2）晚期先天性梅毒：普鲁卡因青霉素 G，每日 5 万 U/kg 体重，肌肉注射，连用 10 日。对较大儿童的青霉素用量不应超过同期成年患者。另外，8 岁以下儿童禁用四环素。

第五节　生殖器疱疹

生殖器疱疹是由感染单纯疱疹病毒（HSV）所致的一种性传播疾病。本病多在青春期后发病，与性活动密切相关，主要发生在腰以下区域，尤其是男子外阴部，其特点为集簇性疱疹，好发于皮肤黏膜处，易于复发。

本病与中医学的"天疱疹""火赤疱""登豆疱""蜘蛛疱"类似。

一、临床诊断

（一）辨病诊断

1. 症状与体征

临床表现分为原发性生殖器疱疹和复发性生殖器疱疹。

（1）原发性生殖器疱疹：潜伏期为 2～20 日，平均 7 日左右。患部先有烧灼感，原发损害为一个或多个小而瘙痒的红色丘疹，迅速变成小水疱，3~5 日后形成脓疱，破溃后形成大片糜烂或浅溃疡，伴有疼痛，最后结痂、痊愈。皮损好发于龟头、阴茎、阴囊、大腿和臀部。肛门直接损害可无自觉症状或伴有痒感、排脓及里急后重。约 70% 的患者在病程中可再出现新的病损。症状持续约 20 日左右。一般原发性生殖器疱疹多伴有淋巴结肿大、触痛。

（2）复发性生殖器疱疹：约 60% 的原发性生殖器疱疹患者在 1 年内复发，临床病程较原发感染短，症状较轻，结痂、愈合较快，不留瘢痕。主要诱发因素有发热、紫外线照射、性交、局部损伤、精神紧张、气候变化等。

男性同性恋者可表现为肛门、直肠疼痛，便秘，肛门有分泌物，里急后重和发热等，部分患者肛周有水疱或溃疡。

2. 实验室检查

（1）病毒分离：标本可取自水疱液、唾液等。可用人胚肾细胞、兔胚肾细胞、人胚成纤维细胞或人羊膜细胞做病毒分离。新分离的病毒可用中和试验、补体结合试验和免疫荧光技术等进行初步鉴定，然后再用鸡胚绒毛膜接种，观察疱疹的大小，并做动态中和实验鉴定 HSV 的类型，一般阳性率达 75%~85%。

目前，采用敏感细胞系，具有很高的检出率，在细胞培养中，只要有 1~10 个感染性 HSV 就可以检出，且迅速简便，敏感性、特异性都高，现已作为 HSV 感染诊断的"金标准"。

（2）抗原测定

①酶联免疫吸附法（ELISA）：由于 ELISA 法简便且敏感性较高，故广泛应用，并且在某些操作环节加以改进出现了多种不同的 ELISA 方法，使诊断的敏感性、特异性得到了提高。如同时采用多株单克隆抗体混合使用，既提高了特异性，又提高了敏感性。又如采用不同的酶放大系统，一方面克服了标记酶过程中对抗体和酶的生物学活性的影响作用，另一方面由于抗体的多级放大，较大地提高了敏感性，其敏感性甚至超过了细胞培养。

②免疫荧光法（IFA）：本法操作简单，很快可以出结果，应用单克隆抗体以后，可进行临床诊断和病毒鉴别。

③乳胶凝集试验（LA）：本法可在半小时内出结果，不需要特殊仪器，缺点是敏感性差，约有 50% 的检出率。

（3）DNA 检测

①DNA 探针杂交（DNA－PH）：本方具有先进性和准确性，与细胞培养相比，其特异性为 93%～100%，敏感性为 25.4%～92%，但本法费时、费力，试验条件要求较高。

②聚合酶链反应（PCR）：本法灵敏度高于细胞培养，但易受污染而致假阳性。

（4）抗体检测：HSV 原发感染 1 周后血清中出现补体结合抗体和中和抗体，2～3 周后抗体达到较高水平，以后逐步下降，长期保持较低水平，如取早期和恢复期 2 份血清，对比检查抗体滴度，对原发生殖器疱疹有诊断意义。当复发和再感染时，抗体效价不一定增高，抗体检测意义不大。

（5）细胞学及组织病理学检查：从生殖器疱疹病损的底部刮取感染病毒的细胞，制成刮片，HE 染色，可见有典型的嗜酸性核内包涵体。也可做免疫荧光染色或免疫组织化学染色，做出特异、快速的诊断。另外，取水疱底部周缘的上皮细胞，行巴氏染色或美兰染色，镜下可见多核巨细胞，核内有包涵体。电镜检查对生殖器疱疹有确诊价值，但不易普及。

（二）辨证诊断

由于生殖器疱疹有不同的病机，故在临床上除疱疹症状外，常伴有心烦易怒，胁痛，溲赤，便干，或发热，口干，或头晕目眩，腰膝酸软。舌红，苔腻，或舌红，少苔，脉滑数或弦细。

1. 湿热下注型

（1）临床表现：阴部疱疹，或破溃糜烂，肿痛，有灼热感，心烦易怒，胁胀痛，溲赤，便干，善太息。舌红，苔黄腻，脉弦滑数。

（2）辨证要点：阴部疱疹，有灼热感，胁胀痛。舌红，苔黄腻，脉弦滑数。

2. 热毒炽盛型

（1）临床表现：阴部疱疹，红肿，灼热，疼痛，心烦易怒，发热，咽干口渴，便干，溲赤。舌红，苔黄，脉滑数。

（2）辨证要点：阴部疱疹，红肿，灼热，疼痛，发热，口干，便干。舌红，苔黄，脉滑数。

3. 肝肾阴亏型

（1）临床表现：阴部疱疹反复发作，迁延不愈，头晕目眩，胁肋隐痛，腰膝酸软，咽干口燥，心中烦热，阴痒。舌红，苔少，脉弦细数。

（2）辨证要点：阴部疱疹反复发作，胁肋隐痛，腰膝酸软，咽干。舌红，苔少，脉弦细数。

二、鉴别诊断

（一）生殖器疱疹与硬下疳、软下疳相鉴别

生殖器疱疹与硬下疳、软下疳的鉴别详见表 13 - 3。

表 13 - 3　生殖器疱疹与硬下疳、软下疳鉴别表

	生殖器疱疹	硬下疳	软下疳
皮损	红斑、成群水疱，可糜烂、溃疡	单个质硬的溃疡	质软的溃疡
疼痛	+ +	-	+ +
反复发生	常有	无	无
实验室检查	HSV - 2（+）或 HSV - 1（+）	USR（+）RPR（+）梅毒螺旋体（+）	链杆菌（+）

（二）其他生殖器部位的皮肤病

接触性皮炎、带状疱疹、白塞氏病、脓疱病有时与生殖器疱疹相似，根据病史及有关实验室检查不难鉴别。

三、治疗

（一）提高临床疗效的思路提示

1. 详查病因

导致生殖器疱疹的病因有湿热、热毒的不同。临证当详辨。它们共有生殖器部位疱疹这一症状，还伴随其他不同的症状。胁胀痛，苔黄腻，脉弦滑数者，为湿热所致，治疗宜清热利湿；灼热疼痛明显，发热，口干，苔黄，脉数者，为热毒炽盛，治疗宜清热解毒。疾病后期，耗伤肝肾之阴，见疱疹反复不愈，腰膝酸软，心中烦热，脉弦细数者，为肝肾阴亏，治疗宜滋补肝肾。

2. 中西医贯通

由于目前无特效杀灭病毒的药物，中西药合用尤为重要。现代研究证明，

许多中药如蛇床子、木贼、大青叶等具有良好的抗病毒作用，若辨证使用，针对性更强，疗效更好，若同时结合西药对症处理，则可进一步提高疗效。

（二）中医治疗

1. 内治法

（1）湿热下注型

治法：清利湿热。

方药：龙胆泻肝汤加减。

柴胡 12g，当归 12g，生地黄 12g，黄芩 12g，栀子 12g，木通 9g，泽泻 12g，龙胆草 12g，车前子 9g，生甘草 6g，蒲公英 15g，连翘 12g，金银花 12g，黄柏 9g，苦参 20g。

痛者加川楝子 12g。

（2）热毒炽盛型

治法：清热解毒。

方药：黄连解毒汤加减。

黄柏 15g，黄连 12g，黄芩 12g，栀子 15g，川楝子 12g，丹皮 15g，赤芍 12g，延胡索 12g，金银花 20g，蒲公英 20g，苦参 20g，木贼 20g。

（3）肝肾阴亏型

治法：养阴清热，滋补肝肾。

方药：一贯煎合知柏地黄汤加减。

生地黄 12g，沙参 12g，枸杞子 12g，麦冬 12g，当归 12g，川楝子 9g，知母 9g，黄柏 9g，丹皮 9g，泽泻 9g，地骨皮 9g，山药 12g，山茱萸 12g，女贞子 12g，木贼 12g，土茯苓 15g，蛇床子 15g。

2. 外治法

（1）如意金黄膏外敷，每日 1 次。

（2）雄黄解毒散，每日 2 次，外敷。

（三）西医治疗

1. 抗病毒治疗

（1）阿昔洛韦：由于其抗病毒活性高且毒性低，已成为治疗该病的首选药物。其使用原则为尽可能在感染早期使用，因为它仅在 HSV 复制活动期显效。HSV-1 对阿昔洛韦的敏感性是 HSV-2 的 3 倍，偶尔也可产生耐药性。

①原发性生殖器疱疹：对于严重和有并发症者宜静脉给药。用阿昔洛韦 5mg/kg，每 8 小时 1 次，共 5 日。一般可口服，每次 200mg，每日 5 次，共 5～10 日。可缩短病毒排出时间，防止新疹的发生，促使疱疹早日康复。

②复发性生殖器疱疹：其治疗效果较原发性差。因为抗病毒治疗是抑制 HSV 的复制，故应在症状出现前 8 小时开始治疗，以期呈顿挫性发病，减少病毒的播散，以获得最大的治疗效果。

据其复发率和局部及系统症状的严重程度，选择不同的治疗方案。

A. 局部症状轻，发作次数每年少于 1～2 次，大多数病人不需处理。

B. 局部症状呈中度，发作次数每年 2～6 次，可予 5% 阿昔洛韦霜外用，每日 5 次，共 5 日。

C. 有系统症状及中度局部症状，发作次数每年 2～6 次，病人应间断性口服阿昔洛韦，每次 200mg，每日 5 次，共 5 日。或每次 800mg，每日 2 次，共 5 日。

D. 病人有系统和（或）局部症状，发作每年多于 6 次，应连续口服阿昔洛韦，疗程为 3～6 个月，前 3 个月剂量为每次 200mg，每日 4 次，后 3 个月改为每次 400mg，每日 2 次，然后再改为每次 200mg，每日 3 次，或每次 800mg，每日 1 次。约半数病人可减量至每次 200mg，每日 2 次，或每次 400mg，每日 1 次。如用药期间顿挫性损害有所增加或明显发作，治疗剂量应回到开始剂量。一般情况下，病人接受阿昔洛韦治疗 12～14 个月是安全的，无毒副作用。

（2）酞丁胺：0.1% 混悬液和 0.1% 眼膏，滴眼用或涂擦患处。其作用机制为抑制 HSV 的复制，对原发性疱疹效果较好。

2. 其他治疗

治疗本病也可试用转移用子、干扰素、聚肌胞等，但疗效不肯定。

（四）中医专方选介

1. 疱疹汤

板蓝根、土茯苓、白花蛇舌草各 20g，大青叶 15g，薏苡仁 30g，柴胡 10g，黄柏 12g，甘草 5g。治疗原发性生殖器疱疹获得了较好效果。采用养阴扶正祛邪方，即柴胡、熟地黄、泽泻、赤芍、虎杖各 12g，黄芪、土茯苓各 15g，知母、黄柏各 10g，薏苡仁 30g，甘草 5g。也取得了较好的疗效。[范瑞强，等. 中西医结合治疗皮肤病性病. 广州：广东人民出版社，1996：412～415]

2. 坐浴方

苦参、大黄、龙胆草、土茯苓各 30g，马齿苋、蒲公英、败酱各 60g，每日早晚坐浴 2 次，每次 20 分钟，7 日为 1 疗程。共治疗 23 例，经 2 个疗程的治疗后，水疱消失，皮损结痂愈合，自感症状消失有 19 例；水疱多数消失，皮损结痂愈合较慢，自感症状好转 4 例。多数病人治疗 1 疗程即愈。［杨广静．中药坐浴法治疗生殖器疱疹 23 例．中医外治．1995（1）：20］

3. 解毒清热汤

蒲公英 30g，野菊花 30g，大青叶 30g，紫花地丁 15g，蚤休 15g，天花粉 15g，赤芍 9g，虎杖 15g。湿热重者加龙胆草 15g，栀子 10g，木通 10g；热重者加鱼腥草 10g，半枝莲 10g，生甘草 5g。每日 1 剂。应用 2 周后上方加入生黄芪 30g。同时用该方第三煎药液熏洗患部，每日 2 次，并用化毒散软膏涂患部。治疗本病 40 例，均治愈，无 1 例继发感染。原发性病 30 例追访半年，15 例无复发，15 例复发 1 次，但症状较轻。复发性 10 例，追访半年，除 1 例合并梅毒外，3 例半年内无复发，6 例复发 1 次。［郭玉琴．解毒清热汤加减治疗生殖器疱疹 40 例疗效观察．北京中医．1999（4）：14］

4. 三妙丸加味

苍术、牛膝、白鲜皮、板蓝根、七叶一枝花各 15g，黄柏、苦参、炙黄芪各 10g，龙胆草 3g，人参叶、生薏苡仁各 30g。治疗本病 19 例，取得了较好效果。［周文卫．中医药治疗生殖器疱疹．中国民间疗法．1999（8）：33］

第六节　软下疳

软下疳又称第二性病，过去它的发病率仅次于梅毒及淋病，为杜克雷嗜血杆菌引起的性传播疾病，由于抗生素的普遍使用，它已成为一种少见病。而本病易与梅毒硬下疳及其他阴部溃疡性疾病相混淆，故应引起足够的重视。

中医学称之为"疳疮""阴蚀疮"等，根据病变部位的不同，又有"鱼口疮""便毒""瘙疳"等称谓。

一、临床诊断

（一）辨病诊断

1. 症状与体征

本病多在不洁性交后经 2～6 日的潜伏期发病，男性患者好发于冠状沟包皮、龟头、肛门。初起损害为一小丘疹，周围皮肤潮红，很快变为脓疱，无硬结，脓疱扩大、破溃后形成具有锯齿状、潜行边缘的痛性浅溃疡，呈圆形或卵圆形，直径可达 1～2cm，平均 0.5cm，基底部可见颗粒状肉芽组织，易出血，覆以浅黄色猪油样脓物或脓性分泌物，触之柔软，男性主诉剧痛，初起为单发，因自身接种，周围可见溃疡，如无并发症，经 10～60 日可自愈。愈后留有不规则浅瘢痕，但可复发或再生。

约有 50% 的病例伴发单侧疼痛性腹股沟淋巴结炎，常于发病 1 周左右出现，可形成单腔脓肿，有红肿热痛及波动感，称为软下疳横痃，红肿的淋巴结最后化脓破溃而形成溃疡，其创口外翻成唇状，形成"鱼口"，不发生全身性播散，但可发生需氧菌或厌氧菌继发感染，男性患者可因包皮长期反复发生水肿、炎症而使包皮口缩小，包皮与龟头形成粘连，不能翻转而形成嵌顿包茎，也有因阴茎坏死、溃疡侵及尿道而致尿道狭窄。还有由于淋巴管炎或淋巴结炎而使淋巴回流障碍引起阴囊象皮病。

另外有以下几种特殊类型：

（1）一过性软下疳：溃疡小者数天内消失，但 2～3 周后发生腹股沟淋巴结，易被误诊为性病性淋巴肉芽肿或生殖器疱疹。

（2）隆起性软下疳：溃疡底部为凹陷性下疳，肉芽增生，呈隆起状，边缘明显，似扁平疣。

（3）矮小性软下疳：似生殖器疱疹的溃疡，但有不规则的基底和刀切样出血性边缘。

（4）毛囊性软下疳：针头大小的下疳，类似毛囊炎，不久形成毛囊深部小溃疡，多见于男性外阴。

（5）崩蚀性软下疳：溃疡迅速向深部发展，大片组织坏死、脱落，致外阴部被破坏，可波及大腿及腹部。

（6）蛇行性软下疳：多个损害互相融合，或自身接种形成表面狭窄的浅溃疡，愈合后形成不规则疤痕。

（7）混合性软下疳：同时感染梅毒螺旋体形成的硬下疳，兼有二者的病原体和临床特征。

2. 实验室检查

（1）涂片检查：从溃疡底部或边缘部取材涂片，做革兰染色（或姬姆瑞特染色等），检查到杜克雷嗜血杆菌，但易出现假阴性或假阳性，因开放性溃疡处有继发感染菌存在，故主张从横痃处取材较为可靠。

（2）培养检查：软下疳是一种严格的寄生菌，做培养时应仔细从横痃或溃疡处取材和分离，采用巧克力血琼脂培养基，菌落常于接种后 24～48 小时形成，色灰黄而透亮，直径约为 1～2cm，从菌落处取材做革兰染色，阴性为成对的短杆菌，呈链状排列。

（3）组织病理学检查：镜下显示 3 个层带，上层为溃疡底部较狭窄，可见中性粒细胞、纤维蛋白、坏死组织及革兰阴性杆菌，中层较宽，有多数新生血管内皮细胞增生，血管腔闭锁，有血栓形成，下层在真皮深部，为致密的浆细胞和淋巴细胞浸润及纤维细胞增生。

（二）辨证诊断

本病初起急骤，患处鲜红或紫红，肿胀灼热，疼痛，溃烂后脓水腐臭，小便涩痛，大便干，舌质红，苔黄燥或腻，为实证；病久不愈，反复发作，患处色泽暗淡，久不愈合，体倦神疲，午后发热，舌质红，少苔或舌淡，为虚证。

1. 湿热下注型

（1）临床表现：见于下疳初起，起病较急，外阴等处可见小红疹，患处发红，肿胀，灼热疼痛，或起小疱，亮如水晶，痒麻时作，糜烂浸渍，或发热恶寒，小便艰涩。舌红，苔黄腻，脉滑数。

（2）辨证要点：起病急，外阴等处有小红疹，患处发红、肿胀、灼热、疼痛。舌质红，苔腻，脉滑数。

2. 毒热内蕴型

（1）临床表现：龟头或阴茎、腹胯等处红肿、溃烂，脓汁臊臭，局部红紫或有灼痛，行走不便，小便淋涩，心烦口干，热痛，大便秘结。舌红，苔黄，脉滑数。

（2）辨证要点：龟头、阴茎、腹胯等处红肿、溃烂，脓汁臊臭，小便淋涩热痛。舌红，苔黄，脉滑数。

3. 阴虚火旺型

（1）临床表现：患处肿痛腐烂，疮形平塌，疮脚散漫，疮色紫滞，疼痛剧烈，小便短赤，大便秘结，午后发热。舌红，苔少，脉细数。

（2）辨证要点：患处肿痛腐烂，疮形平塌，疼痛剧烈，午后发热。舌红，苔少，脉细数。

4. 脾虚气陷型

（1）临床表现：久延不愈，患处色淡、溃烂，久不收口，隐痛不休，体倦乏力。舌淡，脉沉细。

（2）辨证要点：久延不愈，溃烂，久不收口，隐痛不休。舌淡，脉沉细。

二、鉴别诊断

（一）硬下疳

硬下疳为一期梅毒，潜伏期约 21 日，单发性硬结或浸润性糜烂，分泌物为浆液或脓液，可检出梅毒螺旋体，有无痛性横痃，感染 4~6 周后梅毒血清反应阳性（详见表 13-4）

表 13-4　硬下疳与软下疳的鉴别

	硬下疳	软下疳
潜伏期	3 周	4~6 周
发生部位	90% 以上在阴部	全部在阴部
数　目	75% 为单发	常为多数
形态	基底硬，表面清洁，境界清楚，圆形，微隆起	基底软，表面不洁，边缘不整齐，呈凿形，有脓性分泌物
自觉症状	无	疼痛与压痛
局部淋巴结	肿大，硬，无急性炎症，不溃破	肿胀甚，有疼痛，炎症明显，易破溃
瘢痕形成	愈后不留瘢痕	遗留大瘢痕
梅毒血清	阳性	阴性
梅毒螺旋体检查	阳性	阴性
Ducrey 杆菌检查	阴性	阳性

（二）性病性淋巴肉芽肿

本病一般不易发现原发病灶，感染后 2～4 周发病，单侧或双侧腹股沟淋巴结肿胀、软化、破溃，形成多处瘘孔，病变为侵蚀性或进展性，Frei 反应阳性（详见表 13－5）。

表 13－5 梅毒横痃与软下疳横痃及第四性病鉴别

	梅毒横痃	软下疳横痃	第四性病
潜伏期	3～6 周	2～3 周	2～4 周
一侧或两侧	两侧	一侧或两侧	一侧或两侧
大小	拇指指头大	鸡蛋大或更大	鸡蛋大或更大
数目	多发	多为单发	多发
潮红、化脓	无	有	有
与周围组织粘连	无	有	有
形成瘘孔	无	有	有，常为几个
疼痛	无	有	有
发热	无	可以有	常有
梅毒血清	阳性	阴性	阴性
Frei 反应	阴性	阴性	阴性
病原体检查	梅毒螺旋体	Ducrey 嗜血杆菌	衣原体

（三）阴部疱疹

本病表现为集簇性小疱，表浅糜烂，有浆液性分泌物，病原菌为疱疹病毒，易复发。

（四）外伤性溃疡

本病多沿包皮系带发生，为多发性糜烂或浅溃疡。无淋巴结肿大，有不同程度的包茎。

三、治疗

（一）提高临床疗效的思路提示

1. 明确诊断

由于本病极易与梅毒硬下疳等相混淆，其异型更为繁多。要充分利用现代检测手段。注意鉴别诊断，以明确诊断，及时治疗。

2. 细辨虚实

本病以不洁性交、湿热秽毒侵犯前阴所致，早期正气未虚，多为毒热实证，治以解毒祛邪为主，日久不愈则属正虚邪恋、本虚标实之证，治疗以扶正祛邪为要务。

3. 内外并治

对于本病的治疗应全身治疗与局部用药相结合，积极选用敏感抗生素及中医辨证。由于自身接种，也应注意对局部的清洁消毒，采用中西药物局部治疗，可提高疗效、缩短疗程。

（二）中医治疗

1. 内治法

（1）湿热下注型

治法：清热利湿，解毒。

方药：龙胆泻肝汤加味。

龙胆草9g，黄芩12g，生地黄15g，车前草20g，泽泻15g，萹蓄12g，木通10g，柴胡6g，土茯苓20g，蒲公英20g，甘草6g，生薏苡仁30g，白花蛇舌草25g。

（2）毒热内蕴型

治法：泻火解毒。

方药：黄连解毒汤合五味消毒饮加减。

黄连10g，黄柏9g，黄芩9g，蒲公英15g，野菊花15g，紫花地丁15g，穿山甲10g（先煎），皂角刺9g，土茯苓20g，金银花15g，白花蛇舌草15g。

大便秘结者加大黄，口干伤阴者加白茅根、生地黄。

（3）阴虚火旺型

治法：滋阴降火。

方药：知柏地黄汤加减。

生地黄、熟地黄各15g，生山药15g，山茱萸12g，女贞子12g，旱莲草10g，知母10g，黄柏6g，金银花20g，土茯苓20g，生甘草10g。

（4）脾虚气陷型

治法：健脾益气，升阳举陷。

方药：补中益气汤加减。

黄芪30g，党参12g，白术12g，当归10g，柴胡10g，陈皮6g，野菊花15g，生甘草10g。

2. 外治法

（1）金银花 20g，生地榆 20g，野菊花 30g，秦皮 15g。每日 1 剂，水煎，外洗患部。

（2）取凤凰衣、轻粉、冰片、黄丹适量，共研细末，以鸭蛋清调敷或干搽。

（3）金银花 30g，野菊花 30g，大黄 30g，黄连 15g，蒲公英 30g，荆芥 20g，苦参 20g。水煎至 2000mL，浸洗外阴溃疡。

（4）用青黛散或中成药喉风散外撒溃疡创面。

（5）三黄洗剂外搽，日 3 次。适用于早期糜烂创面。

（6）10% 黄柏溶液浸洗或湿敷，每日 2 次。适用于早期、中期软下疳糜烂、溃疡及脓液较多时。

（7）金黄膏或四黄膏外敷，可用于横痃尚未破溃时。

（8）生肌膏外敷，适用于治疗破溃之后久不收口者。

（三）西医治疗

1. 全身治疗

（1）首选磺胺类药物，此类药对缓解疼痛和促进愈合常可迅速奏效，最常用的是复方新诺明，每次 2 片，每日 2 次，口服。一般用药 21 日。

（2）红霉素片，500mg，每日 4 次，口服，连服 7～20 日。

（3）四环素片，500mg，每日 4 次，口服，连服 10～20 日。

（4）大观霉素片，2.0g，每日 1 次，肌肉注射。

（5）阿奇霉素片，1.0g，每日 1 次，口服。

（6）头孢曲松针，250mg，每日 1 次，肌肉注射。

2. 局部治疗

（1）治疗未破溃的丘疹或结节，外用红霉素软膏。

（2）溃疡用 1:5000 高锰酸钾或过氧化氢溶液冲洗，然后外用红霉素软膏。

（3）治疗淋巴结脓肿，穿刺应从远处正常皮肤刺入脓腔，抽吸脓液，再注入磺胺药，包扎并保持清洁。

第七节　腹股沟肉芽肿

腹股沟肉芽肿又称杜诺凡菌病或性病肉芽肿，是肉芽肿荚膜杆菌引起的生殖器及其附近部位皮肤黏膜的一种慢性进行性肉芽肿性溃疡。本病可因性接触或非性接触传染，常可累及生殖器或肛门的皮肤及淋巴管，形成无痛性溃疡，并可自身接种。中医历代文献对此病无明确记载，可属于中医的"下疳""横痃""疤痕疙瘩"等范畴。

一、临床诊断

（一）辨病诊断

1. 症状与体征

本病由于反复接触才可引起传播，故潜伏期不定，多数于性接触后 30 日发生，男性初诊多发生于包皮、冠状沟、系带、龟头、阴茎和肛门周围（尤其同性恋者）。约 6% 的病人可经血行或淋巴途经播散到非生殖器部位及内脏器官，如颈、鼻、口腔、四肢、胸、腹、臀、肠、肝、肾、骨髓及关节等部位。初发损害为暗红色丘疹或皮下结节，单个或多发，湿润，质软，多无疼痛感，大小约为 0.5cm，破溃后形成界限清楚的溃疡，溃疡表面为肉红色增殖性肉芽组织，易出血，有膜样的脓性分泌物渗出，边缘突起或呈乳头瘤样增殖，由于自家接种，溃疡周边可发生许多散在的皮损，亦可相互融合而成斑块。溃疡有脓性分泌物时可有恶臭、疼痛，附近淋巴结不肿大，晚期结疤，瘢痕肥大，有瘘管存在，但无色素沉着，是本病的显著特征。约有 15% ~ 20% 的病人因淋巴管阻塞而发生外生殖器假象皮样变化，由于组织被破坏，有粘连和瘢痕形成，可导致外生殖器完全或部分残缺，或者并发尿道感染、继发性贫血，甚至血管破裂、出血等。

本病常合并其他性传播疾病，如一期梅毒，性病性淋巴肉芽肿和淋病。

2. 实验室检查

（1）病原体直接检查：取材前用生理盐水将病损组织分泌物洗净并擦干，取少量肉芽组织放于载玻片上，其上另放一载玻片，将组织移动、压碎，加甲醇固定，做 Wright 染色或 Giemsa 染色。

在显微镜下观察，病原体可有荚膜，亦可无荚膜。有荚膜者为卵圆形或圆形小体，大小为 $1 \sim 1.5\,\mu m \times 0.5 \sim 0.7\,\mu m$。在 Wright 染色标本内染成深蓝色，周围绕以界限清晰的致密性淡红色物质。无荚膜者大小为 $0.5 \sim 1.0\,\mu m$，形态不一，可类似别针头样，其周围亦可见未着色的晕轮。病原体存在于吞噬细胞浆的空泡内。吞噬细胞多为单核细胞，大小不一，为 $25 \sim 90\,\mu m$，胞核为圆性、卵圆形或豆状，在一个胞质空泡内可含有 $20 \sim 30$ 个病原体。

（2）组织病理学检查：溃疡病变为致密的肉芽肿，并有较多的浆细胞、多形核白细胞、嗜酸性细胞和成纤维细胞浸润，有较多的脓肿形成，以中性粒细胞为主，而淋巴细胞较少。溃疡边缘部分的表皮呈现棘层肥厚，或假性上皮瘤样增生，中心部则表皮缺损，被血清、纤维素和多形核白细胞所取代。

在吞噬细胞内可找到杜诺凡小体，用常规 HE 染色不易发现病原体，用 Wright 或 Giemsa 染色容易找到，用甲基胺蓝染色则更清晰。含有病原体的吞噬细胞较大，直径可达 $20\,\mu m$ 以上，胞质丰富，内含杜诺凡小体，呈卵圆形，直径为 $1 \sim 2\,\mu m$，着色深，周围有宽而透明的荚膜，呈空泡状。见此即有诊断价值。

（3）病原体培养：检查标本接种于鸡卵黄囊，观察有无生长。

（4）其他：可做血清学检查。

（二）辨证诊断

1. 湿热蕴结型

（1）临床表现：外生殖器部有单个或多个暗红色丘疹或多个皮下结节，湿润，多无疼痛，产生胬肉性溃疡，有臭的分泌物，病变向周边扩延至腹股沟部，伴大便干、小便黄、口苦。舌红，苔黄腻，脉弦数。

（2）辨证要点：阴部有暗红色丘疹湿润，无疼痛，病变向周边扩延至腹股沟部。舌红，苔黄腻，脉滑数。

2. 痰湿蕴结型

（1）临床表现：患处日久则皮肉高突，形状不一，或溃疡底不平，呈肉红色，或附着坏死组织，脓液腥臭、疼痛，口干咽燥，不思纳食。苔白腻，脉滑。

（2）辨证要点：患处日久则皮肉高突，或溃疡底不平，脓液腥臭，疼痛。舌淡，苔白腻，脉滑。

3. 脾肾亏虚型

（1）临床表现：病久则大便溏泄，完谷不化，肢软骨痛。舌淡，苔薄，脉沉迟。

（2）辨证要点：肢软骨痛，久病则大便溏薄。舌淡，苔薄，脉沉迟。

二、鉴别诊断

（一）梅毒性硬下疳

本病潜伏期为 2～3 周，常单发，溃疡表浅、整齐、洁净，一般 3～5 周内可自愈，不留疤痕或仅留轻微疤痕，硬结期局部穿刺或切开取材，可检出苍白螺旋体，梅毒血清试验阳性。

（二）软下疳

本病潜伏期为 2～5 日，常多发，初发为直径 0.5～1cm 的炎性丘疹，局部充血、肿胀及剧痛。然后丘疹表面糜烂、破溃，形成浅在性溃疡，边缘不整齐，溃疡底部为糜烂组织，内有脓性或蜡样分泌物。涂片做革兰染色可检出杜克雷嗜血链状杆菌。

（三）性病性淋巴肉芽肿

本病潜伏期为 1～4 周，原发损害表现为外生殖器部的脓疱疹或溃疡，一般不疼痛，经过 1～3 周而消退，不残留疤痕。本病所致的腹股沟横痃为淋巴结化脓、穿孔形成的多数瘘管，病原体为衣原体，与位于腹股沟部位的腹股沟肉芽肿在形态上不同，故不难鉴别。

（四）阴茎癌

本病多发生于老年人，附近淋巴结肿大，损害为硬性肿块，坏死后呈增殖性菜花状，易出血。组织病理学检查易与腹股沟肉芽肿相鉴别。

三、治疗

（一）提高临床疗效的思路提示

1. 明确诊断

临床上本病患者不一定有不洁性交史，但可合并其他性传播疾病，如梅毒等。因此须经严格的实验室检查以确诊，争取做到早诊断、早治疗，以免久延不愈，侵及重要脏器。

2. 明辨虚实

本病初起热毒壅盛，为实证，久延不愈，气血耗伤，可致脾肾两虚。

3. 内外兼治

本病的治疗应坚持整体治疗与局部治疗相结合，选用敏感抗生素配合中医辨证治疗，以期缩短病程、提高疗效。

（二）中医治疗

1. 内治法

（1）湿热蕴结型

治法：清热利湿。

方药：龙胆泻肝汤加减。

龙胆草 10g，栀子 12g，黄芩 10g，柴胡 10g，生地黄 15g，车前子 15g（另包），泽泻 10g，木通 10g，当归 20g，土贝母 15g，半枝莲 30g，甘草 6g，黄柏 15g。

若表皮色黑、腐烂，流出恶臭液体，则加忍冬藤 30g，千里光 15g，野菊花 30g；硬结不消则加皂角刺 15g，三棱 10g，苍术 10g；溃疡面难愈者加黄芪 30g，党参 10g。

（2）痰湿蕴结型

治法：祛湿化痰，软坚散结。

方药：指迷茯苓丸加减。

茯苓 15g，枳壳 10g，半夏 10g，风化芒硝 6g，夏枯草 10g，白花蛇舌草 60g，土贝母 15g。

伴气滞血瘀者加三棱 10g，莪术 10g，皂角刺 15g；肢软乏力者加黄芪 30g，当归 15g；形寒神疲者可配合内服金匮肾气丸。

（3）脾肾亏虚型

治法：健脾益肾。

方药：无比山药丸加减。

怀山药 30g，肉苁蓉 10g，熟地黄 10g，山茱萸 15g，茯神 10g，菟丝子 15g，五味子 10g，赤石脂 15g，巴戟天 10g，泽泻 10g，杜仲 10g，牛膝 15g。

形寒神疲较甚加红参 6g，黄芪 30g；大便溏泄伴腹痛加白芍 15g，荷叶 10g，葛根 15g；骨痛伴午后潮热，甚至寒战、高热加红藤 60g，半枝莲 30g，黄柏 15g；腹胀甚，酌加佛手 10g，香橼皮 10g，陈皮 10g。

2. 外治法

（1）针灸疗法：对某些合并有内脏疾患的腹股沟肉芽肿可采用服中药的

同时，配合针灸治疗，选穴应对症，常用穴位有足三里、血海、三阴交、阴陵泉、肾俞、长强等，用毫针针刺或用艾条灸，每日 1 次，10 日为 1 疗程。

（2）药物外用

①局部硬结，结节可用如意金黄散调麻油外敷。

②溃破后先用红升丹外敷，待结节消退、变软，溃疡底部平整，呈现鲜红肉芽，再上生肌收口药，如生肌玉红膏。

③外用百部 60g，大黄 30g，黄柏 30g，千里光 30g，紫花地丁 30g，野菊花 15g，红花 10g。煎水浸洗，每次 20 分钟，每日 1~2 次。

（三）西医治疗

1. 全身治疗

①四环素片，0.5g，每日 4 次，口服，连用 3 周。

②红霉素片，0.5g，每日 4 次，口服，连用 3 周。

③复方新诺明片，1g，每日 2 次，口服，连用 10~15 日。

2. 局部治疗

清洁损害表面，外涂红霉素或四环素软膏，溃疡周围外涂保护泥膏，以免继发卫星状小溃疡。晚期组织已破坏及瘢痕形成者应行外科矫形手术。

第八节 性病性淋巴肉芽肿

性病性淋巴肉芽肿又名腹股沟淋巴肉芽肿、第四性病，系由性病淋巴肉芽肿衣原体引起的一种传染性疾病，主要通过性接触而传播，偶可因污物而感染。世界各地都有本病，以热带和亚热带为多。

中医学认为本病类似"横痃疳""阴疽"，是由秽毒与痰浊相合而成。

一、临床诊断

（一）辨病诊断

1. 症状与体征

潜伏期：接触病原后 3~21 日，平均为 10 日，临床经过分为三期。

（1）早期生殖器初疮：在生殖器部位，如包皮、冠状沟、龟头、阴茎、尿道口发生 5~6mm 细小的疱疹或丘疹，称为初疮，可形成溃疡，无自觉症状，多为单发，可有多个，数天后可自行痊愈而不留瘢痕。妇女和同性恋男性接受肛门-直肠性交后，可发生原发性肛门或直肠感染，女性也可自家传播。指淫或口淫者可见于手指或口腔。初疮往往不被注意。如初疮发生在尿道，可并发尿道炎，有黏液或黏液性脓液排出。

（2）中期淋巴结病：初疮出现1~4周后发展至第二期，表现为腹股沟淋巴结病。通常只累及单侧（占2/3），亦可是双侧（占1/3），发炎的淋巴结肿大，开始侵犯1~2个淋巴结，后侵犯多个，与周围组织粘连、融合在一起，形成大的团块，质硬，疼痛并有压痛，肤色变为紫红色，称为"第四性病性横痃"。肿大的淋巴结被腹股沟韧带上下分开而形成"沟槽症"，有诊断意义。经1~2周后淋巴结软化破溃，排出黄色脓液，并形成许多瘘管，似"喷水壶状"。愈后留有瘢痕，亦可不化脓而自然吸收消退（见表13-6）。

表13-6　LGV感染损害部位及相应受累淋巴结

原发感染部位	受累淋巴结
阴茎，前尿道	浅表和深部腹股沟淋巴结
后尿道	髂深、直肠周围
外阴	腹股沟
阴道，子宫颈	髂深、直肠周围、腰骶部
肛门	腹股沟
直肠	髂深、直肠周围

在中期过程中，可出现全身症状，如发热、寒战、肌痛、头痛、恶心、呕吐、关节痛等，亦可有皮肤多形红斑、结节性红斑、眼结膜炎、无菌性关节炎、假性脑膜炎、脑膜炎及肝炎等。脑脊液和血液中也曾发现过LGV感染，提示发生了感染播散。吸入飞沫所致的实验室感染可引起纵隔淋巴结炎、局限性肺炎和胸膜炎。

（3）晚期生殖器象皮肿和直肠狭窄

①生殖器象皮肿：发病于潜伏期后1~2年或更晚，由于淋巴结慢性炎症、淋巴回流障碍，少部分男性出现阴茎或阴囊象皮肿，表面可出现疣状增殖或息肉。

②肛门直肠综合征：通常发生在肛门上方2~6cm，可有直肠疼痛、脓血便及里急后重，肛检可触到坚硬、增厚的病变，临床和X线常被误诊为癌肿。

生殖器象皮肿及肛门直肠综合征可继发癌变。

2. 实验室检查

（1）血清学方法

①补体结合试验：此种试验经长时间和许多实验室的使用证明是有价值的。所用的抗原和鹦鹉热、沙眼衣原体感染者的抗体起不同程度的交叉反应，可疑病人的滴度达 1∶64，1∶64 以上则有意义。

②微量免疫荧光试验：此试验的敏感性及特异性比补体结合试验强，可用来鉴别本病和其他衣原体感染。对直肠炎病人的鉴别最有用。通常滴度需大于 1∶512 才有意义。

（2）衣原体培养：对证实本病有肯定意义，但敏感性不高。

①培养的标本在男性常取自直肠和肿大的淋巴结，如腹股沟淋巴结肿大时，标本可从有波动的淋巴结中抽取脓液来分离，但针头应从邻近的正常组织部位刺入，脓液接种到细胞之前必须用生长培养基做 1∶1 稀释，以避免对细胞的毒性。

②所有衣原体标本都应作为潜在性感染因子对待，防止以气溶胶形式传染给人或污染细胞培养物。因此应常规使用生物安全柜操作。

③标本在接种前先用抗生素处理，常用的抗生素有庆大霉素、万古霉素、链霉素和制霉菌素。

④由于性病性淋巴肉芽肿衣原体不必离心就能感染邻近细胞，导致细胞裂解，这种性状有助于鉴定可疑分离物。在用细胞松弛素 B 处理过的 McCoy 细胞中，离心和不离心的性病性淋巴肉芽肿衣原体的包涵体的比率为 50∶1。

（3）组织病理：初发的丘疹为非特异性炎症。淋巴结早期有上皮样细胞聚集成小岛状，逐渐在其周围出现慢性肉芽肿炎症，有浆细胞浸润。以后中心出现大片凝固性坏死，并被大量中性粒细胞及一些巨噬细胞填充，这些中心性坏死形成三角形或四角形星状脓肿，环绕脓肿四周的上皮细胞呈栅栏状排列。此种淋巴结的星状脓肿在诊断上有相当重要的参考价值。后期为广泛纤维化及大面积凝固性坏死。

（二）辨证诊断

本病是感染秽毒，凝集于股内合缝处结肿而成。其病位相对在下，其病性初起多为实热证，后期则多为虚证或虚实错杂证。故在辨证时当辨清实热证还是虚证或虚实错杂证，实当辨清寒、热、燥、湿，属痰还是属瘀，虚当辨清气血、阴阳、脏腑。

1. 湿热下注型

（1）临床表现：股内合缝处结肿，发病缓慢，初起表面不红不热，继而呈暗红色，发于三阴经之别。非单纯毒热阳证，初起半阴半阳，伴发热，头痛，纳差，关节痛。舌红，苔黄或腻，脉滑数。

（2）辨证要点：腹内合缝处结肿，发病缓慢，发于三阴经之别。舌红，苔黄腻，脉滑数。

2. 血瘀阻络型

（1）临床表现：肿大的淋巴结破溃后成瘘，难敛，疮色暗淡，转为阴证，形成象皮肿，残留疤痕狭窄，伴乏力，气短。舌紫暗，苔白，脉沉涩。

（2）辨证要点：肿大的淋巴结破溃后成瘘，难敛，疮色暗淡，形成象皮肿，残留疤痕狭窄。舌暗，苔白，脉沉涩。

3. 气阴亏损型

（1）临床表现：皮核破溃，脓液黄白，先稠后稀，疮口紫暗不鲜，形成瘘管，此愈彼溃，痛不明显，久不收口，兼见低热，盗汗，口干，乏力，纳呆。舌红，苔少，脉细数。

（2）辨证要点：皮核破溃，脓液黄白，形成瘘管，病不明显，久不收口。舌红，苔少，脉细数。

二、鉴别诊断

其淋巴结炎主要需与梅毒性腹股沟淋巴结炎及软下疳的腹股沟淋巴结炎相区别。（见表 13 – 7）

表 13 – 7　各种性病性淋巴结炎的鉴别

项目	梅毒	软下疳	性病性淋巴肉芽肿
病原体	梅毒螺旋体	Ducrey 杆菌	衣原体 $L_{1~3}$ 型
潜伏期	2 ~ 4 周	2 ~ 5 日	1 周
分布	两侧	一侧或两侧	一侧或两侧
大小	拇指大	鸡蛋大或更大	鸡蛋大或更大
数目	数个	单个或数个	多个
潮红，化脓	无	有	有

项目	梅毒	软下疳	性病性淋巴肉芽肿
沟槽征	无	无	有
多瘘管	无	少数	有
疼痛	无	有	有
全身症状	无	有时有	有
临床经过	慢性	急性	慢性
梅毒血清反应	阳性	阴性	阴性

三、治疗

（一）提高临床疗效的思路提示

1. 明确诊断

由于该病在国内极为少见，且易与多种性传播疾病相混淆，因此应采用严格的现代医学检查以明确诊断，以便及时处理，免于失治、误治。

2. 明辨虚实

该病初起表现为实证、热证。若久治不愈，正气亏损，则表现为虚证、寒证。辨明虚实，对症施治，以利整体恢复。

3. 内外结合

对于本病应坚持内治、外治相结合，对于全身的治疗应采用足量、敏感的抗生素，同时局部需对症施以外敷、外洗、物理及外科手术治疗，以缩短疗程，提高疗效。

（二）中医治疗

1. 内治法

（1）湿热下注型

治法：解毒散结，行气除痰。

方药：土茯苓合剂加减。

土茯苓 20g，金银花 25g，野菊花 20g，夏枯草 12g，连翘 12g，浙贝母 10g，柴胡 10g，川芎 10g，车前子 25g（另包）。

（2）血瘀阻络型

治法：益气活血，托里败毒。

方药：托里透脓汤加减。

黄芪30g，炒白术12g，当归10g，炒穿山甲10g，白芷10g，皂角刺10g，甘草10g，白芍15g，制何首乌15g，川芎10g。

（3）气阴亏损型

治法：益气养阴，兼清余毒。

方药：八珍汤加减。

当归10g，川芎6g，党参20g，白术10g，茯苓15g，熟地黄15g，生黄芪20g，黄柏10g，蒲公英15g，甘草10g。

2. 外治法

（1）药物外用

①早期：青黛散调麻油涂敷患处，或用3%硼酸液浸洗，每日3次。

②中期：淋巴结肿大未破者，用四黄散、金黄如意膏或黄连膏外敷，破溃初期，瘘管肉芽鲜红者，用四黄软膏外敷。如瘘管肉芽组织不新鲜，脓腐难脱，可用八二丹药线引流，提脓祛腐，方用熟石膏4g，升丹1g，研细末，制成药线，插入瘘管，外敷四黄膏或金黄膏；脓腐已尽，疮面干净，用生肌膏或白玉膏外敷。

③晚期：用阳和解凝膏、回阳玉龙膏或冲和散敷于肿硬部。

（2）熨法治疗：用熨风散药末，取赤皮葱连须240g，捣烂后与药末和匀，酸醋拌炒至极热，用布包熨患处，稍冷即换。适用于晚期象皮肿者。

（三）西医治疗

1. 全身治疗

（1）多西环素片，100mg，每日2次，口服，共21日。

（2）四环素片，500mg，每日4次，口服，共14日。

（3）米诺环素片，100mg，每日2次，口服，共14日，首剂加倍。

（4）红霉素片，500mg，每日2次，口服，共14日。

（5）复方新诺明片，2片，每日2次，口服，共14日。

（6）阿奇霉素片，1.0g，每日1次，口服。

2. 局部治疗

淋巴结未化脓者可行冷敷、湿敷或超短波治疗。淋巴结炎化脓时，应用注射器抽吸脓液，禁止切开排脓，以免瘘管形成，不易愈合。若溃疡破坏较甚，可行植皮术。晚期直肠狭窄可行扩张术，严重者及象皮肿可做外科手术切除。局部可用1:8000高锰酸钾液清洗。

第九节 传染性软疣

传染性软疣是一种由病毒感染引起的表皮增生性传染病，多因密切接触而传播，主要发生于儿童及性生活活跃的年轻人，其中发生于外阴部者多因性接触所致，而且常并发其他性传播疾病，临床以光泽性脐状丘疹为特征。

中医学称本病为"鼠乳"，俗称"水瘊子"，多由肝胆湿热及风热毒邪蕴结肌肤而发病。

一、临床诊断

(一) 辨病诊断

1. 症状与体征

本病主要见于性活跃的青年和出生后1~6周的婴幼儿及儿童。潜伏期一般为2~7周。典型的皮疹为半球状痘疹，呈正常皮色或珍珠白色，散在或聚集，但彼此间不融合，有蜡样光泽，质柔韧，直径通常为0.2~0.5cm，个别大者可达1~2cm。中央有脐窝，成熟的皮损中央可挤出凝乳状物质，这是本病的特点。皮损数目不等，极少数患者可达数百个，成人常见于下腹部、耻骨部、生殖器、大腿内侧。同性恋者可发生于肛周，除免疫缺陷或免疫抑制患者外，一般不侵犯黏膜，皮损可因搔抓及自家接种而呈条状、串珠状分布，大多可自然消退，一般无自觉症状，有时有痒感，也可因瘙痒抓搔而致继发性感染，有些患者在发病几个月后在某些皮损周围发生斑片状湿疹样反应，称为"软疣皮炎"，当软疣刮除后可自行消退。病程与皮损数目无关，愈合后不留瘢痕。

2. 实验室检查

(1) 直接涂片：挤压损害可自凹窝内排出乳酪样物，涂于载玻片上，做姬姆萨涂染色或赖特染色，光镜下观察，可见软疣小体。

(2) 病理检查：组织病理学检查具有特异性，有诊断价值。

(3) 血清学检查：多数患者体内证明有病毒特异性抗体存在，主要为IgG，常用免疫荧光法检查，特异性强，阳性率高。

（二）辨证诊断

由于导致传染性软疣的病机是秽毒之气与肝胆湿热之邪搏结于肌肤，故本病表现并不复杂，以肝经湿热证为主，尚可见热毒炽盛之证。或目眩，口苦，舌苔黄腻，脉弦滑数，或痒甚，舌红，脉数等。

1. 肝胆湿热型

（1）临床表现：生殖器或躯干、四肢发生皮损，多为半球状丘疹，高出皮肤，中央有白色凹陷，有光泽，可挤出凝乳状物质，伴瘙痒及口苦，咽干，小便黄，纳差，急躁易怒，耳轰鸣。舌质红，苔黄腻，脉弦滑数。症状轻者仅有轻微瘙痒及口苦症状。

（2）辨证要点：半球状丘疹，中央凹陷，可挤出凝乳状物质，口苦，小便黄。舌质红，苔黄腻，脉弦滑数。

2. 热毒炽盛型

（1）临床表现：躯干、四肢及生殖器发生皮损，多为半球状丘疹，高出皮肤，中央有白色凹陷，可挤出凝乳状物质，瘙痒甚，或见口燥，咽干，目涩。舌质红，苔黄，脉弦数。

（2）辨证要点：半球状丘疹，中央凹陷，可挤出凝乳状物质，瘙痒甚。舌质红，脉弦数。

二、鉴别诊断

（一）光泽苔藓

本病常见于股内侧、前臂、下腹部、阴茎等处，出现粟粒大小的光亮、平顶的丘疹，黄白色、淡红色或正常皮肤颜色，或稀疏，或散在，或广泛分布而融合成片，无自觉症状，或有微痒。病程缓慢，经数年后可自行缓解或消退。

（二）角化棘皮瘤

本病多见于中年男性，好发于面部、手背与臂部，皮损开始为一个突出的丘疹，后迅速增大，在 3~8 周内可达 2cm 直径大小，正常皮肤颜色，中央有一充满角质的凹陷，表面或有结痂，以后病情渐渐缓解，一般于半年内自行消退，遗有轻度凹陷的疤痕。

三、治疗

（一）提高临床疗效的思路提示

1. 详查病因

传染性软疣是由痘病毒感染所致，并主要通过性生活传播。病因有热毒炽盛和肝胆湿热之分，临证当结合相关症状，详查病因，审因论治，从而提高疗效。

2. 内外兼治

可把外治与内治结合起来，在用外治法去除疣体的同时采用辨证论治，调整机体状况，提高免疫能力，防止复发，从而提高疗效。

3. 注意隔离

本病可隶属于性传播疾病，故在治疗时应洁身自好。防止重新接触传染源，小儿应避免接触这类疾病的患者。

（二）中医治疗

（1）肝胆湿热型

治法：清利肝胆湿热。

方药：龙胆泻肝汤加味。

龙胆草 12g，栀子 15g，黄芩 12g，柴胡 9g，生地黄 9g，车前子 15g，泽泻 9g，木通 9g，生甘草 6g，当归 9g，薏苡仁 15g。

（2）热毒炽盛型

治法：清热解毒。

方药：五味消毒饮加味。

金银花 20g，野菊花 15g，蒲公英 15g，紫花地丁 15g，紫背天葵 15g，连翘 15g，丹皮 15g，玄参 12g，苦参 20g，木贼 20g。

（三）西医治疗

1. 冷冻治疗、激光治疗，或行钳夹术。

2. 足叶草酯液或 0.9% 或 0.1% 维 A 酸酒精外涂，均有效。

3. 先将皮损涂以 5% 碘酊，继用无菌针头刺破，挑出酪状物，再涂以 2% 碘酒。

4. 取 1%5－FU 溶液外用，用注射针头蘸药少许，点刺于疣体中心，每日用药 1~2 次。

第十节　生殖器念珠菌病

生殖器念珠菌病主要表现为男性念珠菌性龟头炎，可通过性接触传播，是一种常见的性传播疾病。

在中医学里，本病可归于"阴痒"范畴。

一、临床诊断

（一）辨病诊断

1. 症状与体征

男性生殖器可以携带念珠菌而无临床症状，有症状者常表现为龟头、包皮炎，多见于包皮过长的患者。龟头和包皮内面发红，可有白色奶酪样斑块和分泌物。阴茎和阴囊可有鳞屑性瘙痒性损害。累及尿道口舟状窝时，可产生尿频、尿痛等，少数可表现为急性水肿型包皮龟头炎，也可有疱疹、小脓疱、糜烂面。

2. 实验室检查

（1）直接镜检法：取龟头表面分泌物涂片，滴加 1~2 滴等渗盐水或 10% KOH，直接在光镜下观察，或革兰染色后，在油镜下检查革兰阳性芽生孢子及假菌丝，阳性检出率约为 80%。

（2）培养法：所有标本均应培养在沙氏琼脂基上，置室温或 37℃ 中，然后检查典型菌落中的细胞和芽生假菌丝。白色念珠菌在玉米培养基上产生厚膜孢子，这是一种重要的鉴别方法。但需要说明的是，检出真菌不一定表明有感染存在。因此，培养应仅限于瘙痒或其他症状怀疑有念珠菌，但直接镜检无法确定的患者。

（3）聚合酶链反应（PCR）：应用 PCR 技术体外扩增编码白色念珠菌细胞色素 $P_{450}L_1A_1$ 的基因片段，在 7 小时内可以检测出 $500\mu L$ 中含有 30 个酵母菌的临床标本。对 22 份临床标本同时进行 PCR 检测和真菌学鉴定，显示两者具有较满意的一致结果。PCR 法避免了细菌污染问题，并大大缩短了念珠菌的检出时间，可在几小时内完成对仅含几个念珠菌临床标本的检测。

（二）辨证诊断

1. 脾虚湿盛型

（1）临床表现：男性见龟头及包皮发痒，包皮内可见白色块状分泌物，面色㿠白或萎黄，四肢倦怠，神疲纳差，便溏。舌淡，苔白腻，脉缓。

（2）辨证要点：龟头及包皮发痒，包皮内有块状分泌物。舌淡，苔白腻，脉缓。

2. 湿热下注型

（1）临床表现：男性龟头及包皮瘙痒甚，阴囊潮湿，纳差，小便黄。舌红，苔黄腻，脉濡数。

（2）辨证要点：龟头包皮瘙痒甚，阴囊潮湿，小便黄。舌红，苔黄腻，脉濡数。

二、鉴别诊断

（一）股癣

股癣发于股内侧及阴部皱襞处，亦可扩延至会阴、肛周等，自觉瘙痒，常因搔抓致湿疹化或苔藓化，损害初发为边缘清晰、微隆起的红斑，渐扩大，有皮屑，由红色渐转为褐色，中心自愈，逐渐向周围扩大，边缘炎症较明显，上有小疱、糜烂、痂皮等，形成环形。真菌检查多为皮肤丝状菌。

（二）其他原因所致的包皮、龟头炎

一般根据相关症状和接触史，结合有关实验室检查即可鉴别。

三、治疗

（一）提高临床疗效的思路提示

1. 明确诊断

本病的病原体为白色念珠菌，根据其症状特点，结合病史和有关检查，做出正确诊断，并要重视对性伴侣的检查。

2. 详查病因

导致生殖器念珠菌病的主要病因是湿浊与湿热，临证只有正确区分，才能恰当地选择相应的药物，以提高疗效。湿浊致病常见分泌物黏腻、质稠，因无热而臭气并不明显，同时伴见脾虚水湿不运之证候，故治当健脾化湿。

湿与热结者，可见分泌物质稠、色黄，有明显臭气，并有瘙痒症状，治宜清利湿热。

3. 内外兼治

可将外治与内治结合起来，外治以治标，可迅速消除症状，内治去除病因以治本，防止复发，二者结合起来，能提高本病的治愈率。

4. 中西医贯通

西药制剂外用对本病有较好效果。一些利湿健脾清热中药能调整全身状况，改善机体的免疫能力，若二者有机结合，可相得益彰，缩短病程，提高疗效。

（二）中医治疗

1. 内治法

（1）脾虚湿热型

治法：健脾利湿化浊。

方药：完带汤。

白术 15g，山药 15g，人参 12g，炙甘草 3g，苍术 12g，柴胡 12g，陈皮 12g，车前子 15g（包），黑芥穗 9g，炒薏苡仁 20g。

（2）湿热下注型

治法：清利湿热。

方药：龙胆泻肝汤加减。

龙胆草 10g，茯苓 15g，猪苓 12g，泽泻 12g，栀子 12g，丹皮 12g，茵陈 12g，车前子 15g（另包），牛膝 12g，黄柏 9g。

阴部痒甚者加白鲜皮 12g，贯众 12g，川楝子 9g，苦参 15g。

2. 外治法

（1）蛇床子 30g，苦参 6g，黄柏 30g，白鲜皮 30g，苍术 30g，花椒 20 粒。水煎外洗，每日 1～2 次，10 日为 1 疗程。

（2）黄连 15g，青黛 15g，马牙硝 15g。共研细末，用甘油调匀，涂于龟头冠状沟处，每日 2 次。

（3）外搽方：适用于阴痒皮肤破损者，珍珠、青黛、雄黄、黄柏、儿茶各等份，冰片适量，共研细末外搽。

（4）玄明粉适量，开水冲化，先熏后洗，连用 2 日，更换新药。

（三）西医治疗

1. 念珠菌性龟头炎

克霉唑霜每日 2 次，外用，用 7 ~ 14 日。

2. 复发性念珠菌龟头炎

咪康唑栓剂或克霉唑霜外用，每日 2 ~ 3 次，7 日为 1 疗程，或用酮康唑，每日 400mg，共 14 日。

（四）中医专方选介

1. 蛇床子散

蛇床子、苦参、百部、地肤子、黄柏、龙胆草、白鲜皮各 30g，明矾 15g，冰片 0.3g。水煎外涂。治疗龟头包皮念珠菌病 25 例，治愈 14 例，好转 10 例，未愈 1 例。[冯桥. 广西中医药. 1999，22（3），35]

2. 外用方

苦参、黄连、黄柏各 30g，间苯二酚 100g，液化酚 40mL，冰片、薄荷脑各 10g，共制 1000mL。涂患部，每日 2 次。临床应用获得了满意疗效。[刘玲. 实用中医药杂志. 2000，16（5）：31]

第十一节 阴虱病

阴虱病是由阴虱引起的一种疾病，临床以局部皮肤剧烈刺痒，刺痒甚处有小红斑点或丘疹，搔抓后出现抓痕和血痂为特点，是一种常见的性传播疾病。阴虱主要寄生在阴毛部位（包括耻骨联合、会阴部、肛周等处），偶见于腋下、眉毛处。本节主要介绍发生于阴毛部位的阴虱病。

中医称该病为"虱痒病"或"阴虱疮"。

一、临床诊断

（一）辨病诊断

1. 症状

本病表现为阴毛部位刺痒难耐，坐卧不宁。

2. 体征

本病体征为阴部皮肤发红，有小红斑点，上有血痂。常因搔抓合并感染而有脓疱、渗液、脓痂形成。检查内衣裤可有血染的痕迹，在阴毛部位仔细观察可找到活的成虫。

3. 实验室检查

合并感染时化验血常规，可见白细胞增多，中性粒细胞升高。在阴毛或阴毛根部查找虱卵或阴虱成虫送检，在低倍镜下直接镜检，或在放大镜下观察，发现活动阴虱成虫即可确诊本病。

（二）辨证诊断

1. 热重于湿型

（1）临床表现：发病急，阴毛局部可见红斑点或丘疹，刺痒难耐，肤色潮红，有抓痕和血痂，搔抓致渗液、糜烂、脓疱，伴身热、口渴、大便秘结、小便短赤。舌质红，苔薄白或黄，脉弦滑或弦数。

（2）辨证要点：发病急，刺痒难耐，搔抓致渗液、糜烂、脓疱，伴身热、口渴、大便秘结、小便短赤。舌红，苔薄黄，脉弦滑或弦数。

2. 湿重于热型

（1）临床表现：发病缓慢，局部可见小红斑点或丘疹，皮肤轻度红，瘙痒，搔抓后糜烂渗液较多，伴纳少，身倦，小便清长。舌质淡，苔白或白腻，脉滑或弦滑或缓。

（2）辨证要点：发病缓慢，局部可见斑点或丘疹，皮肤轻度发红，瘙痒，伴纳少，身倦，小便清长。舌淡，苔白腻，脉弦滑或缓。

二、鉴别诊断

（一）阴部瘙痒症

阴部瘙痒症的典型特点是阴部瘙痒处无丘疹，局部找不到阴虱。

（二）阴部神经性皮炎

阴部神经性皮炎以苔藓样变为主要特征，皮损表面光滑，或有少量鳞屑，患部皮损干燥，浸润肥厚，局部找不到阴虱。

（三）阴部湿疹

阴部湿疹皮损为多形性，易有渗出液，对称发作，且有急性发作期，局部找不到阴虱。

（四）疥疮

疥疮好发于指缝、腕屈侧、肘内、股内及臀下部位，皮损有红丘疹、水疱、隧道、脓疱，镜检可查到疥螨及虫卵。

三、治疗

（一）提高临床疗效的思路提示

1. 详问病史，明确诊断

阴虱病是一种性传播疾病，主要通过直接接触或间接接触两种途径传播，了解病人是否有冶游史，是否用过不洁净的浴巾、卧具等，有利于该病的诊断。

2. 内外兼治，注重外治

阴虱病的治疗口服药物疗效有限，主要为防止感染。应注重外治疗法，直接杀死阴虱及其虫卵以确保本病不再复发。

3. 夫妻同治，切断传染源

一旦患病，要坚持夫妇同治的原则，防止相互交叉感染。详查病因、病史，杜绝不洁性生活，注重个人卫生，切断传播途径，彻底消灭传染原，防止本病反复发作。

（二）中医治疗

1. 内治法

（1）热重于湿型

治法：清热利湿。

方药：龙胆泻肝汤加减。

龙胆草 10g，栀子 15g，黄芩 15g，车前子 15g（另包），木通 6g，泽泻 15g，生地黄 10g，甘草 10g，滑石 30g。

（2）湿重于热型

治法：健脾利湿，佐以清热。

方药：萆薢渗湿汤加减。

萆薢 20g，茯苓 30g，薏苡仁 30g，苍术 15g，黄柏 10g，丹皮 10g，泽泻 15g，通草 10g，滑石 15g，白鲜皮 20g。

2. 外治法

（1）百部酊外搽。百部 50g，75% 酒精 250mL，将百部浸入酒精中，25 小时后滤过备用，外搽患处，每日 2 ~ 3 次。

（2）硫黄霜局部外涂。

（3）灭虱洗剂。百部 50g，苦参 30g，地肤子 20g，蛇床子 20g，白鲜皮 20g，明矾 15g，鹤虱 30g。日 1 剂，水煎，先熏后洗，每日 2 次。

（三）西医治疗

1. 外治疗法

剃除阴毛，外用 25% 苯甲酸苄酯乳剂或 1% r – 666 霜，亦可用 5% 白汞软膏涂搽，每日 2 次，次日洗涤 1 次，1 周后再重复使用。

2. 药物内治

如合并感染可用以下药物。

（1）复方磺胺甲基异恶唑片，2 片，每日 2 次，口服。

（2）氧氟沙星，0.2g，每日 3 次，口服。

（3）天方罗欣片，0.2g，每日 1 次，口服。

（四）中医专方选介

1. 百部薄荷方

百部 250g，白鲜皮 100g，薄荷 40g，地骨皮 100g，苦参 100g。将上药加入 75% 乙醇 1000mL 浸泡 72 小时，去渣过滤后搽会阴及肛周毛发区，每日 2 次，共 2 日。共治 166 例，全部治愈。治疗 1 日后痒感消除率可达 58.8% ~ 60.0%。[曹素奇，等. 中药泡液治疗阴虱病的临床疗效观察. 临床皮肤科杂志. 1999，28（6）：375]

2. 百部散

百部 150g，蛇床子 60g，苦参 50g，黄柏 40g，地肤子 30g。加水 1500mL，煎至 1200mL，先熏后洗阴部至肛周，每次约 20 分钟，注意不要烫伤皮肤，疗程为 1 周。治愈率为 100%。[梁宝慧，等. 李博鉴主任医师对阴虱的诊治经验. 光明中医. 1998，4（5）：24]

3. 百部芦荟方

百部 6g，川椒 60g，芦荟 50g。先将前两味药倒入冷水中浸泡 2 小时，或以火煎沸，再用文火煎煮 10 分钟，去渣，纳芦荟粉。每日 1 剂，分 2 次先熏，后坐浴，辅以内服方即柴胡 12g，当归 10g，龙胆草 5g，栀子 12g，黄柏 9g，大黄 10g，车前子 12g（另包），芦荟 3g（冲）。每日 1 剂，水煎，饭后服。5 日为 1 疗程。共治 103 例，结果治愈 98 例，显效 5 例，无效 0 例，治愈率达 95.1%。[龙淑芝．中药内外合治阴虱方 103 例．四川中医．1999，17（4）：43]

第十二节　疥　疮

疥疮是由疥螨引起的接触传染性皮肤病，以惯发于指缝、腕部屈侧、脐围、下腹部及两股内侧粟粒大丘疹、丘疱疹、疱疹及隧道，伴奇痒为特征，常因接触而感染，极易在集体或家庭中流行。

疥疮俗称癞疥疮，中西医同名。

一、临床诊断

（一）辨病诊断

1. 症状

患者自觉疥螨侵犯部位皮肤奇痒难忍，夜间尤甚。

2. 体征

皮损多发生于皮肤薄嫩部位，如手指缝及其两侧、腕部屈侧、肘窝、下腹部、腹股沟、股内侧及外生殖器等部位，重者可累及其他部位，但一般不累及头、面部。皮损主要表现为针头大小的丘疹、丘疱疹及疱疹，疏散分布。早期近正常肤色，继而可呈微红色，但多无红晕。在丘疱疹或疱疹邻近，有时可见疥虫在表皮内穿掘的灰白或浅黑色线状隧道，长约数毫米。在婴幼儿，偶可发生以大疱为主的大疱性疥疮；成年男性或儿童在阴囊、阴茎等处可出现淡红色或红褐色绿豆至黄豆大的半球形疥疮结节。

3. 实验室检查

（1）针挑法：选择新鲜水疱，用消毒针尖将水疱挑破，轻轻向两侧刮一下，或在隧道一端的灰白色小点处轻轻挑出疥螨，移至载玻片上，于显微镜下查到疥虫，即可确诊。

（2）矿物油刮检法：选择早期皮疹，以蘸上矿物油的消毒手术刀刃轻刮皮疹 6 ~ 7 次，移到载玻片上，如此重复刮 4 ~ 5 个皮疹，置于同一玻片上，在显微镜下发现疥螨或虫卵即可明确诊断。

（二）辨证诊断

1. 风热蕴肤型

（1）临床表现：手指、指缝、腕部屈侧、肘内、股内、臀下瘙痒难耐，遇热或夜间病情加重。皮损为灰白色或黑色隧道、丘疹、水疱，伴大便不爽，小便发黄。舌红，苔黄，脉弦数。

（2）辨证要点：手指、指缝，股内等处剧痒，皮损主要表现为黑色隧道、丘疹、水疱，伴大便不爽，小便发黄。舌红，苔黄，脉弦数。

2. 血虚风燥型

（1）临床表现：手指、指缝、腕部屈侧、肘内、股内、臀下等处皮肤干痒，抓破流血，病程缓慢，反复发作，经久不愈。舌红，少苔，脉细数。

（2）辨证要点：手指、指缝、腕屈等处皮肤干痒，病情反复发作，经久不愈。舌红，少苔，脉细数。

二、鉴别诊断

（一）湿疹

湿疹病因不明，无传染性，皮疹呈多形性，对称发作，慢性期有浸润、肥厚等特征，二者不难鉴别。

（二）皮肤瘙痒症

皮肤瘙痒症无原发性皮肤损害，好发于四肢伸侧，瘙痒常为阵发性，在体表查不到疥螨及虫卵。

（三）神经性皮炎

神经性皮炎皮损近正常皮色，苔藓化明显，好发于颈、骶尾及四肢伸侧等处。体表查不到疥螨及虫卵。

（四）阴虱病

见阴虱病节。

三、治疗

（一）提高临床疗效的思路提示

1. 抓住特征，明确诊断

根据疥疮特有的丘疱疹、疱疹和隧道及阴囊瘙痒性结节，好发于指缝、腕部屈侧、下腹及股内侧，奇痒难耐，入夜尤甚，常集体发病，在体表可查到疥螨或虫卵等特点，一般不难诊断。

2. 内外结合，注重外治

内服药物多可对症处理、防止并发症，目前尚无针对性治疗的药物。外用药物有及时、有效、针对性强等特点，当为首选。

3. 集中施治，切断传染源

疥疮一般不会单个发病，一旦发现，全家或集体中被传染者必须同时接受治疗，以免反复交叉感染，导致本病缠绵难愈。

（二）中医治疗

1. 内治法

（1）风热蕴肤型

治法：散风清热，利湿杀虫。

方药：消风散加减。

当归20g，生地黄10g，防风9g，蝉蜕6g，荆芥6g，牛蒡子9g，石膏20g，知母12g，木通6g，蛇床子12g，地肤子15g，白鲜皮15g，丹皮10g。

（2）血虚风燥型

治法：滋阴养血，润燥除湿。

方药：滋阴除湿汤加减。

当归20g，生地黄10g，白芍15g，川芎10g，柴胡12g，黄芩10g，知母12g，地骨皮10g，泽泻15g，陈皮9g，丹参20g，何首乌10g，白蒺藜12g，苦参15g，地肤子15g。

2. 外治法

（1）针灸疗法

①毫针法：取曲池、八邪、血海、百虫窝、阴陵泉。强刺激，泻法。每日1次。用于疥疮引起的瘙痒。

②耳针法：取肝、脾、神门，留针30分钟，2日1次。

（2）涂敷疗法

①用20%硫黄软膏外涂，每日2次，连续应用1周。

②用5%硫黄霜外涂，每日2次，连用1周，用于5岁以下的儿童。

③用50%的百部酊外涂，每日2次，连续应用7日以上。

（三）西医治疗

1. 内服药物

（1）氯苯那敏片 8mg，每日 2 次，口服。

（2）天方罗欣片 0.2mg，每日 1 次，口服。

（3）红霉素片 0.25mg，每日 4 次，口服。

2. 外用药物

（1）用 10%～25% 苯甲酸苄酯乳剂外涂，每日 2 次，连用 1 周。

（2）用 40% 硫代硫酸钠溶液外涂，每日 2 次，连用 1 周。

（3）用 10% 优力肤霜，每晚 1 次，连续 2 次，颈部以下外涂。

（四）中医专方选介

1. 海蛇吴硫散

海螵蛸 20g，蛇床子 20g，吴茱萸 20g，硫黄 20g，生油或茶油适量。取前四味药混合、研粉。用时加生油或茶油适量致湿润，用 20cm×20cm 的棉布，包起呈药球，用时火熏致热，以不烫手为宜，趁热外搽全身皮肤，冷却后随时烤热，再外搽，1 个药球连用 3 个晚上，每晚用药 1 次，每次只搽 1 遍，于睡前 10 分钟用药，用药期间暂不洗澡。共治 225 例，结果全部治愈，一晚痊愈 57 例，两晚痊愈 43 例，三晚痊愈 25 例。[梁邦吉. 海蛇吴硫散外搽治疗疥疮 225 例. 临床皮肤科杂志. 1998，7（4）：44]

2. 五子苦参汤

苦参 40g，硫黄 40g，大枫子 30g，蛇床子 30g，百部 30g，五倍子 20g，地肤子 20g，苍耳子 20g，白鲜皮 20g，紫花地丁 20g，蒲公英 20g，大黄 20g。将上药加清水 3000mL，煎至 1600mL，除去药渣，待凉至温后，用药液擦洗全身，除头、面部外，患病的皮肤着重擦洗，每日 1 剂，分早晚用。共治 100 例，结果：治愈 90 例，好转 8 例，无效 2 例，总有效率为 98%。[蔡志强. 五子苦参汤外治疥疮 100 例. 中医外治杂志. 2000，9（1）：55]

3. 复方硫黄霜

升华硫 20g，甲硝唑 4g，氯苯那敏 0.05g。将上药加入油包水型基质霜 85g，调匀即得。每晚涂药 1 次，自颈部以下遍身薄擦，连续用 6 日，然后更换衣服、床单，洗澡，未愈者进行第二个疗程。共治 356 例，结果：治愈 181 例，显效 27 例，有效 4 例。[柴杰. 复方硫黄霜治疗疥疮 356 例. 中医外治杂

志 . 2000，9（3）：55]

4. 烟草椿树叶浸液

烟叶 300g（切碎），椿树叶 200g。将上药加温开水 1000mL，浸泡 24 小时后，压取汁液，每天用药液涂全身 2～3 次，连用 3～5 日为 1 疗程。同时用该药喷洒衣服、被褥。共治 48 例，结果：痊愈 29 例，好转 16 例，无效 3 例，有效率为 94%。[王敏，等 . 烟草椿树叶浸液治疥疮 48 例 . 中国中医药科技 . 1998，5（6）：390]

5. 疥灵

精制硫黄粉 20g，极细花椒粉 5g，石炭酸 2 滴，土槿皮酊 0.3mL，黄凡士林加至 100g。先沐浴 1 次，然后用药棉蘸药膏，稍用力搽所有皮损至皮肤微微潮红，每日 2 次，连用 3 日。共治 316 例，结果全部治愈。[王洪浩 . 疥灵治疗疥疮 316 例 . 中医外治杂志 . 2000，9（2）：39]

第十三节 艾滋病

艾滋病（AIDS）是由人类免疫缺陷病毒（HIV）的感染而导致的一种疾病，又称获得性免疫缺陷综合征，是一种新的性传播疾病，其主要传播途径为性接触、血液和母婴传播。

一、临床诊断

（一）辨病诊断

1982 年，美国 CDC 对艾滋病定义为："在无引起免疫不全的重要因素，未满 60 岁的年龄组中，伴有 CD_4^+ + T 细胞明显减少和细胞免疫功能不全，由原虫、真菌、病毒、细菌等机会性感染，发生 KS，称为艾滋病。"WHO 宣布，该定义也适用于各国对艾滋病的诊断。

由于艾滋病的基础是免疫功能缺损，而其临床发病主要是以各种机会性感染症的形式出现，因而很难定出一种明确、统一的诊断标准。艾滋病具有三个基本特点，即严重的细胞免疫缺陷，特别是 CD_4^+ + T 细胞的严重缺陷；发生各种致命性机会感染，特别是卡氏肺囊虫肺炎；发生各种恶性肿瘤，特别是卡波济肉瘤。

1. 病史

由于 HIV 感染后病程跨度较大,症状繁多而特异性表现较少,加上发展到艾滋病的机会感染,使病情复杂化,所以诊断困难,但对以下患者必须警惕有 HIV 感染的可能,应检查 HIV 抗体以确诊:①淋病或梅毒等性病患者,衣原体尿道炎或盆腔炎患者;②血友病患者曾接受过 1985 年以前进口的凝血因子等血液制品治疗者;③原因不明的发热 1 个月以上,伴腹泻、消瘦、体重下降 10% 以上,找不出其他原因者;④原因不明的精神、神经症状,特别是年龄在 60 岁以下,出现痴呆、记忆力显著减退者;⑤原因不明的免疫功能低下,导致机会性感染者;⑥Ksposi 肉瘤患者;⑦原因不明的全身淋巴结肿大者;⑧青壮年患有带状疱疹者及结核病患者;⑨无法解释的消耗症状患者,如盗汗、体重减轻、全身无力等。

2. 症状与体征

艾滋病的临床表现主要是 HIV 感染所致的免疫功能障碍而继发疾病的症候群,可分为:①无症状带毒者;②无症状之免疫缺陷;③亚临床症状;④淋巴结病综合征;⑤艾滋病相关综合征;⑥严重艾滋病及并发的致死性机会感染或恶性肿瘤之表现。

1991 年,美国 CDC 与州地区的流行病学专家委员会(CSTE)联合建议扩增艾滋病监测病例的诊断标准,并于 1993 年 1 月 1 日起生效。该标准是根据 HIV 感染者的临床表现分成 A、B、C 三种,又以 $CD_4^+ + T$ 细胞计数将每个临床类型分成三个等级(见表 13 - 8),该分类的前提必须是 HIV 感染者。

表 13 - 8　美国 1993 年修订的 HIV 感染分类系统在青少年和
成人中扩增监测艾滋病的诊断标准

CD_4^+ 细胞分类	临床分类		
	A 无症状的急性 (初期) HIV 或 持续的全身淋巴结肿大	B 有症状,但无 A 或 C 的情况	C 有艾滋病指征
≥500/μL	A_1	B_1	C_1
200 ~ 499/μL	A_2	B_2	C_2
<200/μL	A_3	B_3	C_3

（1）分类 A：凡有下列三种情况之一者，即可归入 A 类。

①无症状 HIV 感染者。

②持续的全身淋巴结肿大者。

③有急性（初期）HIV 感染的疾病或病史者。

（2）分类 B：凡有下列 11 种情况之一者，归入 B 类。

①杆菌引起的血管瘤病。

②口咽部的念珠菌病（鹅口疮）。

③持续、经常或经治疗反应差的外阴阴道念珠菌病。

④宫颈发育异常（轻度/严重）/宫颈原位癌。

⑤持续 1 个月以上的全身症状，如发热（38.5℃）或腹泻。

⑥口腔有毛状的黏膜白斑病。

⑦包括至少 2 次明显突发或一处以上皮区的带状疱疹。

⑧特发性血小板减少性紫癜。

⑨李斯特氏菌病。

⑩骨盆腔的炎症性疾病，特别是并发输卵管、卵巢脓肿者。

⑪周围神经病。

（3）分类 C：包括 25 种艾滋病指征的疾病，凡有其中之一者，不论CD_4^+ + T 淋巴细胞数高低，皆可诊断为艾滋病。

①支气管、气管或肺的念珠菌病。

②食管念珠菌病。

③侵袭性宫颈癌。

④弥漫性或肺外的球孢子菌病。

⑤肺外的隐球菌病。

⑥引起慢性肠炎（病程 >1 个月）的隐孢子虫病。

⑦除肝、脾、淋巴结外的巨细胞病毒性疾病。

⑧导致失明的巨细胞病毒性视网膜炎。

⑨HIV 相关性脑病。

⑩单纯疱疹病毒引起的慢性溃疡（病程 >1 个月）或支气管炎、肺炎和食管炎。

⑪弥漫性或肺外的组织胞浆菌病。

⑫等孢子球虫引起的慢性肠炎（病程 >1 个月）。

⑬卡波济肉瘤。

⑭伯基特氏淋巴瘤。

⑮免疫母细胞淋巴瘤。

⑯脑的原发性淋巴瘤。

⑰弥漫性或肺外的鸟型分枝杆菌复合症或堪萨斯分枝杆菌感染。

⑱任何部位（肺或肺外）的结核分枝杆菌病。

⑲弥漫性或肺外其他种别或未鉴定种别的分枝杆菌病。

⑳卡氏肺囊虫肺炎。

㉑反复发作的肺炎。

㉒进行性多病灶的脑白质病。

㉓反复发作的沙门氏菌败血症。

㉔脑弓形体病。

㉕由于 HIV 引起的消瘦综合征。

在上述 3 种临床分类中，除分类 C 全部属于艾滋病病例外，凡 $CD_4 + T$ 淋巴细胞 $< 200/\mu L$，或 $CD_4 + T$ 淋巴细胞的百分比 $< 14\%$ 的 HIV 感染者（即 A_3、B_3），也可归入艾滋病病例。

3. 实验室检查

（1）一般实验室检查

①红细胞与血红蛋白（Hb）：艾滋病患者常出现红细胞减少，贫血发生率为 70% ~ 95%，贫血一般呈典型的正常细胞性和正色素性。Hb 可低于 100g/L。

②白细胞：有 57% ~ 76% 的艾滋病患者并发白细胞减少，白细胞总数常低于 $4 \times 10^9/L$。42% ~ 87% 的患者淋巴细胞明显减少，可减至 $1000/\mu L$ 以下（正常为 $1500 \sim 4000/\mu L$）。其中 T 细胞减少至 $600/\mu L$ 以下（正常为 $1080 \sim 2880/\mu L$）。

③血小板：艾滋病或无症状的 HIV 感染，均可发生血小板减少(0 ~ 43%)。

④Th/Ts 的比值：正常比值为 1.75 ~ 2.7，艾滋病患者一般小于 1.0，严重的病例可降至 0.02。Th/Ts 比例倒置主要是 T 减少所致。

⑤肾功能不全：约 82% 的患者有蛋白尿，其中 22% 的患者有明显的蛋白尿，尿蛋白≥3 + 0.29%，患者血中肌酐升高，最高可达 15.7mg/dL，尿素氮达 133mg。

（2）机会性感染检查

①卡氏肺囊虫：通过支气管肺泡灌洗液或肺组织活检确诊。分泌物涂片Giemsa染色，查到泡沫样包囊或滋养体即可诊断。

②弓浆虫病：通过虫体检查和血清学检查，特别是 IgG 特异性抗体的检测，可以确定弓浆虫的急性感染。

③等孢子球虫和隐孢子球虫：病人粪便标本涂片，抗酸染色在高倍镜下可以查到这两种病原体以确诊。

④白色念珠菌：病变分泌物涂片可以检出白色念珠菌假菌丝和酵母样孢子，培养法可以分离出白色念珠菌。

⑤新型隐球菌：可取脑脊液涂片墨汁染色或培养法检查病原体，乳胶凝集试验可测得新型隐球菌抗体。

⑥分枝杆菌：分离培养分枝杆菌以确诊。

⑦病毒：如巨细胞病毒等可以用组织培养法分离病毒或检测血清中抗体以确诊。

（3）HIV 检测

①病毒分离：HIV 培养是检测 HIV 感染最可靠的方法，可以从多种临床标本中分离出 HIV，如血液、乳汁、精液和阴道分泌物等。HIV 是一种嗜淋巴细胞病毒，标本如含有淋巴细胞，均可培养出 HIV。培养阳性率最高者是外周血单核淋巴细胞，将淋巴细胞溶解能增加敏感性。目前较常用的检测方法有反转录酶法（RT）、放射免疫测定（RIA）、抗原捕捉法（CA）及核酸探针等。HIV 感染细胞的结构特征可用电镜观察。

②检测 HIV 蛋白抗原：已有检测 HIV－1P_{24}抗原的商品试剂盒，可作为抗－HIV－1 血清学试验的替代试验或辅助试验。病毒的结构基因产生大量P_{24}蛋白，在接触病毒后 1 周，就可用 ELISA 法检出 P_{24}抗原血症。因此，对疑为 HIV 急性感染患者的病毒检测有用。HIV－1 抗原试验可作为 HIV－1 感染者的预后指标之一。P_{24}抗原的出现伴 CD_4＋T 细胞数下降、抗 P_{24}消失或血清β－微球蛋白水平增高被确定为无症状 HIV－1 感染者进展为艾滋病的先兆。

③HIV 基因检测：被检测病人血清标本中病毒基因序列的核酸分子杂交法即是一种。但如不首先培养增殖，该方法的敏感性太低，不能检出感染细胞中 HIV 的基因序列，这与感染宿主基因序列的拷贝数太少有关。所以该方法极少用于检测新鲜的组织标本。

聚合酶链反应（PCR）：借助于 PCR 的非细胞依赖性 DNA 扩增技术，先使 HIV 的特定核苷酸片段得以成百万倍的放大，然后再进行诊断分析，使其敏感性大为提高。

PCR 检测对象：有和 HIV 接触的病史，如母亲是 HIV 阳性的新生儿及婴幼儿、性伙伴是 HIV 阳性患者、静脉吸毒者、血友病患者等，但无确切血清学证据或血清学反应不明确的人群。对 HIV 特异抗原、抗体反应阳性或病毒培养阳性的病例，无须再进行 PCR。另外，PCR 技术还可直接检测导致对于抗 – HIV 药物的耐药性的突变。

④检测反转录酶：取病人外周血或其他体液中的淋巴细胞，体外加 IL – 2 及氢化可的松进行培养，取上清液检测反转录酶活性，阳性者有助于诊断。

A. 酶联免疫吸附试验（ELISA）：用于筛选试验，ELISA 连续 2 次阳性还需用 Western 蛋白印迹法（WB）或放射免疫沉淀试验（RIPA）进行确证。

B. 颗粒凝集试验（PA）：该方法是纯化的 HIV 抗原包被人工合成明胶颗粒，如被检血清中含有特异抗体，可因抗体的桥连作用使致敏颗粒发生凝集，以肉眼观察判定结果。

C. 蛋白印迹法（WB）：敏感性与 ELISA 相同，但具有很高的特异性，是目前确证 HIV 抗体最常用的方法之一。HIV 蛋白先纵向在 SDS 聚丙烯酰胺凝胶上电泳分离，再沿水平方向电泳转移，并吸附于硝酸纤维素膜上。硝酸纤维素膜与待测血清或血浆孵育，HIV 抗体与膜上的 HIV 蛋白质结合，最后用酶或同位素标记的抗人 IgG 检测，可以出现特异性带形。WB 试验能检测到 gP_{120}、gP_{160}、g_{P41}、P_{17}、P_{24}、P_{31}、P_{51}、P_{55}、P_{66} 等。CDC 标准要求 P_{24}、gP_{41} 和 gP_{120} 或 gP_{160} 区带有两条区带阳性者，才能确诊为抗 – HIV – 1 阳性。

D. 免疫荧光测定（IFA）：本方法是用待测血清和吸附于玻璃片上或试管上的单层感染 H_9 或 CEM 细胞起反应，将荧光素标记的抗人 IgG 同已结合在 H_9 或 CEM 细胞上的 HIV 抗体结合，然后用荧光显微镜观察。IFA 做确证试验比 WB 简单，如标本数量少，IFA 一次试验可同时用于筛选和确证 HIV 感染。

E. 放射免疫沉淀试验（RIPA）：本法是将感染的 H_9 细胞和［35S］蛋氨酸孵育，用去垢剂将细胞溶解，将含病毒蛋白的上清液与待测血清混合，如有 HIV 抗体，则同位素标记的 HIV 蛋白与之结合产生沉淀，将沉淀物进行洗脱可使病毒抗原分离。然后病毒蛋白用放射显影鉴定，同时用已知的分子标记物比较。RIPA 是最具敏感性和特异性的检测 HIV 抗体的方法，但技术难度大。

（二）辨证诊断

艾滋病在不同时期的症状表现各异，常见的证候诊断有如下几种。

1. 肝郁脾虚型

（1）临床表现：见于艾滋病潜伏期或艾滋病相关综合征期。症见情志抑郁，胁肋胀痛，胸闷叹息，纳差，腹胀。舌淡，苔白，脉弦。

（2）辨证要点：胁肋胀痛，情志抑郁，纳差，腹胀。舌淡，苔白，脉弦。

2. 气血亏虚型

（1）临床表现：见于艾滋病潜伏期或相关综合征期。症见神疲乏力，言语低微，面色不华，发热，身痛，微恶风寒，或淋巴结肿大。舌淡，苔白，脉细弱。

（2）辨证要点：神疲乏力，言语低微，面色不华。舌淡，苔白，脉细弱。

3. 阴虚外感型

（1）临床表现：见于艾滋病相关综合征期。症见低热，盗汗，畏风，腰膝酸软，咳嗽，痰量少，后颈、腋下及腹股沟等处淋巴结肿大。舌红，少苔，脉浮细数。

（2）辨证要点：潮热，盗汗，腰膝酸软，畏风。舌红，少苔，脉浮细数。

4. 热毒壅盛型

（1）临床表现：症见高热久稽不退，神昏谵语，皮肤斑疹隐隐，大便干结，小便短赤，口渴，心烦。舌质红，脉洪数。

（2）辨证要点：高热久稽不退，皮肤斑疹隐现。舌质红，脉洪数。

5. 肝肾阴虚型

（1）临床表现：头晕耳鸣，二目干涩，视物不清，腰膝酸软，潮热盗汗。舌红，少苔，脉细数。

（2）辨证要点：头晕耳鸣，腰膝酸软，二目干涩，潮热盗汗。舌红，少苔，脉细数。

6. 肾精亏虚型

（1）临床表现：身体极度衰弱，头晕耳鸣，腰膝酸软，心悸气短，或痰中带血，面浮足肿，自汗畏寒。舌淡，苔白，脉沉细。

（2）辨证要点：身体消瘦，头晕耳鸣，腰膝酸软。舌淡，苔白，脉沉细。

二、鉴别诊断

（一）原发性免疫缺陷病

HIV 检测阴性。

（二）糖尿病

艾滋病患者常伴有消瘦等症状，易被误诊为糖尿病，要注意结合病史和其他症状以及实验室检查进行鉴别。

（三）其他

中枢神经系统病变、血液病、结核病、慢性肠炎，以及传染性单核细胞增多症等，也应注意与艾滋病相鉴别。

三、治疗

（一）中医治疗

1. 肝郁脾虚型

治法：疏肝理气，益气健脾。

方药：逍遥散加减。

柴胡 10g，当归 12g，白芍 12g，白术 12g，茯苓 15g，炒扁豆 12g，陈皮 10g，炙甘草 6g。

2. 气血亏虚型

治法：补益气血。

方药：八珍汤加味。

黄芪 30g，党参 12g，炒白术 10g，茯苓 15g，红参 10g，当归 15g，熟地黄 15g，白芍 15g，川芎 6g，炙甘草 6g，制何首乌 20g。

气虚及阳，畏寒肢冷者，加巴戟天 12g，仙灵脾 12g。兼阴虚者，加熟地黄 15g，枸杞子 15g。

3. 阴虚外感型

治法：滋阴解表。

方药：加减葳蕤汤。

玉竹 12g，天花粉 15g，麦冬 12g，地骨皮 10g，白薇 12g，豆豉 10g，薄荷 10g（后下）。

咽喉红肿、疼痛者，加射干 10g，大青叶 20g，板蓝根 15g。淋巴结肿大明显者，加浙贝母 12g，夏枯草 15g。

4. 热毒壅盛型

治法：清热解毒，凉血开窍。

方药：五味消毒饮合清营汤加减。

金银花 30g，连翘 15g，蒲公英 20g，紫背天葵 15g，野菊花 15g，黄连 10g，栀子 12g，生地黄 15g，玄参 15g，丹皮 12g，桔梗 10g，生甘草 10g，菖蒲 15g，郁金 12g。

5. 肝郁阴虚型

治法：滋养肝肾。

方药：六味地黄汤加味。

熟地黄 20g，生山药 15g，山茱萸 15g，女贞子 15g，旱莲草 12g，丹皮 10g，栀子 10g，泽泻 15g，枸杞子 15g。

肝阳偏亢，眩晕者加珍珠母 30g，生石决明 30g；潮热盗汗者，加鳖甲 12g，秦艽 15g，白薇 15g，地骨皮 15g。肝络失和而伴胁痛者，加川楝子 12g，丝瓜络 12g。

6. 肾精亏虚型

治法：补肾填精。

方药：五子衍宗丸加味。

菟丝子 30g，枸杞子 15g，覆盆子 12g，五味子 12g，车前子 20g（另包），鹿角胶 10g（烊化），紫河车 10g，龟甲 20g，红参 10g。

（二）西医治疗

迄今为止，尚无根治 HIV 感染的有效药物。其主要困难在于：a. 感染 HIV 后，病毒的 DNA 便结合到宿主细胞的基因内，成为细胞的一部分。故只有杀灭全部感染的细胞，才能消灭所有侵入的 HIV，这显然是很困难的。b. HIV 同时也是嗜神经细胞的反转录病毒，它能直接侵袭中枢神经系统。故只有既能杀灭病毒，又能通过血脑屏障的药物才能奏效。但一般药物难以满足这两个条件。c. 即使找到了一种能有效杀灭 HIV 的药物，但如果患者已到艾滋病期，其免疫系统已到崩溃程度，难以复原，药物亦无法奏效。

1. 抗–HIV 治疗

HIV 在侵入机体细胞的过程中，具有多个生活周期的环节以适应和抵御机体的防御系统，且其基因结构极为复杂。已合成的药物中包括作用于 HIV 入侵宿主细胞的极早阶段及抑制病毒吸附宿主细胞的药物及阻止其渗入、脱壳、反转录、整合、转录、翻译乃至组装与释放等阶段与环节的药物，其中以抑制吸附与反转录者较有效。

（1）抑制 HIV 与宿主细胞结合（吸附）：系通过抑制 HIV 的 gP_{120} 膜糖蛋白抗原与靶细胞（T 淋巴细胞与单核细胞等）膜上 CD_4^+ 受体的结合而切断 HIV 对细胞感染。

①抗 – HIV 膜蛋白受体的抗体：属被动免疫制剂，主要来自高滴度抗 – HIV 抗体的 HIV 患者，Ⅰ期临床显示，具有缓解艾滋病与艾滋病相关综合征的症状及延长其生存期，且可降低或清除患者血清中的 $HIVP_{24}$ 抗原水平，无任何毒副作用。但追踪发现，患者 CD_4^+ 细胞仍不断减少，且作用短暂，最终难以避免地造成病情再次加重、发展及死亡。

②重组可溶性 CD_4^+（rCD_4^+）及 rCD_4^+ 免疫球蛋白（$rCD \cdot Ig$）：可吸附 HIV – 1 外膜蛋白 gP_{120} 以竞争阻滞后者对细胞 CD_4^+ 受体的作用，已做Ⅱ期临床，没有副作用。体外抑制 T 细胞感染的浓度为 $1 \sim 15 \mu g/L$，rCD_4^+ 结合 Ig 明显延长在体内的半衰期，临床疗效期延长。

（2）抑制反转录酶：HIV 侵入细胞后，借助于反转录病毒的 DNA 多聚酶（反转录酶）合成病毒 RNA 的 DNA 单拷贝，并在反转录酶的控制下合成第二个 DNA 拷贝成为一双链 DNA，并整合至宿主基因中。此过程必须有核糖核酸酶 H（RNaseH）以降解病毒的 RNA 模板。所以，对反转录酶与 RNase H 的抑制药物即可阻断 HIV 整合至宿主细胞，使病毒繁殖受阻，感染中断。

①AZT：全名为 3'叠氮 – 3'去氧胸嘧啶核苷，简称为齐多夫定（AZT）。AZT 是目前治疗艾滋病的首选抗病毒药物。体外证实可抑制细胞内 HIV 的复制，且有良好的血脑屏障穿透性。1986 年起已用于艾滋病及其相关综合征的治疗。口服吸收好，可渗入各类组织，包括脑脊液，血清内半衰期为 1 小时。在 CD_4^+ 细胞低于 $200 \times 10^6/L$ 的晚期 HIV 感染中，应用 AZT 250mg，每 4 小时 1 次，已在大规模多中心临床验证，证明患者的机会性感染发生率及病死率均显著低于对照组，使用 AZT 治疗艾滋病 1028 例，其生存中位数为 770 日，较未用 AZT 治疗生存期中位数 190 日明显延长。AZT 还可以升高 CD_4^+ 细胞数及降低血清 P_{24} 抗原水平。其后又证明每天使用 500mg，或白天每 4 小时使用 100mg 的 AZT，其疗效不降低而副作用减少。最近证明在 CD_4^+ 细胞计数低于 $500 \times 10^6/L$ 的无症

状或症状轻微的早期 HIV 感染者中，使用 AZT 可推迟晚期症状的到来，而毒副反应则显著低于晚期患者。1988 年 12 月～1992 年 1 月欧洲－澳大利亚协作组对 984 例 CD_4^+ 细胞 $>400×10^6/L$ 的无症状 HIV 感染者的对照研究结果也显示，大多数无症状 HIV 感染者应当早期使用 AZT 治疗，其中以 CD_4^+ 细胞 $>$（300～400）$×10^6/L$ 患者中的疗效反应最好。因此，AZT 的适应证已定为一切有症状或无症状的 HIV 感染者。开始剂量成人为 500 毫克/天，小儿为 $180mg/M^2$ 体表面积，每 6 小时 1 次。一组 88 例晚期 HIV 感染的儿童（4 个月至 11 岁）使用上述剂量 AZT 治疗，结果无论在临床症状、免疫学指标及病毒学好转方面皆相当于成年人，均能耐受此剂量。AZT 治疗中，多数患者不能耐受大剂量（1200 毫克/天）超过 6 个月以上，此时，可将剂量减至 600 毫克/天，仍可达到治疗效果。此外，AZT 尚可用来预防，对因医疗操作不慎被污染的针头刺伤所致的意外感染有预防作用。近年来，还有报道显示，在 CD_4^+ 细胞数为（150～300）$×10^6/L$ 的患者中，如果用 AZT 和 DDC（双脱氧胞苷）的联合疗法，可获得优于单个药物的疗效。

治疗艾滋病的美国退役军人合作研究小组将感染 HIV 有症状和 CD_4^+ 计数在（200～500）$×10^6/L$ 的病人随机分组，用安慰剂和 AZT 进行对比治疗。两年半后结果显示治疗有改善，但也面临感染 HIV 加重的矛盾现象。早期用 AZT 治疗几乎可减少临床艾滋病一半的发生率，用 AZT 的第 1～3 个月，CD_4^+ 计数有暂时上升，血清 P_{24} 抗原水平下降。但 3 年生存率早期治疗组和晚期治疗组相似，为何未显示出对生存率的重大影响，一个解释是 AZT 的作用随时间的延长而减弱，有人证实病人体内产生了抗药力。

②双脱氧胞苷（DDC）：是一种与 AZT 相类似的核苷衍生物，在体内与 HIV 共同竞争与宿主细胞 DNA 结合，抑制病毒反转录过程。在体外 $0.5μmol/L$ 浓度下即抑制 HIV 增殖，其抑制作用较 AZT 为强，临床疗效也优于 AZT。对严重感染者也可明显降低其血中病毒抗原水平，使患者的免疫反应增强，且毒副反应也远低于 AZT。主要毒性反应为周围神经病变，剂量在 $0.09mg/（kg·d）$，12 周后易于发生，但停药后立即消失，如出现上述毒性，即可减量至 $0.03mg/（kg·d）$，治疗仍然可继续而完成 6 个月的疗程，目前正在试验治疗中。

③双脱氧腺苷（DDA）：可提高艾滋病患者的 T 细胞，降低病毒血症，口服有效。其特点为药物在细胞内具有较长的半衰期（12 小时以上），且对骨

髓无毒性。

④双脱氧肌苷（DDI）：系 DDA 经腺苷去氨酶作用后转化而成。在艾滋病患者中，该酶的水平增高，故体内主要以 DDI 的形式存在，二者对 HIV 的作用相似。可通过血脑屏障，其毒性较 AZT 明显降低，半衰期较长，I 期临床试验可见患者的症状改善，血 CD_4^+ 细胞增高，P_{24} 抗原浓度降低，至今已治疗 1 万例，仅有个别患者出现抽搐与神经炎。

HIV 对 AZT、DDC、DDI 无交叉耐药性，因而可交替使用。近年来提倡 DDI 与 AZT 联合使用，体外显示 HIV-1 的 CD_4^+ 感染细胞与人体周围淋巴细胞中的 HIV 可明显被杀灭而对细胞无伤害。临床上也显示感染细胞的 HIV-1 P_{24} 抗原表达与反转录酶复制受抑制，表现为血抗原浓度明显降低，毒副反应也降低，尤其发现 AZT 与双脱氧去氧胸苷及另一类似的衍生物（PFA）联合应用后的疗效尤佳，且可各自降低剂量的 2~240 倍，提示两者具有协同作用。

⑤膦甲酸盐（PFT）：原为抗疱疹病毒药物，其主要作用为抑制反转录酶。对 HIV 抑制的部位与 AZT 不同，故无交叉耐药性。单独治疗艾滋病用量极大，为体外抑制浓度的 100 倍，可静脉给药，不能通过血脑屏障，故毒副反应大。近来与 AZT 联合应用，或与 AZT、DDI 三者联合应用，疗效明显增进，药量也大为减少，故可降低毒性。

（3）干扰转录与翻译或影响病毒的构成与释放

①干扰素（IFN）：体外试验表明 IFN-α 可抑制 HIV 的 RT 活性和 P_{24} 抗原的产生。IFN-α 对 PBMC 中的 HIV 的复制有剂量相关性抑制作用，IFN-γ 能显著抑制 HIV 在 Hut-78、RPMI-1788 及 PBMC 中克隆的 T 细胞中的表达。IFN-α 比 IFN-γ 具有较强的抑制病毒复制活性。抑制穿膜糖蛋白 gP_{41} 在细胞膜上的定位，从而阻断 HIV 在细胞表面的整合与出芽，并能阻断病毒的积聚。在高浓度（512 单位/毫升）IFN-α 的作用下，病毒细胞外仅见少数出芽，病毒颗粒几乎不形成，临床上用量为 $180 \times 106IU/d$，28 周即可明显降低患者血中的病毒浓度。目前已用于艾滋病的治疗，IFN-α 与 AZT 联合应用，对抑制 HIV 的复制有协同作用。

②利巴韦林：是一种广谱抗病毒的核苷酸类药物。此药对反转录病毒的 mRNA 有干扰作用，体外 50~100mg/L 浓度可以抑制 HIV 的复制。对于伴有呼吸道感染的艾滋病病人的治疗取得了满意疗效，可以抑制 HIV 的 DNA 合成。该药可注射或口服，使毒性降低。

2. 机会性感染的治疗

几乎所有感染 HIV 的患者最终将发生机会性感染。关于 HIV 患者机会性感染的治疗，已推荐使用许多新的药物及治疗方案。对于不同的病原体选用相应的药物，见表 13 -9。

表 13 -9　艾滋病常见机会性感染的处理

病原体	治　疗	复发预防
卡氏肺囊虫	复方新诺明、戊双咪；TMP - 氨苯砜；皮质类甾醇	喷他脒气雾剂；复方新诺明；氨苯砜
弓形体	乙胺嘧啶 - 磺胺嘧啶；氯林可霉素 - 乙胺嘧啶	无
隐孢子虫	螺旋霉素	无
等孢子虫	复方新诺明；乙胺嘧啶	复方新诺明；乙胺嘧啶 - 磺胺多辛
鸟型分枝杆菌	无	无
念珠菌	酮康唑；氟康唑；制霉菌素；两性霉素 B	酮康唑；氟康唑
隐球菌	两性霉素 B；5 - 氟胞嘧啶；氟康唑	氟康唑
巨细胞病毒	丙氧鸟苷；膦甲酸盐	丙氧鸟苷；膦甲酸盐
单纯疱疹/带状疱疹病毒	阿昔洛韦；阿糖腺苷；磷甲酸盐	无

一些新药如 TMP - 氨苯砜用于治疗卡氏肺囊虫肺炎（PCP），并曾用复方新诺明对照进行严密的比较研究，结果证实两者具有相同的效果，而前者的毒性较低。已经发表的论文推荐将 TMP - 氨苯砜应用于临床。皮质类甾醇和特异性抗肺囊虫肺炎药物合用，无论基础治疗或抢救肺囊虫肺炎，都已证明疗效较好。一些前瞻性研究提示，皮质类甾醇如果在治疗开始时使用，而不是在呼吸衰竭时才用，对预防呼吸衰竭可能有帮助。膦甲酸盐可以替换丙氧鸟苷，但尚须做比较研究以决定何时优先使用膦甲酸盐及代替丙氧鸟苷治疗。氟康唑可替代酮康唑，用于治疗黏膜念珠菌和替代两性霉素 B，用于治疗隐球菌病。口服有较高的生物药效和较长的半衰期是氟康唑引人注目的特点。

3. 免疫治疗

HIV 感染的显著特点是免疫功能的缺陷，因此，在治疗上，如何重建被 HIV 破坏的机体免疫系统，恢复病人的免疫功能，是治疗艾滋病的中心环节。

（1）白细胞介导素-2（IL-2）：重组 IL-2（rIL-2）在体外可使艾滋病患者的淋巴组织细胞对 PHA、ConA 以及混合淋巴细胞反应中的增殖反应显著升高，可使 NK 活性增加，用 IL-2 治疗后可恢复极度低下的 NK 细胞活性和细胞毒作用。单用 IL-2 不能改变艾滋病的病程，多用小剂量的 IL-2 配合 IFN 及其他抗病毒药物治疗，这样可激活细胞毒 T 细胞及 NK 细胞消灭被感染的细胞，又可及时控制杀灭感染细胞时释放出的 HIV，阻止再感染其他 CD_4^+ 细胞。

（2）胸腺刺激素：34 例 ARC 患者接受该药治疗 6 个月，治疗组白细胞及淋巴细胞计数升高，对照组 CD_4^+ 细胞明显减少，治疗组无此改变。跟踪 18 个月发现，对照组有 3 人发生艾滋病，治疗组则无。

（3）异丙肌苷：具有抗病毒和免疫调节作用，可使 NK 细胞及 CD_4^+ 细胞数目增多、活性增强，对有前驱症状的患者可使其免疫功能恢复正常，避免发生严重并发症，但对艾滋病病人的症状改善不明显。

（4）其他免疫治疗：如骨髓移植、胸腺移植、淋巴细胞输入、集落刺激因子等处于研究或试用阶段。中医中药治疗艾滋病已显示出可喜的苗头。

4. 其他治疗

目前利用基因技术进行了基因治疗，还有其他新药的研制，但均在试验阶段，大规模的推广应用尚需时日。

（三）中医专方选介

1. 1 号药茶（HerbalTea#Ⅰ）

本方是美国中医师 M. Goh 和中国医师合作研究的中药茶剂（或药粉胶囊剂）。由黄芪、五味子、人参、金银花、牛蒡子、大青叶、板蓝根、当归、乌梅、蓼花、白芍、白豆蔻、麦冬、甘草、大枣组成，上药共研细粉，每次一茶匙（或每次 3 粒胶囊），每日 3 次，3 个月为 1 疗程，根据需要可连服 1~5 个疗程，设立空白及 AZT 对照组，共治 103 例，结果表明中药组优于其他两组。（M. Gohetal. International Conf. on AIDS，VolⅢP. 218）

2. 小柴胡汤

柴胡、人参、黄芩、半夏、甘草、大枣。日本学者用于治疗 HIV/AIDS 患者，有 53.80% 患者的 T4/T8 比值有所增加，症状也有所改善。[侯召棠.艾滋病参考资料（一）.1987：1~17]

3. 合成 A 方

由黄芪、灵芝、鹿茸、白木耳、熟地黄、女贞子、白术、人参、枸杞子、白芍、菟丝子、制何首乌、麦冬、五味子、沉香、砂仁、陈皮、淫羊藿、肉苁蓉、丹参、郁金、槐花、金银花、白花蛇舌草、虎杖、穿心莲、板蓝根、甘草。配合其他治疗机会性感染的中药复方及针灸，治疗千余例 HIV/AIDS 患者，获良好效果，其制剂已在美国、澳洲应用。（Misha Cohen. Ⅱ Conference on TCM and AIDS. 1994，7. San Francisco）

第十四章　男科杂病

第一节　男性更年期综合征

男性更年期综合征又称成人间质细胞衰竭，是指男子从中年向老年过渡时期，由于机体逐渐衰老，内分泌功能尤其是性腺功能逐渐减退，男性激素调节紊乱，从而引起体内一系列的平衡失调，使神经内分泌系统功能及精神活动的稳定性减弱而出现以自主神经功能紊乱、精神心理障碍和性功能改变为主要症状的一组症候群。本病好发于 55~65 岁之间的男性。由于个体体质、修养、文化素质、社会环境、生活习惯、心理特征的不同，所表现出的症状各不相同，轻重程度不等，轻者只微感不适，重者可影响正常工作、学习和生活。

中医学无此病名，常根据其不同表现归属于"虚劳""眩晕""郁证""心悸""不寐"等范畴。

一、临床诊断

（一）辨病诊断

1. 症状

男性更年期综合征的临床表现复杂，临床应首先排除其他器质性疾病和症状性精神病之后才能考虑本病。常见症状有：

（1）性功能和性器官等方面的症状：包括性欲、阴茎勃起、性交、射精等性功能减退及睾丸萎缩等。

（2）精神系统症状：忧郁：情绪低落，忧愁伤感，沉默寡言，甚至沉闷欲哭，悲观失望、对生活失去信心。焦虑：精神紧张，神经过敏，惊恐不安，虚烦不寐，稍有惊动即不知所措。猜疑：多疑善虑，缺乏信心。

（3）神经系统症状：以自主神经功能紊乱为主，如有呼吸不畅感，兴奋过度，局部麻木，刺痛感，枕部痛，四肢有凉冷感，部位不定的疼痛、痒感、热感，眼前有黑点，耳鸣，易汗，周身乏力，皮肤有蚁行感，关节疼痛。

（4）胃肠道症状：食欲减退，消化不良，食后腹胀，口苦泛酸，矢气频作，便秘或腹泻等。

（5）心血管系统症状：面部潮红，心悸，易汗，头痛，头晕等。

2. 体征

临床常无阳性体征。

3. 发病年龄及特点

本病多发生在 55～65 岁之间的男性，持续时间长短不一，短者数月，长者可达数年；程度的轻重也很不相同，轻者可无感觉，重者症状较明显。起病可急可缓，但以缓慢者居多。

4. 实验室检查

部分病人血清睾酮、尿 17 – 羟皮质醇、尿 17 – 羟皮质酮可有异常改变，HCG 可下降。

（二）辨证诊断

本病临床表现错综复杂，或五心烦热，潮热盗汗，阳强易举；或畏寒肢冷，勃起障碍，早泄；或心悸失眠，头晕，耳鸣；或急躁易怒，精神抑郁，交接不泄等。

1. 阴虚内热型

（1）临床表现：腰膝酸软，头晕耳鸣，形体瘦削，溲黄便秘，五心烦热，潮热盗汗，颧红咽干。舌红，苔少，脉细数。

（2）辨证要点：腰膝酸软，头晕耳鸣，便秘溲黄，形体瘦削。舌红，苔少，脉细数。

2. 肝肾不足型

（1）临床表现：腰酸膝软，须发早白，头晕眼花，烦躁易怒，耳鸣耳聋，发脱齿摇，性欲减退，阳痿精少，周身酸痛，不耐疲劳。舌红，少苔，脉弦细数。

（2）辨证要点：腰酸膝软，须发早白，头晕眼花。舌红，少苔，脉弦细数。

3. 阴虚阳亢型

（1）临床表现：腰膝酸软，头痛头晕，耳鸣耳聋，烦躁易怒，目胀睛涩，面部烘热，颧红咽干。舌红，少津，脉弦细或弦长有力。

（2）辨证要点：腰膝酸软，头晕耳鸣，烦躁易怒，面部烘热。舌红，少津，脉弦细或弦长有力。

4. 心肾不交型

（1）临床表现：心烦不寐，心悸怔忡，多梦易惊，腰膝酸软，遗精盗汗。舌尖红，脉细数。

（2）辨证要点：心悸不寐，多梦，腰膝酸软。舌尖红，脉细数。

5. 肾阳亏虚型

（1）临床表现：精神萎靡，畏寒肢冷，腰膝酸软，头晕耳鸣，阴茎及睾丸发凉，或阴汗时出，或阴囊内缩，性欲减退，勃起障碍，早泄，小便清长或大便稀溏。舌质淡胖，脉沉迟弱。

（2）辨证要点：腰膝酸软，头晕耳鸣，畏寒肢冷，勃起障碍，早泄。舌质淡胖，脉沉迟弱。

6. 肾气不固型

（1）临床表现：腰膝酸软，面色㿠白，记忆力减退，小便频数而清，或尿后余沥不尽，或遗尿，或小便失禁，或夜尿频多，或排尿费力，滑精，早泄。舌质淡，苔白，脉沉弱。

（2）辨证要点：腰膝酸软，尿频，尿后余沥不尽，滑精，早泄。舌质淡，苔白，脉沉弱。

7. 心脾两虚型

（1）临床表现：心悸，怔忡，失眠，健忘，多梦，多疑善虑，惊恐不安，面色萎黄，纳呆，腹胀，便溏。舌淡，苔白，脉细弱。

（2）辨证要点：心悸，失眠，健忘，多梦，纳呆，腹胀，便溏。舌淡，苔白，脉细弱。

8. 脾肾阳虚型

（1）临床表现：少气懒言，神疲乏力，纳呆，腹胀便溏，畏寒肢冷，腰膝酸软，性欲减退，勃起障碍，早泄，小便清长，夜尿频多，纳差，腹胀，便溏。舌质淡，舌体胖大，有齿痕，脉沉弱。

（2）辨证要点：少气懒言，神疲乏力，纳呆，畏寒肢冷，腰膝酸软。舌淡，苔薄，脉细弱。

9. 肾阴阳俱虚型

（1）临床表现：形体早衰，性欲减退，勃起障碍，早泄，腰膝酸软，头晕耳鸣，悲喜无常，烘热汗出，畏寒肢冷，浮肿便溏。舌淡，苔薄，脉细弱。

（2）辨证要点：形体早衰，勃起障碍，早泄，腰膝酸软，烘热汗出，畏寒肢冷。舌淡，苔薄，脉细弱。

10. 肝气郁结型

（1）临床表现：胁肋、少腹胀痛，烦躁易怒，心情抑郁，善太息，或见勃起障碍，交而不泄。脉弦。

（2）辨证要点：胁肋、少腹胀痛，善太息，勃起障碍。脉弦。

11. 肝郁脾虚型

（1）临床表现：情志抑郁或烦躁易怒，胁肋、少腹胀满窜痛，善太息，纳呆，腹胀，便溏，肠鸣矢气，乏力倦怠。舌质淡暗，苔薄白，脉弦细。

（2）辨证要点：情志不舒或烦躁易怒，胁肋胀痛，纳呆，腹胀，便溏。舌淡，苔薄白，脉弦细。

12. 胆郁痰扰型

（1）临床表现：烦闷躁扰，胸脘痞闷，口苦呕恶，头晕沉重，纳呆，夜寐多梦，或眩晕欲仆，或咽干不适，如有物阻，咯之不出，咽之不下，或形体肥胖。舌苔腻，脉弦滑。

（2）辨证要点：胸闷泛恶，头昏纳呆，眩晕多梦，咽干如有物阻。舌苔腻，脉弦滑。

二、鉴别诊断

（一）躁狂症和抑郁症

躁狂症和抑郁症是更年期精神病变的两种不同表现。躁狂症往往是先有乏力、烦躁、性情急躁，严重者失眠、长时间的情绪高涨，常伴有语言、动作的增多和夸大的思维内容的表现。抑郁症多有表情淡漠、失眠、乏力、食欲减退、长时间的情绪低落等表现。此两种病变的发病年龄较早。初发年龄多在青壮年。

（二） 心脏神经官能症

心脏神经官能症是官能症的一种类型，以心悸、胸痛、疲乏、神经过敏为突出表现。较多见于青年人、中年人，年龄在 20～40 岁之间，可有心动过速、失眠、多梦等症状。心脏 X 线检查、心电图检查及实验室检查多正常。

（三） 勃起障碍

勃起障碍可见于婚后任何年龄阶段，以阴茎痿软不举或举而不坚为主症，中、老年人的勃起障碍多与罹患某些器质性疾病有关。

（四） 胃肠道功能紊乱

胃肠道功能紊乱是神经官能症的一种类型，以胃肠道症状为主，可局限于咽、食道或胃部，但以肠道症状最常见，也可同时有神经官能症的其他常见症状，如倦怠、健忘、注意力不集中、神经过敏、失眠、多梦、头痛、盗汗、忧虑、遗精等，但该症多见于青壮年，一般精神因素在本症的发生和发展中起重要作用。

三、治疗

（一） 提高临床疗效的思路提示

1. 辨明病证

本病的发病年龄多在 55～65 岁之间。临床须排除其他器质性病变和症状性精神病。

2. 把握病机

本病的病机主要为肾精亏虚，阴阳失调，脏腑气血功能紊乱。病理变化是以虚为本，本虚标实。

3. 辨明体质基础

体质是诱发本病的基础，发病后对证型的形成、发展也有重要影响。如素体肾虚者，易发本病；素体肾阴亏虚者，易形成阴虚内热证，其发展或为肝肾阴虚，或为阴虚阳亢，或为肺肾阴虚，或为心肾不交，或日久及阳，最终导致肾阴阳俱虚。故在辨证时，应首先对患者的体质基础做到心中有数，才能更好地指导治疗。

4. 辨寒热虚实

本病之寒多由阳虚所致，以脾肾阳虚为多见；本病之热多由阴虚所生，以肾、肝阴虚为突出。所见证候以虚为主，但在演变和转归过程中，又常虚实夹杂，如肝郁脾虚、阴虚阳亢、心肾不交等。

5. 重视调畅情志

更年期精气自衰，神亦必弱，加之情志偏颇、七情内伤为本病的常见致病因素，病后加重的情志偏颇与失调为本病缠绵难愈的重要原因。故在临证之时，应详细观察患者的情志状态，这样一方面可全面了解疾病的发生、发展与转归、预后，另一方面也可以根据中医理论，或以情制情，或改变环境，或运用音乐、娱乐、体育活动等康复疗法，正确指导患者的生活调摄，以提高疗效。

（二）中医治疗

1. 内治法

（1）阴虚内热型

治法：滋阴降火。

方药：知柏地黄汤加味。

知母12g，黄柏10g，生地黄、熟地黄各15g，山药15g，山茱萸10g，茯苓15g，泽泻12g，丹皮15g，龟甲20g（先煎），麦冬25g，栀子12g。

（2）肝肾不足型

治法：补益肝肾，填精养血。

方药：七宝美髯丹。

何首乌10g，枸杞子10g，菟丝子10g，牛膝15g，补骨脂10g，当归12g，茯苓10g，，川芎10g，熟地黄10g，白芍10g，麦冬10g，沙参10g。

（3）阴虚阳亢型

治法：滋养肝肾，重镇潜阳。

方药：镇肝熄风汤加减。

白芍30g，天冬20g，生龙骨、生牡蛎各30g（先煎），玄参20g，龟甲15g（先煎），代赭石25g（先煎），茵陈15g，怀牛膝15g，天麻12g，川楝子12g，生麦芽15g，甘草6g。

（4）心肾不交型

治法：滋阴降火，交通心肾。

方药：黄连阿胶汤合交泰丸加味。

黄芩12g，黄连6g，阿胶20g（烊化），白芍30g，肉桂6g，鸡子黄1个

（兑入），熟地黄 24g。

（5）肾阳亏虚型

治法：温补肾阳。

方药：右归丸。

熟地黄 24g，山药 12g，山茱萸 12g，制附子 6g，肉桂 3g，枸杞子 30g，菟丝子 30g，炒杜仲 20g，当归 15g，鹿角胶 20g（烊化）。

（6）肾气不固型

治法：补肾固涩。

方药：金锁固精丸合缩泉丸加减。

芡实 10g，莲须 15g，煅龙骨、煅牡蛎各 30g（先煎），莲子 10g，潼蒺藜、乌药各 12g，益智仁 15g，山药 15g。

（7）心脾两虚型

治法：益气健脾，养心安神。

方药：归脾汤加味。

党参 12g，白术 15g，黄芪 30g，当归 15g，茯神 15g，远志 12g，炒酸枣仁 15g，木香 6g，龙眼肉 10g，炙甘草 6g，大枣 5 枚，生姜 3 片。

（8）脾肾阳虚型

治法：温补脾肾。

方药：附子理中汤加减。

制附子 6g，干姜 10g，人参 12g，炒白术 15g，炙甘草 6g，熟地黄 24g，山药 15g，山茱萸 10g，肉桂 6g，杜仲 20g，枸杞子 30g。

（9）肾阴阳俱虚型

治法：滋肾坚阴，温补肾阳。

方药：二仙汤加味。

仙茅 10g，仙灵脾 15g，当归 15g，巴戟天 15g，知母 15g，黄柏 10g，黄精 15g。

（10）肝气郁结型

治法：疏肝行气解郁。

方药：柴胡疏肝散加味。

柴胡 12g，白芍 30g，枳壳 12g，陈皮 15g，川芎 10g，香附 15g，甘草 6g。郁久化热者加丹皮 15g，栀子 12g。

（11）肝郁脾虚型

治法：疏肝健脾。

方药：逍遥散加味。

当归 15g，白芍 20g，柴胡 12g，茯苓 15g，炒白术 15g，炙甘草 6g，薄荷 6g，生姜 3 片。

大便溏薄者加炒山药 15g，大便头干者，白术生用 30g 以上。

（12）胆郁痰扰型

治法：清胆理气，化痰和胃。

方药：温胆汤加味。

陈皮 15g，姜半夏 10g，茯苓 15g，甘草 6g，枳实 6g，竹茹 10g，胆南星 6g，合欢皮 25g。

2. 外治法

（1）针刺疗法：根据临床表现的不同，辨证施穴。肾阴虚内热者，选肾俞、太溪、照海、昆仑；肝肾阴虚者选穴肝俞、肾俞、三阴交、太冲；阴虚肝旺者选太溪、太冲、照海、三阴交；肝气郁结者选肝俞、阳陵泉；心肾不交者选心俞、肾俞、内关、神门、志室；脾肾阳虚者选肝俞、肾俞、三阴交、阳陵泉、关元；肾阴阳两虚者选肾俞、命门、中极、关元；肝郁脾虚者选肝俞、行间、三阴交、足三里；胆郁痰扰者选胆俞、阳陵泉、丰隆。据虚实选用补法、泻法或平补平泻法。腰痛者可配委中穴。

（2）气功疗法：在气功师的指导下做气功锻炼，根据病人体质和病情证型选择动静结合、温和的功法。如养心站桩功、平衡气血保健功、八段锦以及冲任督带导引功等。

（3）按摩治疗

①肾阴虚为主证：患者坐位，医者以双手拇指点按肝俞、肾俞；施以五指拿推法，点按头维、百会、风池；施以揉拿手三阴法，点曲池、内关。嘱患者仰卧位，施以提拿足三阴法，点按阴陵泉、太溪、涌泉。

②肾阳虚为主证：患者坐位，医者以双手拇指点按肾俞，施用一指托天法，点按手三里，阳池，神门。若兼有他症，可据不同表现选用相应的穴位以点压按摩。

（三）西医治疗

1. 对症处理

（1）镇静药：安定 2.5mg，每日 3 次，口服；艾司唑仑 1mg，每日 3 次，口服。

（2）抗抑郁药：阿米替林 25mg，日 2 次，口服；或氯丙咪嗪 12.5mg，日 3 次，口服。

（3）调节神经类药：谷维素片 30mg，日 3 次，口服；维生素 E 丸 100mg，日 3 次，口服。

2. 雄激素治疗

（1）十一酸睾酮丸 40mg，日 1 次，口服。

（2）丙酸睾酮针 25mg，每周 2 次，肌肉注射，连用 3 个月。

（3）甲睾酮片 5mg，日 3 次，口服，连用 3 个月。

肝功能损害者不宜用后两种药物，还须注意长期应用雄激素治疗有诱发前列腺癌的可能。

（四）中医专方选介

1. 补肾宁心汤

熟地黄、炒酸枣仁、朱茯苓、旱莲草、女贞子、枸杞子各 15g，山茱萸、淫羊藿各 10g。如伴畏寒、勃起障碍、早泄明显，加鹿角胶、锁阳、仙茅、芡实各 10g；若见舌红、口干、五心烦热者，加石决明、生白芍、粉丹皮各 10g；血压高者，加钩藤、怀牛膝、桑寄生各 10g；神志异常、喜怒无常者，合以甘麦大枣汤。每日 1 剂，水煎服。连服 15 剂为 1 疗程。治疗 15 例，治愈率为 86.6%［冯崇环．治疗男性更年期综合征 15 例．河北中医．1991（2）：54］

2. 更年平汤

更年平汤 I 号方：生地黄、女贞子、旱莲草、枸杞子、菟丝子、丹参、龟甲各 15g，知母、黄柏、淫羊藿各 10g。适用于肾阴虚型。更年平汤 II 号方：仙茅、山茱萸、巴戟天、焦杜仲、白芍、女贞子、旱莲草各 10g，淫羊藿、丹参各 15g。适用于肾阳虚型。随症加减治疗男性更年期综合征。［王瑞智．更年平汤为主治疗更年期综合征 60 例．陕西中医．1995（5）：199］

3. 补肾精汤

淫羊藿、仙茅、当归、益智仁各 10g，生地黄、熟地黄、枸杞子、黄精各

20g，丹参、旱莲草、女贞子各 15g，山药 30g。随症加减治疗更年期综合征62 例，总有效率为 100% 。[李增榜，等. 中西医结合治疗男性更年期综合征62 例. 江苏中医. 1998（12）：24]

第二节　遗　精

遗精是指在无性交活动、无手淫的情况下，精液自尿道口自行泄出。男性青少年、成年未婚或婚后长期没有正常性生活的男性，每月发生 1 ~ 2 次，甚至 3 ~ 4 次遗精均属正常现象，如频繁发生遗精或稍有刺激、色情意念即发生遗精者则为病态。现代医学认为遗精只是某些疾病的一个临床症状。

中医学将遗精也称为"失精""精时自下""梦泄精""梦失精"等。在睡眠中因梦而遗者称"梦遗"；无梦而遗，甚至清醒时精液遗失者称为"滑精"。

一、临床诊断

（一）辨病诊断

1. 症状

青年男子遗精频率达每周 2 次以上，或已婚男子在正常性生活的情况下仍经常遗精，甚至在清醒状态下精液遗泄，同时伴有精神、神经症状，如失眠、多梦、记忆力减退、精神不能集中、头晕、耳鸣，甚则出现阳痿、早泄等症状。

2. 体征

本病体征应注意有无包皮过长和包皮龟头炎等，如怀疑有前列腺炎和精囊炎，应行直肠指诊检查前列腺和精囊的大小，质地，表面光滑情况，有无压痛和结节，并取前列腺液行常规检查和细菌学检查。

3. 实验室检查及影像学检查

如怀疑有后尿道炎及精囊炎，则应行膀胱尿道镜检查，必要时可行活组织检查。

（二）辨证诊断

本病初期及青壮年患者以实证或虚实夹杂证为主；年老体衰或遗精频繁，

日久不愈，甚则形成滑精不固，多属虚证。

1. 心肾不交型

（1）临床表现：心悸，失眠，健忘，多梦，梦则遗精，伴心中烦热，腰膝酸软，头晕耳鸣，精神不振，口舌生疮，小便短赤。舌尖红，脉细数。

（2）辨证要点：心悸，多梦，梦多遗精，腰膝酸软，五心烦热。舌尖红，脉细数。

2. 湿热下注型

（1）临床表现：遗精频作，多有梦遗，或无梦而遗，小便混浊，淋涩不畅，阴部潮湿或痒，口苦咽干，心烦少寐，大便不爽，或胸闷泛恶，纳谷不香。舌红，苔黄腻，脉濡数。

（2）辨证要点：遗精频作，阴囊潮湿，大便不爽，胸闷泛恶。舌红，苔黄腻，脉濡数。

3. 精关不固型

（1）临床表现：遗精频作，腰膝酸软，头晕耳鸣。肾气虚不能化阴，阴虚火旺者可兼见五心烦热，潮热盗汗，颧红咽干，阳强易举，心悸少寐，舌红少苔，脉细数。肾气虚不能化肾阳，可兼见畏寒肢冷，精神萎靡，倦卧嗜睡，阳痿，早泄，夜尿频多，五更泄泻。舌淡胖，边有齿痕，脉沉弱。

（2）辨证要点：遗精频作，腰膝酸软，头晕耳鸣。偏肾阴虚者可见五心烦热，潮热盗汗，舌红少苔，脉细数。偏肾阳虚者可兼见腰膝冷痛，四肢发凉，阳痿，早泄，舌淡胖，边有齿印，脉沉弱。

4. 心脾两虚型

（1）临床表现：梦则遗精，心悸，怔忡，胸闷气短，面色无华，自汗出，少气懒言，神疲乏力，纳差，腹胀，大便溏薄。舌淡，苔薄，脉弱。

（2）辨证要点：梦则遗精，心悸，失眠多梦，纳呆，腹胀，便溏。舌质淡，苔薄，脉弱。

5. 君相火旺型

（1）临床表现：遗精频作，少寐多梦，梦中遗精，伴心中烦热，头晕目眩，精神不振，倦怠乏力，心悸不宁，善恐健忘，口干，小便短赤。舌质红，脉细数。

（2）辨证要点：遗精频作，少寐多梦，梦中遗精，心悸不宁，善恐健忘，口干，小便短赤。舌质红，脉细数。

二、鉴别诊断

（一）生理性遗精

成年未婚男子或婚后长期分居的男性，平均每月遗精1~2次，甚则3~4次，遗精后无身体不适或其他症状者，属生理性遗精。生理性遗精常见于体质健壮者，多为有梦而遗。病理性遗精为每周2次以上且长期发生，并伴有神经、精神症状。

（二）早泄

早泄指男子在性交活动中，勃起的阴茎尚未插入阴道，或虽进入阴道，尚未来得及抽动，或抽动时间极短，不能完成正常性生活者。而遗精则是指在非性交活动中，如睡梦中或在清醒状态下，精液从尿道外口遗泄者。早泄常在性交活动中发生，可伴有遗精；遗精不在性交活动中发生，亦可伴有早泄。

（三）淋浊

淋浊属淋证的一种，常见小便时茎中疼痛，尿道口有脓样分泌物，其味恶臭，常有不洁性交史。与西医学"淋病"相似，尿道分泌物见淋球菌可确诊。

（四）精浊

精浊是指小便终末或排大便时从尿道外口滴出米泔样或糊状浊物，常伴有小腹、会阴、腰骶部疼痛不适，多有手淫过度，性生活过频，长期骑车、久坐或接触烟、酒、辣椒过多的病史。前列腺液镜检多见卵磷脂小体明显减少或积聚成堆、白细胞增多等，可资鉴别。

（五）尿道球腺分泌物

青春期后男性在受到性刺激致性兴奋时尿道外口可排出少量黏稠、无色透明的液体，此为性兴奋时尿道球腺分泌的尿道球腺液，其镜检虽偶可见到精子，但并非精液，应注意与遗精相鉴别。

（六）前列腺溢液

中青年男性因纵欲、酗酒、禁欲、手淫等诱发自主神经功能失调，前列腺充血，腺泡分泌液体量增多，腺管松弛扩张，在搬重物、受到惊吓、小便或大便用力致腹压增加时，会阴肌肉松弛，会有数量不等的白色分泌物流出，前列腺液镜检正常，此为前列腺溢液。

三、治疗

（一）提高临床疗效的思路提示

1. 辨清病位

心有妄想，所思不遂，劳神太过，伴梦遗者，病位多在心；年老体衰，大病久病，房劳过度，精关不固，无梦而遗，甚则清醒时亦发生者，病位多在肾；嗜食辛辣肥甘，外阴不洁，湿热之邪下扰精室，精关不固，病位多在肝。

2. 分清虚实寒热

病变初期及青壮年患者以实证居多；年老久病，纵欲过多者以虚证居多。实证多表现为遗精频多，阴囊潮湿，口苦口干，心悸失眠，小便短赤，舌质红，脉数。虚证多表现为腰膝酸软，头晕耳鸣，以阴虚内热为主者，兼见五心烦热，潮热盗汗，舌红少苔，脉细数；以阳虚为主者，兼见畏寒肢冷，阳痿，早泄，舌淡，脉沉。

3. 心理疏导

有些人由于内疚或受一些不良宣传的影响，对遗精甚至是生理性遗精现象恐惧不安、自责，由此亦可加重遗精的发生，形成恶性循环，身体越来越虚。医者若从遗精的生理、病理知识方面予以开导，可解除患者的思想负担，对疾病的康复无疑是大有益处的。

（二）中医治疗

1. 内治法

（1）心肾不交型

治法：滋阴降火，交通心肾。

方药：黄连阿胶汤合交泰丸加减。

黄芩6g，黄连6g，阿胶20g（烊化），鸡子黄1枚，白芍20g，肉桂3g，知母15g，生地黄15g，煅龙骨、煅牡蛎各30g（先煎），炒酸枣仁12g。

（2）湿热下注型

治法：清热利湿止遗。

方药：程氏萆薢分清饮加味。

草薢 30g，石菖蒲 20g，茯苓 15g，白术 15g，莲子心 10g，丹参 30g，车前子 15g（另包），黄柏 12g，生薏苡仁 30g，川牛膝 15g。

若湿热偏于肝胆者，宜用龙胆泻肝汤加减；若湿热弥漫三焦者，宜用三仁汤化裁。

（3）精关不固型

治法：补肾益气，涩精止遗。

方药：金锁固精丸加减。

芡实 15g，莲须 12g，煅龙骨、煅牡蛎各 30g（先煎），沙苑子 15g，金樱子 15g，菟丝子 30g，五味子 15g。

若偏于阴虚火旺者，宜配合知柏地黄汤加减；若偏于肾阳虚者，宜与右归丸合用。

（4）心脾两虚型

治法：调补心脾，益气固精。

方药：归脾汤加味。

党参 15g，白术 30g，黄芪 30g，当归 15g，甘草 6g，茯神 15g，远志 12g，炒酸枣仁 15g，木香 6g，龙眼肉 12g，芡实 15g，金樱子 15g。

（5）君相火旺型

治法：清心安神，滋阴清热。

方药：黄连清心饮合三才封髓丹。

黄连 3g，生地黄 15g，当归 12g，酸枣仁 10g，茯苓 12g，远志 6g，人参 10g，甘草 6g，莲子 10g。

本证可加栀子、竹叶以助原方清心之力；可加少量肉桂以引火归原，有交泰丸之意，使心肾能得交泰，则遗精自止；相火妄动，水不济火者，用三才封髓丹。

2. 外治法

（1）针灸治疗

①体针治疗：一般取中极、关元、八髎、肾俞，虚证用补法，实证用泻法，隔日或每日 1 次，留针 30 分钟。精关不固者加气海、命门、八髎等穴以补肾固精。心肾不交者加心俞、内关、神门、志室等穴以交通心肾。心脾两虚者加心俞、脾俞、足三里、内关、三阴交以补益心脾。湿热下注者加阳陵泉、丰隆、太冲、三阴交以清热利湿。

②耳针疗法：取肾、膀胱、神门、尿道、盆腔等穴，以王不留行籽压迫穴位，并用胶布固定，每日压数次，每次5~10分钟，3日更换1次。

③穴位注射疗法：取关元、中级、八髎等穴，每次选2穴，每2日1次，每穴注射维生素B$_1$针50mg或胎盘组织注射液1mL，5次为1疗程。

④灸法：取肾俞、脾俞、三阴交、足三里等穴，每日1次，每次灸15分钟。适用于肾阳虚及心脾两虚者。

（2）埋线疗法：取肾俞、足三里、内关、中极、关元、大赫穴。每次选3穴，埋入羊肠线，每20日重复交替1次。

（3）药物贴敷法

①五倍子末15g，醋调敷脐，隔日更换1次，连用10次。适用于各型遗精。

②五君散敷神阙穴：黄柏、知母、茯苓、酸枣仁各20g，五倍子30g。共研细末。睡前清洁脐部，取上药末10g，加蜂蜜调成糊状，捏成圆形药饼，敷于脐窝，上覆清洁塑料薄膜1块，外盖纱布，用胶布固定。每日1次，10次为1疗程。

③每晚睡前，以芒硝（或玄明粉）少许置于两手掌心搓之，以粉末消失为度。

④甘遂散敷脐：甘遂、甘草各3g。共研为末，睡前用1g放于脐内，外用膏药贴之，晨起去之，连用5次。治相火妄动之遗精。

⑤金锁固阳膏穴位敷贴：以葱子、韭子、附子、肉桂、丝瓜子各90g，入麻油中熬。用松香枝搅拌，再加煅龙骨6g，麝香0.3g搅匀，将药摊于狗皮膏上，贴于气海穴，每日1次。主治阳虚遗精。

（4）推拿按摩治疗

①擦涌泉：左右各擦100次。

②按会阴：以中指端按压穴上，同时收缩肛门，提吸小腹，一松一紧按压50次，提紧时，指端在穴位上可以感到有软肉在弹动。

③摩外肾：两手在腰部上下摩擦100次。

④擦丹田：先将两手掌相摩令热，然后以左手紧托阴囊，右手掌摩擦小腹丹田处100次，右手擦毕，改用左手轮换进行。

⑤点打拍击法：掐趾甲根、趾关节；轻点下肢3、4条刺激线（下肢经络走行线）3~5遍；按压腱内，按三阴交、阳交、股内、沟中、坐结穴2~3遍；拍打脐部及脐部以下，拍打后以下腹部、前阴及后阴部有热麻感为佳；

梦遗者掐指甲根 3～5 遍；轻点乳突、池上、颈后 5～10 遍；轻点脊柱 3～5 遍；滑精者以较重手法按压沟中、曲骨、耻旁，拍打腰骶部。

⑥砭木滚推法：取俯卧位，用砭木在第 1 腰椎至骶椎两侧用补法施推、滚的基本手法，然后点腰俞、肾俞、命门、太溪、八髎等穴。

（5）气功治疗

①固精功：适用于治疗各种遗精。

②保健功：擦丹田，有强精固肾的作用。

具体功法详见附篇的有关内容。

（三）西医治疗

1. 雌激素

己烯雌酚片，每次 2mg，每日 3 次，口服，用以对抗雄激素以抑制阴茎勃起，可用于治疗严重的病理性遗精患者。

2. 镇静剂

安定片，每次 2.5mg，每日 3 次，口服；或艾司唑仑片，每次 1mg，每日 2 次，口服。用以降低大脑皮质的过度兴奋。适用于治疗神经衰弱、思想负担过重者。

3. 抗生素

庆大霉素针 8 万 U，每日 2 次，肌肉注射，或青霉素针 80 万 U，每日 2 次，肌肉注射；或复方新诺明片，每次 2 片，每日 2 次，口服；或诺氟沙星胶囊，每次 0.2g，每日 4 次，口服。适用于治疗慢性细菌性前列腺炎、精囊炎、尿路感染者。

4. 手术疗法

对包皮过长或包茎者应尽早做包皮环切术。

（四）中医专方选介

1. 宁心固精汤

熟地黄、麦冬、枸杞子各 15g，玄参、炒酸枣仁各 12g，当归、远志、五倍子各 10g，黄连、黄柏各 3g，金樱子 30g，煅牡蛎 50g（先煎）。肾阴虚加山茱萸、女贞子；湿热下注加萆薢、蒲公英；气虚加黄芪。日 1 剂，水煎服，10 日为 1 疗程。愈后服天王补心丹巩固疗效。治疗 1～2 个疗程。结果：痊愈 21 例，好转 17 例，无效 8 例，总有效率为 82.6%。［周冠华. 宁心固精汤治

疗遗精 46 例．广西中医药．1994（5）：15]

2. 建五桑麦汤

生黄芪 30g，桂枝、生白芍各 15g，甘草 5g，干姜 6g，茵陈、猪苓、茯苓、炒白术、泽泻、桑叶各 15g，怀小麦 30g，大枣 10 枚。每日 1 剂，水煎服。服药期间，忌房事，忌食各种饮料、矿泉水、油腻、辛辣和鸡、虾、蟹等发物，15 剂为 1 疗程。治疗慢性肝病长期盗汗、滑精 200 例。1 疗程后治愈 160 例，显效 40 例，总有效率为 100%。[邱志济．自拟建五桑麦汤治疗慢性肝病长期盗汗、遗精 200 例．辽宁中医杂志．1999（9）：400]

3. 自拟秘精煎

金樱子 20g，茯苓 30g，泽泻 30g，五味子 10g，鸡内金 10g，萹蓄 30g。每日 1 剂，水煎服。遗精日久，时常滑泄者，加菟丝子、芡实；夜眠不佳，以梦遗为主者，加酸枣仁、远志、夜交藤；遗精兼口渴心烦加黄连、麦冬。结果：痊愈 43 例，显效 5 例，无效 2 例，总有效率为 96%。[罗任波，等．男科临证新探．北京：北京科学技术文献出版社，1993：219～216]

第三节　血　精

血精是指男性精液中混杂有血液成分，根据轻重程度的不同可分为肉眼血精和镜下血精。肉眼血精是肉眼可见精液呈红色或淡红色；镜下血精是指用显微镜检查才可发现精液中有红细胞。是男科常见病之一。

血精属中医学"血淋""虚劳"等范畴。

一、临床诊断

（一）辨病诊断

血精的诊断并不困难，主要依据临床症状、体征，结合化验检查即可确诊。

1. 症状

射精时排出的精液为血性精液，其颜色可以是鲜红、淡红或暗红，有时夹有血块或血丝，射精时可伴有射精疼痛等症状。由于病因不同，可伴有原发病引起的不同症状，如精囊炎可伴性欲减退，性交疼痛，频繁性交后加重；前列腺炎可伴排尿困难，尿频，尿急，尿痛等。

2. 病史

在问病史时，必须询问是如何发现血精的，性伴侣有无可能是血精的来源，如性伴侣患有子宫脱垂、宫颈糜烂或子宫颈癌变者，性交时亦可能出现血精。为排除性伴侣是血精的来源，可用"阴茎套"试验，检查阴茎套内的精液有无血液，阴茎套表面有无血迹。

3. 体征

体格检查时，首先应注意有无全身病变，对老年患者应排除高血压。除一般常规体检外，应重点检查睾丸、附睾、精囊、前列腺，以及有无尿道下裂。因此直肠指诊尤为重要，直肠指诊后要观察尿道口有无血液排出，前列腺有无肿大、压痛等。

4. 实验室检查

精液常规检查可发现精液中有红细胞。若出现白细胞、脓细胞增长多为炎症引起；如有精囊、前列腺结核，可在前列腺液或精液中找到结核杆菌；精囊癌的病人可在精液中找到癌细胞；50 岁以上的血精病人应做前列腺特异性抗原检查。

5. 影像学检查

（1）X 线检查：尿路平片可发现前列腺、精囊或泌尿系结石和钙化、静脉尿路造影对单纯性血精的诊断意义不大，但血精同时伴有腰痛和血尿，则应做静脉尿路造影检查，排除泌尿系肿瘤。

（2）超声检查：经腹部或经直肠超声可客观检查前列腺、精囊腺，可在B 超引导下对可疑病变进行活组织检查。

（3）CT 和 MRI：两者中尤其是 MRI 检查可较清晰地显示附属性腺及其管道，这对经直肠超声检查发现可疑的病变区，需进一步检查具有独特的价值。

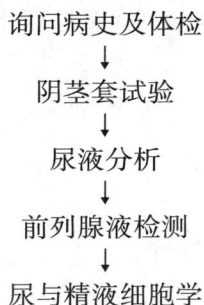

有报道介绍了血精的检查程序（如下）。

询问病史及体检

↓

阴茎套试验

↓

尿液分析

↓

前列腺液检测

↓

尿与精液细胞学

$$\downarrow$$

精液结核菌素测试及结核菌培养

$$\downarrow$$

经直肠超声检查（TRUS）

$$\downarrow$$

———————————————————————————————

$\downarrow$	$\downarrow$
阴性，	阳性或持续存在血精，做
定期随访	CT，MRI，膀胱镜检查，同时做前列腺、精囊按摩

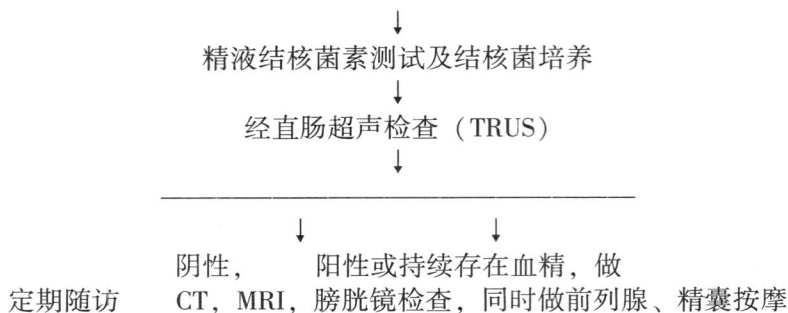

（4）膀胱、尿道镜检查：患者经血、尿常规检查和直肠超声检查未发现异常，持续出现血精或同时伴有血尿时，应进行膀胱尿道镜检查。镜下常可观察到前列腺部尿道黏膜充血、水肿、肉芽肿、炎性息肉、精阜增大、膀胱颈部或肥大的前列腺表面有静脉曲张。尿道血管瘤及膀胱颈部、前列腺尿道扩张静脉在阴茎勃起时明显可见，此时可在阴茎海绵体内注射前列腺素 E_1，后做膀胱尿道镜检查，较易发现出血点。

（二）辨证诊断

血精有虚、实之分：或见腰膝酸软，头晕耳鸣，五心烦热，舌红，少苔，脉细数；或见阴囊潮湿，口干，口苦，舌红，苔黄腻，脉滑数等。

1. 阴虚火旺型

（1）临床表现：血精量少，色鲜红，或射精时疼痛，伴五心烦热，潮热盗汗，腰膝酸软，头晕耳鸣，形体消瘦，口干咽燥。舌红，少苔，脉细数。

（2）辨证要点：血精量少，色鲜红，伴腰膝酸软，五心烦热。舌红，少苔，脉细数。

2. 湿热下注型

（1）临床表现：血精量多，射精疼痛，伴会阴潮湿，小便短赤，或淋涩不尽，或兼尿频、尿急、尿痛，口苦，口干，胸闷泛恶。舌红，苔黄腻，脉滑数。

（2）辨证要点：血精量多，伴会阴潮湿，小便短赤，口苦，口干。舌红，苔黄腻，脉滑数。

3. 脾肾气虚型

（1）临床表现：血精反复发作，日久不愈，精液色淡红，伴腰膝酸软，少腹冷痛，畏寒肢冷，食少便溏，阴部坠胀不适，小便不利或清长。舌淡胖，脉沉细无力。

（2）辨证要点：血精反复发作，色淡红，伴腰膝或少腹冷痛，食少便溏。舌淡胖，脉沉细无力。

4. 瘀血阻滞型

（1）临床表现：血精日久不愈，精色暗红或夹有血块及血丝，射精疼痛，伴会阴或阴茎刺痛，夜间尤甚，或有外伤手术史。舌质暗红或有瘀斑、瘀点，脉沉涩。

（2）辨证要点：血精色暗红或夹血块，会阴部刺痛。舌质暗红或有瘀斑、瘀点，脉沉涩。

二、鉴别诊断

（一）血淋

血淋主要为尿中带血而有淋漓涩痛等症，血精主要为精液中带血。

（二）血尿

血尿为尿中带血而不伴淋漓涩痛等症，与血精来源不同，可资鉴别。

另外，成年男子若长时间无性生活，也无手淫、遗精者，由于精液在体内贮藏时间较长，排出的精液多为淡黄色。此应与血精相鉴别。血精多为持续存在，性交频繁时加重，精液化验有红细胞；而长期无性生活者，经几次性生活后，精液即逐渐成为灰白色，精液化验无红细胞，无须治疗。

三、治疗

（一）提高临床疗效的思路提示

1. 掌握特征

血精的特征是精液中带有血丝，或精液呈粉红色、暗红色等。临床应与精液色红是由女方生殖道病变所引起者区分开来。

2. 辨清虚实

血精有虚、实之别。实证多由湿热下注精室，络破血溢而成，以青壮年和血精初期为主，症见起病急，精液颜色多为鲜红色，伴会阴、睾丸、下腹部疼痛，阴囊潮湿，口苦咽干，便干溲赤，舌红，苔黄腻，脉数。实证瘀血阻滞者多有阴部手术及外伤史，或有生殖系疾病日久不愈，久病入络，血行瘀滞等病史，症见精液颜色暗红，有血块，阴部刺痛，入夜尤甚，舌质紫暗，脉涩。虚证多为脾肾亏虚，气虚不摄，或阴虚内热，扰及精室所致，症见精液颜色淡红，伴腰膝酸软，夜尿频多，纳呆，便溏，舌淡，脉弱；阴虚火旺者，症见精液量少，色红，腰膝酸软，五心烦热，潮热盗汗，舌红，少苔，脉细数。

（二）中医治疗

1. 内治法

（1）阴虚火旺型

治法：滋阴降火，凉血止血。

方药：知柏地黄汤合二至丸加减。

知母 12g，黄柏 10g，生地黄 20g，山药 15g，山茱萸 10g，泽泻 12g，丹皮 15g，旱莲草 30g，女贞子 15g，槐花 12g，白茅根 30g，小蓟 12g，仙鹤草 30g。

（2）湿热下注型

治法：清热利湿，凉血止血。

方药：龙胆泻肝汤加味。

龙胆草 10g，栀子 15g，黄芩 12g，柴胡 12g，生地黄 20g，车前子 20g（包），泽泻 15g，木通 6g，当归 15g，甘草 6g，大蓟、小蓟各 15g，白茅根 20g，旱莲草 20g。

（3）脾肾气虚型

治法：温阳益气，摄血固精。

方药：大补元煎加味。

熟地黄 20g，山药 15g，山茱萸 10g，当归 15g，菟丝子 30g，杜仲 15g，枸杞子 30g，人参 10g，甘草 6g，侧柏叶 12g，仙鹤草 30g。

（4）瘀血阻滞型

治法：活血化瘀，通络止血。

方药：少腹逐瘀汤加减。

延胡索 10g，当归 10g，川芎 6g，赤芍 10g，小茴香 3g，蒲黄 6g（布包），五灵脂 10g，生地黄 10g，三七 3g（冲），牛膝 10g，桃仁 10，红花 6g。

2. 外治法

针灸治疗选穴中极、太溪、太冲、肾俞、上髎、次髎、血海、会阴、曲骨，实证用泻法，虚证用补法。每日 1 次，10 次为 1 疗程。瘀血阻滞者以次髎、上髎、委中、中极穴为主，用泻法。脾肾气虚者以肾俞、脾俞、太溪、足三里、气海穴为主，用补法。阴虚火旺者，以中极、阴陵泉、三阴交、太冲、会阴为主穴，用泻法。

（三）西医治疗

1. 药物治疗

（1）抗菌药物：对精囊炎、前列腺炎等引起的血精，当使用抗菌药物，可用青霉素 80 万 U，每日 4 次，肌肉注射，或用阿米卡星 0.2g，每日 2 次，肌肉注射。另外，也可酌情选用其他抗生素等。对结核引起者，当使用抗结核药物，如异烟肼、链霉素、利福平等。具体治疗参考精囊炎、前列腺炎的有关内容。

（2）止血药物：血精日久不愈，反复发作者可用止血药物，如维生素 K_3，每次 4mg，每日 3 次，口服；或 8mg，每日 1～2 次，肌肉注射，10 日为 1 疗程。卡巴克洛片，5mg，每日 3 次，口服。

（3）其他西药：对高血压病引起者，当使用降压药物；血液病引起者，可根据情况选用治疗血液病的药物；肿瘤引起者，可使用抗肿瘤药物。对原因不明的血精患者，有人推荐用小剂量，短疗程炔雌醇治疗。

2. 手术治疗

（1）对前列腺尿道静脉曲张破裂出血者可进行电灼止血治疗。对前列腺尿道处息肉、肉芽肿或乳状腺瘤应先行活组织检查，排除恶性病变后，可行经尿道方式切除，由于其病变靠近精阜和外括约肌，切除时应避免损伤尿道外括约肌。

（2）因尿道梗阻引起血精者，应定期行尿道扩张，或经尿道手术切开梗阻段尿道。如精囊、前列腺、射精管有囊肿病变，可在 B 超或 CT 引导下行穿刺治疗，也可经尿道切除囊壁，保证引流通畅，亦可定期经直肠按摩囊肿，促使其排空。

（四）中医专方选介

1. 清精理血汤

白花蛇舌草 30g，金银花、萆薢、连翘、生地榆、茜草各 15g，虎杖、金钱草、白茅根各 20g，车前子、赤芍、丹皮、知母、黄柏各 12g，三七粉（冲服）、生甘草梢各 10g。腰腹及会阴部疼痛者加延胡索、川楝子、生蒲黄、五灵脂；病久夹瘀者加丹参、鸡血藤、桃仁、红花；肾阴不足者加旱莲草、女贞子、龟甲、阿胶；中气不足者加生黄芪、生白术、黄精、山药。日 1 剂，水煎服。20 剂为 1 疗程。治疗血精 26 例，治疗 30 日后，痊愈 20 例，有效 6 例。[郑东利．清精理血汤治疗血精 26 例．江苏中医．1991，12（8）：18]

2. 紫珠茅根汤

紫珠草、白茅根各 30g，茜草 10g，蒲黄 12g，三七粉 3g（冲服），牡丹皮、栀子各 10g，地耳草 30g，匍伏堇、白花蛇舌草各 15g。每日 1 剂，水煎 2 次后取汁混合，分 3 次在半空腹时温服，连续治疗 28 天。共治疗 31 例下焦湿热型血精。显效 23 例，有效 5 例，无效 3 例，显效率为 74.19%。[林友群．紫珠茅根汤治疗血精临床观察．中医药学报．1999（5）：22~23]

3. 石韦生地汤

石韦、生地黄各 60g，黄柏炭 20g，凤尾草、女贞子、贯众炭、生石膏、煅刺猬皮各 30g，炒丹皮、墨旱莲、知母、牛膝炭各 10g，血琥珀粉 12g（吞服）。阴虚火旺而口干欲饮、面颧烘热者加龙胆草、焦山栀、木通各 10g。阴虚火旺，湿热下注而致小便涩痛，排精涩痛，舌红，苔黄腻者加龙胆草、鱼脑石（吞服）各 10g，苍术、生薏苡仁各 20g。肾气不足，精关不固，有手淫史，滑血精或遗血精，头昏头胀，健忘，舌胖嫩，脉细弱者去生石膏、丹皮、知母、黄柏炭、牛膝炭，加煅刺猬皮 60g，益智仁、鹿角片、芡实米、山茱萸、菟丝子、山药、河车粉各 10g，桑寄生、桑螵蛸各 20g。连服 1 个月，服药期间禁房事。共治疗 117 例，追访 2 个月未复发者为痊愈，共 104 例，占 88.9%，连续服药 2 个月，无效者 13 例，占 11.1%。[尤仲伟．石韦生地汤治疗血精 117 例．陕西中医．2000，21（4）：160]

4. 清肠汤

龙胆草、地榆炭、旱莲草各 15g，栀子、丹皮、赤芍、车前草各 12g，女贞子 20g，香附 9g。水煎服，日 1 剂。共治疗 65 例，52 例服药 12~66 剂，获愈，精液常规化验未见红细胞；12 例服药 70~95 剂后获临床治愈，但 2~3 个月后复发，继用上药治疗后并用知柏地黄丸巩固治疗 3 个月而愈；1 例经上法治疗 3 个月，时好时作，后加大蓟、侧柏叶各 20g，半月后精液转为乳白色，再用知柏地黄丸、杞菊地黄丸巩固治疗 3 个月而愈。[朱官喜．清肝汤治疗血精 65 例．湖北中医杂志．1998，20（8）：41~42]

第四节　男性乳腺发育症

男性乳腺发育症，又称男性乳房女性化，是男性内分泌失调的一种疾病。临床表现以单侧或双侧乳房呈女性样的发育、肥大、增生，或伴有胀痛为主要特征。

本病中医学称之为"乳疬"。

一、临床诊断

（一）辨病诊断

1. 多见于男性青春期，与睾丸功能不全有关，也可发生于中、老年人，可因肝病及生殖器疾病所致。

2. 单侧或双侧乳腺组织呈扁圆形或椭圆形增大，质地中等，边界清楚，推之可移。25% 患者有乳头或乳腺疼痛，40% 患者乳腺压痛，4% 患者有乳头分泌物。乳头及乳腺疼痛可在 1 年内自行消退。慢性乳腺发育多无症状。

3. 用 HCG 的 β - 亚基放射免疫法测血浆 HCG 水平可升高。血浆 PRL 及甲状腺激素测定有助于高泌乳素血症、甲亢及甲低的诊断。

4. X 线及红外热像仪检查有助于诊断。

（二）辨证诊断

因乳头属肝，肝肾同源，所以乳疬与肝、肾关系甚为密切。俞听鸿在《外科医案汇编》中说："乳中结核，虽云肝病，其本在肾。"

1. 气滞痰凝型

（1）临床表现：单侧或双侧乳房的乳晕部位有肿块、疼痛，常随情绪变化而消长，伴有胸胁胀满，疼痛游走不定，乳头有溢液，口苦，口干。舌淡，苔白或薄黄，脉弦。

（2）辨证要点：单侧或双侧乳晕内肿块，伴疼痛，常随情绪的变化而变化。舌淡，苔白或薄黄，脉弦。

2. 肝肾阴虚型

（1）临床表现：单侧或双侧乳房内结块，不痛或微痛，伴有腰膝酸软，头晕耳鸣，五心烦热，口干。舌质红，苔薄黄，脉弦细数。

（2）辨证要点：单侧或双侧乳房内结块，伴有腰膝酸软，头晕耳鸣。舌红，苔薄黄，脉弦细数。

二、鉴别诊断

（一）男性乳腺炎

乳腺炎多有局部外伤史及感染史，局部红、肿、热、痛，且伴有畏寒、发热等全身症状，溃后创口容易收口。乳腺发育症多无局部红、热及全身畏寒、发热的症状。

（二）男性乳腺癌

男性乳腺癌临床较少见，多为单侧发病。乳晕深部可触及无痛性结节状肿块，坚硬如石，界限不清，表现高低不平，活动度差，乳头有血性溢液，局部皮肤呈橘皮样改变，且肿块增长迅速，腋窝淋巴结肿大。

（三）与肥胖性乳房隆起相鉴别

本病多为肥胖者，乳房呈弥漫性脂肪堆积，局部无肿块，按之柔软，无压痛。

三、治疗

（一）提高临床疗效的思路提示

1. 分清病位

本病特征明显，易于识别。乳头属肝，足厥阴肝经循行经乳头，治疗时应适当加入引经药。

2. 明辨虚实

本病虽有虚、实之别，但临证以实证多见。凡由气滞痰凝所致，按之疼痛及有肝郁表现者，多为实证；因肝肾阴虚所致，按之轻痛或不痛，兼有肝肾阴虚表现者，多属虚证或虚中夹实。

3. 洞察预后

本病经保守治疗大多预后良好。效果欠佳者，可考虑手术治疗；出现癌变时则应积极采取综合措施，以防转移。

（二）中医治疗

1. 内治法

（1）气滞痰凝型

治法：疏肝解郁，化痰软坚。

方药：涤痰汤加味。

陈皮 15g，姜半夏 10g，茯苓 15g，甘草 6g，枳实 10g，胆南星 10g，竹茹 12g，浙贝母 10g，僵蚕 6g，夏枯草 15g，柴胡 12g。

（2）肝肾阴虚型

治法：滋补肝肾，软坚散结。

方药：六味地黄汤合一贯煎加味。

生地黄、熟地黄各 24g，山药 12g，山茱萸 12g，沙参 30g，枸杞子 20g，麦冬 15g，当归 15g，川楝子 12g，茯苓 15g，泽泻 12g，丹皮 12g。

2. 外治法

（1）针刺治疗：选穴期门、太冲、中脘。针刺，留针 20 分钟，每日 1 次，配合七星针叩击患处。

（2）灸法治疗：乳中（患侧）、足三里（双侧）。配穴：肝火旺者，去足三里，加太冲；气血双亏者加灸气海；肝肾阴亏者去足三里，加太溪。用艾条灸，日 1 次。10 次为 1 疗程，疗程间隔 3 日。肝郁、肝火盛者用泻法，每次灸 20 分钟；气血双亏、肝肾阴亏型用补法，每次灸 40 分钟。

（3）贴敷法

①用阳和解凝膏加黑退消贴敷患处，7 日更换 1 次。

②山慈菇、芒硝、黄药子、生半夏各 10g。研极细末，黄酒调敷患处，纱布覆盖，日 1 次。

③山慈菇、黄药子、生川乌、细辛、芒硝、生南星各 10g。共研细末，用黄酒调敷患处，每日换药 1 次。

（4）理疗：用 TDP 或频谱仪照射，每次 20 分钟，15 日为 1 疗程。

（三）西医治疗

1. 药物治疗

寻找病因，针对病因进行治疗。若系药物引起者，应停用有关药物。抗雌激素药物如他莫昔芬及舒经酚对某些病人有解除乳腺疼痛及使乳腺发育逆转的作用。

2. 手术治疗

病程较长，药物治疗困难，乳腺已纤维化者，应做整形切除手术。

（四）中医专方选介

1. 消乳方

当归、丹参、柴胡、莪术、田七、女贞子、泽兰各 10g，熟地黄、淫羊藿各 12g，肉苁蓉、枸杞子、穿山甲、地鳖虫各 9g，炒韭子、仙茅各 6g，肉桂 3g，川楝子 15g，怀山药、鸡血藤各 30g。肾阳虚加制附片、黄精、黄芪。日 1 剂，水煎服。30 剂为 1 疗程，用 1～2 个疗程，并用化瘀消积膏（桃仁、芒硝、莱菔子、当归、琥珀屑、山楂各 30g，红花、地龙各 20g，神曲、麦芽各 50g。捣烂，去粗渣，加凡士林适量拌匀）适量，敷积块处，24 小时换药 1 次，15 日为 1 疗程。治疗 22 例，结果：显效 15 例，有效 5 例，无效 2 例。［朱宝贵．中药内服外敷治疗男性乳房发育症 22 例．浙江中医杂志．1994，29（8）：345］

2. 麝香回阳膏

本品取乳香、没药、红花、全蝎各 30g，大黄、三七、蒲公英、血余炭各 100g，白鲜皮、白芷、紫花地丁、山栀、天花粉、黄柏、甘草、白及、马钱子、地鳖虫、川乌、草乌各 50g，雄黄、松香、川续断各 25g，轻粉 15g，蜈蚣 50 条。研细末。取豆油 8 斤烧沸，加樟丹 2000g，搅拌，熬至滴水成珠状时，加入上述药末慢慢搅匀，再加已研成末之冰片 20g，麝香 1.5g，血竭 30g，搅拌后倒入冷水中浸泡 7 天，切成 1cm 大的膏药块，外洒一层滑石粉。使用时将药膏块捏软，敷于患处，每 6 日 1 换。治疗本病 84 例，结果：痊愈 78 例，好转 6 例。肿块平均消散时间为 58.2 天。［刘成，等．麝香回阳膏外敷治疗乳房发育异常症 127 例．浙江中医杂志．1989，24（1）：18］

第五节　男性乳腺癌

男性乳腺癌是一种较少见的疾病，约占乳腺癌的 1%，表现为单侧或双侧乳晕下无痛性肿块，或乳头溢血，或腋窝及锁骨上出现肿块。

该病相当于中医学"男子乳岩""男子乳石痈"。

一、临床诊断

（一）辨病诊断

1. 症状与体征

（1）发病年龄多在50岁以上，年轻者少，可有肝病史，有服大量雌激素及其他恶性肿瘤病史。

（2）单侧或双侧乳晕下或乳腺内有无痛性肿块，质硬，边界清，活动，类似圆形小结节，以后逐渐增大，边界不清，活动度差。严重者常有乳头溃烂、乳头溢血性液体、腋下淋巴结肿大等。

2. 实验室检查及影像学检查

局部组织病理学检查可确诊。钼靶X线及B超检查可作为男性乳腺癌的辅助检查。

（二）辨证诊断

男性乳腺癌的辨证重点在望、闻、问、切，局部与全身诊查相结合。该病早期以实证为主，晚期正虚邪恋。

1. 肝郁脾虚型

（1）临床表现：乳房肿块，不痛不痒，皮色不变，质地较硬，伴情绪抑郁，胸胁胀痛，游窜不定，胃纳欠佳，腹胀，大便溏薄。舌红，苔薄黄，脉沉弦。

（2）辨证要点：乳房肿块，不痛不痒，皮色不变，质地较硬，伴情绪抑郁，胸胁胀痛。舌红，苔薄黄，脉沉弦。

2. 寒凝痰阻型

（1）临床表现：乳中结块，坚硬不平，逐渐增大，疼痛不舒，腋下瘰疬，全身沉重，畏寒肢冷，面色萎黄，胸闷胁胀，饮食减少。舌质暗，苔厚腻，脉弦滑。

（2）辨证要点：乳中结块，坚硬不平，腋下瘰疬，全身沉重，畏寒肢冷。舌质暗，苔厚腻，脉弦滑。

3. 气郁化火型

（1）临床表现：乳中肿块，坚硬灼痛，皮色青紫发暗，边界不清，周围固定，推之不移，心烦易怒，头痛，失眠，面红目赤，大便干，小便赤。舌绛紫，有瘀斑，脉弦数有力。

（2）辨证要点：乳中肿块，坚硬灼痛，局部皮肤青紫，边界不清，固定不移。舌绛紫，有瘀斑，脉弦数有力。

4. 气血两亏，肝肾不足型

（1）临床表现：肿块延及胸腋、锁骨下，肿块溃烂，流脓水腐臭，久不收口，伴头晕目眩，心悸气短，面色无华，神疲乏力，腰膝酸软，失眠盗汗，大便溏，小便清。舌质淡，苔白腻，脉沉细无力。

（2）辨证要点：肿块延及胸腋、锁骨下，肿块溃烂，流脓水臭秽，久不收口，伴腰膝酸软，头晕耳鸣，面色无华。舌质淡，苔白腻，脉沉细无力。

二、鉴别诊断

（一）与男性乳腺炎相鉴别

详见第四节相关内容。

（二）与男性乳腺发育症相鉴别

男性乳腺发育症多表现为双侧盘状肿物，有触痛，多见于青春期及肝病患者。然而乳腺癌患者多为单侧，肿物质硬，无触痛，发病年龄较大，钼靶照相及活组织检查有助于诊断。

三、治疗

（一）提高临床疗效的思路提示

因本病系恶疮，临床又较少见，一旦发现，就应积极治疗。早期中医治疗效果尚好，中期以中西医结合的方法为佳，晚期大多需要手术治疗，尤当注意有无转移病灶的存在，以免延误治疗。

（二）中医治疗

1. 内治法

（1）肝郁脾虚型

治法：疏肝解郁，健脾化痰。

方药：逍遥散加味。

当归15g，白芍12g，柴胡12g，茯苓15g，白术10g，甘草6g，浙贝母10g，僵蚕6g，夏枯草30g，生牡蛎30g（先煎）。

（2）寒凝痰阻型

治法：温阳化痰，软坚散结。

方药：阳和汤加味。

鹿角胶 20g（烊化），肉桂 6g，熟地黄 20g，白芥子 10g，麻黄 6g，干姜 15g，生甘草 6g，海藻 15g，全瓜蒌 20g。

（3）气郁化火型

治法：清火解毒，调理气血。

方药：仙方活命饮加味。

金银花 20g，防风 12g，白芷 10g，当归 15g，陈皮 15g，甘草 6g，赤芍 15g，浙贝母 12g，天花粉 30g，制乳香、制没药各 12g，穿山甲 12g，皂角刺 15g，僵蚕 12g，夏枯草 30g。

（4）气血两亏，肝肾不足型

治法：补益气血，调理肝肾。

方药：人参养荣汤或右归丸加味。

人参养荣汤：人参 10g，白术 30g，茯苓 12g，甘草 6g，当归 15g，白芍 15g，熟地黄 20g，黄芪 30g，肉桂 6g，陈皮 15g，远志 6g，五味子 15g。

右归丸：熟地黄 20g，山药 15g，山茱萸 12g，制附子 6g，肉桂 6g，枸杞子 30g，菟丝子 30g，杜仲 25g，当归 15g，鹿角胶 20g（烊化）。

2. 外治法

（1）初期宜化痰散结，活血消肿，可用阿魏化痞膏外贴。

（2）溃后宜提毒祛腐，以海浮散或冰狮散外敷，以消毒纱布盖贴，待疮口四边裂缝，腐肉自行脱落后，改换生肌玉红膏以生肌长肉。

（3）溃烂臭秽在敷外用药前，可用半枝莲 30g，白花蛇舌草 15g，龙葵 15g，加水煎，用煎液洗涤疮口，每日 1 次。

（三）西医治疗

1. 手术

西医治疗早期乳腺癌应以外科手术为主，可行乳腺单纯切除或根治术，扩大根治术，单纯或根治加淋巴结清扫术。术后复发及转移的晚期患者，可行男性睾丸切除术。

2. 化疗

对于局部晚期患者应先行术前化疗，局部情况改善后再施行手术切除。

此外，根据 ER、淋巴结转移等情况，手术后应辅以化疗等。ER 阳性患者应常规服用三苯氧胺；ER 阴性或有淋巴结转移者应辅以化疗。

3. 放疗

内乳区、腋窝、锁骨上及胸壁放射治疗可减少局部复发，但对远期生存无影响。

第六节　男性性早熟

男性性早熟是指男儿以性成熟的表现提前出现为特征的发育异常。本病临床发病率较低。

中医文献中有相关医案记载，或称"早老"。

一、临床诊断

（一）辨病诊断

1. 男性性早熟表现

男儿未满 9 岁，已有睾丸、阴茎及阴囊的发育；未满 10 岁已有阴毛；未满 11 岁已有腋毛和胡须，还有声音变化。

2. 身长及骨成熟加速

（1）身长发育加速。身长大于标准身长 3 个标准差，或身长增长率比标准增长率大 1.5 倍。

（2）骨加速。骨龄大于实际年龄，或年龄增长率大于 1.5 倍。

（3）骨龄显著大于身长年龄（1.5 倍以上）。

3. 脑器质性病变的存在

4. 性激素分泌亢进

垂体促性腺激素及性激素分泌亢进。

5. 排除其他因素

本病的诊断尚需排除其他疾病或其他因素，如外肾上腺雄激素分泌亢进、性腺肿瘤、异位性促性腺素肿瘤、性激素和促性激素长期的使用，富含性激素食品的长期摄入等。

（二）辨证诊断

1. 阴虚火旺型

（1）临床表现：第二性征过早出现，阳强易举，或有射精过快，伴腰膝酸软，头晕耳鸣，五心烦热，潮热盗汗，眠差。舌质红，少苔，脉细数。

（2）辨证要点：第二性征过早出现，性欲亢进，或早泄，伴腰膝酸软，潮热盗汗。舌红，少苔，脉细数。

2. 肝郁化火型

（1）临床表现：第二性征过早出现，性欲亢盛，两胁胀痛，面红目赤，耳聋耳肿，急躁易怒，头晕，口苦。舌质红，苔薄黄，脉弦数。

（2）辨证要点：第二性征过早出现，性欲亢进，烦躁易怒。舌质红，苔薄黄，脉弦数。

二、治疗

（一）提高临床疗效的思路提示

本病在治疗前要先审查清楚是完全性性早熟，还是不完全性性早熟，并分清其类型，以免误诊。早期诊断、早期治疗是提高疗效、缩短疗程的关键。

（二）中医治疗

1. 内治法

（1）阴虚火旺型

治法：滋阴降火。

方药：知柏地黄汤加味。

知母 12g，黄柏 10g，熟地黄 24g，山药 15g，山茱萸 15g，茯苓 15g，泽泻 12g，丹皮 15g，龟甲 15g（先煎），天冬 30g。

（2）肝郁化火型

治法：疏肝解郁，清泻相火。

方药：丹栀逍遥散加味。

丹皮 15g，栀子 12g，当归 15g，白芍 20g，柴胡 12g，茯苓 15g，白术 15g，甘草 6g，夏枯草 30g。

2. 外治法

针刺治疗

（1）阴虚火旺者选穴肾俞、三阴交、太溪、命门、中极、照海等穴。针用平补平泻法，每日 1 次。

（2）肝郁化火者选阳陵泉、行间、水泉、太冲。用泻法针刺，每日 1 次。

（三）西医治疗

1. 完全性性早熟

（1）药物治疗

①类固醇激素：如甲羟孕酮通过负反馈作用抑制促性腺激素的分泌，使男性睾丸缩小，阴茎勃起减少。适量应用可使生长速度及骨骼成熟减慢。剂量为每次 10～20mg，每日 2 次，口服，应用时应注意其副作用。

②促性腺激素释放激素促效剂：应在内分泌科医生的指导下使用。

③甲状腺功能减退者，补充甲状腺素。

（2）病因治疗

如因肿瘤引起的，可考虑手术及化疗。

2. 不完全性性早熟

针对病因进行治疗。

第七节　男性白塞病

男性白塞病是一种发生于 20～30 岁男性青壮年，以眼、口、生殖器的炎症及溃疡为主要临床表现，并伴有皮肤、心血管、消化道、神经及关节等全身各系统损害的一种综合征。多种损害可同时发生或相继发生，病程呈进行性反复发作，历时数月、数年，又称"口、眼、生殖器综合征"。

中医学称本病为"狐惑病"，对该病的命名首见于东汉末年张仲景所著的《金匮要略》。

一、临床诊断

（一）辨病诊断

1. 症状与体征

（1）口腔损害：口腔溃疡是本病的第一个症状，占 70%～95%。多发生于口唇、舌、颊黏膜、腭、硬腭、咽峡及咽后壁、喉、食道和鼻腔等处，初起为红色丘疹，迅速发展为圆形或椭圆形疼痛的小溃疡，大小不等，边界清楚，边缘锐利，基底呈灰色脓苔，周围有红晕，多数溃疡病灶可于10天左右愈合，不留瘢痕，但多数小溃疡融合成大溃疡，愈合后留瘢痕。口腔溃疡分滤泡性、溃疡性、疱疹性，可反复发作。

（2）眼部损害：其发生一般迟于口、生殖器的损害，从有初发症状到眼部病变的出现，短则数月，长则十年。15％的病人于病程的第一年内出现，85％于5年内出现。多以剧烈的眶周疼痛及畏光开始，继而出现虹膜睫状体炎、视盘炎、结膜炎，亦可发生脉络膜炎、视盘炎，开始为单侧，以后可累及双眼，反复发作，造成视神经萎缩、青光眼、视力障碍，甚至失明。

（3）生殖器损害：生殖器溃疡一般发生在口腔黏膜病变以后，发生率可达81.8％，常发生于阴茎冠状沟、龟头、阴茎体、阴囊、会阴及肛周等处，溃疡较深，且易形成瘢痕，常伴明显疼痛，早期疼痛更为明显，可为数个，大小不等，伴局部淋巴结肿大，约1～3周愈合。

（4）消化道损害：主要表现为消化道溃疡，以十二指肠溃疡为多见，引起腹痛、恶心、腹胀、腹泻、便血等，也可有胃肠功能紊乱及肛门黏膜溃疡，出现复发性出血性腹泻。

（5）皮肤损害：绝大多数病人有皮肤病变，表现多种多样，下肢可出现结节性红斑、深部血栓静脉炎；面部可出现痤疮样皮疹、脓疱；颈部和躯干、四肢可出现不同程度的损害，如毛囊炎、疖、蜂窝组织炎和溃疡、指（趾）甲下脓肿等，用消毒针刺入皮肤，24～48小时后针刺部位会出现小丘疹或脓疱。

（6）神经损害：可发生于本病的全过程，一般发生较迟，发生率为28％。主要表现为精神抑郁，头痛，头晕，无力，嗜睡，神经过敏，呕吐，肌肉痉挛和震颤，眼球偏斜和复视，语言障碍，脑神经麻痹，截瘫，偏瘫，精神失常等。

（7）其他：患者可出现低热和高热，体温一般在38℃左右，少数患者体温可高达40℃，表现为头痛、头晕及全身不适，关节疼痛，发生急、慢性关节炎，常见膝、踝、肘、肩、髋、腕等大关节受累，出现红肿和疼痛，亦可出现尿道炎的症状。

一般来说，如果有口腔溃疡及外阴溃疡，再有其他病症中的一项，则可诊断为白塞病。

2. 实验室检查及影像学检查

白细胞总数增多，在（10～20）×10⁹/L 左右，血沉加快，淋巴细胞内含嗜苯胺蓝颗粒，中性粒细胞有中毒性颗粒；抗"O"及丙种反应蛋白阳性，α 蛋白及 β 蛋白异常，约有 77% 的患者有异常蛋白血症，球蛋白 $α_1$、$β_2$ 及 γ 增高，89% 的患者在急性发作时或发作前血清黏蛋白在 800mg/L 以上，纤维蛋白原及凝血因子Ⅶ均有增高，溶纤维蛋白活性降低。

多数患者有非特异性过敏阳性反应，即用无菌针头刺入皮内或注入少量生理盐水，24～48 小时后在针刺部位出现丘疹或脓疱，周围有炎性浸润。

有神经症状的患者，脑脊液发生改变，缓解期症状也不消失，活动期细胞数和蛋白数有明显增加的倾向；无神经症状者脑脊液也可有改变。脑电图异常者约占本病患者的 54%～60%，个别病人经治疗后可恢复正常。X 线检查可有小肠扩张，有积液及气体潴留等。

（二）辨证诊断

本病临床表现复杂，波及面广，病程较长，易于反复。一般早期发病急者，多为实证，可有湿热阻络，湿毒下注，肝脾湿热，脾胃积热等证候。如起病缓慢，或病久不愈，或妄用汗、吐、下法，过施苦寒，伤津耗液耗气，则多为虚证，常见肝肾阴虚，脾肾阳虚等证候。中、晚期或素体弱者，多为湿毒下注，正虚邪恋之证，病变涉及肝、脾、肾诸脏，脏腑不足是本，湿热毒邪为标。

1. 湿热内蕴型

（1）临床表现：口腔、咽喉、外阴溃破灼痛，疮面红肿，分泌物黄浊，量多，或目赤眦痛，皮疹见红斑、丘疹、结节或脓疱，发热恶寒，脘痞食少，默默欲眠或卧起不安，精神恍惚，关节酸痛，大便干结，小便黄赤。舌红，苔黄腻，脉滑数。

（2）辨证要点：口舌生疮，生殖器溃疡，疮面红肿、疼痛，分泌物黄浊、量多，目赤畏光、心烦口苦，纳差。舌红，苔黄腻，脉滑数。

2. 阴虚火旺型

（1）临床表现：口咽、阴部、肛周溃烂，色暗红，疮面久不愈合，头昏目眩，目涩赤，视力下降，腰膝酸软，午后潮热，手足心热，心烦不眠。舌红，苔少，脉细数。

（2）辨证要点：口舌生疮，外阴溃疡，头晕，目干涩，午后潮热，咽干，盗汗。舌红，苔光剥，脉细数。

3. 脾虚湿盛型

（1）临床表现：口咽、阴部溃烂，疮面色淡，目昏眦暗，脘腹胀满，食少便溏，肢体困倦，神志恍惚。舌质淡，舌体胖大，苔白腻，脉沉缓。

（2）辨证要点：口咽、阴部溃烂，疮面色淡，纳呆，腹胀，便溏。舌淡，舌体胖大，苔白腻，脉沉缓。

4. 寒凝血瘀型

（1）临床表现：口咽、阴部溃烂，反复发作，经久不愈，面色苍白，食少乏力，畏寒肢冷，关节疼痛，下肢浮肿或有红斑，结节紫暗。舌质暗，或有瘀斑，脉细涩。

（2）辨证要点：口咽、阴部溃烂，畏寒肢冷，关节疼痛，下肢浮肿或红斑、结节紫暗。舌质暗，或有瘀斑，脉细涩。

二、鉴别诊断

（一）外阴疱疹

外阴疱疹的疹子及溃疡的特点与外阴白塞氏病相似，但外阴疱疹的溃疡为多发性，口、眼等处无病变。

（二）阴蚀

发病急剧，阴中生疮，溃烂不已，上覆黄脓，愈后结疤，但不会累及口、眼等处。

（三）口舌疮

口、舌、颊、腭、唇等处反复生疮，疼痛溃烂。初起生有红斑，小如粟粒，大如赤豆，甚至长有粟房，色黄而淡，渐则灰白，溃烂成疮，疮底色灰，触之略硬，肿胀，有红晕，痛如火燎。多无眼及二阴部的溃烂。

三、治疗

（一）提高临床疗效的思路提示

1. 顾护胃气

在治疗过程中，要时刻顾护胃气，注意药物的配伍，切忌单纯或过用苦寒之品，也不宜早用滋腻之品，因苦寒伤阴，易克伐脾胃阳气，早用滋腻之品易使脾胃气滞，运化失常，两者皆有恋邪之弊。

2. 专方治疗

对于本病的病机都认为与湿热毒邪有关，故针对病因而立方，随症加减治疗本病常获良效。

3. 中西医汇通

本病属多系统受损，单靠某一种药物有时难以取效，故常采用中西医结合治疗可提高疗效。

4. 内外结合

因本病口、眼、生殖器都常发生溃疡，且为早期表现，故在内治的同时应配合局部用药，以促使局部溃疡愈合。

（二）中医治疗

1. 内治法

（1）湿热内蕴型

治法：清热利湿解毒。

方药：狐惑汤合泻黄散及龙胆泻肝汤加减。

黄连 6g，佩兰 12g，泻黄散、藿香叶各 10g，栀子 12g，石膏 30g（先煎），甘草 6g，防风 10g，龙胆草 9g，生地黄 20g，当归 15g，柴胡 12g，泽泻 12g，车前子 15g（包），木通 6g。

热重于湿者用泻黄散合龙胆泻肝汤加萆薢、薏苡仁、赤小豆、土茯苓等。

（2）阴虚火旺型

治法：滋阴降火，清热利湿。

方药：知柏地黄汤加减。

知母 12g，黄柏 10g，熟地黄 20g，山药 15g，山茱萸 15g，茯苓 15g，泽泻 12g，丹皮 12g。

视物不清者加枸杞子 30g，菊花 12g。

（3）脾虚湿盛型

治法：益气健脾，化湿通阳。

方药：参苓白术散加味。

党参 12g，茯苓 15g，白术 15g，扁豆 12g，陈皮 15g，生山药 20g，甘草 6g，莲子 9g，砂仁 6g，薏苡仁 30g，桔梗 6g。

（4）寒凝血瘀型

治法：温经散寒，活血化瘀。

方药：甘草泻心汤加味。

炙甘草 12g，黄芩 9g，黄连 6g，干姜 12g，大枣 3 枚，半夏 10g，党参 9g，肉桂 6g，制附子 6g，三棱 12g，莪术 12g，当归 15g，赤芍 12g。

有眼部损害者加密蒙花、青葙子、木贼草、菊花；皮肤有结节者加泽兰、川牛膝、桃仁；情志变化无常可加用甘麦大枣汤；阴损及阳，阳虚者加二仙汤，或加桂枝等温肾壮阳。

2. 外治法

（1）针刺治疗

①体针疗法：口腔、咽喉溃疡取穴合谷、大椎、曲池；外阴溃疡取三阴交、肾俞、肝俞、脾俞；目赤等加睛明、风池等。实证用泻法，虚证用平补平泻法，留针 10～15 分钟，隔日 1 次，7 次为 1 疗程。睛明穴轻刺，不留针，起针后稍按压，勿揉压。脾虚湿郁可配合温灸。

湿热内蕴型选三阴交、阴陵泉、太冲、阳陵泉、中极、脾俞、三焦俞、下髎。三阴交、阴陵泉直刺 1～1.5 寸，用捻转泻法，局部酸胀；太冲直刺 1 寸，提插运针，局部胀感；阳陵泉直刺 1～1.5 寸，提插运针，针感向下传导；中极直刺 1 寸，捻转运针，使针感向外阴放射；脾俞、三焦俞斜刺 1.2 寸，捻转运针，局部酸胀；下髎直刺 1 寸，捻转运针，使针感向前阴放射。血虚风燥明显者，选穴三阴交、血海、太冲、关元、脾俞、膈俞、肝俞。三阴交直刺 1 寸，捻转补法，局部酸胀感；血海直刺 1 寸，捻转补法，局部酸胀或针感向上放射；太冲直刺 1 寸，用提插平补平泻法，局部有胀感；关元直刺 1 寸，或向下斜刺 1.5 寸，使针感向外阴部放射；脾俞、膈俞、肝俞斜刺 1.2 寸，用捻转补法，局部酸胀。

②耳针疗法：取穴内分泌、肾上腺、外生殖器、肝、脾、口，采用埋豆法，每周 2 次，双耳交替进行。

③梅花针疗法：取穴肝俞、脾俞、三焦俞、肾俞、八髎、脐下及任脉循行部位、三阴交等，采用弱刺激或中等刺激，至皮肤潮红或微见出血，每日或隔日 1 次。

（2）药物外治

①黄连油膏：用于口腔及外阴溃疡，每日涂 2～3 次。

②冰硼散、锡类散：用于口腔溃疡。

③冰蛤散：冰片 3g，蛤粉 18g。混匀后外涂，用于外阴溃疡，亦可用儿茶、西瓜霜、人中白各等份，共研细末，撒于口腔及外阴溃疡面上。

④青吹口散：煅石膏 9g，人中白 9g，青黛 3g，薄荷 0.9g，黄柏 2.1g，川黄连 1.5g，煅月石 18g，冰片 3g。先将煅石膏、煅人中白、青黛分研细末后和匀，水飞晒干，再研细，再将余药分研细末后和匀，装瓶，密封备用。用于口腔溃疡及外阴溃疡，每日早晚各 1 次。

⑤青黛散：青黛 60g，石膏 120g，滑石 120g，黄柏 60g。分研细末后和匀。用于外阴溃疡，每日早晚各 1 次。

⑥黄连 5g，浓煎，用于眼部损害者。

⑦苦参 30g，生甘草 12g，水煎，外洗阴部，每日 1 ~ 2 次。

⑧陈艾叶 30g，黄药子 20g，白矾 3g。水煎，熏洗阴部。

⑨薄荷 20g，煎汤，清洗溃疡处，再用锡类散撒患处。

⑩暖脐膏贴肾俞、命门穴。

（三）西医治疗

1. 局部治疗

以口腔溃疡和阴部溃疡等症状为主的轻症病例宜以局部治疗为主，可用含有激素、四环素和局麻药的糊剂或薄膜剂，可用复方硼砂液，每日多次含漱，并用 2% 甲紫溶液或硝酸银溶液涂抹；也可用锡类散或复方金霉素甘油（金霉素 1g，泼尼松 20mg，甘油 20mL），每日 3 次，含漱后涂抹。外阴溃疡者可用 1∶5000 的高锰酸钾溶液外洗，再涂以复方新霉素软膏或 1% ~ 2% 硝酸银软膏，眼部溃疡者用可的松眼药水点眼。

2. 皮质类固醇激素

皮质类固醇激素用于急性期，可作为眼部、皮肤、神经系统损害及进行性血栓性静脉炎的首选药物，对慢性及晚期的病损似无疗效。急性发作期可给予泼尼松，每日 60mg，病情稳定后逐渐减量，每周减 5mg，维持量为每日 5 ~ 10mg，同时给予广谱抗生素。有人报道对于严重患者需快速获得疗效，可开始即用甲泼尼龙冲击疗法，每日 1g，在 20 ~ 30 分钟内静脉滴入，连用 3 天。

3. 免疫制剂

免疫制剂用于耐激素或激素依赖的病人。常用：①环磷酰胺：口服，每次 50mg，每日 1～3 次，总量为 10～15g；肌肉注射，每次 20mg，溶于 5mL 生理盐水中，每日或隔日 1 次，总量为 8～10g；静脉给药，每日 200mg，加入生理盐水 20mL，缓慢给药，10 日后改为每日 100mg 或每日 50mg，口服。本药可使白细胞及血小板减少，对肝脏有损害，故在用药期间至少每周查血常规 1 次。如白细胞降至 $5 \times 10^9/L$ 者慎用，降至 $4 \times 10^9/L$ 者应立即停用；孕妇及白细胞减少者禁用；同时应用类固醇皮质激素者，激素用量宜小。②秋水仙碱：每日 1mg，日 1 次，口服。③硫唑嘌呤：25～100mg，每日 2 次。④苯丁酸氮芥：每日 5mg，日 1 次，口服，数日后改为隔日 5mg，9 个月为 1 疗程，若同时应用皮质激素者，可逐渐减少激素的用量。

4. 免疫增强剂

免疫增强剂能减轻症状，延缓复发。①左旋咪唑 50mg，每日 3 次，每周服 2 日。②转移因子，每周 1～2 支，肌肉注射，3 个月为 1 疗程。③丙种球蛋白：2～4 周注射 1 次，每次 3mL，肌注，另外可多次、少量输血，每次 100～200mL，每周 1～2 次。

5. 非皮质类固醇消炎药

非皮质类固醇消炎药对发热、关节痛、结节性红斑者可改善其症状。吲哚美辛 25mg，每日 3 次；布洛芬 200mg，每日 3 次；阿司匹林 0.3～0.6g，每日 3 次。

6. 其他疗法

可给予大量维生素、抗生素及三磷腺苷等。对血栓性静脉炎患者，可静脉滴入低分子右旋糖酐 500mL，每日 1～2 次；双嘧达莫 25～50mg，每日 3 次，口服。

（四）中医专方选介

1. 二仙消疳汤

生甘草、生地黄、丹参、土茯苓、石斛、仙茅、仙灵脾各 20g，生晒参、当归、金银花、赤芍各 15g。每日 1 剂，水煎，分 2 次服。同时以苦参 150g 煎水熏洗，锡类散吹敷患处。治疗 22 例，治愈 6 例，11 例显效，5 例有效。［郑昌发. 二仙消疳汤治疗白塞氏病 22 例. 浙江中医杂志. 1994，29（10）：454］

2. 樗葵饮

樗根白皮、全当归各 15g，地锦草 30g，玄参、龙葵、车前子各 20g，川黄连 6g，黄柏 10g，丹皮 12g。加减：如口腔、舌溃烂严重者加党参、金银花、青黛；有眼部症状者加夏枯草、龙胆草、蝉衣、密蒙花；生殖器损害明显者，加木通、苦参、赤小豆；骨节酸痛者加桂枝、威灵仙；皮肤有红斑者加泽兰、红花；心烦不寐者加酸枣仁、磁石。水煎服。共治疗白塞氏病 36 例，8 例治愈，20 例显效，8 例无效。［金学仁，等．樗葵饮治疗白塞氏病 36 例．陕西中医．1989（6）20］

第八节　男子阴冷

男子阴冷常发生于成年男性，是以自觉阴茎及阴囊寒冷为主症的一种疾病，常伴有少腹寒冷、性欲淡漠、阳痿、阴缩等。

阴冷之病首见于《金匮要略》，名"阴头寒"。《金匮要略·血痹虚劳病脉证并治第六》指出："夫失精家，少腹弦急，阴头寒，目眩，发落，脉极虚芤迟，为清谷、亡血、失精。脉得诸芤动微紧，男子失精，女子梦交，桂枝加龙骨牡蛎汤主之。"

一、临床诊断

（一）辨病诊断

1．症状
本病症状为自觉阴茎及阴囊寒冷，甚至睾丸抽痛，少腹寒凉。

2．体征
本病一般无特殊体征，个别病人可见阴囊皮肤紧缩，温度低，或伴阳痿不举。

（二）辨证诊断

1．命门火衰型
（1）临床表现：起病缓慢，自觉阴茎、阴囊寒冷，腰膝酸软，头晕耳鸣，畏寒肢冷，精神倦怠，小便清长，五更泄泻，阳痿，遗精。舌体胖大，舌质淡，脉沉弱。

（2）辨证要点：自觉阴茎、阴囊寒冷，腰膝酸软，畏寒肢冷，夜尿频多。舌体胖大，舌质淡，脉沉弱。

2. 寒凝肝脉型

（1）临床表现：起病急骤，阴茎及阴囊寒凉、疼痛，甚至内缩，面色无华，嗜卧，伴少腹冷痛。舌质淡，苔白滑，脉沉弦或迟。

（2）辨证要点：起病急，阴茎及睾丸冷痛，伴少腹寒凉、疼痛。舌淡，苔白滑，脉沉弦或迟。

3. 肝经湿热型

（1）临床表现：起病缓慢，自觉阴茎、阴囊湿冷，有汗出，阴囊湿痒，有异味，伴胁肋及少腹胀痛，纳差，口干，口苦，大便不调，小便黄赤。舌红，苔黄腻，脉弦数。

（2）辨证要点：自觉阴茎、阴囊湿冷，有汗出，阴囊湿痒，口干苦。舌红，苔黄腻，脉弦数。

二、鉴别诊断

（一）阴缩

阴缩可因受寒引起，起病急骤，阴茎、阴囊及睾丸内缩，多合并阴冷、勃起障碍、不能交合，阴缩好转后常留有阴冷。阴冷虽亦有前阴寒冷，但无内缩的表现。

（二）勃起障碍

部分勃起障碍病人可伴阴冷的症状，但以性欲低下、阳痿不举或举而不坚，不能完成房事为主症。

三、治疗

（一）提高临床疗效的思路提示

1. 辨虚实

首先要明辨虚实。属虚者常为命门火衰，起病相对缓慢，以阴茎觉冷、阳痿、遗精为特征；属实者有寒凝肝脉与肝经湿热之不同，寒凝肝脉以阴茎、睾丸冷痛，甚则内缩为特征；肝经湿热以阴茎及阴囊湿冷、臊臭为特征。

2. 明病位

阴冷属肾阳虚衰者，其病位在肾；属肝经湿热及寒凝肝脉者其病位在肝，在临证治疗时可据病位之不同选方遣药。

（二）中医治疗

1. 内治法

（1）命门火衰型

治法：温补命门。

方药：右归丸加味。

制附子 6g，肉桂 6g，熟地黄 20g，山药 15g，山茱萸 15g，枸杞子 30g，菟丝子 30g，杜仲 20g，当归 15g，鹿角胶 20g（烊化），巴戟天 15g。

兼阳痿者加阳起石、蜈蚣；遗精者加芡实、金樱子。

（2）寒凝肝脉型

治法：暖肝温经散寒。

方药：暖肝煎合椒桂汤加减。

沉香 3g，乌药 12g，肉桂 6g，小茴香 15g，生姜 3 片，川椒 10g，桂枝 6g，柴胡 12g，吴茱萸 5g，高良姜 12g，青皮 12g。

（3）肝经湿热型

治法：清肝经湿热，宣阳气外达。

方药：龙胆泻肝汤合四逆散加味。

龙胆草 10g，栀子 10g，黄芩 6g，柴胡 15g，生地黄 12g，车前子 20g（另包），泽泻 15g，木通 6g，甘草 6g，当归 15g，白芍 20g，枳实 15g。

2. 外治法

（1）针灸治疗

①体针：取关元、气海、中极、命门、三阴交，先针后灸，每日 1 次，每次 20 分钟。适用于寒凝肝脉或肾阳不足者。

②耳针：取肾、膀胱、皮质下、内分泌、外生殖器、神门、耳道等穴，每次取 3～5 穴，隔日 1 次，10 次为 1 疗程。

（2）推拿治疗：可选用膀胱横摩法、下腹横摩法、揉命门法等辅助治疗。

第九节　男子梦交

男子梦交是指男子梦中与异性交合，其后伴有神经、精神症状的疾病。多见于青年期热恋中的男性青年，亦可见于婚后久旷的成年男性。其发病远较女子少见。

一、临床诊断

（一）辨病诊断

1. 病史

多有情志抑郁或性幻觉史。

2. 症状

本病症状是于睡眠中发生性交，并有遗精、疲倦、汗出、头晕、心悸，甚则遗尿等。

3. 体征

本病无特殊体征可见。

4. 实验室检查及影像学检查

理化检查可无异常，偶有脑电图异常。

（二）辨证诊断

1. 阴阳失调型

（1）临床表现：有失眠、失恋史，梦交后周身乏力，汗出，或伴遗精，心悸。舌淡红，苔薄白，脉虚弱。

（2）辨证要点：梦交后周身乏力，汗出，或伴遗精，心悸。舌淡红，苔薄白，脉虚弱。

2. 心脾两虚型

（1）临床表现：梦交后头昏，心悸，失眠健忘，睡中多梦，甚则精神恍惚，神疲乏力，纳差，腹胀，便溏。舌淡，苔薄，脉弱。

（2）辨证要点：梦交，心悸，失眠，健忘，多梦，纳呆，腹胀，便溏。舌淡，苔薄，脉弱。

3. 肝肾阴亏型

（1）临床表现：梦交后眩晕，腰膝酸软，头晕耳鸣，五心烦热，潮热盗汗，两目干涩，视物昏花，肢体震颤。舌红，少苔，有裂纹，脉细数。

（2）辨证要点：梦交后眩晕，腰膝酸软，头晕耳鸣，五心烦热，两目干涩。舌红，少苔，脉细数。

二、鉴别诊断

本病应与梦遗相鉴别。梦遗是有梦而排精，但常不与异性交合，而梦交是指梦中与异性交合而无排精，也可排精，且常自知。

三、治疗

中医治疗

1. 内治法

（1）阴阳失调型

治法：调和阴阳，重镇安神。

方药：桂枝加龙骨牡蛎汤加味。

桂枝 12g，甘草 6g，生姜 5 片，大枣 4 枚，生龙骨、生牡蛎各 30g（先煎），炒酸枣仁 15g，炒柏子仁 15g。

（2）心脾两虚型

治法：养心健脾，安神定志。

方药：归脾汤加味。

党参 15g，白术 30g，黄芪 30g，当归 15g，茯神 15g，甘草 6g，炙远志 6g，炒酸枣仁 15g，木香 6g，龙眼肉 10g，生姜 3 片，大枣 5 枚，生牡蛎（先煎）30g。

（3）肝肾阴亏型

治法：滋补肝肾，交通心肾。

方药：麦味地黄汤合交泰丸加味。

麦冬 30g，五味子 15g，熟地黄 30g，山药 15g，山茱萸 12g，茯苓 15g，泽泻 15g，丹皮 15g，黄连 6g，肉桂 6g，当归 15g。

2. 外治法

针刺治疗。选穴神门、内关、脾俞、肾俞、足三里。针刺用补法。每次 20 分钟，每日 1 次，10 次为 1 疗程。

第十节　先天性睾丸发育不全综合征

先天性睾丸发育不全综合征，又称 Klinefelter's 综合征、曲细小管发育不全症、硬化性曲精小管退行变症、原发性小睾丸症、青春期曲精小管衰竭以及先天性精不能症等。本综合征在原发性睾丸功能低下症中最常见，系由染色体异常引起，是以睾丸曲细小管发育不良以及间质细胞功能减退为主的综合征。

中医学文献中未见此病名，与"干血痨""痿证""囊小""子缩"有类似之处。

一、临床诊断

1. 症状与体征

幼儿时期常不易被发现，随着年龄的增长，青春期小睾丸为必发症状。成年患者的身高比患者正常兄弟平均高 6cm。体型呈类阉型，皮肤细白，阴毛及胡须稀少，腋毛常没有。约有半数于青春期呈现女性化乳房，外阴部为正常男性，但阴茎较正常男性短小，两睾丸小而坚实。性功能低下，无生育能力，患者常因不育或性生活不正常而求治。智商低，尤其在读写方面。性格一般不同于正常人，觉得不幸福，不易与人相处，这种心理状态可能与男性性激素水平低下有关。

2. 实验室检查

（1）睾丸活检可见曲精小管透明变性，基底膜显著肥厚，生精细胞萎缩以致消失，而仅有支持细胞，内腔多闭塞。睾丸间质中胶原纤维大量增生。间质细胞多群集，细胞内脂滴减少。

（2）内分泌测定示血浆睾酮含量正常或偏低，雌激素生成量增多，尿中 FSH 和 LH 增高。

（3）部分患者甲状腺功能异常，包括对 TSH 反应降低，放射碘摄入减少，给予甲状腺素释放因子后血清 TSH 低于正常，但出现症状的甲状腺病却不多见。部分病人有轻度糖尿病的表现。

（4）精液检查：精子数量很少或无精子。

（5）X、Y 染色质试验阳性，典型核型为 47XXY。

二、治疗

1. 中医治疗

用五子衍宗丸、六味地黄丸、龟龄集可对本病进行试验性治疗。

2. 西医治疗

临床可选用下列方法给予相应的处理，以改善某些方面的功能。采用十一酸睾酮胶丸，每次 40mg，每日 3 次，口服。丙酸睾酮 25～50mg，肌肉注射，每周 3 次，或甲睾酮，每日 25～50mg，含舌下。亦可给予长效睾酮制剂，庚酸睾酮或环戊丙酸睾酮，每 2～3 周肌注 1 次，剂量为 100～200mg。长期应用睾酮有可能造成睾丸实质性萎缩和促性腺激素分泌失调，也可考虑同时给予 HCG 针肌注，2000IU，每周 2 次。对性格异常者，激素治疗无改善，可给予精神治疗。

第十一节　弗勒赫利希综合征

弗勒赫利希综合征是由下丘脑、垂体及其周围的病变引起神经内分泌功能紊乱所致，也有的书称之为肥胖性生殖无能性营养不良及脑性肥胖症。

一、临床诊断

1. 症状与体征

（1）肥胖：病人肥胖，发展迅速，有些儿童从 10 岁以后即发胖，乳房、下腹部及外阴部位的肥胖尤为显著，四肢相对较细，手指尖细。

（2）性发育不全和性功能减退：青春期前发病者性器官及第二性征发育低下、迟缓，男童睾丸较小，常有隐睾，外生殖器发育较差，阴毛、腋毛及胡须稀少或缺如，声音尖细，乳房较丰满，如女性。成年患者多有生育障碍。

（3）全身表现：皮肤苍白、厥冷、干燥、体温过低，血压偏低，肌力弱，状如黏液性水肿，有时也并发尿崩症、运动失调、癫痫。

（4）其他表现：如因颅内肿瘤所引起者，偶有颅内高压的症状，如头痛、恶心、呕吐等。

2. 实验室检查及影像学检查

（1）性激素测定：尿促性腺激素及性激素含量降低。
（2）睾丸活检：曲细精管萎缩，间质纤维化，无精子生成。
（3）CT 及 MRI 检查：部分可发现有颅内肿瘤占位性病变。

二、鉴别诊断

（一）单纯性肥胖

当无颅内器质性病变的体征及检查发现时，需观察到 21 岁以后，如无生殖器发育可考虑为本病。

（二）假性弗勒赫利希综合征

需观察到青春期后期即可鉴别。

三、治疗

（一）中医治疗

可根据辨证选用方药。

治法：补肾填精，豁痰利湿。

方药：苍附导痰汤合左归丸加减。

苍术 15g，香附 15g，枳壳 12g，胆南星 10g，陈皮 15g，姜半夏 10g，茯苓 15g，甘草 6g，熟地黄 20g，山药 15g，山茱萸 10g，枸杞子 30g，菟丝子 30g，川牛膝 15g，龟甲胶（烊化）20g，鹿角胶（烊化）20g。

（二）西医治疗

1. 如因颅内肿瘤及炎症引起者应积极治疗原发病。

2. 性激素治疗。在生殖器官发育的早期，可在医生指导下应用性激素及促性腺激素。

3. 对过度肥胖者，参照肥胖病的治疗。

第十二节　缩　阳

缩阳，也称之为阳缩或阴缩，是指突发的男子阴茎内缩，睾丸上提、内缩，阴囊皱缩，伴少腹拘急、疼痛为主要临床表现的一种疾病，多突然发病，亦有缓慢发生者。青壮年较多见，偶发于儿童及老年人。

由于妇女在某种特定条件下也可发生外阴及乳房内缩，为了区分，后来逐渐将男子阴茎、阴囊内缩称为"缩阳"，将女子外阴及乳房内缩称为"缩阴"。

一、临床诊断

（一）辨病诊断

1. 本病可见于成年男子及儿童。儿童患者发病前有感寒受凉史；成人有精神刺激史，或事后受凉史。

2. 一般起病急骤，以阴茎、睾丸及阴囊突然内缩，少腹拘急疼痛，甚则四肢厥逆、身体蜷缩、翻滚嚎叫、小便不通为主症。有的呈阵发性，每遇冷风辄发，每日或间日发作 1～2 次。可伴有形寒肢冷、面色晦暗、饮食减少等全身症状。轻者仅觉阴茎上缩、小腹疼痛、腰膝酸软，但不影响性生活。重者除上述表现外，多有惊慌、恐惧等精神症状，甚至有濒死的恐怖。

3. 体检时部分或全部生殖器缩入腹腔，或阴茎短小、疲软，甚至不能触及睾丸。

4. 检查阴茎海绵体勃起组织健全。

（二）辨证诊断

缩阳之证有寒热之分，但以寒多见。有在肝在肾之不同。

1. 寒滞肝脉型

（1）临床表现：突然起病，阴茎、睾丸、阴囊内缩，少腹拘急，疼痛剧烈，畏寒肢冷，四肢厥逆，身体蜷缩，舌卷唇青，语声低沉，小便清长或尿不禁。舌质淡或紫暗，苔白，脉沉迟或弦紧。

（2）辨证要点：突发阴茎、阴囊、睾丸内缩，少腹拘急，疼痛剧烈，畏寒肢冷，舌卷唇青。舌质淡或紫暗，苔白，脉沉迟或弦紧。

2. 命门火衰型

（1）临床表现：阴茎收缩、抽痛，睾丸上提，少腹冷痛，时作时止，喜温喜按，腰膝冷痛，夜尿频多，五更泄泻。舌体胖大，苔薄白，脉沉迟。

（2）辨证要点：阴茎、阴囊内缩，少腹冷痛，喜温喜按，腰膝冷痛。舌体胖大，苔薄白，脉沉迟。

3. 湿热蕴结型

（1）临床表现：阴茎、阴囊、睾丸内缩，口干，口苦，心烦易怒，怒则病剧，小便短赤，大便秘结，胸闷泛恶。舌红，苔黄腻，脉弦数。

（2）辨证要点：阴茎、阴囊、睾丸内缩，口干，口苦，胸闷泛恶。舌红，苔黄腻，脉弦数。

4. 阴虚火旺型

（1）临床表现：阴器内缩，少腹疼痛，伴见腰膝酸软，头晕耳鸣，五心烦热，潮热盗汗，咽干。舌红，少苔，脉细数。

（2）辨证要点：阴器内缩，少腹疼痛，伴见腰膝酸软，五心烦热。舌红，少苔，脉细数。

二、鉴别诊断

（一）勃起障碍

勃起障碍是指阴茎不能勃起而影响房事，但无阴茎、阴囊、睾丸内缩及疼痛等症状。

（二）生理性阳缩

在受到寒冷刺激时，阴囊内膜平滑肌纤维收缩，可见阴囊、睾丸明显内缩，但阴茎并不内缩，亦无全身不适，温度改变后恢复正常，为正常的生理现象。

（三）隐睾症

隐睾症多由于先天发育不良而致睾丸在出生后未降入阴囊，或睾丸异位。此类病人多伴阴囊发育不良，尤以单侧隐睾症多见，多无阴茎内缩及其他兼症，根据病史可资鉴别。

三、治疗

（一）提高临床疗效的思路提示

1. 去除病因

由于本病的特殊性，除了进行辨证外，还要很好地掌握其病因、病机规律，积极排除诱发因素。①避免阴寒潮湿，由于本病的发生大多与寒冷、潮湿因素有关，因此要很好地避免寒冷潮湿，如改善居住环境，提高室内温度，着装要保暖，小儿尤要注意会阴部的保暖，宜食用温热之品。②避免惊恐忧虑，由于患者对本病的认识不足，且病情伴有少腹拘急疼痛，一旦发病，患者常惊恐忧虑，因此在治疗的同时要给患者讲清本病发生的原因、机理及预后，使病人克服紧张情绪，有利于疾病的恢复。

2. 综合治疗

本病的发生一般较急，根据不同个体的不同情况而采用针灸、按摩、理疗、穴位敷贴、西药等方法进行对症治疗，有助于本病的康复。

3. 分清虚实

本病有虚有实。实证者，多见少腹拘急、胀痛、绞痛、拒按，面唇青紫，气粗烦躁，二便不通等；虚证者，或伴见四肢不温，少腹绞痛，喜暖喜按，小便清长，或伴见五心烦热，潮热盗汗等。

4. 细审寒热

本病因寒邪致病者，除主症外，尚伴有肢冷畏寒，少腹拘急疼痛，得暖则减，尿清便溏等；热邪为病者，则见口干烦渴，尿赤，便秘等症。

5. 辨明脏腑

本病的发生与肝、肾两脏的关系甚为密切。少腹拘急，冷痛剧烈，起病突然，面唇青紫者病位在肝；阳缩伴少腹疼痛，腰膝冷痛，畏寒肢凉，病位在肾。

（二）中医治疗

1. 内治法

（1）寒滞肝脉型

治法：温经散寒，理气止痛。

方药：暖肝煎加味。

枸杞子30g，茯苓15g，当归15g，沉香3g，乌药12g，肉桂6g，小茴香10g。

若痛甚加延胡索、细辛；寒甚加吴茱萸、附子；外寒较重者加麻黄。

（2）命门火衰型

治法：温肾壮阳，散寒止痛。

方药：右归丸加减。

制附子6g，肉桂6g，熟地黄20g，山药15g，山茱萸15g，枸杞子30g，菟丝子30g，杜仲20g，当归15g，鹿角胶（烊化）20g，小茴香10g。

大便溏者去熟地黄，加肉豆蔻；夜尿频多者加乌药、益智仁。

（3）湿热蕴结型

治法：清热利湿。

方药：龙胆泻肝汤加减。

龙胆草9g，栀子12g，黄芩12g，柴胡12g，生地黄20g，车前子（包）15g，泽泻15g，木通6g，甘草10g，当归15g。

阴部抽痛较剧者加白芍、荔枝核。

（4）阴虚火旺型

治法：滋阴降火，缓急止痛。

方药：知柏地黄汤加减。

知母 12g，黄柏 12g，熟地黄 20g，山药 15g，山茱萸 10g，茯苓 15g，泽泻 15g，丹皮 15g。

可加黄连、肉桂交通心肾，引火归源。

2. 外治法

（1）针灸治疗

①灸中封 50 壮，或灸下满 50 壮，以温中散寒。适用于下焦虚寒者。

②选气海、三阴交、肾俞、大敦、百会、神阙。用毫针，施平补平泻法。可温里缓急止痛。适用于治疗肾阳不足，寒邪凝滞者。

③用手指按压三阴交、会阴、中极、阴廉、行间、昆仑穴。每穴按压 10 秒钟。

④取穴急脉、气海、关元。针刺以针感到达前阴为度。

⑤选穴关元、三阴交、气海、百会，用毫针对关元、三阴交急施补法，加灸气海、百会以温肾回阳，和里缓急。适用于肾阳衰微者。

（2）贴敷法

①驱寒止痛砂：方用铁砂与醋混合，发生温热反应，熨敷气海，可以散寒，活血止痛；再加麻黄、川乌、草乌、肉桂、丁香、小茴香以温经散寒通络；加乳香、没药、马钱子以行瘀活血，通络止痛。

②鲜葱一大把，捣烂，以酒炒热，敷于脐与少腹，复以热水杯或茶壶盛热水置其上温熨之。

③老生姜 30g，四季葱心 30g，净黄土 120g，大曲酒适量。先将土炒至极热，加入切碎的姜、葱同炒，香气出加曲酒，制成糊状。放布上约半寸厚，对准阴囊先熏后敷，待睾丸下落去药。

④若病情紧急，可急用鲜葱一大把，捣烂，以酒炒热，敷脐与少腹，复以热水袋置其上熨之，以救其急。

⑤白胡椒 3g，大蒜 1 个，食盐适量。共捣成饼，敷脐，1 小时为度。

⑥大葱 250g，生姜 40g，胡椒 15g，硫黄 30g。后 3 味药研成细末，与切碎的大葱捣在一起，敷神阙穴及脐下，外加热敷。

⑦熟附子 12g，吴茱萸 10g，龙眼肉 10g，胡椒 10g，干姜 10g。研细末，用水调成膏，敷神阙穴，外加热敷。

⑧硫黄、吴茱萸各等份。烘干，共研为细末，过筛，加大蒜适量，共捣

为膏，纱布包裹。敷神阙穴，胶布固定，再加热敷。

⑨生姜汁适量，小茴香 30～60g，将小茴香研为细末，以生姜汁搅拌，炒热。用布包裹，置于关元、中极穴热敷。

⑩老姜 60g，捣碎，热酒敷脐下 3 寸处。

⑪大蒜、盐各适量。共捣烂，炒热，敷于气海穴，盖以纱布，用胶布固定。

（3）按摩治疗

①揉气海、关元、肾俞穴。两手握拳，用大拇指及中指按顺时针、逆时针方向交替揉上述穴位，每次 50～80 次，每日 3～4 次。

②推小腹，取平卧位，将两手搓热，自肚脐向会阴部慢推，双手交替进行。每次 5～10 分钟，每日 3～4 次。

③搓涌泉、太冲。取坐位，五指并拢，以手掌搓两侧涌泉、太冲穴各 10 分钟，每日 2 次。

（三）西医治疗

1. 患者若精神紧张，惊恐不安，给予镇静剂。如安定 2.5mg，每日 3 次；或氯丙咪嗪 25mg，每日 3 次，口服。

2. 如阴茎短缩，有性欲改变者，可给予雄激素，如丙酸睾酮 25mg，每日 2 次，肌注，或十一酸睾酮胶丸，每次 40mg，每日 3 次，口服。

（四）中医专方选介

1. 解挛汤

制附片（先煎）、酒白芍、炒干姜各 30～60g，吴茱萸、炙甘草各 15g，桂枝、细辛、小茴香，当归各 10g。伴四肢厥冷、大汗淋漓、心慌气短、脉微细欲绝者，加山茱萸、乌药、肉苁蓉、生黄芪；素有阳痿、早泄，又伴四肢厥逆、汗出、心悸、脉细弱或沉迟无力者，加肉桂、菟丝子、茯苓、党参。病轻者，每日 1 剂，水煎服，早晚各 1 次，晚上再煎第 3 次，用药汤熏洗外阴；病重者每日 2 剂，熏洗 2 次。其中 7 例配合针刺关元、三阴交。结果：治愈 20 例，显效 2 例。治愈时间最短 3 日，最长 1 个月。[刘贵仁，等."温阳解挛汤"治疗缩阴症 22 例. 黑龙江中医药.1987（2）：15]

2. 加味四逆汤

生附子 6g（先煎 1 小时），干姜 5g，炙甘草 6g，党参 20g，肉桂 5g，巴戟天 10g，枸杞子 10g。每日 1 剂，水煎服，连服 6 剂，用于肾阳不足，寒邪入侵的缩阳症。一例 58 岁患者服后缩阳恢复，但阳物勃而不坚，另一例服 6 剂后痊愈。［杨振明．四逆汤加味治疗阴缩症．河北中医．1990，12（5）：33］

3. 针灸治疗

取穴急脉、气海、关元，以 1~3 寸毫针，向前阴的方向斜刺，以针感到达前阴为度。足三里直刺 1.5 寸。以上四穴均留针 15 分钟。肾俞穴直刺 0.5~1 寸，迅速刺入，不留针，不捻转。三阴交穴针尖向上斜刺 0.5~1 寸，留针 15 分钟。以上三穴各灸 7 壮。按上法每治疗 1 次后休息 15 分钟，连续 3 次，治疗 3 例，阴茎均逐渐恢复正常。［彭玉格．缩阴症治验．陕西中医．1984（7）：12］

第十三节　阴　汗

阴汗是指外生殖器及其周围长期汗多、潮湿、黏腻，汗味臊臭，局部冷而喜热，病程缠绵，可伴有阳痿，多见于成年男性。

一、临床诊断

（一）辨病诊断

1. 阴部长期汗出，汗味臊臭。

2. 多伴有阴囊湿冷、前阴痿弱，小便清长，腰膝酸软，畏寒肢冷，或胁肋隐痛，口中黏腻，渴不欲饮，小便短赤等。

3. 化验检查多无异常发现。

（二）辨证诊断

阴汗病变复杂，但总与湿有关。临床表现或为腰膝酸软，畏寒肢冷；或为五心烦热，潮热盗汗；或为情志抑郁，目赤，口苦等。

1. 湿热蕴蒸型

（1）临床表现：阴部汗出，热而黏腻，局部潮湿，臊臭，肤色红或伴瘙痒、皮疹，遗精，口苦，尿黄或浊。舌苔黄腻，脉滑数。

（2）辨证要点：阴部汗出，黏腻臊臭，肤色红，口苦。舌苔黄腻，脉滑数。

2. 阴湿伤阳型

（1）临床表现：阴部汗出潮湿，入夜因阳气闭藏而加重，多伴肤冷，性欲减退，小腹冷痛，小便清长。舌苔白腻，脉濡缓。

（2）辨证要点：阴部汗出潮湿，伴肤冷，性欲减退。苔白腻，脉濡缓。

3. 阴虚内热型

（1）临床表现：阴部汗出，热而黏腻，潮湿臊臭，伴五心烦热，梦遗，口干咽燥。舌红，少苔，脉细数。

（2）辨证要点：阴部汗出，黏腻而臊臭，伴五心烦热。舌红，少苔，脉细数。

4. 阳虚失固型

（1）临床表现：阴部潮湿，多伴性欲减退或遗精，腰膝冷痛，小便清长，五更泄泻。舌质淡，舌体胖大，脉沉迟。

（2）辨证要点：阴部汗出而凉，可伴腰膝冷痛，阳痿，遗精。舌质淡，舌体胖大，脉沉迟。

5. 肝胆郁热型

（1）临床表现：阴部潮湿而臊臭，伴小腹胀痛，或睾丸胀痛，梦遗，口苦，口干。舌苔黄，脉弦数。

（2）辨证要点：阴部潮湿而臊臭，伴小腹胀痛，口苦，口干。舌苔黄，脉弦数。

6. 气滞血瘀型

（1）临床表现：阴部潮湿，肤色暗红，局部或有刺痛。舌质紫暗，或有瘀斑、瘀点，脉沉涩。

（2）辨证要点：阴部潮湿，肤色暗红。舌质紫暗，脉沉涩。

二、鉴别诊断

（一）与生理性汗出相鉴别

天气炎热时，饭后、酒后或长时间坐位后，因阴部为人身隐蔽处，通风较差，除阴部汗出外，多有全身性汗出。

（二）与多汗证相鉴别

多汗证多由精神紧张、情绪激动、恐怖、焦虑、愤怒所引起，或因某些遗传性疾病所致。多见于掌、跖、前额、腋下、外阴等处，对称发生，其中以掌、跖多汗为常见，也可局限于阴部。

三、治疗

（一）提高临床疗效的思路提示

1. 审查病因

本病的发生虽总与湿有关，但有因肝经湿热下注者，有因脾虚湿盛者，有因阳虚不能化气行水者，有阴虚火扰，迫津外泄者，临床当分清何种病因所致，才能更有针对性地治疗。

2. 把握病机

本病虽然临床分型较多，但因阴部部位特殊，常处于蕴热状态，易蒸津为汗，酿成湿浊，汗出失于通风，则浸入肌腠，留而不去，酿生湿热。故阴汗在辨证论治的同时，宜适当注意利湿、化湿以提高疗效。

3. 明辨病位

阴汗常涉及的脏腑有肝、肾、脾三脏。因嗜酒及嗜食肥甘厚味者，病位常在脾；因郁怒伤肝而成者，病位在肝；因恣情纵欲或年老体衰所致者，病位在肾。

（二）中医治疗

1. 内治法

（1）湿热蕴蒸型

治法：清热利湿。

方药：萆薢分清饮加味。

萆薢 30g，石菖蒲 15g，茯苓 15g，白术 15g，莲子心 12g，丹参 30g，车前子 15g（包），黄柏 12g。

瘙痒甚者加蛇床子、地肤子、苦参；皮疹明显者加白鲜皮、蛇床子、地肤子；湿热盛而不伤阴者可加服知柏地黄丸。

（2）阴湿伤阳型

治法：温运化湿。

方药：苓桂术甘汤加味。

茯苓 15g，桂枝 6g，白术 30g，甘草 10g，吴茱萸 6g，紫苏 12g，石菖蒲 20g。

（3）阴虚内热型

治法：滋阴降火，益肾固液。

方药：知柏地黄汤加味。

知母 20g，黄柏 12g，熟地黄 20g，山药 15g，山茱萸 10g，茯苓 15g，泽泻 12g，丹皮 12g，金樱子 12g，潼蒺藜 15g，煅龙骨 30g，煅牡蛎 30g。

（4）阳虚失固型

治法：益气壮阳，补肾固涩。

方药：金匮肾气丸加味。

熟地黄 20g，山药 15g，山茱萸 15g，茯苓 15g，泽泻 12g，丹皮 12g，制附子 6g，肉桂 6g，煅龙骨、煅牡蛎各 30g，党参 10g，白术 30g，五味子 15g。

（5）肝胆郁热型

治法：疏肝利胆，清热除湿。

方药：龙胆泻肝汤加味。

龙胆草 9g，栀子 12g，柴胡 12g，生地黄 20g，车前子 15g（包），泽泻 12g，木通 6g，当归 15g，茵陈 30g。

（6）气滞血瘀型

治法：行气活血，佐以利湿。

方药：沉香散加味。

沉香 5g，石韦 15g，滑石 30g，当归 15g，橘皮 15g，白芍 20g，冬葵子 15g，甘草 6g，王不留行 15g，黄芪 30g，党参 10g。

2. 外治法

（1）针刺治疗

①第一组取穴关元、气海、会阴、阴陵泉、太溪；第二组取穴命门、志室、三阴交、照海、公孙。上述两组穴位交替使用，每次针 1 组，每日针 1 次，留针 20 分钟，每针 6 日后休息 1 日。适用于肾虚不固、阴虚火旺及脾虚湿盛所致者。

②肝俞、胆俞、阴陵泉、丰隆，针刺用泻法，每日 1 次，10 次为 1 疗程。适用于肝胆郁热型。

（2）外洗外敷疗法

①五倍子 30g，煎汤，熏洗阴部，每日 1 次，每次 20 分钟。10 次为 1 疗程。

②取滑石粉、五倍子粉各适量，清水洗浴后擦敷。

第十五章　男子节育后并发症

第一节　术后出血和血肿

输精管结扎术由于技术不当或适应证选择不妥，在术后 24 小时内可引起局部出血和血肿，包括阴囊切口渗血、精索血肿或阴囊血肿，是输精管结扎术后常见的早期并发症之一。

本病当属中医学"血疝"的范畴。

一、临床诊断

（一）辨病诊断

1. 症状与体征

（1）阴囊壁出血：出血轻者，切口处渗血，污染敷料，或出血沿内膜层蔓延，使阴囊皮肤早期呈紫红色，晚期为青紫色，出血重者，多系严重的内膜层出血，可不断从切口渗出。

（2）精索血肿：精索鞘膜内出血量少时，仅在输精管断端处积聚形成小血肿，患者感到局部酸胀不适，并可扪及肿块。精索鞘膜内出血量大时，血液由鞘膜内流入阴囊内的疏松结缔组织，积聚后形成阴囊大血肿，阴囊肿大，呈暗红色，引起胀痛与牵扯下腹部不适。

（3）阴囊血肿：巨大的阴囊血肿可伴出血性休克，继发感染及睾丸受压萎缩等严重并发症。

2. 实验室检查及影像学检查

如凝血机制不良，实验室检查可见凝血时间延长。B 型超声检查有助于诊断。

（二）辨证诊断

本病多由手术损伤引起，病位在外肾而与肝、脾、肾相关，病理因素以瘀血为主，据临床表现以分期辨证为佳，早期为出血期，中期为血止期，血肿初成，晚期为血肿机化期。

1. 早期

（1）临床表现：阴囊皮肤渗血，肿胀，逐渐增大，肤色紫暗，自觉重坠痛，痛及小腹，行走不便，会阴不适，伴心烦低热。舌质淡，苔黄，脉沉涩。

（2）辨证要点：阴囊皮肤渗血，肿胀，肤色紫暗，自觉重坠胀痛。舌淡，脉沉涩。

2. 中期

（1）临床表现：阴囊肿胀，色紫暗，自觉重坠刺痛，痛及少腹及两股，或阴囊灼热疼痛，囊内有肿块初成，质软，可伴大便秘结，小便黄赤。舌红，有瘀点、瘀斑，脉沉涩有力。

（2）辨证要点：阴囊肿胀，患者自觉重坠刺痛，痛及少腹及两股，囊内有肿块初成，质软。舌红，有瘀点、瘀斑，脉沉涩。

3. 晚期

（1）临床表现：阴囊肿胀消失，皮色紫褐，有间断性刺痛，囊内肿块质硬，触痛不明显，阴囊皮肤变厚或干燥脱屑，精索增粗、变硬。舌质暗，有瘀点、瘀斑，少苔或无苔，脉弦涩。

（2）辨证要点：阴囊肿胀消失，偶有刺痛，囊内肿块质硬，触痛不明显。舌质暗，有瘀点、瘀斑，脉弦涩。

二、鉴别诊断

（一）睾丸鞘膜积液

睾丸鞘膜积液与输精管结扎术后均有阴囊肿大，囊内容物柔软而有波动感。但睾丸鞘膜积液疼痛不明显，透光试验阳性，穿刺物亦非血性。B 超可资鉴别。

（二）精索鞘膜积液

精索鞘膜积液亦可引起阴囊肿大，但精索鞘膜积液无疼痛，更没做过输精管结扎术，透光试验阳性，穿刺物及 B 超有助于鉴别。

（三）阴囊象皮肿

阴囊象皮肿表现为阴囊肿大如斗，皮色光亮，阴囊壁肥厚，硬如象皮，而输精管结扎术后虽有阴囊壁变厚，阴囊肿大，但有手术史，症状亦不如阴囊象皮肿明显，病原学检查，阴囊象皮肿可于血液或病变淋巴组织中找到微丝蚴或成虫，输精管结扎术后则无。

三、治疗

（一）提高临床疗效的思路提示

1. 抓住特征，分期论治

据本病的发展变化规律及临床特征，当以分期论治为要，早期出血未止，瘀血不去，治疗时在止血的同时，不忘祛瘀。中期出血止，瘀血积滞较多，治疗当以活血化瘀为主。晚期瘀血凝聚，肿块机化，治当化瘀软坚消癥。

2. 中西医结合，内外并用

本病的病机特点为瘀血阻滞，治疗当以活血祛瘀为原则，在化瘀的基础上佐以止血和软坚散结之法。对于出血严重者，为预防休克，还应输血补液。有些血肿还应手术切开引流，总之治疗上当中西医互补，内外兼治，万不可偏执一端。

3. 预防为主，及时治疗

本病如果手术操作规范，可避免发生，一旦发现有出血倾向，24 小时内紧急处理可防止血肿进一步形成，能避免出血性休克的发生。

（二）中医治疗

1. 内治法

（1）早期（出血期）

治法：活血止血，消肿止痛。

方药：十灰散加减。

大蓟、小蓟各 15g，侧柏叶 12g，茜草根 6g，棕榈炭 12g，大黄 6g，丹皮 10g，白茅根 15g，栀子 9g，花蕊石 30g，牛膝 15g，延胡索 20g，川楝子 12g，败酱 15g，三七 3g（另冲），仙鹤草 30g。

（2）中期（血止期）

治法：活血化瘀。

方药：桃红四物汤加味。

桃仁 10g，红花 20g，当归 20g，生地黄 15g，赤芍 15g，川芎 12g，大黄 6g，水蛭 5g，蒲公英 20g，土茯苓 15g，生蒲黄、炒蒲黄各 10g，血竭 3g（另冲）。

（3）晚期（肿块机化期）

治法：破血消癥，软坚散结。

方药：复元活血汤加味。

当归 20g，丹参 30g，红花 15g，桃仁 9g，制乳香、制没药各 6g，大黄 10g，穿山甲 10g，柴胡 15g，牡蛎 25g，夏枯草 12g，王不留行 12g。

2. 外治法

（1）针灸疗法：大敦、太白、三阴交、血海、足三里、关元。每次取 3～4 穴，以补法为主，留针 20 分钟，中间行针 1 次。出血 1 日后，用艾卷温和灸或灸出血部位，有疏经通络、活血化瘀之功。

（2）外敷疗法

①马鞭草、仙鹤草、生大黄、三七、丹皮、茜草根、赤芍，取鲜品捣烂或取干品研末，适量加冷开水或陈醋调敷患处。适用于血肿早期、中期。

②用凡士林与金黄散以 8∶2 的比例调成膏外敷。用于伴有继发感染的血肿。

③消肿止痛散适量，调蜂蜜为膏外敷。

④取云南白药或七厘散，以冷开水或陈醋调敷患处。

（三）西医治疗

1. 药物治疗

（1）止血

①新凝灵针：200mg，每日 1～2 次，肌肉注射。

②巴曲酶针：150mg，每日 1 次，肌肉注射。

③速血凝针：2mL，每日 1 次，肌肉注射或皮下注射。

（2）抗感染

①青霉素针：800 万 U 加入生理盐水，每日 1 次，静脉点滴，7～15 日为 1 疗程。

②头孢曲松钠针：2.0g 加入生理盐水，每日 1 次，静脉点滴，7～15 日为 1 疗程。

③天方罗欣片：0.2g，每日 1 次，7～15 日为 1 疗程。

（3）促进血块吸收：α－糜蛋白酶 5mg，肌肉注射，每日 1 次，5 日后用 α－糜蛋白酶 10mg 加 1% 普鲁卡因 6mL 进行血肿周围封闭注射，以后每周 1 次。

2. 手术治疗

（1）加压包扎止血：阴囊切口处渗血或血肿小者，可行加压包扎止血，同时当密切观察是否继续出血。

（2）手术止血：若阴囊切口有活动性出血，将切口缝合即可止血，若阴囊血肿出血多、发展迅速，应在输液、输血的同时施行手术，切开引流，消除积血。

（3）穿刺抽血，注射药物：单纯精索鞘膜内血肿一般不会发展较大，多能在保守疗法下停止发展。阴囊血肿较小，就诊时已超过 72 小时，估计出血已停止，保守疗法亦能控制病情进展。具体方法为出血停止后应用抗生素预防感染，用穿刺针，穿刺抽出积血，并向血肿内注入透明质酸酶 1500U，促使积血进一步吸收。

3. 仪器治疗

TDP 局部照射，距离适中，每次 30 分钟，每日 2 次，7～10 日为 1 疗程，可加快积血吸收，其他如激光、超声波等治疗仪也可在医生的指导下应用。

（四）中医专方选介

1. 姜黄九物汤

姜黄 30g，白花蛇舌草 30g，大青叶 30g，当归 20g，金银花 20g，鸡血藤 15g，生黄芪 15g，蚤休 10g，延胡索 10g。日 1 剂，水煎服。6 日为 1 疗程，用于湿热夹瘀型阴囊血肿。治疗期间忌辛辣食物、房事。共治 48 例，结果 15～30 日内临床自觉症状消失者 46 例，好转 2 例。［龚采芹．中西医结合杂志．1986，6（6）：366］

2. 活血化瘀汤

当归尾 15g，生地黄 15g，赤芍 10g，桃仁 10g，泽兰 10g，丹皮 10g，白芷 10g，红花 6g，田三七 6g，川芎 5g，甘草 5g。日 1 剂，水煎服。共治 33 例，治愈 30 例，好转 2 例。［汪忻吉．活血化瘀汤治疗阴囊血肿 33 例．湖南中医学院学报．1987（4）：22］

3. 活血消肿汤

黄芪、泽兰、全当归各 24g，党参 15g，制乳香、制没药各 18g，丹参、毛冬青各 30g，蒲黄、茜草各 12g，五灵脂 10g，橘核、全蝎、鹿角胶各 9g，生甘草 10g，三七粉 3g。治疗 12 例，结果痊愈 10 例，好转 2 例。［周京述．治疗男性结扎手术后并发症的经验．成都中医学院学报．1986（1）：46］

第二节　术后感染

感染是输精管结扎术后的早期并发症，多发生在阴囊切口、阴囊内精索、附睾、睾丸，前列腺术后等临近输精管的组织和器官。急性感染多发生于术后 2～3 日，以局部红、肿、热、痛为特征。慢性感染多发生于术后数周或数月内，疾病呈慢性过程。

中医文献无本病的记载。据临床表现当属"囊痈""子痈"的范畴。

一、临床诊断

（一）辨病诊断

1. 症状与体征

（1）阴囊切口感染：局部红肿、疼痛及化脓，有时与输精管结扎部位的感染并存，可触到精索增粗及触痛。精索鞘膜内感染、化脓后亦可向皮肤切口处溃破。

（2）急性精索炎：多发生于术后 2～14 日内。主要表现为输精管结扎部位与精索有明显触痛及增粗，呈急性炎症的征象，严重时可有寒战、发热等全身症状，后期炎症局限，可形成小的脓肿或痛性结节。

（3）附睾炎：附睾、精索疼痛，附睾肿大及触痛，严重时可伴有症状性鞘膜积液。

（4）前列腺炎并精囊腺炎：患者可感到耻骨上、腰骶部及会阴部疼痛、坠胀不适，并有程度不同的尿路刺激症状。肛诊检查可知前列腺肿大，压痛明显，如有波动感说明有脓肿形成。然后向上方及两侧触诊，可触及精囊并有触痛。值得提出的是，目前行输精管结扎术，已放弃应用药物或生理盐水做阴囊灌注，因此不存在因药物刺激或传入细菌而引起急性前列腺炎、精囊炎的可能。输精管结扎术后发生急性前列腺炎，多数是术前有潜在感染，术后急性发作，与手术操作无关。术后发现的慢性前列腺炎，多系术前未发现，亦与结扎术无关。

2. 实验室检查

急性感染严重者，血常规检查可见白细胞总数增多，中性粒细胞增多尤为明显；血沉速度轻度加快；伤口分泌物镜检可见脓细胞，如将分泌物做细菌培养可确定细菌的种类。

（二）辨证诊断

1. 急性术后感染

（1）早期

①临床表现：阴囊红肿热痛，按之灼热，压痛明显，伴高热，口渴，喜冷饮，便秘，溲黄或身热，烦躁，口苦，渴不欲饮，小便黄，大便不爽。舌红，苔黄或黄腻，脉弦数有力或滑数。

②辨证要点：阴囊红肿热痛，高热饮冷，便结溲热。舌红，苔黄，脉弦数。

（2）中期

①临床表现：阴囊红肿，焮热疼痛，脓成时按之有波动感，自觉脓肿处跳动疼痛，切口处有脓液渗出，伴高热，恶寒。舌红，苔黄，脉数有力。

②辨证要点：阴囊焮热疼痛，脓成时有波动感，自觉跳动，切口处可见脓溢出，伴高热，恶寒。舌红，苔黄，脉数有力。

（3）晚期

①临床表现：阴囊脓肿，溃破流脓，热退身凉，脓液清稀，肿痛减轻，病程迁延不愈，伴神疲乏力，纳差。舌淡，少苔，脉细数。

②辨证要点：阴囊脓肿，溃破流脓，脓液清稀，伴乏力，纳差。舌红，少苔，脉细数。

2. 慢性术后感染

（1）临床表现：多在术后数周或数月发生，患者自觉会阴部、肛门、小腹坠胀疼痛，并向大腿两侧放射，尿频，尿急，尿痛，可见血尿。舌红，苔黄，脉数。

（2）辨证要点：慢性起病，自觉会阴、小腹胀痛，伴尿道刺激症状。舌红，苔黄，脉数。

二、鉴别诊断

（一）附睾郁积

附睾郁积与术后感染引起的附睾炎的区别，重点在于附睾郁积症在术后3个月以上发病，术前无感染病灶，常在劳累与性生活后发生，附睾均匀肿大，表面光滑，触痛不明显。

（二）嵌顿性斜疝

嵌顿性斜疝的疝块嵌闭于阴囊，不能回纳入腹腔，亦可发生阴囊部疼痛、肿胀，但嵌顿性斜疝无输精管结扎史。

（三）精索炎、附睾炎、睾丸炎

术后感染引起的炎症与精索炎、附睾炎、睾丸炎在临床表现与体征上无特殊差别，但前者有输精管结扎史，后者无。

三、治疗

（一）提高临床疗效的思路提示

1. 辨虚实寒热

本病初起憎寒壮热，邪正交争激烈，正气未衰，尚能抗邪，病属实证。治疗后寒热减轻，为邪退正盛，病势减轻之佳兆，若高热不退，乃正不胜邪，毒热炽盛，渐呈酿脓成痈之势，属虚证，若寒热去，为毒热已去，若身热仍存，则为余毒未尽。

2. 辨脓之性质

脓液稠厚，表明气血充盛，脓液稀薄，说明正气不足，脓液由稠变为稀薄，为气血损伤，伤口一时难愈；脓液由稀薄转为稠厚，为气血渐复，疮口有望愈合。

3. 辨湿热与热毒之偏盛

发热，身热不扬，口苦，渴不欲饮，苔黄腻，脉滑数者，为湿热偏盛；高热，口渴饮冷，舌红，苔黄燥，脉数有力者，为热毒偏盛。

（二）中医治疗

1. 内治法

（1）急性术后感染

①早期

治法：清热泻火解毒。

方药：黄连解毒汤加味。

黄连 10g，黄柏 10g，黄芩 12g，栀子 9g，金银花 20g，蒲公英 15g，赤芍 15g，大黄 6g。

②中期

治法：清解热毒，消肿排脓。

方药：仙方活命饮加味。

金银花 20g，防风 6g，白芷 9g，当归 20g，赤芍 15g，乳香 6g，没药 6g，穿山甲 10g，皂角刺 9g，贝母 15g，天花粉 15g，陈皮 10g，生甘草 3g。

③晚期

治法：益气养血，活血化瘀。

方药：补中益气汤加减。

黄芪 30g，当归 20g，陈皮 10g，党参 20g，柴胡 15g，升麻 12g，生地黄 15g，赤芍 15g，川芎 20g，桃仁 10g，红花 20g。

（2）慢性术后感染

治法：清热化瘀，软坚散结。

方药：解毒散瘀汤加减。

金银花 20g，蒲公英 15g，紫花地丁 15g，土茯苓 15g，红藤 12g，赤芍 15g，乳香 6g，没药 6g，皂角刺 9g，延胡索 20g。

2. 外治法

（1）针灸疗法

①体针：取大敦、行间、三阴交、曲骨、合谷，用泻法。曲骨、三阴交配艾卷温和灸。感染初期每日 1～2 次。炎症反复发作，加灸足三里、关元以补气活血。

②耳针：取穴肾上腺、神门、外生殖器、睾丸。贴王不留行籽或油菜籽 5～7 日，每天按压 3～4 次，每次每穴 3～4 分钟，具散结止痛之功。

（2）外敷疗法

①用凉开水调金黄散，外敷。

②苍术 15g，黄柏 15g，白鲜皮 15g，苦参 30g，土茯苓 30g。日 1 剂，水煎外洗，药渣待温热敷。

③消肿止痛散，蜜调外敷。

（三）西医治疗

1. 药物治疗

（1）青霉素针：800 万 U 加生理盐水 250mL 中，静脉点滴。日 1 次，15 日为 1 疗程，用于化脓性球菌感染。

（2）氧氟沙星注射液：100mL，日 1 次，静脉点滴，用于前列腺炎、附睾炎、精索炎等。

（3）天方罗欣片：0.2g，日 1 次，口服。

（4）头孢氨苄胶囊：0.5g，日 3 次，口服。

（5）复方新诺明片：2 片，日 2 次，口服。

2. 仪器治疗

红外线、超短波或二氧化碳激光照射，每次 15～20 分钟，每日 1 次，可改善血液循环，促进炎症消退。

3. 手术治疗

急性术后感染药物治疗效果不理想，而且病情不断加重，应尽早手术，扩创引流，留置橡皮条引流。

第三节　痛性结节

输精管结扎术后 3 个月以上，受术者自觉手术部位疼痛，检查结扎部位结节较大（直径常在 0.5cm 以上）且有触痛者，称为痛性结节。

据本病的临床特征，可归为中医"疝病"的范畴。

一、临床诊断

（一）辨病诊断

本病以结节有无疼痛为诊断依据，不以结节大小为诊断标准，临床表现为以术区结节为中心，疼痛放射到腹股沟、下肢、下腹部及腰部。疼痛剧烈者可波及整个阴囊及精索。疼痛可为持续性，也可间断发生，多在劳动或过性生活时加重或发作，多数为单侧疼痛，但也有双侧均痛者，可伴精神抑郁、苦闷紧张、心悸失眠、性欲低下、阴茎不能勃起等症状。检查术区，可于单侧或双侧触及大小不等的硬性结节，触痛明显。

（二）辨证诊断

1. 肝郁气滞型

（1）临床表现：结节坠胀疼痛，并放射至会阴和少腹，伴精神苦闷、抑郁，或烦躁易怒，胁肋胀痛或胸胁满闷，体倦，纳差，善太息，病情每因情志变化而变化。舌淡，苔薄，脉弦。

（2）辨证要点：结节胀痛，放射至会阴和小腹，伴胁胀痛，病情随情志而变化。舌淡，苔薄，脉弦。

2. 瘀血阻络型

（1）临床表现：结节坚硬，疼痛明显如针刺，可向小腹、两股、腰骶放射，触之痛剧，入夜加重。舌紫暗，苔薄，脉沉涩。

（2）辨证要点：结节坚硬，痛如针刺，入夜加重。舌紫暗，脉沉涩。

3. 湿热下注型

（1）临床表现：结节阵发性疼痛，阴囊重坠胀痛，或见阴囊局部灼热、发红，伴身热不扬，胸胁满闷。舌红，有瘀点，苔黄腻，脉弦滑或濡数。

（2）辨证要点：结节阵发性疼痛，伴身热不扬，胁痛，胸闷，口苦，渴不欲饮。舌红，有瘀点，苔黄腻，脉濡数。

4. 寒湿凝滞型

（1）临床表现：结节疼痛时作，阴囊重坠紧缩，结节痛剧，痛引少腹、两股、腰脊，受寒加重，得热则减，会阴阴冷潮湿，伴形寒肢冷。舌淡，苔白滑，脉沉迟。

（2）辨证要点：阴囊重坠紧缩，结节痛剧，受寒加重，得热则减。舌淡，苔白滑，脉沉迟。

5. 肝肾阴亏型

（1）临床表现：结节间断性胀痛，缠绵不休，结节不甚坚硬，触痛不明显，伴腰膝酸软，头晕耳鸣，目眩，心悸失眠，心烦易怒。舌红，少苔，脉细数。

（5）辨证要点：结节胀痛，缠绵不休，伴腰膝酸软，头晕目眩。舌红，少苔，脉细数。

二、鉴别诊断

（一）附睾结核

二者的相同点是阴囊内有硬结，疼痛，不同点是附睾结核常有肺结核和肾结核病史，多伴输精管结核，附睾增大，质地变硬，或见输精管呈串珠状结节样改变，疼痛较轻，压痛不甚明显，可伴潮热、盗汗、乏力、消瘦等全身症状，实验室检查可发现结核杆菌。而痛性结节有输精管结扎术史，术区结节触痛明显，并伴放射痛。

（二）附睾炎

二者均有阴囊内疼痛，并放射至腹股沟、会阴部及腰骶部，局部硬结触痛明显等共同点。痛性结节有输精管结扎史，结节位于输精管结扎处，阴囊皮肤无异常变化，实验室检查无异常；而附睾炎无手术史，结节乃附睾肿大、变硬，急性者可伴恶寒、发热，阴囊皮肤红肿等症状。

（三）阴囊血肿

阴囊血肿与痛性结节均可因输精管结扎引起，其肿块均可发生在手术区，都有明显疼痛，但阴囊血肿多在术后 24 小时内发生，发展迅速，逐渐增大，局部坠胀，肿块质地较软；痛性结节多在术后 3 个月左右发生，发展较慢，肿块质地坚硬，且对压痛敏感。输精管结扎术后血肿治疗不及时或不彻底可转化为痛性结节。

（四）睾丸肿瘤

睾丸肿瘤早期表现为无痛性逐渐增大的睾丸肿块，有重坠沉重感。随病情的发展，患侧睾丸失去弹性而质地坚硬，表面凹凸不平，透光试验阴性，肿瘤转移时可伴相应症状，结合病史及实验室诊断可鉴别。

（五）丝虫病

二者均有阴囊内硬结、结节压痛的特点，但丝虫病的病史、特点与痛性结节不同。丝虫病有在丝虫病流行区域的生活史，或有其他感染丝虫病的机会，阴囊肿大如斗，阴囊壁增厚，硬如象皮，血中或局部组织淋巴液中可查到丝虫。

三、治疗

（一）提高临床疗效的思路提示

1. 把握特征，明确诊断

本病以结节有无疼痛为诊断依据，不以结节大小为诊断标准，结扎部位有压痛，不论结节大小都可定为痛性结节。结节较大，自觉疼痛不明显，局部压痛不明显者，不能诊断为痛性结节。

2. 中西医互补，各扬其长

本病基本病理变化是寒湿热痹阻，败精、异物、瘀血久积不散，聚积成结，治以化瘀散结止痛为原则，但是对多种治疗无效之结节，我们还应主张手术切除，不可拘泥于一方一法。从临床实践来看，对本病的治疗若能中西药联用，内外合治，可提高疗效。

3. 精神调摄，重视心理

患者往往在术前精神紧张，思想负担重，术后痛性结节的疼痛较重，且随情绪的变化而变化，多伴烦躁失眠、性欲减退、性功能障碍等。应针对患者存在的心理障碍进行疏导解释，以解除病人的恐惧心理，这样不仅可以消除精神症状，同时也可提高疗效。

（二）中医治疗

1. 内治法

（1）肝郁气滞型

治法：疏肝理气，化瘀散结止痛。

方药：柴胡疏肝散加味。

柴胡 12g，枳壳 20g，香附 12g，赤芍 15g，川芎 10g，穿山甲 10g，延胡索 15g，橘核 12g，沉香 6g，陈皮 6g，白术 15g，甘草 3g。

（2）瘀血阻络型

治法：活血化瘀，行气止痛散结。

方药：复元活血汤加减。

当归 20g，红花 10g，赤芍 15g，桃仁 6g，水蛭 3g，穿山甲 10g，三棱 15g，莪术 15g，大黄 10g，天花粉 15g，柴胡 12g，延胡索 15g，甘草 3g。

（3）湿热下注型

治法：清热利湿，化瘀散结止痛。

方药：龙胆泻肝汤加味。

龙胆草 6g，栀子 10g，黄芩 10g，泽泻 15g，木通 6g，车前子 20g（包），柴胡 12g，延胡索 15g，郁金 10g，穿山甲 10g，乳香 6g，没药 6g，夏枯草 12g，生地黄 12g，当归 20g，甘草 6g。

（4）寒湿凝滞型

治法：散寒除湿，化瘀散结止痛。

方药：暖肝煎加味。

小茴香 10g，橘核 12g，乌药 3g，沉香 6g，茯苓 15g，薏苡仁 20g，肉桂 6g，吴茱萸 3g，干姜 6g，枸杞子 15g，当归 20g，穿山甲 10g，水蛭 6g，乳香 6g，没药 6g。

（5）肝肾阴亏型

治法：滋补肝肾，化瘀散结。

方药：一贯煎加味。

沙参 20g，麦冬 10g，生地黄 20g，山药 20g，山茱萸 10g，枸杞子 20g，川楝子 12g，延胡索 15g，穿山甲 10g，水蛭 3g。

2. 外治法

（1）针灸

①针刺：取阿是穴（结节）、交信、中都、三阴交、关元。用泻法，留针 30 分钟，每 10 分钟行针 1 次，每日 1 次。

②灸法：取阿是穴、气海、血海，气滞配膻中穴，血瘀加膈俞穴，气虚加足三里穴，阳虚加关元、肾俞。将燃烧的艾条置穴位上方 3～5cm 处施灸，灸至局部皮肤温热有红晕为度。轻者日 1 次，重者日 2 次，连续灸 10 日为 1 疗程。

③耳针：取睾丸、皮质下、神门、肝、肺、腹中等强度刺激，每日 1 次。

（2）外敷疗法

①消肿止痛散蜜调外敷。

②五倍子、大黄、蒲公英各 20g，捣碎，醋调外敷。

（三）西医治疗

1. 药物治疗

（1）庆大霉素 4 万 U 或卡那霉素 0.25g，加入醋酸泼尼松 12.5mg 和 1%普鲁卡因 3mL，亦可加入糜蛋白酶 5mg。将上述混合药液注射在结节周围。采取局部浸润注射法，切忌注入结节内，因可引起剧烈疼痛，同时导致炎症扩散、结节增大。每周注射 1 次，可注射 3~5 次，有效时即停止注射，急性发作时再注射治疗。

（2）青霉素针：以 800 万 U 加入 250mL 生理盐水中静脉点滴，每日 1次，15 日为 1 疗程。

（3）吲哚美辛片：每次 25mg，每日 2 次，口服。

2. 仪器治疗

（1）音频治疗，每日 1 次，每次 20 分钟。

（2）超声波治疗，每日 1 次，每次 15~20 分钟。

（3）氦氖激光局部照射，每日 1 次，每次 3~5 分钟。15 日为 1 疗程，可连用 2 个疗程。

3. 手术治疗

术前 2 日应用抗生素，局麻下手术，并做同侧精索封闭。采用注射针头固定输精管法将结节固定在阴囊皮下表浅部位，切开皮肤、内膜、提睾筋膜、鞘膜，直达结节表面，用 1 号丝线在结节上缝合一针作为牵引，撤出注射针头，牵引丝线，沿结节周围分离，避免损伤结节附近精索的主要血管。待结节从精索鞘膜内分离后，在结节两端输精管上用 0 号丝线分别结扎，然后将结节切除。输精管两残端用石炭酸烧灼，切口应缝合。切除的结节标本做病理检查。

（四）中医专方选介

1. 独活寄生汤加味

独活 9g，杜仲 9g，牛膝 10g，秦艽 9g，防风 9g，白芍 15g，桑寄生 15g，细辛 3g，茯苓 15g，当归 20g，肉桂 3g，川芎 9g，甘草 6g，红花 6g，党参 15g，生地黄 15g，淫羊藿 10g，枸杞子 10g。治疗 12 例，治愈 8 例，显效 3例，无效 1 例。[欧之洋．独活寄生汤加味治疗输精管结扎术后的痛性结节 12例．浙江中医杂志．1987（3）：111]

2. 四虫活络效灵丹

当归 15g，地鳖虫 15g，醋炙水蛭 15g，地龙 15g，蜈蚣 2 条，丹参 30g，乳香 10g，没药 10g。治疗 40 例，治愈 28 例，显效 8 例，好转 4 例。［陈宗治. 四虫活络效灵丹治疗男性结扎手术后精索肉芽肿 40 例. 浙江中医杂志. 1987（5）：205］

3. 消肿散结汤

柴胡 15g，车前子 20g（包），赤芍 15g，乌药 15g，白花蛇舌草 20g，地榆 20g，当归 20g，延胡索 20g，猪苓 12g，陈皮 12g，橘核 12g，泽泻 12g，萆薢 12g，通草 12g，桃仁 12g，黄柏 18g。2 日 1 剂，水煎服。4 剂为 1 疗程，共治 26 例，治愈 24 例。［吴奠宇. 时珍国药研究. 1992，3（2）：58］

4. 桂枝茯苓丸加味

桂枝 12g，桃仁 12g，延胡索 12g，茯苓 15g，丹皮 15g，赤芍 15g，泽兰 15g，益母草 15g，香附 10g，红花 6g，甘草 3g。共治 25 例，均愈。［李武忠. 桂枝茯苓丸治疗男性结扎手术后痛性结节. 四川中医. 1990（12）：36］

5. 乳倍膏

由乳香、五倍子、没药、大黄等组成，配制成外用膏。外敷于结节处，每日换药 1 次。7 日为 1 疗程，一般治疗 1～3 个疗程。治疗 337 例，共 469 个结节，结果治愈 356 个结节，好转 82 个结节，无效 31 个结节。189 例随访 6～12 个月，远期痊愈率为 84.30%，总有效率为 99.2%。［四川省乳倍膏治疗痛性结节临床组. 中医杂志. 1984，25：（9）：56］

第四节　附睾郁积症

输精管结扎术后，睾丸生成的精子和附睾分泌的液体不能通过输精管排出，一般都能被附睾分解吸收，并能使分泌和吸收处于相对平衡的状态，少数可因附睾炎症和自身免疫反应等影响吸收，而致附睾郁积。

据其发病机理和临床表现，当属中医"疝病""精瘀"的范畴。

一、临床诊断

（一）辨病诊断

1. 症状与体征

输精管结扎术后近期内感到阴囊内轻微疼痛不适均属正常现象，短期内即可消失。但是，如果术后 3 个月以上局部仍有胀痛，甚至放射至腹股沟、下腹部或腰骶部。体检可见双侧或单侧附睾肿大伴压痛明显，近附睾端输精管残端增粗，管壁薄而管腔大。少数可在附睾上扪及高低不平、质硬、触痛之硬结。值得明确的是，对附睾郁积症的诊断，经临床大量观察，各学者认为应依据受术者有无可靠的症状而定。对有附睾肿大明显而无任何自觉症状者，可视为存在有"附睾郁积现象"，不能算并发症；对有典型附睾胀痛并伴放射痛，检查发现附睾肿大伴触痛明显者，始可诊断为附睾郁积症。

2. 实验室检查及影像学检查

伴发感染，可见白细胞和中性粒细胞升高，B 型超声检查可确诊。

（二）辨证诊断

1. 湿热瘀阻型

（1）临床表现：附睾郁积，起病急，自觉囊内肿胀热痛，并向腰骶、会阴部放射，可伴胸胁满闷，胁肋胀痛，口苦，咽干，纳差，或伴恶寒，发热，小便黄赤。舌红，苔黄腻，脉滑数或弦数。

（2）辨证要点：附睾肿胀热痛，会阴、腰骶坠胀痛，伴胸胁胀满，口苦。舌红，苔黄腻，脉滑数或弦数。

2. 寒湿凝滞型

（1）临床表现：附睾郁积，起病缓，阴囊重坠，附睾肿胀疼痛，可向腰骶部放射，受寒则疼痛加重，得热则稍缓，阴囊湿冷，伴形寒肢冷，四肢沉重无力。舌淡，苔白，脉沉紧或弦细。

（2）辨证要点：阴囊湿冷，重坠疼痛，受寒加重，得热则缓，伴形寒肢冷。舌淡，苔白，脉沉紧。

3. 精血瘀阻型

（1）临床表现：附睾郁积，阴囊坠胀，附睾质地较硬，肿胀疼痛，入夜加重，并向小腹、腰骶、会阴部放射，阴囊皮肤紫暗。舌质暗，边有瘀点、瘀斑，脉沉涩。

（2）辨证要点：阴囊坠胀，附睾质硬，肿胀疼痛，入夜加重。舌质暗，边有瘀点，脉沉涩。

二、鉴别诊断

（一）附睾炎

附睾郁积症与附睾炎均以附睾肿大伴放射疼痛、局部压痛为特点，但附睾炎多伴精索及输精管增粗，阴囊皮肤红热，伴发热、恶寒等全身症状，白细胞及中性粒细胞计数增多。而附睾郁积症的肿块较软，一般不伴全身明显症状，病因明确，患者有输精管结扎病史，而附睾炎却不具备。

（二）附睾结核

附睾结核主要表现为附睾肿块局限，结节较硬，伴输精管串珠样改变，往往有全身其他部位的结核病史，患者全身症状明显，如潮热盗汗，乏力消瘦等。附睾郁积症发生在输精管结扎术后，肿块质软，无串珠样改变，结合实验室检查，二者更易鉴别。

（三）附睾肿瘤

附睾肿瘤主要表现为附睾无痛性渐进性肿大，质地逐渐变硬，结节高低不平，晚期癌细胞扩散后可伴见相应症状及全身恶病质表现。而附睾郁积症发生在输精管结扎术后，肿块增大不明显，实验室检查或病理组织活检可资鉴别。

（四）精液囊肿

精液囊肿与附睾郁积症均表现为阴囊坠胀不适或疼痛，肿物内均含精子，但精液囊肿发生在附睾附近，与附睾边界明显，肿块表面光滑，质软，带波动感，多呈圆形，无输精管结扎术史，附睾郁积症发生在输精管结扎术后，是附睾自身肿大，附睾肿块张力大，饱满，但一般无波动。

（五）痛性结节

二者均为输精管结扎术后并发症，都有阴囊坠胀痛，并向四周放射。但二者所在部位不同，痛性结节在结扎区，附睾郁积症在附睾。肿块性质、疼痛程度亦不同，痛性结节肿块较硬，疼痛明显；附睾郁积症的肿块是附睾自身增大，质地相对较软，触痛不明显。

三、治疗

（一）提高临床疗效的思路提示

1. 把握特征，明确诊断

据症状、体征即可诊断本病，但对该病的诊断又当持谨慎态度。对术后患者正常的不适感，不能盲目诊断为该病。对有明显附睾肿大，而无自觉症状者也不能诊断为该病。再者，对"附睾郁积症"概念中的时间界限目前尚不统一，有学者认为，输精管结扎术后阴囊重坠不适及附睾肿大、疼痛要持续 3~6 周方可诊断为该病，有的则认为要在 6 个月以上，还有学者认为只要在 3 个月以上即可诊断。我们认为对于本病的诊断不能将症状、体征与持续时间的长短分开，而应将二者结合起来分析，即当症状与体征支持，病人痛苦较大时，不应受持续时间长短的限制，即可做出诊断。若症状轻微，附睾增大不明显，持续时间在 3 个月以上便可确诊。

2. 精神疏导，重视心理

由于患者对输精管结扎术认识不清，本身就对手术有恐惧之心，附睾郁积症一旦发生，更加重患者的心理负担，引起情绪低落，产生疑虑和悲观心理，诱发精神、神经症状，加重病情。所以在治疗过程中当注意对患者进行必要的心理疏导，消除其疑虑和悲观情绪，增强战胜疾病的信心和勇气，从而减轻和消除症状。

3. 中西医汇通，各扬其长

对附睾郁积症的治疗，中医学积累了丰富的经验，认为该病病机为败精瘀阻，治疗当以化瘀通精为原则，用之于临床，行之有效。但是对于药物治疗无效的患者，若患者本人同意，手术不失为一种有效的途径。

（二）中医治疗

1. 内治法

（1）湿热瘀阻型

治法：清利湿热，化瘀通精。

方药：龙胆泻肝汤加味。

龙胆草 6g，栀子 10g，黄芩 10g，柴胡 15g，生地黄 20g，木通 6g，车前子 20g（包），泽泻 15g，当归 20g，甘草 6g，路路通 15g，王不留行 15g，丹参 30g，赤芍 15g，桃仁 10g，蜈蚣 2 条。

（2）寒湿凝滞型

治法：温化寒湿，祛瘀通精。

方药：茴香橘核丸加减。

小茴香 6g，橘核 15g，桃仁 10g，昆布 15g，海藻 20g，荔枝核 12g，厚朴 15g，木通 6g，肉桂 6g，延胡索 120g，木香 9g，枳实 10g。

（3）精血瘀阻型

治法：活血散结，化瘀通精。

方药：少腹逐瘀汤加减。

小茴香 10g，干姜 3g，延胡索 120g，没药 6g，当归 20g，川芎 12g，肉桂 6g，赤芍 15g，蒲黄 12，五灵脂 12g，王不留行 15g，路路通 15g。

2. 外治法

（1）针刺治疗：取归来、三阴交穴，毫针刺，用平补平泻法，每次留针 15 分钟，隔日针 1 次，15 日为 1 疗程。

（2）灸法治疗：取阿是穴（附睾郁积处）、气海、血海。气滞配膻中，血瘀加膈俞，气虚加足三里，阴虚加关元、肾俞。将点燃的艾条置于穴上 3～5cm，任其慢慢燃烧，灸至皮肤温热，出现红晕，每日灸治 1 次，10 日为 1 疗程，可灸 1～3 个疗程。

（3）药物外治

①大黄 10g，甘遂末 3g。泡酒外洗。

②苦参 30g，龙胆草 15g，黄芩 15g，黄柏 15g，白矾 10g，土茯苓 20g。水煎熏洗，每日 1 剂，4 日为 1 疗程。

③白芥子 30g，莱菔子 30g，川芎 30g，捣烂（鲜品）或研末，以陈醋调敷患处，每日 1 剂。

（三）西医治疗

1. 药物治疗

（1）甲酸棉酚片：20mg，每日 1 次，口服，连服 40 日后改为每次 40mg，每周 1 次，直至症状消失后停药。该药具有抑制生精的作用。

（2）炔雌醇片：0.0125mg，每日 2～3 次，口服。性欲稍降即停药，用于术后伴性欲亢进者。

（3）天方罗欣片：0.2g，每日 1 次，口服。用于术后合并感染者。

2. 局部封闭治疗

1%普鲁卡因2mL，醋酸氢化可的松6.25mg，注射用水4mL，于郁积肿胀周围或精索做浸润封闭，每周1次，5次为1疗程。有炎症时，则于普鲁卡因液中加入庆大霉素4万U或卡那霉素0.5g做局部浸润封闭，每日1次，5次为1疗程。

3. 手术治疗

对病情严重，经长期治疗不愈者，可做输精管吻合术或附睾切除术。

4. 仪器治疗

（1）超短波疗法：用哈尔滨产CL-1型超声波治疗机治疗，每次8分钟，7日为1疗程。

（2）红外线局部照射：每日1次，每次15~20分钟，7日为1疗程。

（3）音频疗法：选1mm×15mm×50mm的小电极（铅板），衬垫60mm×20mm。电极放置采用对置法（在气冲、急脉、阴廉穴的左右各放一极）和并置法（取会阴穴一极，中极与太赫穴一极）交替使用，每日1次，每次20~30分钟，10次为1疗程，或用2cm×4cm的铜质极板，以4层温盐水纱布包裹，置于阿是穴（患侧附睾上下），每日1次，每次15~20分钟，7日为1疗程。以上两法必要时均可重复应用。

（4）微波局部治疗，每日1次，每次10~20分钟，7日为1疗程。

（四）中医专方选介

1. 桃核承气汤加减

桃仁10g，大黄10g，桂枝12g，甘草6g，延胡索20g，柴胡15g，仙茅15g。日1剂，水煎服，共治387例，均有效。［刘月．桃核承气汤加减治疗输精管结扎术后综合征．湖南医药杂志．1983（4）：20］

2. 血府逐瘀汤加减

当归20g，生地黄15g，桃仁10g，红花20g，枳壳20g，赤芍15g，柴胡12g，甘草6g，桔梗12g，川芎10g，牛膝15g，乌药6g，荔枝核12g，延胡索20g。治疗25例，治愈12例，显效6例，好转4例。［许迎来，等．男科临证新探．北京：科学技术文献出版社，1993：15］

3. 桃仁承气汤加味

桃仁12g，大黄12g，桂枝6g，甘草6g，芒硝10g，夏枯草20g，柴胡

15g，莪术 9g。日 1 剂，水煎服，配合苦参 30g，龙胆草 15g，黄芩 15g，黄柏 15g，白矾 20g，土茯苓 20g。水煎，熏洗局部。共治 22 例，治愈 15 例，显效 4 例，好转 2 例。［明鸣．内外合治附睾郁积症 22 例临床观察．国医论坛．1989（2）：28］

4. 大黄甘遂汤加味

大黄 10 ~ 15g（酒洗），甘遂末 3 ~ 5g（冲服），阿胶 15 ~ 18g（烊化）。胀痛明显者加橘核、小茴香；刺痛、抽痛者加生蒲黄、五灵脂、丹参；性欲亢进者加知母、黄柏、龙胆草；性欲下降者加仙灵脾、蛇床子、仙茅；腰痛者加牛膝、狗脊、续断；有生殖系感染者加柴胡、金银花、紫花地丁、木通、薏苡仁。每日 2 剂，水煎服，并配合外洗，治疗附睾郁积症 17 例，结果痊愈 15 例，好转 2 例。［王广见，等．大黄甘遂汤加味治疗附睾郁积症．四川中医．1993，11（10）：38］

第五节　术后性功能障碍

术后性功能障碍是指行输精管结扎术后出现的性功能异常变化，最常见的是性欲减退、勃起障碍、早泄，少见性欲亢进。

性功能障碍是勃起障碍、早泄等疾病的总称，中西医病名通用。

一、临床诊断

（一）辨病诊断

1. 症状与体征

术后常见的性功能障碍有性欲减退、阳痿、早泄，往往发生在输精管结扎术后，多与精神因素有关，少数与术后并发症（如痛性结节、血肿等）关系密切。

2. 现代仪器诊断

"YJZ－204A 型"阳痿检测仪对鉴别功能性或器质性阳痿有一定的帮助。

（二）辨证诊断

1. 肝郁气滞型

（1）临床表现：术后性欲低下，伴阳痿、早泄，胸胁满闷，胁肋胀满，善太息，烦躁易怒。舌淡，苔白，脉弦。

（2）辨证要点：术后性欲低下，伴勃起障碍，早泄，胸胁胀满，善太息。舌淡，苔白，脉弦。

2. 心脾两虚型

（1）临床表现：术后阳痿，早泄，伴神疲乏力，纳差，腹胀，面色苍白，心悸，失眠，多梦。舌淡，苔薄白，脉虚细或结代。

（2）辨证要点：术后阳痿，早泄，神疲乏力，纳差，腹胀。舌淡，苔白，脉虚细或结代。

3. 阴虚阳亢型

（1）临床表现：术后性欲亢进，阴茎易勃，腰膝酸软，口渴欲饮，潮热盗汗。舌红，少苔或无苔，脉细数。

（2）辨证要点：术后性欲亢进，口渴欲饮，潮热盗汗。舌红，少苔或无苔，脉细数。

二、鉴别诊断

术后性功能障碍需与非输精管结扎术引起的性功能障碍相鉴别。前者有手术史，后者无手术史，另外实验室检查如激素水平检测等更有利于二者的鉴别。

三、治疗

（一）提高临床疗效的思路提示

1. 把握特征，明确诊断

术后性功能障碍发生在输精管结扎后，对其诊断必须持慎重态度，因为导致性功能障碍的原因非常复杂，应该注意鉴别，细致入微地分析发病原因。现代医学理论认为输精管结扎术不但不会影响性功能，而且能改善性功能，提高性生活的质量。所以治疗时要把握特征，明确诊断，提高疗效。

2. 精神疏导，重视心理

术后性功能障碍的发生多与情志不遂、肝气不舒有关，治疗上当以疏肝解郁，调畅情志为要。认真分析受术者叙述的症状及与精神相关的因素，使受术者了解性知识和输精管结扎术的科学道理，尽可能消除他们的疑虑，使其积极配合治疗，提高其战胜疾病的信心和勇气，以便早日康复。

（二）中医治疗

对性功能障碍的外治疗法，成药及单方、验方的治疗可参考有关章节，这里重点介绍辨证施治。

1. 肝郁气滞型

治法：疏肝解郁，理气散结。

方药：柴胡疏肝散加减。

柴胡 12g，枳壳 20g，白芍 15g，香附 6g，川芎 15g，甘草 6g，延胡索 20g。

肝郁化火者加丹皮 12g，栀子 10g。

2. 心脾两虚型

治法：益气养血，补养心脾。

方药：归脾汤加味。

黄芪 15g，白术 15g，茯神 15g，远志 10g，龙眼肉 12g，炒酸枣仁 20g，红参 9g，当归 15g，木香 6g，仙灵脾 15g，巴戟天 15g。

3. 阴虚阳亢型

治法：滋阴清热，益肾填精。

方药：知柏地黄汤加味。

知母 15g，黄柏 10g，生地黄 20g，山药 20g，山茱萸 10g，泽泻 15g，丹皮 15g，茯苓 15g，山栀子 10g，瓜蒌根 20g，川续断 15g，杜冲 15g，桑寄生 15g，煅牡蛎 30g。

（三）西医治疗

对阳痿、早泄、性欲低下、性欲亢进等病的西医治疗，可参考有关章节，这里重点介绍心理疗法。

1. 首先医生对病人要有责任心和同情心，认真听取病人的心声，了解其病情，以平等的身份同病人亲切交谈或讨论，建立医患之间的友谊，增强患者战胜疾病的勇气和信心。

2. 医治场所要安静，给病人充足的时间去叙述病史，让其有安全感。

3. 针对性地开展性知识讲座，对患者进行有目的性的教育，使其认识到输精管结扎术的科学道理，消除其思想上的错误观念和认识。

4. 对夫妇双方同时进行性治疗和性指导，使夫妇双方相互配合，提高临床疗效。

下 篇

诊疗参考

❖ 开拓建科思路

❖ 把握中药新药用药原则

第十六章　开办男科病专科基本思路与建科指南

第一节　了解病人来源，决定专科取舍

一、流行与发病情况

男科疾病主要指男性生殖系统的先天性和后天性疾病，包括男性不育、性腺疾病、性传播疾病、性功能障碍、先天性畸形等疾病。随着人民生活水平的提高，改革开放之后人们思想意识的改变使男科疾病的发病率有了明显提高。例如全球范围内的环境污染加剧、生活节奏加快、精神紧张导致人类精子每年以数十万的速度递减，人类不育的发病率明显增高；对外开放带来的性开放，使得20年前绝迹的性传播疾病再度泛滥；生活水平的提高使得人们对性生活的要求愈来愈高，让这个过去难以启齿的问题成了公众热点，这些充分说明了男科疾病的发病率并没有随着社会的进步而降低，相反，它已成为人类文明的副产品，发病率愈来愈高。男科常见病，如前列腺病、不育症、性功能障碍等的流行及发病情况，详见有关内容。

二、当地专科开设情况

我国男科始于20世纪70年代，近20年得到了突飞猛进的发展，这一方面受益于改革开放后人们思想认识大解放，使得原来羞于启齿的疾病现在能够求治，同时，随着人们生活水平的提高，疾病谱也发生了较大变化，男科疾病的发病率大大增高。另一方面，受市场经济的影响，许多医院纷纷开设男科，大有星火燎原之势。目前，各地男科的设立有以下几个特点：

1. 各地中医院大多设置了男科，而西医院设置男科的较少，而且愈是高级医院，这种情况愈明显，而中小医院设置男科的相对较多。

2. 男科的诊疗水平相对较低，远远低于男科的诊疗要求。

（1）从业人员水平参差不齐，缺乏系统的培训。

（2）诊疗标准不统一，病名不统一，存在着各自为政的现象。

（3）治疗药物、器械相对较少，不能满足临床需要。

（4）理论研究欠深入，表现为样本数少，科研设计不合理，统计方法不科学。

（5）对中西医结合治疗男科病的理论研究尚浅，实践经验也不足。

开设男科应根据当地情况而定，第一要考虑区域布局，要按照规划，统筹安排，以符合当地医疗服务的需求。符合疾病控制的总体要求，以利于最大限度地发挥人力与物力。其次，实事求是地评估本医院的实际情况，是否有历史渊源，是否有备选人才等，这就要求开办者要认真调查，科学论证，制定男科设置的规划，防止重复投资，无序竞争，造成人、财、物的浪费，影响专科的发展。既要开设以研究为主的高水平专科，以保证研究水平的不断提高，同时还要开设"面向大众"的普通医疗服务体系，为高水平的研究提供基础。

第二节　分析论证，扬长避短，发挥优势

一、了解国内外诊疗动态，找出开设专科的优势

（一）市场研究

由于卫生改革滞后于经济改革的进程，卫生资源配置不合理对改革后医疗服务市场的需求变化缺乏调查，对医院在市场竞争中面临的新问题缺乏研究，使得许多中小医院，甚至某些大型综合性医院难以适应医疗市场的需求变化，抗风险能力差，导致医院原来占有的市场份额逐步缩小，经营状况每况愈下。要改变这种状况，就必须认真进行市场研究和分析，调整医院的功能结构，准确地为医院定位。医疗制度的改革使得医疗市场的竞争由原来的半竞争状态向社会化、公开化的方向转变，以往大而全的铺摊子、上规模、购设备、增床位的增量型医院的发展模式受到制约，必须走专科优势带动医院发展的道路。在医疗市场竞争激烈的改革时期，谁面对市场醒得早、起得早、干得早，谁就将抓住机遇，在创造大品牌上争取主动。市场包括3个要素，即人口、购买力、购买欲望。医院对市场的研究，也应是这3个方面。

应该强调，医院的逻辑起点是病人。

（二）环境研究

由于卫生资源的配置不合理，许多医院或处于相对偏远、交通不便的地方，或处于大型综合性医院的包围之中，缺乏竞争能力。改革之前靠政府的补贴勉强维持的医院，改革后政府补贴减少，在患者选择医院的自主性增大的情况下，其生存和发展将更加困难。在此情况下，必须对环境进行研究，选择其他医院的弱项或没有的项目，同时做好周围人群病源分析，依照自己医院目前已具备的条件，提炼和创造出自己独有而其他医院暂时无法或不能很好提供的医疗服务，将自己所提供的服务与其他医院所提供的服务相区别，使自己的医院能够在患者的比较选择中胜出。

（三）优化组合

在原有的专科优势基础上谋求发展和利用自己原有的专科优势或重点科室，挖掘改造，实行院内总量不变的结构调整，针对医疗市场的需求，确定目标市场，将资金、人才、设备有机重组，形成专科优势，瞄准当地医疗市场的弱项，加强和巩固自己的强项，有取有舍地建立自己的特色科室，引进先进设备，选配优秀人才，创造一流的医疗名牌专科。这样做既可避免资金投入过大，又可实行资源的科学合理配置。

（四）中西医结合男科学的优势与特色

现代中医男科学的优势和特色是与现代西医男科学相对而言的，中医男科学与现代西医男科学研究的对象虽然同属男性，但各自的研究方法与手段有所不同，因而也就有各自不同的优势与特色。

1. 中医男科学发展基础坚固扎实

中医男科学虽于 20 世纪 80 年代才形成独立学科，但其发展却源远流长。大量考古资料表明，早在新石器时代，古人就开始重视男性生殖器官，说明当时人们已认识到男性在生育过程中的重要作用。殷商时代已有男女生殖器差异的记载，并对男性泌尿生殖系统疾病有了一定的认识。春秋战国时期，随着"房中术"的出现，对男性生殖器官及男性疾病的认识进一步加深，积累了大量的经验。秦汉时代的医学家对男性医学知识进行总结，奠定了男科的基本理论，并以此指导男科病的诊断与治疗，集中反映在经典著作《黄帝内经》和《伤寒杂病论》两书中。魏晋南北朝时期，中医男科临证得到了进一步发展，男科病的治疗方法增多，男科病范围扩大，男科理论也在不断地深化。明清时期，中医男科发展较快，对男科病的病名、概念、鉴别诊断、诊治方法以及理论探索等的贡献远远超过了以往，而且出现了世界上最早的男科学专著《男科证治全编》，该书虽亡佚，但从同一医家所著《妙一斋医学正印种子编·男科》中可以看出，当时的男科既重视整理前人的经验，又重视实践、探索，继承与发扬并重。古代医家对男科学的临床实践与理论探索，为现代中医男科学的形成与发展打下了坚实的基础。在古代，中医专著、房中术专著中记载了大量的男科学内容，据统计，仅明清时代涉及中医男科内容的中医典籍就多达百余种，有籍可考的男科医案有五百余则。与男科学关系非常密切的房中术的著作甚多，其对性生理、性保健、性养生等性医学内容的论述在东方文化乃至世界文化中都是独一无二的。其中许多理论已被现代研究所证实。古代蕴含丰富男科学内容的医籍无疑是现代中医男科学坚固扎实的理论基础，挖掘、整理这些宝贵遗产，将有助于男科学的发展。

2. 病证结合，优势互补

在诊断上既辨病又辨证，在治疗上既辨病论治又辨证论治，是中医男科临证的特色。这种病与证结合诊治的方法，不仅能把握疾病的全过程而给予相应的治疗，又能根据疾病的不同阶段或不同个体的变化给予变通的对症治疗。而西医学对许多男科疾病虽然有较为详尽的诊查方法及手段，但多缺乏特异性的有效治疗方法，如对病理性遗精、顽固性早泄、不射精、阳痿、阴茎异常勃起、输精管绝育术后遗症、免疫性不育、性欲亢进等均如此。

在病名诊断上，中医男科学继承了传统中医辨病的方法，也充分借鉴了现代检查方法和手段，以提高男科疾病诊断的准确性，结合中西医认识，全面把握整个疾病发生、发展及演变规律。在病名诊断确定后，再据当时疾病的具体表现进行辨证，掌握疾病发生的阶段性变化，通过临床观察发现，某些证与病之间有一定的对应关系，如不育症表现出湿热蕴结下焦证候者，精液常规检查多出现死精或畸形精子数增多；表现为脾肾两虚证候者，多有精子数量不足或精子活动能力低下等。

在诊断上既辨病又辨证，使病与证有机地结合起来，可以更好地指导临床辨病论治与辨证论治的立法和用药，以提高治疗效果。如精神性阳痿，情志不舒、气血不畅是其病机特点，但所表现出的证候却又有肝郁气滞、心脾两虚、气滞血瘀、湿热下注等的不同，治疗应在舒肝解郁辨病治疗的基础上，或理气行滞，或健脾养心，或行气活血，或清利湿热等。再如免疫性不育一症，现代医学认为是由于抗精子抗体的产生而引起，但根据中医男科辨证，本病可表现为气滞血瘀、湿热下注等不同证候，因而在治疗时除选用一些对免疫反应有针对性的药物治疗外，还应结合证候的不同辅以相应的治法，如清利湿热、化瘀通窍等，这种病证结合论治的方法就较单纯运用免疫抑制剂的方法优越得多。

3. 多法制宜，标本兼顾

西医对男科病的治疗多采用对症治疗，即重视局部治疗。而中医治疗男科病证，不仅具有针对性，且作用层次多，既注重调治局部病变，又重视整体功能的调节，局部与整体兼顾。从药物的作用角度分析，中药对性腺轴的作用是既能作用于靶器官睾丸，又能作用于下丘脑与垂体，并呈双向调节，可维护该轴的正负反馈功能。从临床治疗方法来看，亦多标本兼顾。如治疗阳痿，既调理肝肾等脏腑以求整体功能协调，又用活血化瘀药以改善局部血液循环，从而达到恢复性功能的目的。在调护上，中医男科的节欲、食疗、气功、针灸、按摩以及情志疗法等，皆从调整整体功能着手而兼顾局部。

二、同周围专科比较，明确自身专科优势

对于市场经济，优胜劣汰是其根本规律，打破原有的医疗秩序而建立起来的专科能否生存，取决于该专科是否有超过原来科室的优势，是否有超过同行科室的优势，尤其是后者。因此，这就要求在设置专科之前、之中均要利用并增强自身的优势，增加自身的竞争能力。这就要求决策者要明确自身的优势所在，一般来说，科室的知名度由医院和学科带头人两方面的知名度所决定。关于医院的知名度，这是一个医院综合实力的体现，也是医院历史积淀的结果。它主要由以下几个方面所决定：①医院的历史；②医院的地理位置；③医院的设备及环境；④医院的规模；⑤医院的科室设置；⑥医院的管理体系和措施等。同样，学科带头人体现了学科的最高水平，影响着该专科是否有病人或多少病人就诊。因此，决策者务必要本着实事求是的精神，同周围医院已设专科一一比较，找出优势，并努力扩大并增强这种优势，同时积极创造条件克服缺点，只有这样，才能建立起具有竞争能力的专科，并使其立于不败之地。

第三节　正确评估医院现有条件，做好开设专科的专门投资

一、人、财、物的投入

（一）着力培养学术带头人，建立结构合理的人才梯队

1. 学科带头人的水平是专科建设的关键

（1）师承带教。由于中医的特殊性，师带徒的学习方式一直行之有效。

（2）定向培养，一专多能。对培养对象进行专科专病定向培养，提高其专科学术水平，兼顾学习其他领域的知识。

（3）广泛学习现代科学技术，扩大知识面。

（4）安排培养对象参加国内外学术交流，开阔视野，把握学术动态，汲取诸家之长。

（5）强化学习现代管理知识，提高管理水平。

（6）提高科研水平，通过委培研究生等形式，使专科学术水平再上新台阶。

2. 培养业务骨干采取的措施

（1）进行分层次师带徒，高带中，中带初。

（2）按照分科要求定向培养专病人才，科内建立人才档案，根据专科的长远发展规划及个人专长，制定包括主治医师及高年资住院医师在内的专人定向培养计划。

（3）加强科研管理、科研设计、医用统计、信息资料及计算机应用等方面的培训。

（4）进一步扩大交流，掌握专科的发展动态。

（5）科内建立外出学习的激励制度，从经济上对外出进修学习人员给予支持，以保证其能够安心学习。

（二）专科建设的财、物投入

"高楼万丈平地起"，专科建设离不开一定的资金投入，离不开一定物品的购置，尤其在当今这种激烈的市场竞争时代，这是高水平、高起点建立专科的物质保障。但是，医疗单位由于补偿机制的原因，自身很难有更多的资

金用于仪器设备的购置，这就要拓宽筹资的渠道。①要争取政府的投资。②可以通过银行贷款解决，即所谓"借鸡生蛋"。③可以采用股份制的方式购买大型仪器设备。④对仪器设备以分期付款的方式购买，医院要制定仪器设备购置计划，依据计划分步实施。另外，医院要保持环境优美、洁净，生活服务设施齐全、舒适。

由于国家的改革政策拓宽了办医渠道，除了公立医院不断增加外，集体办医、个人办医也红红火火，过去那种看病难，住院难的现象已经一去不复返了。那种脏、乱、差的医院人们绝不愿去，环境优美、就医方便也是人们选择医院的重要条件之一。各医院要尽力在医院美化、净化及建筑现代化方面下点功夫，做到洁、静、齐、美。

患者住院之后，对医院除医疗服务之外的所有条件与服务水平的要求也越来越高。如人们要求吃上可口的饭菜，饮水方便；上厕所不发生困难；冬天暖和，夏天凉爽；交通便利，通讯便利；陪伴与探视规定较为宽松；有可靠的消毒隔离条件；有优美的活动空间；甚至对文体活动、购物、邮寄信件、物品存放等方面都有了越来越高的要求；还有一些经济条件较好的患者愿意住单间等，有的还要求派专人进行服务或护理。对患者以上要求，医疗单位应当依据自己的情况尽可能创造条件去满足。医院在做好医疗护理服务的同时，其他相关的环境设施也要尽量让患者满意，这是医院具有较强竞争能力的特征。

二、先进诊疗技术与设备的引进

医疗技术发展迅速，新理论、新仪器设备、新疗法不断问世，这对于提高诊查水平，提高治疗效果起到了极大的推动作用。因此，患者就诊时把这个医院设备先进不先进，检查项目齐全不齐全，检查结果准确不准确，作为是否选择就诊的重要参考条件。各医疗卫生单位要依据自身所处的环境、地位与经济条件来装备先进的仪器设备，并加强科学管理，使之准确、及时、高效地运转。

要组织专科创造自己的品牌，必须引进先进的设备。引进先进的设备需要资金做保证，这就要求：一是要对设备的回报性和形成专科特色的时限性进行分析，对其先进性和投入产品进行调查研究。二是要根据专科的特点和优势采取方式灵活、形式多样的引进方式。对资金需求量较小、本金收回时间短、自身有能力或潜力投资的要坚持自力更生，以免项目资源的流失；对于资金需求量大、本金收回时间长而自身又无能力投资的项目设备，要大胆引资。

没有重点或优势的医院要引进成熟的技术，大胆引进当地没有的或还没有形成品牌专科的来自外地的成熟技术为我所用，这样既可缩短形成专科特色的时间，便于迅速占领当地医疗市场，又可节约资金，集中力量培植先进的技术特色。

第四节　注重专科专病工程的系统性

一、制定计划　重在落实

（一）提高技术水平，保证质量第一，确保医疗安全

医院要根据自身的地位，不断提高技术水平。一是要提高技术能力的广度，拓宽为病人技术服务的范围。要依据就诊患者疾病谱的构成，不断采用新理论、新技术、新疗法、新项目，最大限度地满足医疗市场的需要。二是在某些学科或专科、专病上要形成自己的特长，有很高的技术深度，使之处于领先的水平，要用一两个专病带动一个学科。

医疗质量是医院的命脉，是永恒的主题，关系到医院在社会上的地位及医院在患者中的信任度。医疗质量高，患者就愿意来医院就诊或住院，医院就会有较强的竞争能力。对医疗质量的认识，要逐渐深化，从广义上讲，凡与患者有关联的各个方面、各个环节，都在医疗质量的范畴之中。因此，抓好全程优质服务，强化环节质量就显得尤为重要。

医疗安全是医院工作的前提，没有医疗安全做保证，一切质量问题都将成为空谈。一是要抓好精神文明建设，医务人员要真正树立以病人为中心的思想，爱岗、敬业，具有很强的事业心和高度的责任感。二是要切实贯彻职责、制度和常规，这是保证医疗安全的基本条件。三是各级领导要强化管理，勤于监督，严格奖惩。只有做到以上三点，医疗安全才会有保障。

（二）严守物价政策，合理检查用药，降低诊疗消费

随着科学技术的发展，高科技的诊疗手段相继在临床中应用，这对于提高诊断水平与治疗效果起了很大的推动作用，但每一个诊疗人次的费用消耗也急剧增长。目前，由于种种原因，国内城乡居民还难以承受高额的医疗支

出，所以患者会选择既能看病，又比较省钱的医院就诊。单病种诊疗费用的高低成了医院间竞争的一个重要方面。部分医疗单位或少部分医务人员不考虑患者的承受能力，为了追求较多的经济收入，开大检查、大处方，多用贵重药、进口药，有的甚至不根据病情需要滥检查、滥用药，这样的经营思想会大大降低医院在患者中的声誉，这是一种只顾眼前利益的行为，严守物价政策，合理检查用药，降低诊疗消费，必然会赢得患者的欢迎，使医院在激烈的竞争中处于不败之地。

（三）服务热情周到，工作认真负责，一切为了病人

良好的医德医风是医院内求质量、外树形象的关键。患者到医院看病的基本心理状态是"三要"，即一要看好病，二要不挨宰，三要不受气。开展"以病人为中心，优质服务百佳医院"活动，对卫生行业"讲文明，树新风"活动的深入开展起到了巨大的推动作用。但也应看到在精神文明建设中还存在着许多不尽如人意的地方，生、冷、硬、顶、拖的现象还时有发生，少数人员还向患者索要红包，大大损害了"白衣天使"的伟大形象。

哪一家医院医德医风搞不好，必然受到患者的排斥，在医疗市场中就不会占到一定的份额。每一个医务人员都要把好三观，即世界观、人生观、价值观。少部分人还沉睡在旧观念中，认为患者找我们看病是"求"我们，这种陈旧的观念应当尽快根除，树立"为患者服务""患者至上"的思想，热情、周到、严谨、细致地为患者服务，取得患者的信任，如此医院的竞争能力必然会得到加强。

二、科室应系列配套

（一）门诊、病房是专科建设的基础

门诊是专科的重要窗口，是病人和医生交流的场所，是医生发挥医术、治病救人的场所，而病房则是门诊的延续，是门诊工作的保障，应该在力所能及的条件下，高标准建设门诊和病房，力求使病人感到方便、舒适、干净，增加病人对医生的尊重和信任感。专科门诊是医学各学科深入发展和不断分化的综合产物，具有医疗与临床研究相结合的性质，它可以推进临床医学的进展和提高诊疗水平，充分发挥技术人才和先进设备的作用。专科专病门诊有利于充分发挥各级技术骨干的作用，有利于科学研究和促进专业的发展等优点。

病房是病人住院诊疗的主要场所，它不仅包括医疗、护理等技术工作的组织实施，也有行政和生活管理等，是一项复杂而细致的工作。病房的诊疗工作具有病情的复杂性、诊疗的系统性、工作的协同性、服务的综合性等特点，这就需要一套完善的工作制度和管理制度。

（二）信息情报是专科发展的条件

当今科技一日千里，男科学也在日新月异地发展，新药物、新器械、新疗法层出不穷，谁掌握得早，掌握得准确，谁就受益大。同时，利用电脑系统进行门诊、病房的治疗、护理、复查管理，能提高工作效率，便于回访病人、科学地评价治疗效果，也提高了专科的管理水平，便于赢得病人的信任。

信息又称情报，简单地说，就是具有新内容的相关消息。比如情况、指令、计划、指标、数据、标准、报表、报告均可称为信息，信息在医疗过程、管理过程中无所不在，是个活跃的因素。随着科学技术的发展，信息的数量越来越多，越来越复杂，从一定意义上来讲，医务人员水平的高低，在于他掌握信息的能力。信息不全、不通、不灵会直接影响到管理效果和医疗效果，医院信息是医院管理的基础，是医院工作计划的决策和依据，是对工作过程有效控制的工具，也是指导工作，使系统协调运行的手段。在现代医院管理中，计算机已成为必不可少的工具。目前，计算机在医院信息管理中已被广泛应用，有些医院还形成了统一的网络系统，提高了信息的流畅度和传递速度。

（三）实验基地是专科发展的动力

由于时代的限制，中医男科是以经验性为主，其内容仅停留在宏观水平，很难进一步揭示更深层次的病变本质。实验研究是男科进入微观研究必不可少的途径。开展实验研究可以阐明男科疾病的发病机制，可以揭示中药治疗男科疾病的作用机理，可以通过动物模型的相关研究，对临床提供更有针对性的治法和方药。

（四）辅助科室是专科存在和发展的保障

辅助科室的水平从一个侧面反映了该医院综合实力的高低，愈是水平高的医院，辅助科室的设施和管理愈完善。完善、先进的辅助科室能为临床提供准确、迅速的检验结果，进一步促进专科建设，增加病人的信任度。

专科建设的一项宗旨就是方便病人，其建设的一个重要发展方向，就是要求辅助科室的设立，从地点到检测内容均要贴近于专科，直接为专科服务，以专科建设为中心。因此，辅助科室的检测内容要准确，检测项目要有先进性、独特性，这样才会为专科的发展提供强有力的支持。

第五节　专科专病应突出"六专""一高"

一、专病

医学的发展表现为分科愈来愈细，这有利于医务人员在疾病的诊断、治疗、护理等深层次上提高水平，也有利于医疗工作程序的规范化而减少医疗差错的发生。专科的特点就是"专"，医务人员只有将主要精力放在专病上，才能精益求精，更上一层楼，才能在竞争日益激烈的医疗市场上立于不败之地。相反，如果一个医院没有一个重点的方向，广泛涉猎，面面俱到，就会因时间和精力有限而造成多而不精，大众化，不能在高一级的水平上解决问题，久而久之，就会出现技术落后，病人减少，难以维持的局面。纵观历代名医和当今各科学术带头人均是对某个病专长，能解决别人不能解决的问题而赢得了广大患者的信赖而名声大震，由此带动一个科室甚至一个医院也声名远播。

中西医结合男科是从传统医学和现代医学两个方面对男科的各个疾病进行诊断、治疗、护理。因而它包括了许多具体的疾病，如前列腺炎、男性不育、性功能障碍、性传播疾病、先天性疾病及性心理障碍等。不同的疾病，其发病的原因、机制、临床表现、治疗方法均有各自的特点，因此，许多医院的男科在专科内进一步设置专病门诊，使专科更专，专病专治符合医学发展的趋势。

二、专地

患不同病的病人有不同的就诊心理，例如性病患者总是想找相对僻静的地方就诊，而一般患者总喜欢到人多的医生面前就诊，因而男科专科的设置必须符合男科疾病的特点，门诊、病房的设置既要干净明快，又要相对安静。同时，场所固定的门诊、病房有助于病人的集中。因此，专科的设置在布局上既要反映出专科分类的整体性，又要便于不同病情的病人根据病情特点，方便、准确地就诊。同时，随着专科建设的发展，医技科室越来越渗透入专科的诊断治疗之中，这样能更快解决临床上复杂、疑难的病例。

设置专科专病门诊和病房，是医学发展不断分化与市场经济发展的需要，具有医疗与临床研究相结合的特点，它可以加速专业人才的培养，推进临床医学的进步和提高专科疾病的诊疗水平，同时也满足了社会的医疗需要，因此，符合专病特点的门诊、病房的设置是专科建设的一大特点。

三、专人

专科建设要求专人有三层含义，其一：专科的建立必须由在国内外或当地十分出名的学术带头人建立，故而学术带头人成为专科质量的保证，是吸引广大患者的"活广告"。其二：科内的中青年医生相对固定，便于接受老一代医务工作者的传、帮、带，便于在短时间内接触大量同类病例而迅速提高医疗、诊断水平。其三：相对固定的医务人员便于患者复诊。

医院的活力在专科，专科建设的成功与否，专科带头人是关键。专科的社会影响力绝大部分取决于专科带头人，也是专科专病事业能否成功的决定性因素，因此各个医院务必要根据各自的特点，做好专科带头人的工作。以使他们能够专心致志地从事专科工作。如果医院已经具有国内外或本地区很出名的学术带头人，那么就应该充分重视现有人才，尊重专家对专科建设的建议，提高专家的物质待遇，以专家为中心配备人、财、物，为专家创造良好的工作氛围；假如本院设有相应的学术带头人，而医院的发展又需要该专科的建立，那么就应根据自身的条件引进学术带头人，或者在中青年业务骨干中选拔业务尖子到上一级医院进行培养，努力造就出学术带头人。要建立和完善人才的激励机制，坚持能者上，庸者下，唯才是举，大胆用人；要尊重人才，爱护人才，为人才的成长提供相应的物质条件，只有这样，才能稳定人才队伍，搞好专科建设。

四、专长

一个医院知名度的提高，往往是和医院内某些或某个科室水平的提高有关，而高水平科室的形成往往有赖于该科某些，甚至某个专长。各个医院都在讲"精品意识"，也就是"拳头产品"，唯此才能提高医疗效果，增强科室和医院的知名度，吸引病人就诊。

各地专科建设成功的经验，无不具有专科的专长技术，这是专科建设的支柱。所以专科建设要博采众长，兼收并蓄，调动自身优势，发展自己的专长。由于各个医院发展得不平衡，每个医院会形成各自的特点，也就是专科优势，因此，应该以此为起点，重点发展这些专科专长，这样才能吸引病人，提高市场竞争力。

五、专药

"方有专用，药有专司"，这是中医药在数千年临床实践中的经验精华。近几年来，中西医结合男科把辨病与辨证相结合，在辨病的基础上，根据疾病发展的不同阶段，施用专方专药，将传统的方剂做成汤剂、囊剂、丸剂等，将草药深加工，既方便了病人，又提高了疗效；同时将中药治疗的程序更加规范化。

治疗专长的体现，专药是主要方面之一，确有显著疗效的专药是专科生存和发展的一个重要动力。注重发掘专药或专科制剂，这在传统医学中尤为重要。近年来，中西医工作者对许多药物的成分进行了植化和药理分析，不少中药的有效成分被分离提纯，化学结构也已搞清楚，并发现了一些新的用途，有效地指导了临床用药。因此，对于立志搞好专科建设的医务工作者，应该努力做好专药制剂的研制工作，研发出一系列效果显著的专病专用药剂，这会大大提高专科的知名度，使专科建设更上一层楼。

六、专械

男科病有其独特的发病规律及诊疗特点，因而在诊断治疗中应力求使用男科的专用器械。在器械的应用中，要严格无菌操作，必须使用一次性敷料，避免医源性感染，这也是提高服务质量，赢得病人安全感、信任感的重要措施，千万不能粗心。

在当今的高科技时代，医学技术高度分化与高度结合的模式正在形成，不少高新技术在医学领域中得到了广泛应用，先进的专科医疗器械也为提高诊疗水平、提供新的有效的治疗手段、提高疑难和危重病人的疗效等方面起了很大作用。因此，在专科建设方面，要注意配备和发挥专科医疗器械的作用。

七、高效

高效是专科建设的生命所在，可以这样说，以上"专病""专地""专人""专长""专药""专械"六专的目的只有一个，那就是高效，它包括病人就医的方便、舒适、快捷，疗效明确而治疗时间短、痛苦少。专科建设只有达到高效，才会有充足的病源，才会有持续发展的动力。

如何达到"高效"，应注意以下几个方面：

1. 有效地做好立项工作

医院应根据自身现有的条件，实事求是地进行评估，以确立专科的方向、规模及分配形式。要进行公开、科学、广泛的论证，把握好投资的力度和方向，避免选项错误而带来经济损失。只有进行有效的投资，才能取得良好的经济和社会效益。

2. 努力提高专科的治疗效果

专科建立后是否有生命力，关键在于对专科疾病的疗效，这是检验临床工作的试金石，唯有疗效好才能赢得病人的信任，才能树立专科的威望，才能使专科兴旺发达，从而取得良好的社会效益和经济效益。在专科建设中切忌夸大其词，蒙骗患者，这样只会自欺欺人，自损声誉，给以后的工作造成难以弥补的漏洞。

3. 医疗观念大转变　服务质量是关键

医疗单位虽是一个特殊的行业，但仍然属于服务性行业，在当今竞争日益激烈的医疗市场中，服务质量是赢得病人的一个重要方面，只有树立以病人为中心的思想，才能时时处处为病人提供优质服务，才能减少患者医疗过程中不必要的困难和痛苦，使其康复得更快，也有助于治疗效果的提高。

第十七章　卫生部颁发中药新药治疗男科病的临床研究指导原则

第一节　中药新药治疗男性不育的临床研究指导原则

男性不育系夫妇婚后同居1年以上，性生活正常，未采用避孕措施而未受孕，其原因属于男方者。本病包括两种类型，一为因精子生成、成熟的障碍而精液质量低下而致不育；二为附属性腺的功能异常而精液液化异常导致不育。

基本原则

一、病例选择标准

（一）诊断标准

1. 西医诊断标准

婚后1年以上，同居，性生活正常，未避孕而不育，经检查属男性睾丸生精过程或附属性腺功能异常者，即可诊断为本病。

2. 男性不育的轻重分级

（1）按精子浓度分级

重度：E、F群级。

中度：C、D群级。

轻度：B群级。

A：精子浓度$\geqslant 40 \times 10^6/mL$；

B：精子浓度$\geqslant 20 \times 10^6/mL$ 而 $< A$；

C：精子浓度$\geqslant 10 \times 10^6/mL$ 而 $< B$；

D：精子浓度 $\geq 1 \times 10^6/\text{mL}$ 而 $<$ C；

E：精子浓度 $<1 \times 10^6/\text{mL}$；

F：无精子，但性染色体正常。

（2）按精子活动力分级

重度：0°；

中度：Ⅰ°；

轻度：Ⅱ°。

WHO 推荐的精子活动力检查分级：

0°：不活动，无前向运动；

Ⅰ°：活动不良，运动微弱；

Ⅱ°：活动一般，有中等的前向运动；

Ⅲ°：活动良好，前向运动活跃。

上述两者结合，全面分析，两者不统一时，就重不就轻。

3. 中医辨证

肾阳虚证

主症：

（1）精液迢冷，婚后不育；

（2）性欲淡漠，或阳痿、早泄；

（3）精子稀少，或死精子过多；

（4）射精无力。

次症：

（1）腰膝酸软；

（2）精神萎靡，或阳痿、早泄；

（3）小便清长，夜尿量多；

（4）畏寒喜温；

（5）舌淡，体胖，苔白；

（6）脉沉细弱。

以上主症（1）必须具备，兼具其余主症各项中的 1 项和次症中任何 2 项，即可诊断。

肾阴虚证

主症：

（1）性欲强烈，性交过频，婚久不育；

（2）精液不液化或死精子过多，或精子过少，畸形精子过多。

次症：

（1）五心烦热，盗汗，口干；

（2）腰膝酸软，头晕耳鸣，或足跟疼痛；

（3）舌红，少苔或无苔；

（4）脉细数。

以上具备主症1项和次症2项，即可诊断。

痰湿内蕴证

主症：

（1）形体肥胖，肢体困倦；

（2）精液稀薄，精子量少；

（3）性欲淡漠或不射精。

次症：

（1）面色㿠白，神疲气短；

（2）头晕，心悸；

（3）舌淡，苔白腻；

（4）脉沉细。

以上具备主症2项和次症2项，即可诊断。

肝郁血瘀证

主症：

（1）胸闷不舒，善太息；

（2）胸胁胀痛；

（3）睾丸坠胀而痛。

次症：

（1）烦躁易怒；

（2）精索静脉曲张；

（3）睾丸或附睾有结节；

（4）阳痿或不射精；

（5）死精子过多；

（6）舌质暗；

（7）脉沉弦或涩。

以上具备主症 3 项或具备主症 1 项和次症 2 项，即可诊断。

（二）试验病例标准

1. 纳入病例标准

符合本病诊断和中医辨证标准，年龄多在 20～50 岁的已婚男性患者，可纳入试验病例。

2. 排除病例标准（包括不适应证或剔除标准）

（1）配偶有不孕疾患。

（2）性生活不正常，逆行射精或不射精等。

（3）服用抗癫痫、抗肿瘤等有碍生精及精虫活力的药物者。

（4）先天畸形，精路梗阻，睾丸萎缩，精索静脉曲张Ⅱ°以上的患者。

（5）合并心血管、肝、肾和造血系统等严重原发性疾病，精神病患者。

（6）对本药过敏者。

（7）不符合纳入标准，未按规定用药，无法判断疗效或资料不全等影响疗效和安全性判断者。

二、观测指标

1. 安全性观测

（1）一般体检项目。

（2）血、尿、便常规化验。

（3）心、肝、肾功能检查。

2. 疗效性观测

（1）病史，发育史，性交史，手术史，发热及传染病史，免疫疾病及遗传疾病史，家族史，工作环境，长期用紧身内裤史，与生育有关的外伤史，饮酒，吸毒，性病史等。

（2）体检，发育，体型，身高，乳房，第二性征，阴囊内容物大小、对称性、弹性，输精管、前列腺的发育情况，精囊触诊，提睾反射，海绵体反射。

（3）精液检查（服药前、中、后各检查两次，取其平均值为准）。禁欲

4~7天，手淫或性交中断取精，室温静置 30 分钟后测定精液 pH 值、精子数、活率、活动力、精子浓度，并观察其形态。

WHO 精子细胞学检查正常标准，见表 17-1。

表 17-1　一次正常射精中的精子细胞学检查

分　　类	平均（%）	低（%）	高（%）	SD
正　　常	80.5	40.8	98.0	9.7
大卵圆头	0.3	0	5.2	0.6
小卵圆头	1.4	0	13.5	1.8
尖　　头	0.4	2.0	6.2	0.9
梨形头	2.0	0	21.8	2.8
双　　头	1.5	0	8.3	1.5
无　　头	6.5	0	24.9	4.0
尾部缺陷	5.2	0	37.4	4.7
胞质小滴	2.2	0	14.5	2.1

有条件者测精子速度。

精子穿透试验：用正常排卵期妇女的宫颈黏液或动情期母牛的宫颈黏液做精子毛细血管穿透试验，或做金黄地鼠去透明带卵的穿透试验。

有条件者做精子凝集试验和宫颈黏液中的抗体测定。

（4）前列腺液：pH 值、镜检。

（5）血生化学检查：肝、肾功能、LH、FSH、T、PRL、E_2。

（6）无精子症或严重少精症者行染色体检查。

（7）睾丸活检，精囊造影。

三、疗效判定标准

1. **治愈**：配偶受孕。

2. **显效**：虽未受孕，但治疗后 3~6 个月精子数量、活动力等常规检查已正常，精子功能检测已正常。

3. **有效**：精子功能检测虽不正常，但精液常规检查有群级间的改善，如由 C 级进入 B 级。

4. **无效**：治疗前后无变化。

四、观察、记录、总结的有关要求

按设计要求，统一表格，做出详细记录，认真写好病历。应注意观察不良反应或未预料到的毒副反应，并追踪观察。试验结束后，不能任意涂改病历，对各种数据必须做统计学处理。

临床试验

一、Ⅰ期临床试验

目的在于观察人体对新药的反应和耐受性，探索安全有效的剂量，提出合理的给药方案和注意事项。有关试验设计（包括受试对象、初试剂量的确定）、结果的观察与记录、不良反应的判断与处理、试验总结等具体事项，按《新药审批办法》的有关规定执行。

二、Ⅱ期临床试验

本期的两个阶段，即对照治疗试验阶段与扩大对照治疗试验阶段，可以同时进行。试验设计的要求按《新药审批办法》的有关规定执行。

1. 试验单位应为 3~5 个，每个单位病例不少于 30 例。

2. 治疗组病例不少于 300 例，其中主要证候不少于 100 例。对照组另设。

3. 试验病例的选择，采用住院病例和门诊病例。门诊病例应严格控制可变因素。

4. 对照组的设立要有科学性。对照组与治疗组病例之比不低于 1∶3，设立对照组的观察单位，对照组病例不少于 30 例。对照药物应择优选用公认治疗同类病证的有效药物。尽量采用双盲法。

5. 药物剂量可根据Ⅰ期临床试验结果或中医药理论和临床经验而定。以 1~3 个月为 1 疗程。

6. 由负责临床研究的医院将试验的全部结果汇总，进行统计学处理和评价，并写出正式的新药临床试验总结。

三、Ⅲ期临床试验

新药得到卫生部批准试生产或上市后一段时间应进行Ⅲ期临床试验，目的是对新药进行社会性考察和评价。观察项目同Ⅱ期临床试验，重点考察新药疗效的可靠性及使用后的不良反应。有关要求均按《新药审批办法》执行。

临床验证

对第四、第五类新药须进行临床验证，主要观察其疗效、不良反应、禁忌和注意事项等。

1. 观察方法应采取分组对照的方法。改变剂型的新药，其对照品应采用原剂型药物；增加适应证的新药，应选择公认的治疗同类病证的有效药物进行对照。

2. 观察例数不少于 100 例，其中主要证候不少于 50 例。对照组例数根据统计学的需要而定。

3. 临床验证设计与总结的要求与 II 期临床试验相同。

承担中药新药临床研究医院的条件

1. 临床试验、临床验证的负责医院应是卫生部临床药理基地，参加单位应以二甲以上医院为主。

2. 临床研究的负责人应具备副主任医师（包括相当职称）以上职称，并对本病的研究有一定造诣。

第二节　中药新药治疗遗精的临床研究指导原则

遗精是以不因性生活而精液频发遗泄为主症的一种疾病。其中有梦而遗精的，称为梦遗；无梦而遗精，甚至清醒时精液流出的，称为滑精。

基本原则

一、病例选择标准

（一）诊断标准

1. 中医诊断标准

已婚男子已有正常性生活，但仍有较多遗精，或未婚男子频繁发生遗精（1～3 天 1 次），伴有头昏、乏力、腰酸等症，持续 1 个月以上者，即可诊断为本病。

2. 遗精的轻重分级

轻度：8～10 次/月，仅感乏力。

中度：11～15 次/月，感乏力，腰酸腿软。

重度：15 次以上/月，腰酸腿软，心慌气短，面色㿠白或枯槁无华。

3. 中医辨证

（1）君相火动，心肾不交证：少寐多梦，梦则遗精，伴有心中烦热，头晕，精神不振，体倦乏力，心悸，口干，小便短赤。舌红，脉细数。

（2）劳伤心脾，气不摄精证：心悸，怔忡，失眠健忘，面色萎黄，四肢困倦，劳则遗精。舌质淡，苔薄，脉弱。

（3）肾虚滑脱，精关不固证：梦遗频作，甚至滑精，腰膝酸软，眩晕耳鸣，形寒肢冷，阳痿，早泄，精冷，面色㿠白或枯槁无华。舌淡嫩，有齿痕，苔白滑，脉沉细。

（4）湿热下注，扰动精室证：遗精频作，或排尿时有少量精液外流，小便赤涩不畅或混浊，口苦或渴。舌苔黄腻，脉濡滑。

（二）试验病例标准

1. 纳入病例标准

符合本病诊断和中医辨证标准，每月遗精至少在 8 次以上，年龄在 20～50 岁的男性患者，可纳入试验病例。

2. 排除病例标准（包括不适应证或剔除标准）

（1）脑脊髓疾病或有神经损伤（如骨盆骨折）的患者。

（2）服用作用于神经系统或治疗精神病药物的患者。

（3）合并有心血管、肝、肾和造血系统等严重原发性疾病的患者，精神病患者。

（4）对研究药物过敏者。

（5）凡不符合纳入标准，未按规定用药，无法判断疗效或资料不全等影响疗效和安全性判断者。

二、观测指标

1. 安全性观测

（1）一般体检项目。

（2）血、尿、便常规化验。

（3）心、肝、肾功能检查。

2. 疗效性观测

（1）性欲、性交情况，射精的有无及次数，遗精、滑精史，手淫史，性病史，生殖系统炎症史，肝肾疾病史，烟酒嗜好，内分泌疾病史，精神病史，神经官能症史。

（2）状态，性格，体质，外阴发育，乳房，前列腺，精液，神经系统检查，血压，心电图。

（3）全身症状和体征。

（4）血、尿常规，肝、肾功能。

（5）必要时行尿道镜检查。

三、疗效判定标准

1. 近期治愈

治疗后 3 个月内，有正常性生活者，不再遗精；无性生活者，每月遗精少于 5 次，症状消失。

2. 显效

有性生活者，每月遗精仍有 1～2 次；无性生活者，每周遗精减少 2 次以上，主要症状消失。

3. 有效

有性生活者，每月遗精仍有 1～2 次；无性生活者，每周遗精减少 1 次以上，主要症状减轻。

4. 无效

治疗前后无变化。

四、记录、总结的有关要求

按设计要求，统一表格，做出详细记录，认真写好病历。应注意观察不良反应或未预料到的毒副反应，并追踪观察。试验结束后，不能任意涂改病历，对各种数据必须做统计学处理。

临床试验

一、Ⅰ期临床试验

目的在于观察人体对新药的反应和耐受性，探索安全有效的剂量，提出合理的给药方案和注意事项。有关试验设计（包括受试对象、初试剂量的确定）、结果的观察与记录、不良反应的判断与处理、试验总结等具体事项，按《新药审批办法》的有关规定执行。

二、Ⅱ期临床试验

本期的两个阶段，即对照治疗试验阶段与扩大对照治疗试验阶段，可以同时进行。试验设计的要求按《新药审批办法》执行。

1. 试验单位应为 3~5 个，每个单位病例不少于 30 例。

2. 治疗组病例不少于 300 例，其中主要证候不少于 100 例。对照组另设。

3. 试验病例的选择，采用住院病例和门诊病例。门诊病例应严格控制可变因素。

4. 对照组的设立要有科学性。对照组与治疗组病例之比不低于 1：3，设立对照组的观察单位，对照组病例不少于 30 例。对照药物应择优选用公认治疗同类病证的有效药物。尽量采用双盲法。

5. 药物剂量可根据Ⅰ期临床试验结果或中医药理论和临床经验而定。以 1 个月为 1 疗程。

6. 由负责临床研究的医院将试验的全部结果汇总，进行统计学处理和评价，并写出正式的新药临床试验总结。

三、Ⅲ期临床试验

新药得到卫生部批准试生产或上市后一段时间应进行Ⅲ期临床试验，目的是对新药进行社会性考察和评价。观察项目同Ⅱ期临床试验，重点考察新药疗效的可靠性及使用后的不良反应。有关要求按《新药审批办法》执行。

临床验证

对第四、第五类新药须进行临床验证，主要观察其疗效、不良反应、禁忌和注意事项等。

1. 观察方法应采取分组对照的方法。改变剂型的新药，其对照品应采用原剂型药物；增加适应证的新药，应选择公认的治疗同类病证的有效药物进行对照。

2. 观察例数不少于 100 例，其中主要证候不少于 50 例。对照组例数根据统计学需要而定。

3. 临床验证设计与总结的要求与 II 期临床试验相同。

承担中药新药临床研究医院的条件

1. 临床试验、临床验证的负责医院应是卫生部临床药理基地，参加单位应以二甲以上医院为主。

2. 临床研究的负责人应具备副主任医师（包括相当职称）以上职称，并对本病的研究有一定造诣。

第三节 中药新药治疗阳痿的临床研究指导原则

阳痿是青壮年男子性交时，由于阴茎不能有效勃起而致性交时有 75% 以上的机会不能正常进行的疾病。

基本原则

一、病例选择标准

（一）诊断标准

1. 中医诊断标准

青壮年男子性交时，由于阴茎不能有效地勃起，而致性交时有 75% 以上的机会不能正常进行，即可诊断为阳痿。

2. 阳痿轻重分级

重度：3 个月完全不能性交。

中度：3 个月性交成功率 <10% 。

轻度：3 个月性交机会中有 10% ~25% 能成功。

3. 中医辨证

（1）命门火衰证：阳痿，阴茎寒凉，腰膝畏寒，精冷滑泄。苔薄白，脉沉弱。

（2）心脾两虚证：阳痿，怔忡，健忘，少食即腹胀，倦怠乏力。舌淡，脉细弱。

（3）阴虚火旺证：阳器易兴却痿软无用，动念即泄，头晕健忘，耳鸣腰酸，五心烦热。舌红，少苔或苔薄黄，脉细数。

（4）惊恐伤肾证：阳痿，胆怯多疑，精神苦闷，心悸失眠。舌淡，苔薄，脉弦细。

（5）肝气郁结证：阳痿，精神郁闷或急躁易怒，两胁胀闷。舌红，苔薄，脉弦。

（6）湿热下注证：阳痿，头晕身重，下肢酸困，小便短赤，阴囊潮湿。舌苔黄或白腻，脉滑或滑数。

4. 西医疾病的鉴别诊断

（1）功能性阳痿和器质性阳痿的鉴别诊断：

①功能性阳痿的发病以突发为特点，器质性阳痿除外伤、手术引起者外，多以逐渐加重为特点。

②功能性阳痿有夜间勃起现象（NPT），而器质性阳痿则无。

③功能性阳痿在手淫（反射性）或视听刺激下（色情性）可以有阴茎勃起，而器质性则无。

（2）怀疑有血管系统本身因素引起阳痿者，应选做以下血管系统检查：

①阴茎血压指数（PBPI）：将3cm宽的气囊束于阴茎根部，充气至压力超过其肱动脉压力，用9.5MHz多普勒听诊器放于远端靠近气囊带一侧的海绵体上，缓慢放气，测出该侧的动脉收缩压，同法测出对侧血压，若两侧结果相近，取其平均值，相差较大则分别记录，并与肱动脉压之比做评价。正常值 > 0.75；若 < 0.6 表明阴茎动脉供血不足；0.6 ~ 0.75，则为高度可疑。

②盆腔窃血试验：主、髂动脉阻塞者，在骶尾、腹部肌肉活动供血增加时，会从阴部血管侧支窃得血流。此类病人在安静时尚有一定程度的勃起，但当性交活动开始后又萎缩，并有时出现痉挛性疼痛。此类患者可先测 PBPI，而后令其做下蹲活动 3 分钟，直至感到下肢疼痛、疲劳，再次测量 PBPI，若下降0.1 以上，即表示有窃血现象。

③罂粟碱试验：罂粟碱 30 ~ 40mg 与酚妥拉明 2mg 注入阴茎海绵体，5 ~

7min 勃起 >90°者多为精神性（功能性）阳痿；平时无勃起，注射后 8min 以上缓慢勃起者可考虑为动脉供血不足；注射后仍无勃起，可考虑有静脉漏的可能。

④阴茎海绵体造影：用 30% 泛影酸钠 40~60mL 注入一侧海绵体，15 秒内每秒摄片 1 张，而后再于 15min、30min、45min、60min、120min 时各摄片 1 张，若发现背静脉显影即为静脉漏，龟头显影即为海绵体间漏。造影剂排空时间 <75min 表示亦有漏溢，正常人 >90min。

⑤生理盐水灌注：罂粟碱诱发失效者、海绵体造影未见静脉漏者，可以（80~120）mL/min 的速度向一侧海绵体灌注生理盐水，能勃起说明动脉供血不足。注射速度超过 140mL/min 方能勃起，或停止注射 2min 内又萎缩者，说明有静脉漏之可能。

（二）试验病例标准

1. 纳入病例标准

属功能性阳痿和轻度供血不足（阴茎血压指数在 0.6~0.75，或罂粟碱试验在 8~151min 才勃起）、性激素分泌轻度失调引起的阳痿患者，且具备以下条件并符合中医辨证者，为纳入试验病例。

（1）已婚，同居，居住条件良好。

（2）年龄在 20~60 岁。

（3）配偶无严重器质性疾病，能充分配合。

（4）无严重器质性疾病和精神、神经系统疾病。

2. 排除病例标准（包括不适应证或剔除标准）

（1）确诊的器质性阳痿患者。

（2）药物性阳痿患者。

（3）配偶有全身严重器质性疾病者。

（4）合并有心血管、肝、肾和造血系统等严重原发性疾病的患者，精神病患者。

（5）对本药过敏者。

（6）不符合纳入标准，未按规定用药，无法判断疗效或资料不全等影响疗效和安全性判断者。

二、观测指标

1. 安全性观测

（1）一般体检项目。

（2）血、尿、便常规化验。

（3）心、肝、肾功能检查。

2. 疗效性观测

（1）性欲，阴茎勃起程度，夜间阴茎勃起现象（NPT），性交持续时间，有无射精、遗精、滑精的情况。

（2）手淫史，生育史，性病史，糖尿病史，手术史，外伤史，肝肾疾病史，烟酒嗜好，内分泌疾病史，精神病史，神经官能症史，脑、脊髓疾患史，遗传疾病史。

（3）配偶的健康情况，年龄，性格，夫妻关系，合作程度，居住情况。

（4）外阴发育，阴毛分布，睾丸大小、弹性，乳房，前列腺，精液，神经系统检查。

（5）尿常规、血常规、肝肾功能等检查。

（6）有条件者可做血清 LH、FSH、T、PRL、E_2、精液常规、前列腺液涂片，必要时做甲状腺功能试验，尿糖、血糖测定。

（7）球海绵体反射，必要时测该反射出现的潜伏时间（正常范围是 28 ~ 42ms）。

（8）必要时测尿流率、膀胱容量、膀胱测压及残余尿。

（9）夜间勃起的测定。

①邮票试验：于睡前非勃起状态下，用 4 张联孔邮票适度地环绕阴茎体部，重叠部分黏着、固定，翌日清晨检查，沿联孔处撕裂者有意义，黏着滑脱者无意义。

②硬度测试环：方法同上。

上述检查连测 3 天，有 1 次完全断裂即可诊断为功能性阳痿。

③有条件者可做夜间勃起动态观测。

三、疗效判定标准

1. 近期治愈

治疗后 3 个月以内，阴茎勃起 >90°，性交有 75% 以上的机会能成功。

2. 显效

治疗后勃起 >90°，性交有 50% 的机会能成功。

3. 有效

治疗后勃起有改善，性交有 25% 以上的机会能成功。

4. 无效

用药前后各项指标均无改善。

四、观察、记录、总结的有关要求

按设计要求，统一表格，做出详细记录，认真写好病历。应注意观察不良反应或未预料到的副反应，并追踪观察。试验结束后，不能任意涂改病历，对各种数据必须做统计学处理。

临床试验

一、Ⅰ期临床试验

目的在于观察人体对新药的反应和耐受性，探索安全有效的剂量，提出合理的给药方案和注意事项。有关试验设计（包括受试对象、初试剂量的确定）、结果的观察与记录、不良反应的判断与处理、试验总结等具体事项，按《新药审批办法》的有关规定执行。

二、Ⅱ期临床试验

本期的两个阶段，即对照治疗试验阶段与扩大对照治疗试验阶段，可以同时进行。试验设计的要求按《新药审批办法》执行。

1. 试验单位应为 3~5 个，每个单位病例不少于 30 例。

2. 治疗组病例不少于 300 例，其中主要证候不少于 100 例。对照组另设。

3. 试验病例的选择，采用住院病例和门诊病例。门诊病例应严格控制可变因素。

4. 对照组的设立要有科学性。对照组与治疗组病例之比不低于 1∶3，设立对照组的观察单位，对照组病例不少于 30 例。对照药物应择优选用公认治疗同类病证的有效药物。尽量采用双盲法。

5. 药物剂量可根据Ⅰ期临床试验结果或中医药理论和临床经验而定。以

2~6 周为 1 疗程。

6. 由临床负责研究的医院将试验的全部结果汇总，进行统计学处理和评价，并写出正式的新药临床试验总结。

三、Ⅲ期临床试验

新药得到卫生部批准试生产或上市后一段时间应进行Ⅲ期临床试验，目的是对新药进行社会性考察和评价。观察项目同Ⅱ期临床试验，重点考察新药疗效的可靠性及使用后的不良反应，有关要求均按《新药审批办法》执行。

临床验证

对第四、第五类新药须进行临床验证，主要观察其疗效、不良反应、禁忌和注意事项等。

1. 观察方法应采取分组对照的方法。改变剂型的新药，其对照品应采用原剂型药物；增加适应证的新药，应选择公认的治疗同类病证的有效药物进行对照。

2. 观察例数不少于 100 例，其中主要证候不少于 50 例。对照组例数根据统计学需要而定。

3. 临床验证设计与总结的要求与Ⅱ期临床试验相同。

承担中药新药临床研究医院的条件

1. 临床试验、临床验证的负责医院应是卫生部临床药理基地，参加单位应以二甲以上医院为主。

2. 临床研究的负责人应具备副主任医师（包括相当职称）以上职称，并对本病的研究有一定造诣。

第四节　中药新药治疗早泄的临床研究指导原则

早泄是指在性交时勃起的阴茎未插入阴道前，或刚插入阴道时即射精，以致不能进行正常性交的一种疾病。

基本原则

一、病例选择标准

（一）诊断标准

1. 中医诊断标准

性交时，阴茎尚未插入阴道，双方尚未接触或刚接触，或插入后不足 1 分钟即射精，以致不能正常性交，持续 1 个月以上者，可诊断为本病。

2. 早泄的轻重分级

轻度：阴茎插入阴道，并可活动，但不足 1 分钟即泄。

中度：阴茎插入阴道即泄。

重度：阴茎未插入阴道，双方未接触或刚接触，动念即泄。

3. 中医辨证

（1）肝经湿热证：性欲亢进，射精过早，头晕目眩，口苦咽干，小便黄赤。舌质红，苔黄腻，脉弦数。

（2）阴虚阳亢证：虚烦不寐，阳事易举，早泄，滑精，遗精，腰膝酸软，潮热盗汗。舌红，苔少，脉细数。

（3）肾气不固证：性欲减退，早泄，遗精，腰膝酸软，夜尿多。舌淡，苔白，脉沉弱。

（4）心脾虚损证：早泄，肢体倦怠，面色不华，心悸短气，健忘多梦。舌淡，脉细。

（二）试验病例标准

1. 纳入病例标准

符合本病诊断和中医辨证标准，年龄在 20～50 岁的男性患者，可纳入试验病例。

2. 排除病例标准（包括不适应证或剔除标准）

（1）神经系统有损伤者。

（2）服用兴奋剂或作用于神经系统对射精有影响的药物的患者。

（3）对研究药物过敏者。

（4）合并有心血管、肝、肾和造血系统等严重原发性疾病的患者，精神病患者。

（5）不符合纳入标准，未按规定用药，无法判断疗效或资料不全等影响疗效或安全性判断者。

二、观测指标

1. 安全性观测

（1）一般体检项目。

（2）血、尿、便常规化验。

（3）心、肝、肾功能检查。

2. 疗效性观测

（1）婚育史、性交史、手淫史。

（2）生殖系统炎症史，肝肾疾病史，内分泌疾病史，烟酒嗜好，精神病史。

（3）性生活情况及全身症状和体征。

（4）精神状态、性格、体质、外阴、前列腺、精囊、神经系统检查、血压、心电图检查。

（5）血、尿常规，肝、肾功能检查。

（6）必要时行尿道镜检查。

三、疗效判定标准

1. 近期治愈

治疗后 3 个月，性交均能成功。

2. 显效

成功性生活的机会达 75% 以上，射精时间均在性交 1 分钟以后。

3. 有效

性交时能插入阴道，部分情况下性交 1 分钟以后射精。

4. 无效

治疗前后，诸症未变。

四、观察、记录总结的有关要求

按设计要求，统一表格，做出详细记录，认真写好病历。应注意观察不良反应或未预料到的毒副反应，并追踪观察。试验结束后，不能任意涂改病历，对各种数据必须做统计学处理。

临床试验

一、Ⅰ期临床试验

目的在于观察人体对新药的反应和耐受性，探索安全有效的剂量，提出合理的给药方案和注意事项。有关试验设计（包括受试对象、初试剂量的确定）、结果的观察与记录、不良反应的判断与处理、试验总结等具体事项，按《新药审批办法》的有关规定执行。

二、Ⅱ期临床试验

本期的两个阶段，即对照治疗试验阶段与扩大对照治疗试验阶段，可以同时进行。试验设计的要求按《新药审批办法》执行。

1. 试验单位应为 3～5 个，每个单位病例不少于 30 例。

2. 治疗组病例不少于 300 例，其中主要证候不少于 100 例。对照组另设。

3. 试验病例的选择，采用住院病例和门诊病例。门诊病例应严格控制可变因素。

4. 对照组的设立要有科学性。对照组与治疗组病例之比不低于 1∶3，设立对照组的观察单位，对照组病例不少于 30 例。对照药物应择优选用公认治疗同类病证的有效药物。尽量采用双盲法。

5. 药物剂量可根据Ⅰ期临床试验结果或中医药理论和临床经验而定。以 1 个月为 1 疗程。

6. 由临床负责研究的医院将试验的全部结果汇总，进行统计学处理和评价，并写出正式的新药临床试验总结。

三、Ⅲ期临床试验

新药得到卫生部批准试生产或上市后一段时间应进行Ⅲ期临床试验，目的是对新药进行社会性考察和评价。观察项目同Ⅱ期临床试验，重点考察新药疗效的可靠性及使用后的不良反应，有关要求均按《新药审批办法》执行。

临床验证

对第四、第五类新药须进行临床验证，主要观察其疗效、不良反应、禁忌和注意事项等。

1. 观察方法应采取分组对照的方法。改变剂型的新药，其对照品应采用原剂型药物；增加适应证的新药，应选择公认的治疗同类病证有效的药物进行对照。

2. 观察例数不少于100例，其中主要证候不少于50例。对照组例数根据统计学需要而定。

3. 临床验证设计与总结的要求与Ⅱ期临床试验相同。

承担中药新药临床研究医院的条件

1. 临床试验、临床验证的负责医院应是卫生部临床药理基地，参加单位应以二甲以上医院为主。

2. 临床研究的负责人应具备副主任医师（包括相当职称）以上职称，并对本病的研究有一定造诣。

第五节　中药新药治疗良性前列腺增生症的临床研究指导原则

良性前列腺增生症是指由于包绕后尿道的前列腺组织（内腺）增生，压迫后尿道，引起排尿困难、夜尿频数等一系列症状的疾病。严重者可引起尿潴留、肾积水、尿路感染、肾功能受损。本病属于中医"癃闭"的范畴。

一、诊断标准

1. 西医诊断标准

（1）排尿困难史：排尿踌躇，费时费力，尿线细、无力，有残余尿感，夜尿频数，甚者有尿失禁。

（2）肛门指诊：前列腺两侧叶扩大，或中间沟消失。

（3）超声波检查：经直肠超声断层最为理想，前列腺大部密度均匀，对称性扩大，重量 >20g。VBPH = π（长径×宽×厚）/6。

（4）残余尿量测定：采用 B 超法或导尿法均可。

（5）尿流率测定：尿量≥200mL 为宜，最大尿流量 <15mL/s。

（6）尿道膀胱造影：可发现向上的对膀胱的压迹及后尿道被压，变长，侧位片呈半展的扇形影像。

（7）尿道膀胱镜检查：可发现前列腺两侧叶或中叶的增生，突向尿道或膀胱。

（8）实验室检查：血 BUN，Cr，肌酐清除率，PSA 试验。

2. 临床分期标准

第 1 期（刺激症状期）：膀胱、尿道、会阴轻度不适，尿频，轻度排尿困难，主要表现为夜尿频数，残余尿 <50mL。国际前列腺症状评分（I – PSS）≤7 分。

第 2 期（残余尿期）：进行性排尿困难，排尿时自觉用力，残余尿量为 50～150mL，此期可发生急性尿潴留、尿路感染。I – PSS 评分为 8～19 分。

第 3 期（膀胱失代偿期）：残余尿量 >150mL，膀胱扩大，肾功能开始受损，出现充盈性尿失禁症状。I – PSS 评分为 20～35 分。

I – PSS 评分法见表 17 – 2。

表 17 – 2　国际前列腺症状评分（I – PSS）

症　　状	无	<1/5	<1/2	约 1/2	>1/2	几乎总是
近 1 个月内排尿不尽感	0 分	1 分	2 分	3 分	4 分	5 分
近 1 个月内排尿后 2 小时内又要排尿	0 分	1 分	2 分	3 分	4 分	5 分
近 1 个月内排尿时停止和开始多次	0 分	1 分	2 分	3 分	4 分	5 分
近 1 个月内排尿不能等待	0 分	1 分	2 分	3 分	4 分	5 分
近 1 个月内感觉尿线变细	0 分	1 分	2 分	3 分	4 分	5 分
近 1 个月内感觉排尿费力	0 分	1 分	2 分	3 分	4 分	5 分
近 1 个月内每日夜尿次数	无	1 次	2 次	3 次	4 次	≥5 次

生活质量指数（L）评定方法：患者按现在排尿情况做出对今后生活质量的评价，根据其评价依如下标准给出生活质量指数（L）。

非常好	0
好	1
多数满意	2
满意和不满意各半	3
多数不满意	4
不愉快	5
很痛苦	6

3. 病情轻重分级

根据病情评分进行分级。病情评分方法见表 17 − 3。

表 17 −3　病情评分表

病情	0 分	1 分	2 分	3 分
I − PSS 总分	0	1 ~ 7	8 ~ 19	20 ~ 35
生活质量（L）	0 ~ 1	2	3 ~ 4	5 ~ 6
夜尿次数	0 ~ 1	2	3 ~ 4	5 ~ 6
尿线状况	正常	细而成线	继续成线	涓滴不成线
小腹症状	无	满闷感	胀感	胀痛
最大尿流率	>15mL/s	11 ~ 15mL/s	6 ~ 10mL/s	<6mL/s
残余尿量	<10mL	10 ~ 50mL	51 ~ 150mL	>150mL

轻度：总分≤9 分；

中度：总分为 10 ~ 13 分；

重度：总分≥14 分。

4. 中医辨证

（1）下焦湿热证：小便淋漓，短赤灼热，小腹胀，口舌黏，渴不欲饮，大便滞而不畅。舌红，苔黄腻，脉数。

（2）痰热闭肺证：小便点滴不爽，呼吸短促，咳嗽，咽干，烦渴引饮。舌红，苔薄黄，脉数。

（3）瘀血阻滞证：小便点滴难下，时滴时闭，小腹胀满疼痛。舌紫暗或有瘀点，脉涩或弦。

（4）中气下陷证：小便欲解不出，神疲，气短懒言，食欲不振，小腹坠胀，甚则脱肛。舌淡，苔薄白，脉细弱。

（5）肾阳虚衰证：小便点滴不通，面色萎黄，神气怯弱，畏寒肢冷，腰膝酸软。舌淡，苔白，脉细弱。

二、试验病例标准

1. 纳入病例标准

符合本病诊断标准及中医辨证者，可纳入试验病例，以 1、2 期患者为主要观察对象。

2. 排除病例标准（包括不适应证或剔除标准）

（1）年龄在 50 岁以下或 70 岁以上，过敏体质或对本药过敏者。

（2）严重神经系统疾病、腰椎间盘突出症、椎管狭窄、下腹或盆腔大手术、严重糖尿病等原因引起的神经源性膀胱。

（3）合并有膀胱新生物、输尿管间嵴、精阜肥大、膀胱颈硬化症、前列腺癌等。

（4）前列腺增生症第 3 期合并肾功能受损者。

（5）合并有心血管、脑血管、肝、肾和造血系统等严重原发性疾病的患者，精神病患者。

（6）不符合纳入标准，未按规定用药，无法判断疗效，或资料不全等影响疗效或安全性判断者。

三、观测指标

1. 安全性观测

（1）一般体检项目。

（2）血、尿、便常规化验。

（3）心、肝、肾功能检查。

（4）根据药物可能出现的毒性反应做相应的安全性检查。

2. 疗效性观测

（1）相关症状及体征。

（2）超声波测定前列腺大小。

（3）残余尿量的测定。

（4）尿流率测定。

（5）尿流动力学测定。

（6）血清性激素、酸性磷酸酶、PSA 测定。

（7）尿道、膀胱造影。

（8）膀胱尿道镜观测。

以上（1）～（4）项必做，其他项目可根据病情及临床研究的需要选做。

四、疗效判定标准

1. 显效

（1）I – PSS 评分 ≤7，L 指数 ≤1，或病情总分降低 90% 以上；

（2）前列腺体积缩小为原来的 60% 以下；

（3）最大尿流率 ≥18mL/s。

以上具备 2 项即可。

2. 有效

（1）I – PSS 评分 ≤13，治疗前指数 L 为 4~6 者降低至 2~3，或病情总积分降低 60% 以上；

（2）前列腺体积缩小为原来的 80% 以下，残余尿量减少 50% 以上；

（3）最大尿流率 ≥12mL/s。

以上具备 1 项即可。

3. 无效

未达到有效标准。

五、临床试验的有关要求

试验病例采用住院病例和门诊病例，门诊病例应严格控制可变因素。疗程为 1~3 个月。

第六节　中药新药治疗慢性前列腺炎
（非特异性）的临床研究指导原则

前列腺炎是以前列腺实质感染、充血、肿胀、炎细胞浸润、腺上皮坏死，甚至小脓肿形成为主要病理改变的疾病。前列腺炎有急、慢性之分，均属于中医"淋浊"的范畴。

一、诊断标准

1. 西医诊断标准

（1）临床表现：尿频，残尿感，尿痛，会阴、下腹部及肛门周围疼痛不适。

（2）前列腺触诊：表面不平或不对称，可触及不规则的炎性硬结，有压痛，质地失去正常的均匀弹性。

（3）分段尿试验：根据 EPS 或 VB_3，和 VB_1 比较，至少有 1 个对数以上的差别即可诊断为前列腺炎。VB_1 的菌数比 VB_3 多时，可考虑是前尿道的感染，VB_1 和 VB_3 菌数均少者，以 EPS 结果确诊。EPS 取不到时，将 VB_3 的结果乘以 100 即为 EPS 值。

（4）前列腺液检查：$WBC > 1500/mm^3$，或 400 倍镜下 $WBC > 10$ 个每视野，即可确诊。前列腺液 Zn 含量降低。正常 pH 值为 6.8 左右，偏碱性者多合并感染。

（5）精液检查：由于对前列腺按摩的局限性，或前列腺液不能取得时，可取精液检查，$WBC > 5$ 个每高倍视野者即可确诊前列腺有炎症，但应以染色片为准。

（6）超声波检查：断面轻度变形，但多不扩大，被膜凹凸不整，不连续，往往伴有前列腺结石及声影。

2. 病情轻重分级

轻度：前列腺液 $WBC > 10$ 个/HP，卵磷脂小体基本正常，无排尿症状及反射性疼痛，前列腺指诊无变化。

中度：前列腺液 $WBC > 10$ 个/HP，卵磷脂小体减少，合并排尿症状或反射性疼痛，肛诊检查前列腺表面尚光滑，可有轻度不对称，质地无变化。

重度：前列腺液 $WBC > 10$ 个/HP，卵磷脂小体极少，肛诊检查前列腺表面不光滑，不对称，失去正常弹性，呈纤维化或有硬结。

3. 中医辨证

（1）湿热下注证：尿频，尿急，尿痛，尿道灼热，阴囊潮湿。舌红，苔黄，脉滑。

（2）气滞血瘀证：会阴、少腹坠胀疼痛，小便赤涩，前列腺有炎性硬结，有压痛。舌紫暗或有瘀斑，脉弦涩。

（3）肝肾阴虚证：会阴部坠胀，尿道口常有少量黏液，头晕眼花，腰膝酸软，失眠多梦，遗精，五心烦热，小便短赤。舌红，苔少，脉沉细。

（4）肾阳虚证：小便淋漓，或大便时有前列腺液，精液自尿道流出，畏寒，腰膝酸软，精神萎靡，多寐，阳痿，早泄。舌淡，苔薄白，脉沉迟。

二、试验病例标准

1. 纳入病例标准

符合本病诊断标准及中医辨证者，可纳入试验病例。以 EPS 检查 WBC > 10 个/400 倍视野者为主要观察对象。

2. 排除病例标准（包括不适应证或剔除标准）

（1）年龄在 18 岁以下或 55 岁以上者，未婚者，过敏体质或对本药过敏者。

（2）合并前列腺增生、严重神经官能症、尿道狭窄、前列腺肿瘤的患者。

（3）合并有心血管、脑血管、肝、肾和造血系统等严重原发性疾病的患者，精神病患者。

（4）不符合纳入标准，未按规定用药，无法判断疗效，或资料不全等影响疗效或安全性判断者。

三、观测指标

1. 安全性观测

（1）一般体检项目。

（2）血、尿、便常规化验。

（3）心、肝、肾功能检查。

（4）根据药物可能出现的毒性反应做相应的安全性检查。

2. 疗效性观测

（1）相关症状及体征，前列腺触诊。

（2）EPS 检查。

（3）B 超检查。

（4）分段尿试验。

（5）精液染色片观测。

（6）前列腺液细菌培养，衣原体、解脲支原体检查。

以上（1）～（3）必做，其他项目可根据病情及临床研究的需要选做。

四、疗效判定标准

1. 临床痊愈

症状消失，EPS 检查连续 2 次以上正常，肛诊压痛消失，质地正常或接近正常，B 超检查大致正常。

2. 显效

症状基本消失，EPS 检查连续 2 次以上 WBC 值较前减少 1/2 或 < 15 个/HP，触诊压痛及质地均有改善，B 超检查有所改善。

3. 有效

症状减轻，EPS 检查较前有所改善。

4. 无效

症状、体征及 EPS 检查均无改善或加重。

五、临床试验的有关要求

试验病例采用住院病例和门诊病例，门诊病例应严格控制可变因素。疗程为 1~2 个月，随访不少于 1 个月。

第七节　中药新药治疗淋病的临床研究指导原则

淋病是淋病双球菌引起的接触性传染病，主要引起泌尿生殖器化脓性炎症，为性传播疾病之一。本病属中医"淋证"的范畴。

基本原则

一、病例选择标准

（一）诊断标准

1. 西医诊断标准

（1）病史：有婚外性行为或有配偶感染史及其他密切接触史，潜伏期平均为 3~5 天。

（2）临床表现

①无并发症者：男性有尿急、尿频、尿痛、尿道口流脓（开始为浆液状分泌物，渐为黄色黏稠脓性或脓血性分泌物）、尿道口红肿以及全身不适等。女性除有轻度尿路刺激症状外，还可有外阴瘙痒、白带增多、宫颈充血、触痛、脓性分泌物等，挤压尿道旁腺有脓液渗出。

②有并发症者：男性可出现淋菌性前列腺炎、精囊炎、附睾炎、尿道炎、尿道狭窄；女性可出现淋菌性输卵管炎、淋菌性盆腔炎、输卵管或者卵巢脓肿及其破裂后所致的盆腔脓肿、腹膜炎等。

（3）实验室检查

①男性尿道口、女性宫颈涂片：镜检可在多形核白细胞内查到革兰阴性双球菌。

②淋球菌培养阳性。

2. 临床分期标准

（1）急性期

男性：有尿道刺激症状（尿频、尿急、尿痛或终末排尿痛），尿道口红肿，尿道有脓性分泌物。

女性：脓性白带增多，宫颈黏膜红肿或糜烂，或有尿道刺激症状（尿频、尿急、尿痛），尿道有脓性分泌物。

（2）慢性期

男性：有轻微尿道刺激症状（尿道有轻度瘙痒感或灼痛），伴清晨尿道有糊口现象，有淋丝，或伴有前列腺炎、精囊炎、附睾炎、膀胱炎、尿道狭窄等。

女性：无典型症状，可有宫颈肿胀，白带增多，或尿道黏膜肥厚，呈乳头状或息肉状，膨出于尿道外口，或尿有淋丝，并可伴有前庭大腺炎、子宫内膜炎、输卵管炎、盆腔炎等。

3. 中医辨证

（1）膀胱湿热证：尿意频数，便时热涩刺痛，尿色混浊或深红，或尿有凝块，尿道口溢脓，女性可伴有带下量多，色黄有味，小腹作痛。舌质红，苔黄腻，脉濡数。

（2）肾气亏虚证：久病不已或反复发作，涩痛反见减轻，淋出如脂（即淋丝），形体日渐消瘦，头昏乏力，腰酸膝软，少腹坠胀或作痛。舌质淡，苔腻，脉细弱无力。

（3）虚实夹杂证：见有上述两证临床表现者。

（二）试验病例标准

1. 纳入病例标准

符合淋病诊断标准及中医辨证的患者，可纳入试验病例，以慢性淋病为主要研究对象。

2. 排除病例标准（包括不适应证或剔除标准）

（1）年龄在 18 岁以下或 65 岁以下者，妊娠及哺乳期妇女，过敏体质及对本药过敏者。

（2）合并淋菌性败血症、关节炎、心内膜炎、脑膜炎等的患者，合并心血管、脑血管、肝、肾、造血系统等严重原发性疾病的患者，精神病患者。

（3）不符合纳入标准，未按规定用药，无法判断疗效，或资料不全等影响疗效或安全性判断者。

二、观测指标

1. 安全性观测

（1）一般体检项目。

（2）血、尿、便常规化验。

（3）心、肝、肾功能检查。

2. 疗效性观测

（1）相关症状及体征。

（2）尿道（或阴道）分泌物涂片镜检（每周至少 1 次）。

（3）尿道（或阴道）分泌物细菌培养（2 周至少 1 次）。

（4）对 β - 内酰胺酶耐青霉素淋菌菌株（PPNG）的测定。

（5）支原体及衣原体的检查。

（6）糖发酵试验。

以上（1）、（2）、（3）必做，其他可根据病情及临床研究的需要选做。

三、疗效判定标准

1. 痊愈

临床症状及体征消失，尿道（或阴道）分泌物涂片镜检及细菌培养 3 次均为阴性。

2. 显效

临床症状及体征消失，尿道（或阴道）分泌物涂片镜检及细菌培养 3 次，有 1 次查到白细胞内革兰阴性双球菌或淋病双球菌生长。

3. 有效

临床症状基本消失，偶于过劳、酗酒及性交后出现轻微尿道不适或白带增多，尿道（或阴道）分泌物涂片镜检及细菌培养 3 次，有 2 次查到白细胞内革兰阴性双球菌或淋病双球菌生长。

4. 无效

尿道有轻微瘙痒感或灼痛，或白带增多，于过劳、酗酒或性交后症状加重，尿道（或阴道）分泌物镜检或细菌培养 3 次，均查到白细胞内革兰阴性双球菌，或有淋球菌生长。

四、观察、记录、总结的有关要求

按临床研究设计要求，统一表格，做出详细记录，认真写好病历。应注意观察不良反应，并追踪观察。试验结束后，不能任意涂改病历，对各种数据必须做统计学处理。

临床试验

一、Ⅰ期临床试验

目的在于观察人体对新药的反应和耐受性，探索安全有效的剂量，提出合理的给药方案和注意事项。有关试验设计（包括受试对象、初试剂量的确定）、结果的观察与记录、不良反应的判断与处理、试验总结等具体事项，按《新药审批办法》的有关规定执行。

二、Ⅱ期临床试验

本期的两个阶段，即对照治疗试验阶段与扩大对照治疗试验阶段，可以同时进行。试验设计的要求按《新药审批办法》执行。

1. 试验单位应为 3～5 个，每个单位病例不少于 30 例。

2. 治疗组病例的选择，采用住院病例和门诊病例。门诊病例应严格控制可变因素。

4. 对照组的设立要有科学性。对照组与治疗组病例之比不低于 1：3，设立对照组的观察单位，对照组病例不少于 30 例。对照药物择优选用公认治疗同类病证的有效药物。尽量采用双盲法。

5. 药物剂量可根据 Ⅰ 期临床试验结果或中医药理论和临床经验而定。稳性期以 1～2 周为 1 疗程，慢性期以 1～2 个月为 1 疗程。

6. 由临床负责研究的医院将试验的全部结果汇总，进行统计学处理和评价，并写出正式的新药临床试验总结。

三、Ⅲ 期临临床试验

新药得到卫生部批准或生产上市后一段时间应进行 Ⅲ 期临床试验，目的是对新药进行社会性考察和评价。观察项目同 Ⅱ 期临床试验，重点考察新药疗效的可靠性及使用后的不良反应。有关要求均按《新药审批办法》执行。

临床验证

对第四、第五类新药须进行临床验证，主要观察其疗效、不良反应、禁忌和注意事项等。

1. 观察方法应采取分组对照的方法。改变剂型的新药，其对照品应采用原剂型药物；增加适应证的新药，应选择公认的治疗同类病证的有效药物进行对照。

2. 观察例数不少于 100 例，其中主要证候不少于 50 例。对照组例数根据统计学需要而定。

3. 临床验证设计与总结的要求与 Ⅱ 期临床试验相同。

承担中药新药临床研究医院的条件

1. 临床试验、临床验证的负责医院应是卫生部临床药理基地，参加单位应以二甲以上医院为主。

2. 临床研究的负责人应具备副主任医师（包括相当职称）以上职称，并对本病的研究有一定造诣。

第八节　中药新药治疗梅毒的临床研究指导原则

梅毒是由苍白螺旋体（梅毒螺旋体）引起的一种性传播疾病，早期梅毒主要侵犯皮肤、黏膜，晚期梅毒还可侵犯全身各组织与器官。

基本原则

一、病例选择标准

（一）诊断标准

1. 西医诊断标准

（1）不洁性交史。

（2）临床症状与体征（见临床分期标准）。

（3）实验室检查

①梅毒血清学试验、非梅毒螺旋体抗原试验，如 VDRL、RPR、USR 等为筛查试验；梅毒螺旋体抗原试验，如 TPHA、FTA‐ABS 等，为证实试验。

②暗视野检查梅毒螺旋体。

③组织病理学检查。

④脑脊液检查。

2. 临床分期标准

（1）一期梅毒

①病史：有感染史，潜伏期一般为 2~3 周。

②临床表现：硬下疳直径为 1~2cm，圆形或椭圆形，稍高出皮肤，表面轻度糜烂或有浅溃疡，有少许分泌物，呈肉红色或暗红色，不痛不痒，触诊时有软骨样硬度。一般单发，也可多发。多见于外生殖器，也可见于肛门、子宫颈、口唇、乳房、手指等部位。腹股沟淋巴结或患部淋巴结可肿大，常为数个，大小不等，质硬，不粘连，不破溃，无痛感。不经治疗在 3~8 周内可消失。

③实验室检查

A. 暗视野显微镜检查：皮损组织液或淋巴结穿刺液可查见梅毒螺旋体。

B. 梅毒血清学试验：呈阳性。如感染不足 2~3 周，非梅毒螺旋体抗原试验可为阴性，4 周后复查可为阳性。

以上两项试验有 1 项阳性即可。

（2）二期梅毒

①病史：有感染史，可有一期梅毒史，病期在 2 年以内。

②临床表现：皮疹为多形态，包括斑疹、丘疹、鳞屑性皮疹、脓疱疹、环行皮疹等，常泛发且对称。掌跖易见暗红色斑及脱屑性斑丘疹；外阴及肛周皮疹多为湿疹、丘疹及扁平湿疣等，不痛不痒；可见虫蚀样脱发；口腔及阴道壁可出现黏膜斑；并可见到梅毒性白斑、梅毒性甲床炎、甲沟炎等损害。

③实验室检查

A. 暗视野显微镜检查：二期皮疹，尤其是扁平湿疣、湿丘疹及黏膜斑的渗出液内可查见梅毒螺旋体。

B. 梅毒血清学试验为强阳性。

（3）三期梅毒（晚期梅毒）

①病史：有感染史，可有一期或二期梅毒史，病期在 2 年以上。

②临床表现：结节性皮疹及近关节结节、皮肤、黏膜、骨骼呈树胶样肿。消化系统受累以肝梅毒多见。心血管系统受累以单纯性主动脉炎、主动脉瓣闭锁不全和主动脉瘤多见。神经系统受累以梅毒性脑膜炎、脊髓瘤和麻痹性痴呆多见。

③实验室检查

A. 梅毒血清学试验：非梅毒螺旋体抗原试验大多为阳性，亦可为阴性，梅毒螺旋体抗原试验为阳性。

B. 组织病理学检查

C. 脑脊液检查：神经梅毒查白细胞 > 5 个/立方毫米，蛋白质 > 50mg/dL，VDRL 试验阳性。

（4）潜伏梅毒（隐性梅毒）

①有感染史，可有一期、二期或三期梅毒史。

②病期在 2 年内为早期潜伏梅毒，超过 2 年为晚期潜伏梅毒。

③无临床症状和体征。

④非梅毒螺旋体抗原试验 2 次以上为阳性（需排除生物学假阳性），或梅毒螺旋体抗原试验阳性，脑脊液检查为阴性。

3. 中医辨证

（1）湿热下注证：阴部硬节，糜烂渗出，可伴有口渴，溲赤。舌质红，苔黄腻，脉濡数。

（2）热毒炽盛证：全身发疹，呈古铜色，头痛，身热，咽干而红，溲赤，便干。舌质红，苔薄黄，脉数。

（3）风湿热痹证：关节肿前，可累及多个关节，夜间尤甚，多伴有发热、口渴、烦闷不安等全身症状。舌苔黄燥，脉弦紧而数。

（4）痰湿凝聚证：皮下结节，或肿块破溃，反复缠绵，食少纳呆，倦怠乏力。舌胖，苔白腻，脉濡缓。

（二）试验病例标准

1. 纳入病例标准

符合梅毒诊断标准及中医辨证的患者，可纳入试验病例，以一、二期梅毒为主要研究对象。

2. 排除病例标准（包括不适应证或剔除标准）

（1）年龄在 18 岁以下或 65 岁以上者，妊娠或准备妊娠及哺乳期妇女，过敏体质及对本药过敏者。

（2）合并心血管、脑血管、肝、肾和造血系统等严重原发性疾病的患者，精神病患者。

（3）不符合纳入标准，未按规定用药，无法判断疗效，或资料不全等影响疗效或安全性判断者。

二、观测指标

1. 安全性观测

（1）一般体检项目。

（2）血、尿、便常规化验。

（3）心、肝、肾功能检查。

2. 疗效性观测

（1）相关症状及体征。

（2）病损内梅毒螺旋体检查（每周至少 1 次）。

（3）非加热性梅毒血清反应素试验（USR），每月至少 1 次。

（4）荧光螺旋体抗体吸收试验（FTA－ABS）。

（5）梅毒螺旋体血凝试验（TPHA）。

（6）脑脊液检查。

（7）X线检查。

（8）心电图检查。

以上（1）、（2）、（3）必做，其他可根据病情及临床研究的需要选做。

三、疗效判定标准

1. 痊愈

早期梅毒临床症状消失，病损内梅毒螺旋体检查及梅毒血清试验 3 次阴性。

2. 显效

早期梅毒临床症状基本消失，晚期梅毒临床症状得到控制，病损内梅毒螺旋体检查及梅毒血清试验 3 次阴性。

3. 有效

早期梅毒临床症状明显改善，晚期梅毒临床症状基本得到控制，病损内梅毒螺旋体检查 3 次阴性，梅毒血清试验 3 次中 1 次阳性。

4. 无效

早期梅毒临床症状可有改善，病损内梅毒螺旋体检查及梅毒血清试验 3 次中有 1 次未能阴转。

四、观察、记录、总结的有关要求

按临床研究设计要求，统一表格，做出详细记录，认真写好病历。应注意观察不良反应，并追踪观察。试验结束后，不能任意涂改病历，对各种数据必须做统计学处理。

临床试验

一、I 期临床试验

目的在于观察人体对新药的反应和耐受性，探索安全有效的剂量，提出合理的给药方案和注意事项。有关试验设计（包括受试对象、初试剂量的确定）、结果的观察与记录、不良反应的判断与处理、试验总结等具体事项，按《新药审批办法》的有关规定执行。

二、Ⅱ期临床试验

本期的两个阶段，即对照治疗试验阶段与扩大对照治疗试验阶段，可以同时进行。试验设计的要求按《新药审批办法》执行。

1. 试验单位应为 3~5 个，每个单位病例不少于 30 例。

2. 治疗组病例不少于 300 例，其中主要证候不少于 100 例。对照组另设。

3. 试验病例的选择，采用住院病例和门诊病例，门诊病例应严格控制可变因素。

4. 对照组的设立要有科学性。对照组与治疗组病例之比不低于 1∶3，设立对照组的观察单位，对照组病例不少于 30 例。对照药物应择优选用公认治疗同类病证的有效药物。尽量采用双盲法。

5. 药物剂量可根据Ⅰ期临床试验结果或中医药理论和临床经验而定，以 2~3 周为 1 疗程。

6. 由临床负责研究的医院将试验的全部结果汇总，进行统计学处理和评价，并写出正式的新药临床试验总结。

三、Ⅲ期临床试验

新药得到卫生部批准生产或上市后一段时间应进行Ⅲ期临床试验，目的是对新药进行社会性考察和评价。观察项目同Ⅱ期临床试验，重点考察新药疗效的可靠性及使用后的不良反应。有关要求均按《新药审批办法》执行。

临床验证

对第四、第五类新药须进行临床验证，主要观察其疗效、不良反应、禁忌和注意事项等。

1. 观察方法应采取分组对照的方法。改变剂型的新药，其对照品应采用原剂型药物；增加适应证的新药，应选择公认的治疗同类病证有效的药物进行对照。

2. 观察例数不少于 100 例，其中主要证候不少于 50 例。对照组例数根据统计学需要而定。

3. 临床验证设计与总结的要求与Ⅱ期临床试验相同。

承担中药新药临床研究医院的条件

1. 临床试验、临床验证的负责医院应是卫生部临床药理基地，参加单位应以二甲以上医院为主。

2. 临床研究的负责人应具备副主任医师（包括相当职称）以上职称，并对本病的研究有一定造诣。

附：最新临床常用实验检查正常值

一、血液学检查

组　　分	标本类型	参考区间
红细胞（RBC）：男	全血	$(4.0 \sim 5.5) \times 10^{12}/L$
女	全血	$(3.5 \sim 5.5) \times 10^{12}/L$
血红蛋白（Hb）		
初生儿	全血	$180 \sim 190g/L$
成人：男	全血	$120 \sim 160g/L$
女	全血	$110 \sim 150g/L$
红细胞平均体积（MCV）	全血	$80 \sim 94fl$
平均细胞血红蛋白含量（MCH）		$26 \sim 32pg$
平均血红蛋白浓度（MCHC）		$316 \sim 354g/L$
红细胞压积（Hct）：男	全血	$0.4 \sim 0.5$
女	全血	$0.37 \sim 0.43$
血沉（ESR）		
魏氏法：男	全血	$0 \sim 15mm/h$
女	全血	$0 \sim 20mm/h$
网织红细胞计数百分比（RET%）		
初生儿	全血	$3\% \sim 6\%$
儿童及成人	全血	$0.5\% \sim 1.5\%$
白细胞计数（WBC）		
初生儿	全血	$20 \times 10^{9}/L$
2 岁时	全血	$11 \times 10^{9}/L$

组　　分	标本类型	参考区间
成人	全血	$(4 \sim 10) \times 10^9/L$
白细胞分类计数		
中性粒细胞计数（NEUT）	全血	$50\% \sim 70\%$
嗜酸粒细胞计数（EOS）	全血	$0.5\% \sim 5.0\%$
嗜碱性粒细胞计数（BASO）	全血	$0 \sim 1\%$
淋巴细胞计数（LYMPH）	全血	$20\% \sim 40\%$
单核细胞计数（MONO）	全血	$3\% \sim 10\%$
血小板计数（PLT）	全血	$(100 \sim 300) \times 10^9/L$

二、电解质

组　　分	标本类型	参考区间
钾（K）		
成人	血清	$3.5 \sim 5.3 \, mmol/L$
钠（Na）		
成人	血清	$136 \sim 145 \, mmol/L$
氯（Cl）	血清	$96 \sim 108 \, mmol/L$
钙（Ca）		
成人	血清	$2.25 \sim 2.75 \, mmol/L$
磷（P）		
成人	血清	$0.96 \sim 1.62 \, mmol/L$

三、血脂血糖

组　　分	标本类型	参考区间
总胆固醇		
成人	血清	$< 5.17 \, mmol/L$
低密度脂蛋白胆固醇（LDL－C）		

组　　分	标本类型	参考区间
成人	血清	<3.3mmol/L
甘油三酯（TG）	血清	<2.3mmol/L
高密度脂蛋白胆固醇（HDL-C）		
男	血清	1.16~1.42mmol/L
女	血清	1.29~1.55mmol/L
血清磷脂	血清	41.98~71.04mmol/L
脂蛋白电泳		
β-脂蛋白	血清	<7g/L
α-脂蛋白	血清	0.30~0.40 mmol/L
β-脂蛋白（含前β）	血清	0.60~0.70 mmol/L
总脂	血清	4~7g/L
葡萄糖（GLU）（空腹）	血清	3.89~6.11 mmol/L
餐后两小时血糖	血清	<7.8 mmol/L

四、肝功能检查

组　　分	标本类型	参考区间
总脂酸	血清	1.9~4.2g/L
胆碱酯酶测定（CHE）	血清	5000~12000U/L
铜蓝蛋白（CP）（成人）	血清	180~440mg/L
丙酮酸（成人）	血清	0.06~0.1mmol/L
酸性磷酸酶（ACP）	血清	2.4~5.0U/L
γ-谷氨酰转肽酶（γ-GT）	血清	4~50U/L
蛋白质类		
蛋白组分		
白蛋白（ALB）	血清	35~55g/L
球蛋白（GLB）	血清	20~30g/L
A/G 比值	血清	（1.5~2.5）：1

组 分	标本类型	参考区间
蛋白总量（TP）		
早产儿	血清	36.0～60.0g/L
新生儿	血清	46.0～70.0g/L
≥3 岁	血清	60.0～80.0g/L
成人：活动	血清	64.0～83.0g/L
卧床	血清	60.0～78.0g/L
蛋白电泳（含量）		
丽春红 S 染色		
α_1 球蛋白	血清	1.0～4.0g/L
α_2 球蛋白	血清	4.0～8.0g/L
β 球蛋白	血清	5.0～10.0g/L
γ 球蛋白	血清	6.0～13.0g/L
蛋白纸上电泳		
白蛋白	血清	0.54～0.61
α_1 球蛋白（α_1 – MG）	血清	0.04～0.06
α_2 球蛋白（α_2 – MG）	血清	0.07～0.09
β 球蛋白（β – MG）	全血	0.10～0.13
γ 球蛋白（γ – MG）	血清	0.17～0.22
乳酸脱氢酶同工酶		
琼脂糖电泳法		
LDH_1	血清	0.284～0.053
LDH_2	血清	0.41±0.05
LDH_3	血清	0.19±0.04
LDH_4	血清	0.066±0.035
LDH_5	血清	0.046±0.03
肌酸激酶（CK）		
男	血清	38～174 U/L
女	血清	26～140 U/L

附：最新临床常用实验检查正常值

实用男科病临床手册

组　　分	标本类型	参考区间
肌酸激酶同工酶		
CK－BB	血清	0
CK－MB	血清	$0 \sim 3\%$
CK－MM	血清	$97\% \sim 100\%$
CK－Mt	血清	0
CK－MM$_1$	血清	$(57.7 \pm 4.7)\%$
CK－MM$_2$	血清	$(26.5 \pm 5.3)\%$
CK－MM$_3$	血清	$(15.8 \pm 2.5)\%$

五、血清学检查

组　　分	标本类型	参考区间
甲胎球蛋白（AFP）	血清	< 20 ng/mL
妊娠 0～2 月	血清	$25 \sim 1000$ng/mL
妊娠 2～6 月	血清	$25 \sim 100$ng/mL
妊娠 3 个月	血清	$18 \sim 113$ng/mL
妊娠 4～6 个月	血清	$160 \sim 550$ng/mL
妊娠 7～9 个月	血清	$100 \sim 400$ng/mL
包囊虫病补体结合试验	血清	阴性
嗜异性凝集反应	血清	$0 \sim 1:7$
布鲁斯凝集试验	血清	$0 \sim 1:40$
冷凝集素试验	血清	$0 \sim 1:10$
梅毒补体结合反应	血清	阴性
补体		
总补体溶血活性试验（CH50）	血浆	$75 \sim 160$ kU/L 或血浆 CH50 部分 > 0.033
总补体衰变率（功能性）	血浆	部分衰变率 $0.10 \sim 0.20$ 缺少 > 0.50

组　　分	标本类型	参考区间
经典途径成分		
C1q	血清	65 ± 7 mg/L
C1r	血清	25 ~ 38 mg/L
C1s（C1 酯酶）	血清	25 ~ 38 mg/L
C2	血清	28 ± 6 mg/L
C3（β1C – 球蛋白）	血清	800 ~ 1550 mg/L
C4（β1E – 球蛋白）	血清	130 ~ 370 mg/L
C5（β1F – 球蛋白）	血清	64 ± 13 mg/L
C6	血清	58 ± 8 mg/L
C7	血清	49 ~ 70 mg/L
C8	血清	43 ~ 63 mg/L
C9	血清	47 ~ 69 mg/L
旁路途径成分		
C4 结合蛋白	血清	180 ~ 320 mg/L
因子 B（C3 前活化剂）	血清	200 ~ 450 mg/L
裂解素（ST2）	血清	28 ± 4 mg/L
调节蛋白类		
β_1H – 球蛋白	血清	561 ± 78 mg/L
（C3b 灭活剂加速剂）		
C1 抑制剂（酯酶抑制剂）	血浆	174 ~ 240 mg/L
C1 抑制剂，测补	血浆	部分衰变率 0.10 ~ 0.02
体衰变率（功能法）法		缺少：> 0.50
C3b 灭活剂（KAF）	血清	40 ± 7 mg/L
免疫球蛋白（Ig）IgA		
脐带	血清	0 ~ 50 mg/L
新生儿	血清	0 ~ 22 mg/L
0.5 ~ 6 个月	血清	30 ~ 820 mg/L
6 个月 ~ 2 岁	血清	140 ~ 1080 mg/L

附：最新临床常用实验检查正常值

组　　分	标本类型	参考区间
2～6 岁	血清	230～1900 mg/L
6～12 岁	血清	290～2700 mg/L
12～16 岁	血清	810～2320 mg/L
成人	血清	760～3900 mg/L
IgD		
新生儿	血清	阴性
成人	血清	1～4 mg/L
IgE	血清	0.1～0.9 mg/L
IgG		
脐带	血清	7.6～17g/L
新生儿	血清	7～14.8g/L
0.5～6 个月	血清	3～10g/L
6 个月～2 岁	血清	5～12 g/L
2～6 岁	血清	5～13g/L
6～12 岁	血清	7～16.5g/L
12～16 岁	血清	7～15.5g/L
成人	血清	6～16g/L
IgG/白蛋白比值	血清	0.3～0.7
IgG/合成率	血清	−9.9～＋3.3 mg/24h
IgM		
脐带	血清	40～240 mg/L
新生儿	血清	50～300 mg/L
0.5～6 个月	血清	150～1090 mg/L
6 个月～2 岁	血清	430～2390 mg/L
2～6 岁	血清	500～1990 mg/L
6～12 岁	血清	500～2600 mg/L

组　　分	标本类型	参考区间
12～16 岁	血清	450～2400 mg/L
成人	血清	400～3450 mg/L
		因标准品制备而变化
E - 玫瑰环形成率	淋巴细胞	0.40～0.70
EAC - 玫瑰花环形生成率	淋巴细胞	0.15～0.03
红斑狼疮细胞（LEC）	全血	阴性
类风湿因子（RF）	血清	<20U/mL
类风湿因子胶乳凝集试验	血清	阴性
外 - 斐氏反应		
OX$_{19}$	血清	0～1:40
肥达氏反应		
O	血清	0～1:80
H	血清	0～1:160
A	血清	0～1:80
B	血清	0～1:80
C	血清	0～1:80
结核抗体（TB - G）	血清	阴性
抗 Sm 和 RNP 抗体	血清	阴性
抗SS - A（RO）和 SS - B（La）抗体	血清	阴性
甲状腺胶体和微粒体抗原自身抗体	血清	阴性
骨骼肌自身抗体（ASA）	血清	阴性
乙型肝炎表面抗体（HbsAg）	血清	阴性
乙型肝炎表面抗原（HbsAb）	血清	阴性
乙型肝炎核心抗体（HbcAg）	血清	阴性

附：最新临床常用实验检查正常值

组　　分	标本类型	参考区间
乙型肝炎 e 抗原（HbeAg）	血清	阴性
乙型肝炎 e 抗体免疫（HbeAb）	血清	阴性
免疫扩散法	血清	阴性
植物血凝素皮内试验（PHA）		阴性
平滑肌自身抗体（SMA）	血清	阴性
结核菌素皮内试验（PPD）		95% 的成人阳性

六、骨髓细胞的正常值

组　　分	标本类型	参考区间
增生度	骨髓	有核细胞占成熟红细胞的 1% ~20%
粒细胞系统		
原血细胞	骨髓	0 ~0.7%
原粒细胞	骨髓	0.03% ~1.6%
早幼粒细胞	骨髓	0.18% ~3.22%
中性粒细胞		
中幼	骨髓	2.59% ~13.95%
晚幼	骨髓	5.93% ~19.59%
杆状核	骨髓	10.04% ~18.32%
分叶核	骨髓	5.69% ~28.56%
嗜酸粒细胞		
中幼	骨髓	0 ~1.4%
晚幼	骨髓	0 ~1.8%
杆状核	骨髓	0.2% ~3.9%
分叶核	骨髓	0 ~4.2%
嗜碱粒细胞		
中幼	骨髓	0 ~0.2%
晚幼	骨髓	0 ~0.3%

组　　分	标本类型	参考区间
杆状核	骨髓	0～0.4%
分叶核	骨髓	0～0.2%
红细胞系统		
原红	骨髓	0～1.2%
早幼红	骨髓	0～4.1%
中幼红	骨髓	3.81%～18.77%
晚幼红	骨髓	3.0%～19.0%
淋巴细胞系统		
原淋巴细胞	骨髓	0～0.4%
幼淋巴细胞	骨髓	0～2.1%
成熟淋巴细胞	骨髓	10.7%～43.1%
单核细胞系统		
原单核细胞	骨髓	0～0.1%
幼单核细胞	骨髓	0～0.4%
成熟单核细胞	骨髓	0～2.1%
巨核细胞	骨髓	7～35 个/(1.5cm×3cm)
其他细胞		
网状细胞	骨髓	0～1.0%
内皮细胞	骨髓	0～1.4%
吞噬细胞	骨髓	0～0.4%
组织嗜碱	骨髓	0～0.5%
组织嗜酸	骨髓	0～0.2%
脂肪细胞	骨髓	0～0.1%
分类不明细胞	骨髓	0～0.1%
浆细胞系统		
原浆细胞	骨髓	0～0.1%
幼浆细胞	骨髓	0～0.7%
浆细胞	骨髓	0～2.1%

附：最新临床常用实验检查正常值

组　　分	标本类型	参考区间
粒细胞∶有核红细胞	骨髓	（2～4）∶1

七、血小板功能检查

组　　分	标本类型	参考区间
血小板聚集实验（PAgT）		
连续稀释法	血浆	第五管及以上凝聚
简易法	血浆	10～15s 内出现大聚集颗粒
血小板黏附实验（ PAdT）		
转动法	全血	58%～75%
玻璃珠法	全血	53.9%～71.1%
血小板因子 3	血浆	33～57s

八、凝血机制检查

组　　分	标本类型	参考区间
凝血活酶生成试验	全血	9～14s
简易凝血活酶生成试验（STGT）	全血	10～14s
凝血酶时间延长的纠正试验	血浆	加甲苯胺蓝后，延长的凝血时间恢复正常或缩短5s以上
凝血酶原时间 Quick 一步法	全血	一般：11～15s 新生儿延长 3s
凝血酶原时间（PT）Ware 和Seegers 修改的二步法	全血	18～22s
凝血酶原消耗时间（PCT）		
儿童	全血	＞35s
成人	全血	＞20s
出血时间（BT）		

组　　分	标本类型	参考区间
Duke	刺皮血	1～3min
lvy	刺皮血	2～7min
TBt		2.3～9.5min
凝血时间（CT）		
毛细管法（室温）	全血	3～7min
玻璃试管法（室温）	全血	4～12 min
玻璃试管法（37℃）	全血	5～8 min
硅试管法（37℃）	全血	约延长30min
纤维蛋白原（FIB）	血浆	2～4g/L
纤维蛋白原降解产物（PDP）		
乳胶凝聚法	血浆	＜5mg/L
活化部分凝血活酶时间（APTT）	血浆	35～45s

九、弥漫性血管内凝血（DIC）检查

组　　分	标本类型	参考区间
血浆鱼精蛋白副凝试验（PPP）	血浆	阴性
乙醇凝胶试验（EGT）	血浆	阴性
优球蛋白溶解时间（ELT）	全血	＞90min
纤维蛋白原（FIB）	血浆	2～4g/L
纤维蛋白降解物（FDP）	血浆	＜0.25mg/L
凝血酶时间	血浆	8～14s

十、溶血性贫血的检查

组　　分	标本类型	参考区间
酸溶血试验	全血	阴性
蔗糖水试验	全血	阴性
抗人球蛋白试验	血清	阴性

组　　分	标本类型	参考区间
直接法	血清	阴性
间接法		
游离血红蛋白	血清	<40mg/L
红细胞脆性试验		
开始溶血	全血	0.0042～0.0046
完全溶血	全血	0.0032～0.0034
热变性试验（HIT）	Hb 液	<0.005
异丙醇沉淀试验	全血	30min 内不沉淀
自身溶血试验	全血	阴性
高铁血红蛋白（MetHb）	全血	0.3～1.3g/L
血红蛋白溶解度试验	全血	0.88～1.02

十一、其他检查

组　　分	标本类型	参考区间
溶菌酶	血清	5～15mg/L
铁（Fe）		
成人：男	血清	11～31.3μmol/L
女	血清	9～30.4 μmol/L
铁蛋白（FER）		
成人：男	血清	15～200μg/L
女	血清	12～150μg/L
淀粉酶（AMY）		
（碘－淀粉酶比色法）	血清	80～180U
	尿	100～1200U
尿卟啉	24h 尿	0～36nmol/24h
维生素 B_{12}（$VitB_{12}$）	血清	103～517pmol/L
叶酸（FOL）	血清	>7.5nmol/L

十二、尿液检查

组　　分	标本类型	参考区间
比重（SG）	尿	1.002～1.030
蛋白定性		
磺基水杨酸	尿	阴性
加热乙酸法	尿	阴性
尿蛋白定量（PRO）		
儿童	24h 尿	<40mg/24h
成人	24h 尿	0～120 mg/24h
尿沉渣检查		
白细胞（LEU）	尿	<5 个/HP
红细胞（RBC）	尿	0－偶见/HP
上皮细胞（EC）	尿	0－少量/HP
管型（CAST）	尿	0－偶见透明管型/HP
尿沉渣 3 小时计数		
白细胞（WBC）：男	3h 尿	<7 万/h
女	3h 尿	<14 万/h
红细胞（RBC）：男	3h 尿	<3 万/h
女	3h 尿	<4 万/h
管型	3h 尿	0/h
尿沉渣 12 小时计数		
白细胞及上皮细胞	12h 尿	<100 万个/12h
红细胞（RBC）	12h 尿	<50 万个/12h
管型（CAST）	12h 尿	<5000 个/12h
酸度（pH）	12h 尿	4.5～8.0
中段尿细菌培养计数	尿	$<1 \times 10^6$ 个菌落/L
尿胆红素定性	尿	阴性
尿胆素定性	尿	阴性

组　　分	标本类型	参考区间
尿胆原定性（UBG）	尿	阴性或弱阳性
尿胆原定量	24h 尿	$0 \sim 5.9 \mu mol/L$
肌酐（CREA）		
儿童	24h 尿	$44 \sim 352 \mu mol \cdot kg^{-1}/24h$
成人：男	24h 尿	$7 \sim 18 mmol/24h$
女	24h 尿	$5.3 \sim 16 mmol/24h$
肌酸		
儿童	24h 尿	$0 \sim 456 \mu mol \cdot kg^{-1}/24h$
成人：男	24h 尿	$0 \sim 304 \mu mol \cdot kg^{-1}/24h$
女	24h 尿	$0 \sim 456 \mu mol \cdot kg^{-1}/24h$
尿素氮（BUN）	24h 尿	$357 \sim 535 mmol/24h$
尿酸（UA）	24h 尿	$2.4 \sim 5.9\ mmol/24h$
氯化物		
儿童	24h 尿	$<4 mmol \cdot kg^{-1}/24h$
成人：以 Cl^- 计	24h 尿	$170 \sim 255\ mmol/24h$
以 NaCl 计	24h 尿	$170 \sim 255\ mmol/24h$
钾（K）：儿童	24h 尿	$1.03 \pm 0.7 mmol \cdot kg^{-1}/24h$
成人	24h 尿	$51 \sim 102\ mmol/24h$
钠（Na）：儿童	24h 尿	$<5 mmol \cdot kg^{-1}/24h$
成人	24h 尿	$130 \sim 261\ mmol/24h$
钙（Ca）：儿童	24h 尿	$<0.2 mmol \cdot kg^{-1}/24h$
成人	24h 尿	$2.5 \sim 7.5\ mmol/24h$
磷（P）：儿童	24h 尿	$16 \sim 48\ mmol/24h$
成人	24h 尿	$22 \sim 48 mmol \cdot kg^{-1}/24h$
氨氮	24h 尿	$20 \sim 70 mmol/24h$
氨基酸氮	24h 尿	$3.6 \sim 14.2 mmol/24h$
淀粉酶（AMY）	尿	$0 \sim 640 U/L$

十三、肾功能检查

组　　分	标本类型	参考区间
尿素（UREA）	血清	1.7~8.3mol/L
尿酸（UA）	血清	
儿童		119~327μmol/L
成人（男）		208~428 μmol/L
（女）		115~357 μmol/L
肌酐（CREA）	血清	
成人（男）		59~104 μmol/L
（女）		45~84 μmol/L
浓缩试验		
成人	尿	禁止饮水12h内每次尿量20~25mL，尿比重迅速增至1.026~1.030~1.035
儿童	尿	至少有1次比重在1.018或以上
稀释试验	尿	4h排出饮水量的0.8~1.0，而尿的比重降至1.003或以下
尿比重3小时试验	尿	最高尿比重应达1.025或以上，最低比重达1.003，白天尿量占24小时总尿量的2/3~3/4
昼夜尿比重试验	尿	最高比重>1.018，最高与最低比重差≥0.009，夜尿量<750mL，日尿量与夜尿量之比为（3~4）:1
酚磺肽（酚红）试验（FH试验）	尿	15min排出量>0.25 120min排出量>0.55
静脉注射法	尿	15min排出量>0.25

组　　分	标本类型	参考区间
肌肉注射法	尿	120min 排出量 >0.05
内生肌酐清除率（Ccr）	24h 尿	成人：80~120mL/min
		新生儿：40~65mL/min

十四、妇产科妊娠检查

组　　分	标本类型	参考区间
绒毛膜促性腺激素（HCG）	尿或血清	阴性
男（成人）	血清，血浆	无发现
女：妊娠 7~10 天	血清，血浆	<5.0IU/L
妊娠 30 天	血清，血浆	>100IU/L
妊娠 40 天	血清，血浆	>2000IU/L
妊娠 10 周	血清，血浆	50~100kIU/L
妊娠 14 周	血清，血浆	10~20kIU/L
滋养细胞层病	血清，血浆	>100kIU/L

十五、粪便检查

组　　分	标本类型	参考区间
胆红素（IBL）	粪便	阴性
胆汁酸总量（BA）	粪便	294~511μmol/24h
氮总量	粪便	<1.7g/24h
蛋白质定量（PRO）	粪便	极少
粪胆素	粪便	阳性
粪胆原定量	粪便	68~473μmol/24h
粪卟啉	粪便	600~1800nmol/24h
粪重量	粪便	100~300g/24h
干量	粪便	23~32g/24h

组　分	标本类型	参考区间
水含量	粪便	0.65
脂肪总量	粪便	0.175
结合脂酸	粪便	0.046
游离脂酸	粪便	0.056
中性脂酸	粪便	0.073
钙（Ca）	粪便	平均 16mmol/24h
尿卟啉	粪便	12 ~48nmol/24h
食物残渣	粪便	少量植物纤维、淀粉颗粒、肌纤维等
细胞	粪便	上皮细胞或白细胞 0 - 偶见/HP
原卟啉	粪便	<2.67μmol/24h 或 ≤107μmol/kg
胰蛋白酶活性	粪便	阳性（ + + ~ + + + +）
潜血	粪便	阴性

十六、胃液分析

组　分	标本类型	参考区间
胃液总量（空腹）	胃液	0.01 ~0.1L
胃液酸度（pH）	胃液	0.9 ~1.8
胃液游离酸		
空腹时	胃液	0 ~30U
餐后	胃液	25 ~50U
注组胺后	胃液	30 ~120U
无管胃液分析		
美蓝树脂法	胃液	2h 排出 100 ~850μg
天青蓝甲树脂法	胃液	2h 排出 >0.6mg
五肽胃泌素胃液分析		

组　　分	标本类型	参考区间
空腹胃液总量	胃液	0.01 ~ 0.1L
空腹排酸量	胃液	0 ~ 5mmol/h
最大排酸量		
男	胃液	<45 mol/h
女	胃液	<30 mol/h
细胞	胃液	白细胞和上皮细胞少量
细菌	胃液	阴性
性状	胃液	清晰无色，有轻度酸味含少量黏液
潜血	胃液	阴性
乳酸（LACT）	胃液	阴性
维生素 B_{12} 内因子	胃液	$^{57}Co - B_{12}$ 增加 0.5 ~ 4.0
胃液总酸度		
空腹时	胃液	10 ~ 50U
餐后	胃液	50 ~ 75U
注组胺后	胃液	40 ~ 140U

十七、胰腺外分泌功能

尿 N – 苯甲酰 – L 酪氨酸对氨基苯甲酸试验（PABA）：

正常值：60% 以上

胰液总量 2 ~ 4mg/kg。

十八、小肠吸收功能

组　　分	标本类型	参考区间
木糖吸收试验		
儿童	5h 尿	摄取量的 0.16 ~ 0.33
成人：摄取 5g	5h 尿	>8.0mmol/5h
摄取 25g	5h 尿	>26.8 mmol/5h
脂肪化测定	粪	<6g/24h

十九、脑脊液检查

组　　分	标本类型	参考区间
压力	脑脊液	0.69 ~ 1.76kPa
外观	脑脊液	无色透明
细胞数	脑脊液	$(0 ~ 8) \times 10^6/L$
葡萄糖（GLU）	脑脊液	2.5 ~ 4.5mmol/L
蛋白定性（PRO）	脑脊液	阴性
蛋白定量	脑脊液	0.15 ~ 0.25g/L
氯化物	脑脊液	119 ~ 129mmol/L
细菌	脑脊液	阴性

二十、神经生化检查

组　　分	标本类型	参考区间
丙酮定量	24h 尿	0.34 ~ 0.85mmol/24h
胶体金	脑脊液	0001111000

二十一、内分泌腺体功能检查

组　　分	标本类型	参考区间
促甲状腺激素（TSH）	血清	0.4 ~ 7.0mU/L
促甲状腺激素释放激素（TRH）	血清	30 ~ 300ng/L
TRH 兴奋试验（成人 500UTRHi 　后 30 分钟内促甲状腺激素升值）		
<40 岁男	血清	升值 6mU/L
>40 岁男	血清	升值 2 mU/L
促卵泡成熟激素（FSH）		
男	血清	5 ~ 25IU/24h
女：卵泡期	24h 尿	5 ~ 20 IU/24h
排卵期	24h 尿	15 ~ 16 IU/24h

组　　分	标本类型	参考区间
黄体期	24h 尿	5～15 IU/24h
月经期	24h 尿	50～100 IU/24h
女：卵泡期	血清	0.66～2.20μg/mL
排卵期	血清	1.38～3.8μg/mL
黄体期	血清	0.41～2.10μg/mL
月经期	血清	0.50～2.50μg/mL
促甲状腺激素对 TRH 的应答		
（刺激 30 分钟后）		
儿童	血清	11～35mU/L
成人：男	血清	15～30mU/L
女	血清	20～40mU/L
促肾上腺皮质激素（ACTH）		
上午 8：00	血浆	2.19～17.52pmol/L
下午 16：00	血浆	1.1～8.76 pmol/L
午夜 24：00	血浆	0～2.19pmol/L
促肾上腺皮质激素试验静脉滴注法	24h 尿	17－羟类固醇较对照日增多 8～16mg
	24h 尿	17－酮类固醇较对照日增多 4～8mg
	全血	嗜酸粒细胞减少 0.80～0.90
肌肉注射法	全血	4 小时后嗜酸性粒细胞减少 0.50 以上
催乳激素（PRL）		
男	血清	54～340ng/mL
女：卵泡期	血清	66～490 ng/mL
黄体期	血清	66～490 ng/mL

组　　分	标本类型	参考区间
催乳素 – 胰岛素兴奋试验	血清	1.4 ~ 19 * 基值
催产素	血清	< 3.2mU/L
黄体生成素（LH）		
男	血清	1.1 ~ 1.2IU/L
女：卵泡期	血清	1.2 ~ 12.52 IU/L
排卵期	血清	12 ~ 82 IU/L
黄体期	血清	0.4 ~ 19 IU/L
绝经期	血清	14 ~ 48 IU/L
禁饮结合抗利尿激素试验（测清晨 6：00 血清和每小时尿的渗透量，禁饮后尿呈平高峰时再测血清渗透量，给 ADH）	血清/尿液	给药前尿最高渗量 > 血清渗透量，试验结束时尿渗透量 > 500mmol/L，血清渗透量 < 300mmol/L，给药 1 小时后，尿渗透量比给药前上浮度不超过 0.05
抗利尿激素（ADH）（放免）	血浆	1.0 ~ 1.5ng/L
生长激素（GH）（放免）		
男	血清	$0.34 \pm 0.30\mu g/L$
女	血清	$0.83 \pm 0.98\mu g/L$
生长激素 –L– 多巴胺兴奋试验	空腹血清	峰值 > 7μg/L，或较兴奋前上升 5μg/L 以上
生长激素 – 高血糖素兴奋试验	空腹血清	兴奋后上升 7μg/L 以上，或较兴奋前上升 5μg/L 以上
生长激素介质 C		
青春前期	血浆	0.08 ~ 2.80kU/L
青春期	血浆	0.9 ~ 5.9 kU/L
成人：		
男	血浆	0.34 ~ 1.90 kU/L
女	血浆	0.45 ~ 2.20 kU/L

附：最新临床常用实验检查正常值

组　　分	标本类型	参考区间
生长激素－精氨酸兴奋试验	血清	空腹值 5μg/L，试验 30～60min，上升 7μg/L 以上（峰值 8～35μg/L）
长效促甲状腺激素	血清	无发现
蛋白结合碘	血清	0.32～0.63μmol/L
^{125}碘－T_3 血浆结合比值（与正常值比）	血浆	0.99±0.10
^{125}碘－T_3 红细胞摄取率	血清	0.1305±0.0459
丁醇提取碘	血清	0.28～0.51μmol/L
反三碘甲状腺原氨酸（rT_3）	血清	2.77～10.25pmol/L
基础代谢率		－0.01～＋0.10
甲状旁腺激素（PTH）	血浆	氨基酸＜25ng/L
甲状腺^{99m}锝吸收率 24 小时后		0.004～0.030
甲状腺 I^{131} 吸收率		
2h　I^{131} 吸收率		10%～30%
4h　I^{131} 吸收率		15%～40%
24h　I^{131} 吸收率		25%～60%
甲状腺球蛋白 Tg	血清	＜50μg/L
甲状腺结合球蛋白（TBG）	血清	0～40IU/L
甲状腺素总量		
新生儿	血清	130～273nmol/L
婴儿	血清	91～195 nmol/L
1～5 岁	血清	95～195 nmol/L
5～10 岁	血清	83～173 nmol/L
10 岁以后	血清	65～165 nmol/L
妊娠 5 个月	血清	79～229 nmol/L

组　分	标本类型	参考区间
>60 岁　男	血清	65 ~ 130 nmol/L
女	血清	72 ~ 136 nmol/L
降钙素（CT）　成人	血清	5 ~ 30pmol/L
髓样癌	血清	>100ng/L
降钙素 – 钙 – 缓慢兴奋试验		
男	血清	<265 ng/mL
女	血清	<120 ng/mL
三碘甲状腺原氨酸（T_3）	血清	0.23 ~ 0.35nmol/L
总三碘甲状腺原氨酸（TT_3）	血清	1.2 ~ 3.2 nmol/L
总甲状腺素（TT_4）	血清	78.4 ~ 157.4nmol/L
游离甲状腺素（FT_4）	血清	8.9 ~ 17.2pg/mL
游离甲状腺指数（T_3U）核素法		
树脂摄取法	血清	23% ~ 34%
化学发光免疫法	血清	30% ~ 45%
游离三碘甲状腺原氨酸（FT_3）	血清	2.77 ~ 10.25pmol/L
游离三碘甲状腺原氨酸指数	血清	130 ~ 165
油酸[131]碘摄取试验（服含 50μCi 油酸[131]碘的乳汁）		
4 ~ 6 岁	血清	>服药量的 0.017
2 小时	72h 粪	<0.05 的服药量
有效甲状腺素比值		0.93 ~ 1.12
地塞米松抑制试验		
小剂量法（每 6 小时 服 0.5mg, 共 4 次）	24h 尿	甲亢患者服药后，尿17 – 羟皮质类固醇降低不如正常人显著 肾上腺素皮质功能亢进者，不论是增生性或肿瘤，其抑制一般 > EA 对照50%

实用男科病临床手册

组　　分	标本类型	参考区间
大剂量法（每 6 小时 服 2mg，共 4 次）	24h 尿	肾上腺增生所致的库欣患者，服药后尿 17 - 羟皮质类固醇比用药前下降 50%，肾上腺肿瘤者无明显变化
儿茶酚胺及其他代谢（儿茶酚胺苯二酚胺）组分多巴胺		
去甲肾上腺素（NE）	24h 尿	10 ~ 70μg/24h
肾上腺素（AD）	24h 尿	0 ~ 82nmol/24h
儿茶酚胺总量		
高效液相色谱法	24h 尿	<650nmol/L
荧光光分析法	24h 尿	<1655nmol/L
高香草酸		
儿童	24h 尿	1.9 ~ 9.9nmol/mol 肌酐
成人	24h 尿	<82μmol/24h
游离儿茶酚胺		
多巴胺	血浆	<888pmol/L
去甲肾上腺素（NE）	血浆	125 ~ 310ng/L
肾上腺素（AD）	血浆	<480pmol/L
甲吡酮兴奋试验分次法（每 4h 500 ~ 750mg，共 6 次）	24h 尿	1 ~ 2 天后 17 - 羟类固醇为对照日的 3 ~ 5 倍，17 - 酮类固醇为 2 倍
午夜一次法	血清	次晨 8：00 测脱氧皮质醇 >200nmol/L
立卧式水式法	尿	
磷清除率	血清、尿	0.11 ~ 0.26mL/s
皮质醇总量		
上午 8：00 ~ 9：00	血浆	442 ± 276nmol/L
下午 3：00 ~ 4：00	血浆	221 ~ 166nmol/L

组　　　分	标本类型	参考区间
可的松水试验	尿	>0. 17mL/s
皮质酮（COR）		
早上8：00	血清	25. 5 ± 8. 4nmol/L
下午16：00	血清	17 ± 4. 6nmol/L
17 – 羟类固醇（17 – OHCS）		
成人：男	24h 尿	8. 2 ~ 17. 8μg/24h
女	24h 尿	6. 0 ~ 15μg/24h
成人：男	血浆	193 ~ 524nmol/L
女	血浆	248 ~ 580nmol/L
5 – 羟吲哚乙酸（5 – HT）：定性	新鲜尿	阴性
定量	24h 尿	10. 5 ~ 42μmol/24h
醛固酮（ALD）（每日饮食 10mEq	24h 尿	普食 1. 5 ~ 10. 5μg/24h
钠，60 ~ 100mEq 钾）		低钠 8 ~ 31μg/24h
立位	血浆	151. 3 ± 88. 3μg/L
卧位	血浆	86 ± 27. 5μg/L
肾小管磷重吸收率	血清、尿	0. 84 ~ 0. 96
肾素活性	血浆	0. 82 ~ 2. 0nmol · L^{-1}/h
17 生酮类固醇		
成人：男	24h 尿	17 ~ 80μmol/24h
女	24h 尿	10 ~ 52μmol/24h
四氢皮质醇（THF）	24h 尿	1. 4 ~ 4. 1μmol/24h
四氢脱氧皮质醇	24h 尿	2. 9μmol/24h
17 – 类固醇分数		
Beta／Alpha	24h 尿	<0. 2
Alpha／Beta	24h 尿	>5
17 – 酮固醇总量（17 – KS）		
成人　男	24h 尿	8. 2 ~ 17. 8mg/24h
女	24h 尿	6. 0 ~ 15mg/24h

附：最新临床常用实验检查正常值

组　　分	标本类型	参考区间
11 – 脱氧皮质醇		
不用甲吡丙酮	血浆	<29nmol/L
用甲吡丙酮后	血浆	>200 nmol/L
11 – 脱氧皮质酮（饮食不限，晨 8 时）	血清/血浆	0.13 ~ 0.37 nmol/L
血管紧张素 II（立位）（Ang – II）	血浆	50 ~ 120pg/mL
血管紧张素 II（Ang – II）（卧位）	血浆	25 ~ 60pg/mL
血清素（5 – 羟色胺）（5 – HT）	血清	0.22 ~ 2.06μmol/L
游离皮质醇	尿	28 ~ 276 nmol/24h
皮质醇结合球蛋白（CBC，CBG）		
男	血浆	15 ~ 20mg/L
女：卵泡期	血浆	17 ~ 20mg/L
黄体期	血浆	16 ~ 21mg/L
妊娠期（21 ~ 28 周）	血浆	47 ~ 54mg/L
（33 ~ 40 周）	血浆	55 ~ 70mg/L
绝经期	血浆	17 ~ 25mg/L
（肠）促胰液素	血清、血浆	37 ± 8mg/L
高血糖素	血浆	99.2 ± 42.3pmol/mL
甲苯磺丁脲试验（D860）		
静脉法		
空腹	血清	3.9 ~ 5.9nmol/L
20min	血清	2.4 ~ 3.4nmol/L
90 ~ 120min	血清	3.9 ~ 5.9nmol/L
口服法		
空腹	血清	3.9 ~ 5.9nmol/L
30min	血清	2.4 ~ 3.4nmol/L

组　　分	标本类型	参考区间
100～130min	血清	3.9～5.9nmol/L
葡萄糖耐量试验（OGTT）		
静脉法		
空腹	血清	<5.9mmol/L
30min	血清	<14mmol/L
90min	血清	<5.9mmol/L
口服法		
空腹	血清	4.09～5.90mmol/L
60min	血清	8.8～10.2mmol/L
120min	血清	≤7.8mmol/L
180min	血清	4.3～6.0mmol/L
C 肽（C－P）		
空腹	血清	0.32±0.14nmol/L
餐后1h（达峰值）	血清	2.37±0.88nmol/L
餐后2h（渐降）	血清	1.95±0.65nmol/L
餐后3h（渐降，但仍高于基础值）	血清	1.06±0.41 nmol/L
0～3h总和	血清	5.70±1.58 nmol/L
胃泌素	血浆（空腹）	15～105ng/mL
胃泌素（肠）促胰液素兴奋试验	血清	无反应或少抑制
胃泌素钙缓慢兴奋试验	血清	胃泌素稍增多或不增多
肠血管活性多肽	血浆	20～53ng/L
胰岛素加口服葡萄糖		
耐量试验		
正常人		
空腹	血清	5～10 μU/L
口服葡萄糖30～60min	血清	50～100μU/L

续表

组　　分	标本类型	参考区间
1 型糖尿病人		
空腹	血清	$0 \sim 4\mu U/L$
口服葡萄糖高峰不明显	血清	$10 \sim 30\mu U/L$
2 型肥胖型糖尿病		
空腹	血清	$30 \sim 40\mu U/L$
口服葡萄糖 120min	血清	$220\mu U/L$
2 型非肥胖型糖尿病		
空腹	血清	$5 \sim 20\mu U/L$
口服葡萄糖 120min	血清	$50\mu U/L$

二十二、前列腺液及前列腺素

组　　分	标本类型	参考区间
淀粉样体	前列腺液	可见，老人易见到
卵磷脂小体量	前列腺液	量多，或可布满视野
		数滴 ~ 1mL
前列腺素（PG）		
放射免疫法		
PGA 男		$13.3 \pm 2.8nmol/L$
女		$11.5 \pm 2.1\ nmol/L$
PGE 男		$4.0 \pm 0.77\ nmol/L$
女		$3.3 \pm 0.38\ nmol/L$
PGF 男		$0.8 \pm 0.16\ nmol/L$
女		$1.6 \pm 0.36\ nmol/L$
外观		淡乳白色的清稀液体
细胞		
白细胞（WBC）		<10 个/HP
红细胞（RBC）		<5 个/HP
上皮细胞		少量

二十三、精液

组　　分	标本类型	参考区间
白细胞	精液	<5/HP
活动精子百分率	精液	射精后 30 ~ 60min >70%
精子数	精液	$>20 \times 10^9/L$
精子形态	精液	畸形者不超过 20%
量	精液	2.5 ~ 5.0mL
黏稠度	精液	离体 1 个小时完全液化
颜色	精液	灰白色，久未排者可呈淡黄色
酸度（pH）	精液	7.2 ~ 8.2